"博学而笃志，切问而近思"

《论语》

"正其谊不谋其利，明其道不计其功"

《春秋繁露》

博学 医科窥径系列

循证护理实践从入门到进阶

胡　雁　周英凤　主编

复旦大学出版社

编委会

主　编

胡　雁　周英凤

副主编

陈　瑜　张晓菊

编　委

（按姓氏笔画排序）

王志稳　北京大学护理学院
邢唯杰　复旦大学护理学院
朱　政　复旦大学护理学院
杜世正　南京中医药大学护理学院
杨中方　复旦大学护理学院
李学靖　北京中医药大学护理学院
何梦雪　上海交通大学医学院附属上海儿童医学中心
张晓菊　复旦大学附属肿瘤医院
陈　瑜　复旦大学护理学院
周英凤　复旦大学护理学院
郝玉芳　北京中医药大学护理学院
胡　雁　复旦大学护理学院
顾　莺　复旦大学附属儿科医院
徐　蕾　复旦大学护理学院
靳英辉　武汉大学中南医院/第二临床学院

编写秘书

杨中方　复旦大学护理学院

前言

在健康科学和信息传播飞速发展的当今社会，循证实践推动了健康科学的自我反思和快速进步，循证实践所体现的依据科学证据、重视专业判断、尊重患者意愿，以及折射的人文关怀和多学科交叉协作，使得循证逐渐演化为一种理念和思维，对健康科学、社会科学等领域产生深远影响。循证护理作为循证医学的分支，已成为全球护理的共识。循证护理对促进护理决策的科学性、保证护理实践的安全性、提高护理措施的有效性、节约卫生资源均具有重要的意义。护理学科在我国处于迅速发展中，尤其是护理学科成为一级学科后，循证护理成为我国护理学科关注的重点，对提高护理实践的科学性和专业化水平起到重要作用。

《循证护理实践：从入门到进阶》作为一本系统性介绍循证护理实践的教材，结合当今循证实践理论和方法的最新发展，由浅入深、循序渐进地阐述循证护理的概念、发展、方法和步骤，并采用大量生动的实例，分析循证护理实践每一个环节的具体做法，以培养具备渐进式和全链条循证护理能力的多层次护理人才。本教材的适用对象为护理学专业本科生、硕士和博士研究生。对于护理学本科生，主要以提高其对循证护理基本概念的理解、提出循证问题、开展证据检索和评价为目的。对护理学硕士研究生，主要以提高其开展证据整合、推动证据传播和临床应用的能力为主。对于护理学博士研究生，主要以提高其循证护理实践理论研究水平，深化证据实践转化能力为目的。

本教材按照循证护理的四大环节，分为证据生成篇、证据整合篇、证据传播篇和证据应用篇，全书共 18 章，证据生成篇主要介绍循证护理问题的构建、证据资源的检索、文献质量评价，是开展循证护理实践的基本知识和技能；证据整合篇主要阐述十种类型系统评价的具体步骤和方法，包括护理领域常见的干预性研究和质性研究的系统评价，以及发病率研究、病因研究、诊断试验、心理测量学研究、混合性研究、文本和专家意见类文献、系统评价再评价、文献范围综述等，读者可根据培养目标的要求和实际需求选择。证据传播篇包括临床实践指南的编制、证据总结的构建、患者决策辅助工具的开发、循证思维及循证护理教育和培训，该篇有助于学生深刻理解证据体系的作用、意义和价值。证据应用篇则从护理实践的需求出发，阐述证据临床转化的模式和方法，并通过案例分析证据转化的过程，同时该篇还介绍了实施科学、改进科学与循证实践的关系，并阐述了通过领导力推动循证护理实践及临床变革，具有较高的借鉴意义。本教材对 8 种不同类型文献质量评价方法的分析、对 10 种不同类型系统评价过程的阐述、对证据总结和临床实践指南的深入分析，以及对证据临床转化过程的详细分解，均体现了本教材的系统性。

同时，本教材也具有较好的创新性，在国内循证领域首次阐述了循证实践中的最新的理论和方法，包括心理测量学研究的系统评价、混合设计研究的系统评价、叙述类文本、共识和专家意见类文献的系统评价、文献的范围综述、证据总结的构建方法、患者决策辅助工具的开发、循证思维及循证护理教育、证据生态系统、实施科学、改进科学及循证实践，以及变革型领导力与护理实践。

本书在编写过程中，邀请循证实践领域具有丰富研究和实践经验的编者，在参考大量国内外文献的基础上，秉持科学、严谨、认真的学术理念，历经初稿、审核、修改、再审、定稿等步骤，确保本书的科学性和严谨性，在此向各位编者及支持本书编写的人士表示诚挚的感谢。循证实践方法学也在不断发展中，本教材也将随着循证方法学的进展而定期更新。在撰写过程中，难免有疏漏之处，敬请读者批评指正。

胡 雁 周英凤

2024 年 2 月

目　录

第四篇 证据传播篇

第五篇 证据应用篇

第一篇

概　论

该书是国内第一本由浅入深、循序渐进阐述当今循证实践理论、模式、方法和案例的教材，具有很强的系统性和实用性。

第一章 循证护理概述

循证医学推动了健康科学的进步和飞跃，循证医学的发展是医学科学自我反思的结果，循证实践所体现的依据科学证据、重视专业判断、尊重患者愿望以及折射的人文关怀和多方协作，使得循证逐渐演化为一种理念和思维，对健康科学、社会科学领域产生深远影响。循证护理作为循证医学的分支，已成为全球护理的共识。循证护理对促进护理决策的科学性，保证护理实践的安全性，提高护理措施的有效性，节约卫生资源具有重要的意义。护理学科在我国处于迅速发展中，尤其是护理学科成为一级学科后，循证护理成为我国护理学科关注的重点，对提高护理实践的科学性和专业化水平起到重要作用。本章主要介绍循证护理的概念、要素、步骤、相关模式和发展趋势。

第一节 循证护理的概念及基本要素

一、概念

证据是“可获得的事实”，证据也可以是一种信念或对某件事情是否真实有效的判断。根据循证医学的定义，循证护理（evidence-based nursing，EBN）是护理人员在计划其护理活动过程中，审慎地、明确地、明智地（conscientious，explicit，and judicious）将科研结论与其临床经验以及患者愿望相结合，作为临床护理决策依据的过程。循证护理构建在护理人员的临床实践基础上，强调以临床实践中特定的、具体化的问题为出发点，将来自科学研究的结论与其临床知识和经验、患者需求进行审慎地、明确地、明智地结合，促进直接经验和间接经验在实践中的综合应用，并通过实施过程，激发团队精神和协作气氛，推动证据的临床转化，改革工作程序和方法，以提高照护水平和患者满意度。循证护理注重终末评价和质量管理，能有效地提高护理质量，节约卫生资源。

随着护理学科的发展，临床护理人员开始重新思考某些传统的护理技术和护理方式的合理性、科学性和有效性，例如，以往儿童保健专家一直建议婴儿特别是出生至 4 个月的婴儿睡眠应采用俯卧位，以避免呕吐时发生误吸，并提高呼吸的顺应型。然而最新的研究明确提示，仰卧睡觉是更安全的睡眠姿势，俯卧位睡眠与突发性婴儿死亡综合征有关，因此婴儿睡眠的体位建议改为仰卧睡眠。在护理领域，较多传统的护理技术都需要重新反思其科学性和有效性，例如，采用划分临界值计分的方式筛选跌倒高危患者是否会遗漏需重点关注的对象？更换集尿袋的最佳时间间隔是多少？目前临床护理规范中术前禁食、禁水的时间是否过长？如何对 ICU 躁动的患者进行约束管理，等等。在这些思考中，循证实践的观念和方法可以帮助护理人员用科学的方法寻求信息、分析信息、利用信息，解决临床实践中的实际问题。

二、基本要素

循证护理是引导科学、有效地开展临床护理决策的理念和方法，循证护理的核心要素为：①所有可获得的来自研究的最佳证据（the best available external evidence from systematic research）；②护理人员的专业判断（clinical expertise）；③患者的需求和偏好（patient preferences）；④应用证据的临床情境（context）。现将循证护理的 4 项基本要素分述如下。

（一）最佳证据

在循证护理中，证据指经过研究及临床应用后，证明可信、有效、能够有力地促进医疗或护理结局向积极方向改变的措施、方法。经过严格评价的研究结果可成为证据。最佳证据指来自设计严谨，且具有临床意义的研究的结论。不是所有的研究结论都可以成为循证护理的证据，证据需经过严格界定和筛选获得。对通过各种途径查询得到的护理研究结果，需应用临床流行病学的基本理论和临床研究的方法学及有关研究质量评价的标准去筛选最佳证据，即看其研究的设计是否科学合理，研究结果是否具有真实性，干预方法是否对患者有益、是否对提高护理质量有利，并进行证据的汇总。只有经过认真分析和评价获得的最新、最真实可靠而且有重要临床应用价值的研究证据才是循证护理应该采纳的证据。

护理学的科学性和人文性决定了护理领域证据的多元性，护理研究既重视随机对照试验等量性研究资料的价值，也注重质性资料和叙述性研究的意义。卫生保健领域的问题多种多样，研究方法也多种多样，例如，关于对“慢性阻塞性肺疾病（COPD）患者开展家庭氧疗效果的随机化临床试验（RCT）”可告知护士家庭氧疗这种干预措施的效果，但却无法得知患者对家庭氧疗干预的依从性、家庭氧疗对患者日常生活的影响、被诊断为 COPD 对患者意味着什么、因为疾病和这些干预患者的生活有了哪些改变等。而了解上述内容对提供高效、充满人文关怀的护理尤其重要。RCT 设计无法提供上述证据，而质性研究则可提供关于患者体验、需求、感受、反馈等的丰富资料，为进一步的护理决策提供证据。可见，每一种研究设计都有其特定的目的、优势、局限性，关键是重视证据的多元性特征，针对不同的研究问题采用最合适的研究设计获取最佳证据。对各类原始研究开展证据综合时，无论是对 RCT 的系统评价还是对质性研究的系统评价，只要严格遵循系统评价透明、严谨的方法学程序，各类系统评价的结果均可提供有价值的证据。

（二）护理人员的专业判断

专业判断指护理人员对临床问题的专业敏感性，应用其丰富的临床知识和经验、熟练的临床技能和专业判断做出专业决策。开展循证护理时，护理人员应能够敏感地察觉到临床问题，并将文献中的证据与临床实际问题实事求是地结合在一起而不是单纯地照搬照套，这些都是解决临床问题的突破口。很重要的前提是医护理人员有系统的临床知识，丰富的实践经验、敏感的发现问题的能力、缜密的思维及熟练的实践技能。有丰富经验和实践技能的护理人员往往能够应用其临床技能和以往的经验明确患者个体或群体的健康状况、他们所面临的问题、他们的需求和喜好、干预活动的潜在益处等，以为患者和家庭提供他们所需要的信息，提供支持性的、舒适的环境。

例如，在对患者手术前禁食、禁水时间的循证护理实践中，手术室护士凭着自己丰富的临床经验和对临床护理问题的敏感性，能够发现患者在传统的禁食、禁水过程中可能发生的不良反应，并敏锐地察觉改革现有禁食、禁水常规的必要性，同时联络医院的相关管理机构和研究机构，做出探索改革措施的决定。在进行国内外关于术前禁食、禁水时间的相关证据收集过程中，护理人员同时还必须具备搜寻和评价研究论文的知识和技巧，才能熟练地搜寻到国内外关于禁食、禁水时间的文献，尤其是相关领域的系统评价，并对文献的质量进行严格评价，筛选出高质量的证据。因此，护理人员需要不断更新自身观念，丰富自己的理论、知识和技能，并将个人技能和临床经验密切结合，这是开展循证护理的重要前提。

因此，临床护理人员是实施循证护理的主体，因为对患者的任何处理和对疾病的诊治都是通过护理人员去实施的，因此，护理人员需要不断更新和丰富自己的知识和技能，将其与临床经验密切结合。其中临床流行病学的基本理论和临床研究的方法学是实施循证护理的学术基础。

（三）患者的需求和偏好

任何先进的诊治手段首先都必须得到患者的接受和配合才能取得最好的效果，因此循证护理必须充分考虑患者的需求。证据能否应用在患者身上解决患者的问题，取决于是否考虑患者本身的需求。患者的需求和愿望是开展循证决策的核心。现代护理观强调为患者提供个性化的、人文化的护理。患者的需求具有多样性，同一种疾病的患者，在疾病的同一个阶段，其需求也可能是不同的，由于患者的病情不同、个人经历和价值观的差异、是否拥有医疗保险、对疾病的了解程度及家庭背景的差异等，患者可能不会表现出有什么要求，也可能会向医务人员表达其多样化的要求。循证护理是对护理人员思维方法和工作方法的挑战，利用自身丰富的临床经验，护理人员可运用“循证实践”的方法分析患者多种多样的需求，寻求满足其需求的最佳方式，而非一味“按常规行事”。因为所谓“常规”往往强调群体，注重习惯；而“循证”则以尽可能满足患者个体的利益和需求为目的，遵循最科学的证据，必要时不惜打破常规。

护理人员、医生、患者之间平等友好的合作关系与临床决策是否正确密切相关，同时也是成功实施循证护理的重要条件。所以强调在开展循证护理过程中，护理人员必须秉持以患者为中心的观念，具备关怀照护的人文素质和利他主义的精神，注重对患者个体需求的评估和满足。

（四）应用证据的临床情境

证据的应用必须强调情境，在某一特定情境获得明显效果的研究结论并不一定适用所有的临床情境，这与该情境的资源分布情况、医院条件、患者的经济承受能力、文化习俗和信仰等均有密切的关系。因此在开展循证护理过程中，除了要考虑拟采纳的证据的科学性和有效性外，同时还应考虑证据在什么临床情境下实施，以充分评估证据应用的可行性、适宜性和是否具有临床意义。

三、意义

1. 循证护理可帮助护理人员更新专业观，改进工作方法　循证实践来源于实证主义的哲学观，循证护理作为循证实践的分支之一，可改变护理人员单纯按照习惯或凭借经验从事护理实践活动的方式，强调在作出临床判断时，遵循来自研究结论的、有效和科学的证据；强调不盲目接受已发表科研文章的结论，而要对文献进行审慎、明确和明智地评价，同时将科研证据与护理人员的临床专业经验及患者需求和愿望相结合，综合考虑后作出最后的临床判断。为促进将科学证据应用到临床各专科护理领域，促进科学决策，专科护士必须具备以下循证决策技能：①能够提出决策的核心问题；②能够通过文献检索找到所需证据；③能够评价相关研究的质量；④能够区分不同的证据及其适用性；⑤能够判断研究结果在类似人群中的推广性；⑥能够判断研究结果在本地人群中的适用性；⑦能够将依据证据的决策付诸实践。可见循证实践在全球范围内均是专业向高标准发展的途径。

2. 循证护理促进护理知识向临床实践转化　知识、研究与实践之间的差距普遍存在，在循证医学的推动下，知识转化成为当今卫生保健领域的热点。全球首先提出知识转化模式的加拿大多伦多大学将知识转化（knowledge translation，KT）定义为“有效、及时、符合伦理地将循证信息和知识应用于卫生保健实践，促进研究者与实践者的互动，从而保证最大限度地利用卫生保健体系潜力，获得卫生保健的最佳效果”。循证护理的具体实施虽从临床实践中某一具体问题开始，但从宏观角度分析，开展循证护理一直被视为一项从观念更新到实践方式改革的系统工程，不但要获取行政管理层和决策机构对开展循证护理的积极支持，更要获得一线护理实践者对此的广泛认同，并要具备检索证据的资源、研究者分析和评价证据的能力。因此成功的循证护理对建设有活力的发展性护理组织、促进护理知识、研究结果向临床实践转化具有积极的意义。

3. 循证护理可促进科学、有效的护理实践活动　循证实践把在全球收集的某一特定干预方法的研究结果进行严格评价、汇总整合，剔除尚无明确证据证明有效的方法，将尽可能真实的科学结论综合后形成系统评价，并将系统评价结果制作成证据总结（evidence

summary，ES）或临床实践指南（clinical practice guideline，CPG），提供给临床人员，有利于临床护理人员迅速获取最佳、最新的科学证据。临床专业人员在应用证据时将所获得的证据与自身的专业知识和经验、患者的需求结合起来，形成科学、有效、实用、可行的临床干预手段，并通过有计划的组织变革将证据引入临床实践过程，最后评价证据应用后的效果。从这一过程分析，循证护理可帮助护理人员克服单一按经验决策的习惯，建立严谨、科学、实事求是的专业态度和工作方法，促进科学的护理实践活动。

4. 开展循证实践是将我国护理人员推向国际化平台的契机　循证实践强调多学科合作，循证护理实践与护理学、临床医学、临床流行病学、卫生管理学、传播学、信息学等息息相关，通过在全球护理信息平台上检索、评价、引入、利用护理证据资源，可切实开阔我国护理人员的专业视野，检索并分析全球最新、最佳文献；并通过应用证据，将知识转化为实践，与专业判断、患者需求和本地区情形结合，促进科学的护理决策、有效的护理干预和专业化的护理氛围。

第二节　循证护理实践相关模式

循证护理实践是一项系统、复杂的过程，涉及多层面、多环节，相关概念相互影响，因此需要理论模式的指导，下面介绍 3 个在护理领域普遍应用的循证实践模式。

一、JBI 循证卫生保健模式

澳大利亚 Joanna Briggs Institute（JBI）循证卫生保健中心的 Alan Pearson 教授及其团队于 2005 年提出的“JBI 循证卫生保健模式（the JBI model of evidence-based healthcare）”，阐述了循证卫生保健的本质、过程及相关概念之间的逻辑关系，为研究者和实践者开展循证实践提供了清晰的概念框架和方法学指导，在全球循证实践领域被广泛应用。该模式于 2016 年进一步更新，见图 1－1。

（一）主要内容

JBI 循证卫生保健模式认为循证实践是临床决策的过程，其宗旨是通过循证实践，促进全球健康（global health），循证卫生保健的基本要素包括科学证据、临床情境、患者的需求和偏好，以及卫生保健人员的专业判断。推动循证卫生保健的过程中要对证据的可行性（feasibility）、适宜性（appropriateness）、临床意义（meaningfulness）及有效性（effectiveness）进行全面、系统地评估、分析和判断，该 4 个属性即循证卫生保健的 FAME 结构，构成了该模式图的内圈。

该模式图的中圈和外圈阐述了循证卫生保健的步骤，中圈是循证卫生保健的 4 个环节，包括：①证据生成（evidence generation）；②证据综合（evidence synthesis）；③证据传播（evidence transfer）；④证据应用（evidence implementation）。循证卫生保健是一个

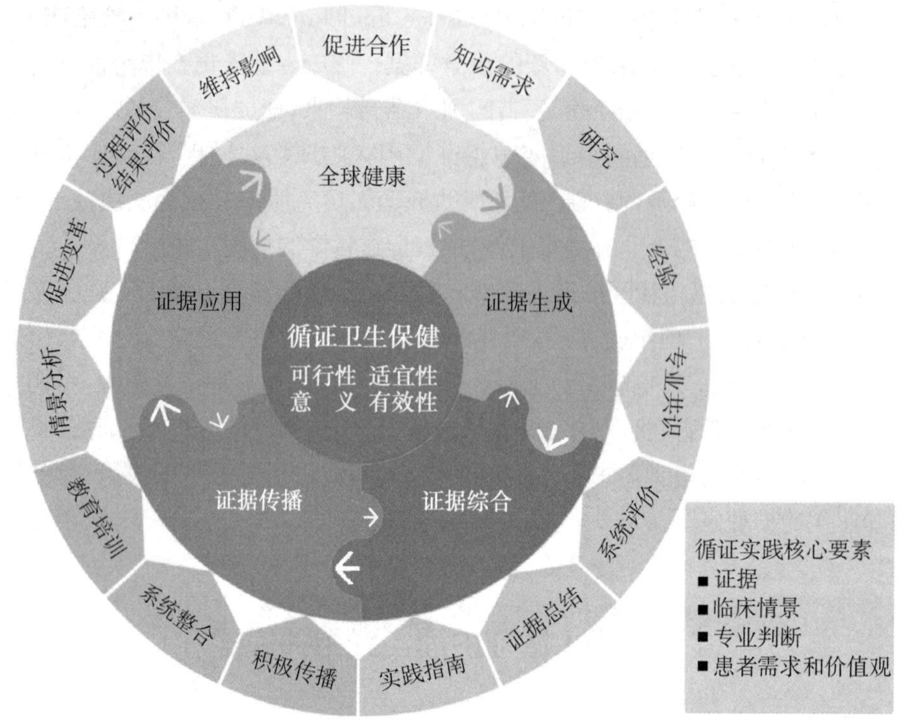

图 1-1 JBI 循证卫生保健模式

（资料来源：JORDAN Z, LOCKWOOD C, AROMATARIS E, et al. The updated JBI model for evidence-based healthcare［EB/OL］.（2018-02-17）［2022-01-13］. http://joannabriggs.org/jbi-approach.html.

从证据生成、证据综合、证据传播、证据应用到促进全球健康的主动、积极、动态、双向的循环过程。循证卫生保健（evidence-based healthcare，EBHC）在评估实践需求的基础上，秉持多元主义的哲学观，获取来自研究、专业共识或临床经验等在内的知识，以系统评价、证据总结及临床实践指南的形式评价、汇总某一特定主题相关的证据，通过教育培训、系统整合等方式推动证据在临床中的积极传播，并在情境分析的基础上促进证据向实践转化的积极变革，通过过程及结果评价推动证据持续应用，维持变革的影响及促进利益关联者的密切合作，以达到促进全球健康这一目标，并成为下一轮循证实践的驱动力。

1. 证据生成　在证据生成阶段，该模式秉持证据的多元性特点，将研究（research）、经验（experience）和专业共识（discourse）作为证据的来源，但所有的文献资源均需要进行严格地质量评价和筛选。该 JBI 模式同时认为，知识既可来自原始研究，又可来自二次研究，强调系统评价与原始研究在证据生成环节同等重要。

2. 证据综合　证据综合指在系统的文献检索、评价、筛选和综合的方法学指导下，构建系统评价（systematic review）、证据总结（evidence summary）和实践指南（clinical guideline）。由于研究设计的不同，系统评价近年来不但包括量性和质性研究的系统评价，还涵盖了经济学研究、预后研究、诊断性研究等系统评价，以及范畴综述、系统评价再评价等，成为证据综合的重要形式。但由于系统评价仅局限于特定问题，因此，针对某一具体临床问题的证据总结，及针对某一专科领域问题的临床实践指南，也成为证据综合的重要形式。

3. 证据传播 在证据传播阶段，该模式认为应将证据通过期刊、电子媒介等信息平台，以及教育培训等方式传递到卫生保健机构及人员中，才能促进证据应用。同时，证据传播应该是一个主动而非被动的过程，强调研究者和实践者的互动及参与，因此，证据传播应该包括积极传播(active dissemination)、教育培训(education programs)及系统整合(system integration)3 部分，强调通过周密的计划、针对特定的目标人群及情境、将证据组织成简洁易读且可操作性强的形式、以最经济的方式、通过多种途径将证据传播到卫生保健人员及机构中，使证据成为决策支持系统、政策制定及操作规范的依据。

4. 证据应用 证据应用是循证实践的关键环节，该模式认为证据应用是一个有目的的、动态的实践变革过程，不但关注证据引入对卫生系统、护理过程及护理结果的评价，并注重采取策略维持证据转化的效果，该环节包括情境分析、促进变革及过程和结果评价 3 个步骤，强调证据应用前应对特定情境进行分析，明确促进及障碍因素，从而采取有效的应对策略，促进实践变革，并通过过程及结果评价，巩固变革效果，针对新问题不断引入证据，动态循环，促进持续质量改进。

(二) 应用现状

JBI 循证卫生保健中心 2005 年启动了基于证据的临床质量审查项目，并率先在老年照护领域内开展。2006 年开始，将该项目扩展到整个卫生保健领域，并将项目拓展到全球 30 多个国家。目前，在 JBI 的 PACES 系统中，已经收录了 400 多条临床质量审查题目，涵盖了老年、肿瘤、心血管、慢性疾病、重症、助产、儿科、肾脏疾病、康复等 18 个领域的健康问题，为卫生保健人员开展临床质量改进提供了证据、方法和工具支持。在中国，复旦大学 JBI 循证护理合作中心是最早在护理领域开展基于证据的临床审查及对护理人员开展培训的机构，从 2010 年起与澳大利亚 JBI 循证卫生保健中心合作，在复旦大学附属中山医院最早启动了 3 项基于证据的临床审查项目，包括 ICU 重症患者眼睛护理、老年住院患者跌倒预防及提高 ICU 护理人员手卫生依从性。近年来，我国临床护理领域应用 JBI 循证卫生保健模式开展循证护理实践的研究已经有近 60 项，基于该概念模式的循证护理实践项目极大地推动了证据的临床转化和系统性应用，相关项目包括骨科患者围手术期静脉血栓管理的循证护理实践、上消化道手术后患者肠内营养不耐受预防及管理的循证护理实践、乳腺癌(breast cancer, BC)淋巴水肿管理的循证护理实践等。

尽管 JBI 循证卫生保健中心开展的基于证据的临床审查给护理人员提供了将证据应用到实践中的结构化思路和方法，但也存在一定的局限性。首先，JBI 的证据以其证据资源库中的系统评价和证据总结作为证据来源，发布在 OVID－JBI 数据库中，这限制了未订购该资源库用户的使用。其次，在推动证据应用后如何维持证据的持续应用尚缺乏系统阐述。因此，研究者在采纳 JBI 循证卫生保健模式开展证据转化时，应注意克服这些局限性。

二、Johns Hopkins 循证护理实践模式

该模式由 Johns Hopkins 大学护理学院 Robin Newhouse 博士等学者于 2007 年提出(图 1-2)。

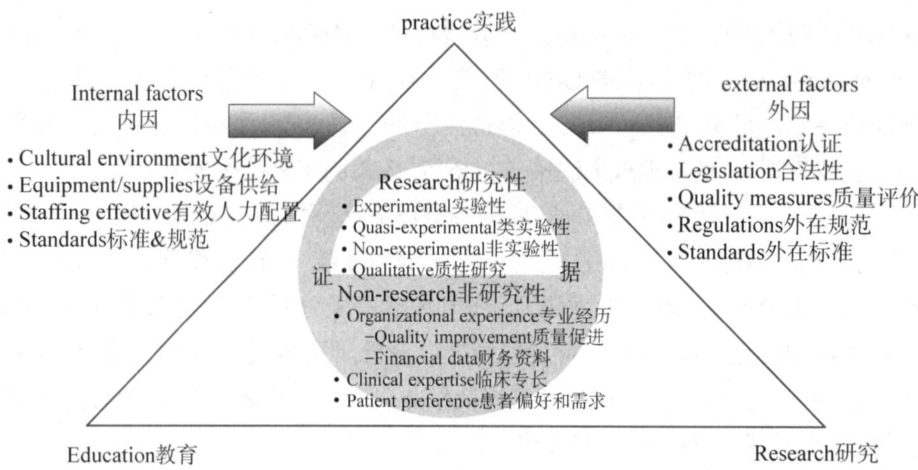
practice实践
Internal factors
内因
• Cultural environment文化环境
• Equipment/supplies设备供给
• Staffing effective有效人力配置
• Standards标准&规范
external factors
外因
• Accreditation认证
• Legislation合法性
• Quality measures质量评价
• Regulations外在规范
• Standards外在标准
Research研究性
• Experimental实验性
• Quasi-experimental类实验性
• Non-experimental非实验性
• Qualitative质性研究
证
据
Non-research非研究性
• Organizational experience专业经历
–Quality improvement质量促进
–Financial data财务资料
• Clinical expertise临床专长
• Patient preference患者偏好和需求
Education教育
Research研究

图 1-2　Johns Hopkins 循证护理实践模式

(摘自 NEWHOUSE R P, DEARHOLT S, POE S. et al. Johns Hopkins nursing EBP model and guidelines [M]. Indianapolis: Sigma Thea Tau Internatinal, 2007.)

(一) 主要内容

Johns Hopkins 循证护理实践模式认为循证护理实践是一个开放的系统，由专业实践、教育和研究 3 个基本元素组成该系统的三角基本点，而最佳证据是该系统的核心元素，并受到组织内部因素和环境外部因素共同影响。证据作为该模式的核心元素，包括研究性证据和非研究性证据，其中研究性证据包括来自实验性、类实验性、非实验性研究以及质性研究；非研究性证据来自组织经验、质量促进、财务数据、临床判断及患者偏好和需求。该平衡关系受组织内部因素、环境外部因素影响，其中组织内部因素包括组织文化、设施设备、人力配置、标准和规范；环境外部因素包括专业认证。这些因素可能提高或限制证据的实施。循证实践包括 3 个环节 16 个步骤。3 个环节是实践问题、证据生成及证据转化。16 个步骤包括明确问题、界定范畴、分配职责、召开团队会、检索证据、评鉴证据、总结证据、划分质量等级、形成推荐意见、证据转化适宜性和可行性分析、构建行动方案、实施变革、评价效果、内部决策支持、明确后续方案，以及发布结果。

(二) 应用现状

Johns Hopkins 循证护理实践模式广泛应用于临床护理实践中。Buchko 等研究了预防女性泌尿系统手术后住院期间因膀胱膨胀而发生尿潴留的最佳循证实践，指出该模式在临床实践指导中的可操作性和系统性。2014 年，马里兰大学 Grant 教授等依据该模

式系统回顾并评价了目前促进有效沟通技巧的教育方法、框架和评估工具方面证据情况，并提出研究中使用概念框架以及基于信度和效度有效检验工具的重要性。2016 年，Santos 等采用 Johns Hopkins 证据评价工具对成人鼻饲管内部插入长度方法的相关文献进行整合性评估，确定鼻饲管插入长度的最佳测量方法，最后指出传统“鼻子-耳朵-胸骨剑突”导管长度的测量方法不能使导管正确到达胃内。2014 年，我国临床护理人员何雪姣等采用 John Hopkins 循证护理实践模式工具对与压疮有关的证据进行评估，并结合 Delphi 法制订了最佳压疮预防策略和综合医院护理质量敏感性指标体系。2019 年，黄培培等以 John Hopkins 循证护理实践转化模式为理论框架，将非计划低体温相关的最佳证据结合研究者所在临床环境，制订肝肿瘤患者术中非计划性低体温的审查标准，在手术室开展质量审查，并采用线上线下的培训方式，对护理人员进行培训，比较最佳证据应用前后护理人员对于最佳证据的知晓情况及执行情况，结果表明该模式的应用可促进制订和应用最佳实践方案，降低术中低体温的发生率，促进护理质量改进。但该模式在评估组织环境和变化方面缺乏有效工具，且在证据的等级划分上与证据的 6S 模型尚缺乏一致性。

三、复旦循证护理实践路径图

复旦循证护理实践路径图(pathway for evidence-based nursing practice)是由复旦大学 JBI 循证护理合作中心主任胡雁教授及其团队在多年循证护理理论及实践研究的基础上于 2015 年提出，是国内首个循证护理实践路径图(图 1 - 3)。该路径图是在知识转化的大背景下，充分考虑我国国情和临床实践环境，聚焦证据临床转化过程的证据综合、证据传播和证据应用的全过程，构建的适宜于我国护理学科现况和实践情形的证据临床转化路径图。

(一) 主要内容

该路径图指出，循证护理实践是一个不断循环的过程，针对实践问题获取证据，促进证据传播并推动证据在实践中的应用，并进行效果评价，对存在的问题转入下一个循环或开展原始研究。该路径图将循证护理实践分为 4 个环节。

1. 证据综合　循证护理实践的第一个环节是证据综合。首先从临床情境分析出发，结构化地提出护理问题，可采用 PICOs/PECOs/PICos 等程式将临床问题结构化(P—研究对象，I—干预，C—对照，O—结局，S—干预性研究的类型，E—暴露因素，I—研究关注的现象，Co—研究所处的情境)，来自干预性研究、观察性研究、质性研究、专业共识、专家经验的结果，均可通过检索、方法学质量评价等环节，判定是否是严谨的证据，并通过系统评价进行证据综合。若无相关证据或缺乏高质量证据，则应开展原始研究。若存在高质量证据，则转入下一个环节。

2. 证据传播　循证护理实践的第二个环节是将综合的证据进行传播。采取有效的方法促进证据在机构层面和个人层面的积极传播，如构建临床实践指南、证据总结、循证

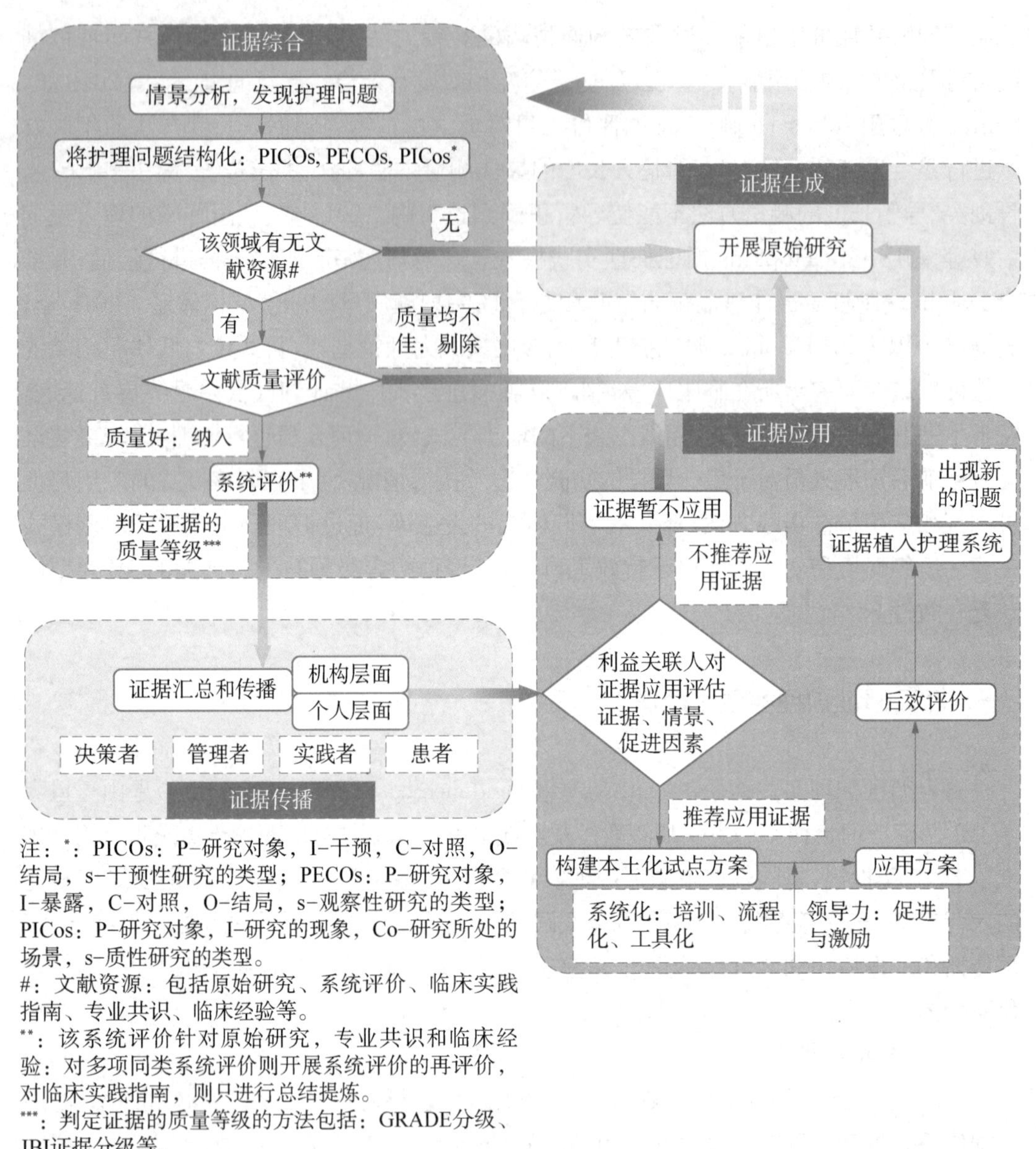

注：*：PICOs：P–研究对象，I–干预，C–对照，O–结局，s–干预性研究的类型；PECOs：P–研究对象，I–暴露，C–对照，O–结局，s–观察性研究的类型；PICos：P–研究对象，I–研究的现象，Co–研究所处的场景，s–质性研究的类型。
#：文献资源：包括原始研究、系统评价、临床实践指南、专业共识、临床经验等。
**：该系统评价针对原始研究，专业共识和临床经验；对多项同类系统评价则开展系统评价的再评价，对临床实践指南，则只进行总结提炼。
***：判定证据的质量等级的方法包括：GRADE分级、JBI证据分级等。

图 1-3 复旦循证护理实践路径图

（资料来源：胡雁，周英凤，朱政，等. 通过循证护理实践促进护理知识转化[J]. 护士进修杂志，2015，30(11)：961-963.）

实践方案、开展教育培训等。证据传播的对象是临床实践中的利益关联人群，包括决策者、护理管理者、临床护理实践者、患者等。

3. 证据应用　证据应用是循证护理实践的第三个环节。在证据应用前，由利益关联人对证据应用前的临床情境、促进及障碍因素进行综合评估。在证据应用阶段应充分考虑临床情境、患者意愿、专业判断及成本费用等因素并作出判断。对具备应用条件的证据，应进行试点应用，包括构建本土化的试点方案，分析在制度建设、流程优化、人财物等资源配套上的要求，然后通过试点应用该证据并进行后效评价。该阶段尤其重要的是在强有力的领导力激励和促进下，通过系统的培训、流程化、构建评估和评价工具等方式，真正实现证据的转化和临床应用。最后将证实有效的证据植入到护理系统中，实现系统的良性运转和持续发展。若评估后证据可用性不好，则暂不应用证据，或开展原始研究。

4. 证据生成 循证护理实践的前3个环节与开展原创性研究（primary study）密切关联，因此，针对某一护理问题，若无可用的证据、证据应用尚不具备条件、或植入护理系统后产生的新问题，应通过进一步的科学研究产生新的证据，因此该循环又进入新一轮的“证据生成”。

（二）应用现状

复旦循证护理实践路径图是在总结复旦大学循证护理中心历时10年循证护理理论、方法及实践研究的基础上提出的，该路径图指导护理研究者和实践者以批判性思维分析护理实践中的问题，通过科学的路径及理性的判断，促进最佳证据应用于临床，促进科学有效的护理决策。本中心开展的循证实践研究，如成磊的硕士毕业课题“老年住院患者跌倒预防临床护理实践指南的构建及应用”、葛向煜的博士毕业课题“预防气管插管非计划拔管的循证实践研究”、杨红红的博士毕业课题“儿科住院患者用药差错预防临床护理实践指南的构建与应用”等，均遵循该路径图，针对某一临床问题，汇总现有的最佳证据，并构建指南或循证实践方案促进证据传播，并推动证据在临床实践中的应用。这些研究证实了该路径图具有较强的可操作性。但另一方面，该路径图过于细节化的描述可能会限制使用者的灵活使用。因此，研究者和实践者在采纳该路径图时，可将科学的研究方法创造性地应用到证据综合、传播和应用阶段，避免按照其步骤简单、机械地转化。

第三节 循证护理实践的基本步骤

循证护理实践是一个系统的过程，涉及护理组织、各级各层护理人员。循证护理实践主要包括4个阶段：证据生成（evidence generation）、证据综合（evidence synthesis）、证据传播（evidence transfer），以及证据应用（evidence implementation）。具体过程包括8个步骤：①明确问题；②系统的文献检索；③严格评价证据；④通过系统评价汇总证据；⑤传播证据；⑥引入证据；⑦应用证据；⑧评价证据应用后的效果。

一、证据生成

证据生成即证据的产生，证据可来源于研究结果、专业共识、专家临床经验、成熟的专业知识、逻辑演绎和推理，但设计严谨的研究，无论采用哪种方法，其结果均比个人观点、经验报道更具有可信度。但是，如果经过系统检索，尚无来自研究的证据时，其他类别的证据就代表了该领域现有的可获得的最佳证据（best available evidence）。该观点为医疗保健决策提供了具有重要意义的、具备实用性的框架。JBI 循证卫生保健模式认为，证据来源是多样化的，医疗保健专业人员对证据属性的理解是宽泛的，有效性是证据的重要属性之一，但证据还需考察其可行性、适宜性及意义，即证据的 FAME（feasibility，appropriateness，meaningfulness and effectiveness）属性。

二、证据综合

证据综合即通过系统评价寻找并确立证据。该阶段包括以下 4 个步骤：①明确问题，明确临床实践中的问题，并将其特定化、结构化；②系统检索文献，根据所提出的临床问题进行系统的文献检索，以寻找证据；③评价文献质量，严格评价检索到研究的设计的科学性和严谨性、结果推广的可行性和适宜性及研究的临床意义，筛选合适的研究；④汇总证据，对筛选后纳入的研究进行汇总，即对具有同质性的同类研究结果进行 Meta 分析，对不能进行 Meta 分析的同类研究进行定性总结和分析。上述步骤即进行系统评价的过程。该部分的具体内容详见本书第五章“系统评价”。

三、证据传播

证据传播指通过发布临床实践指南、最佳实践信息册等形式，由专业期刊、专业网站、教育和培训等媒介将证据传递到护理系统、护理管理者、护理实践者中。证据的传播不仅仅是简单的证据和信息发布，而是通过周密的规划，明确目标人群（如临床人员、管理者、政策制定者、消费者等），而后设计专门的途径，精心组织证据和信息传播的内容、形式及传播方式，以容易理解、接受的方式将证据和信息传递给实践者，使之应用于决策过程中。

证据传播主要由以下 4 个步骤组成：

1. 标注证据的等级或推荐意见　证据具有等级性（hierarchical），这是循证实践的基本特征。根据目前国际循证实践领域普遍应用的证据等级系统包括 WHO 的 GRADE 系统、英国牛津大学循证医学中心证据分级系统，以及 JBI 循证卫生保健中心的证据预分级系统，详见本书第十章“证据的特征与分级”。

2. 将证据资源组织成相应易于传播并利于临床专业人员理解、应用的形式　由于临床人员大多没有时间仔细阅读包含大量研究方法描述的、完整的系统评价报告，往往需要将系统评价的结果等证据资源总结为简洁易读的形式，但要标注证据的来源和证据的等级，以帮助应用时取舍。例如，JBI 循证卫生保健中心收集并选择历年来全球各地的循证实践中心形成的护理及相关领域的系统评价，经过质量评价后，将各专题的内容进行总结和提炼，突出结论性证据，并清晰标注证据的来源和证据的等级，形成简洁明了的最佳实践信息（best practice information sheet，BPIS）70 余篇、证据总结（evidence-summary）1 400 余篇、循证推荐实践（evidence-based recommended practice）600 余篇，每一个专题内容只有 2～3 页，增加其可读性，并提高了证据传播的速度和效率。

目前对临床实践决策最具有影响力且最适合于临床专业人员借鉴的证据资源是临床实践指南(clinical practice guidelines, CPG)或集束化照护方案(care bundles)、证据总结(evidence summary)。临床实践指南是针对特定临床情境，由多学科合作的相关专家系统制定的、基于系统评价的证据、并平衡不同干预措施利弊的推荐意见，CPG 可帮助医务人员和患者做出恰当的处理，为患者提供最佳医疗保健服务。集束化照护措施是解决特定情境下各种临床问题的一系列相互关联的证据汇集(如预防呼吸机相关性肺炎的集束化照护措施)，比临床实践指南更具有针对性、涉及的范围窄，更直接、更具操作性。

以临床专业人员可接受的恰当的方式组织证据，无论是系统性较强的临床实践指南，还是针对性较强的集束化照护措施汇总，或是简约化的最佳实践信息册、证据总结，都是直接面向研究结果的使用者——临床专业人员的资源，这些循证资源省略了复杂的研究过程描述和统计阐述，以可追溯、透明、公开的形式直接列出具有临床意义的结论、证据，有利于临床专业人员有效利用这些研究结果。

3. 详细了解目标人群对证据的需求　不同的目标人群对证据的需求不同，故应进行详细评估和分析，再有目的地组织信息。例如，医院临床一线护理人员需要的是针对性强、可信度高、简洁易读的循证结论，如证据总结、集束化照护措施、最佳实践信息册；卫生机构政策制定者和医院护理管理人员需要的是系列化的、与临床护理质量关系密切的、结构清晰、来源明确、可信度高的循证结论汇集，如临床实践指南；而学校的老师和研究人员则需要特定专题在循证过程中涉及的所有方法、资料和信息所有细节，以及该专题循证后形成的结论性证据，如系统评价报告、研究论文原文。

4. 以最经济的方式传递证据和信息　证据或知识传播的形式主要有 3 种：教育和培训、通过传播媒体信息传递、通过组织和团队系统传播证据。在这一过程中需要应用网络和信息技术、打印文本、会议、讲座、培训项目等方式。

在循证实践中，护理部门可组织系列活动让一线护理人员了解最新科研证据，包括：①组织定期的“期刊阅读会(journal club)”，营造应用研究结果的氛围，鼓励阅读和分享，让护士主动对所在领域的最新研究论文进行讨论、评价；②制订循证的实践规范，要求临床决策、解决临床护理问题时询问是否依据了设计严谨的研究结果；③创造机会让护士参与到临床研究中，尤其参与构建研究问题、审视研究计划可行性、招募研究对象、收集研究资料、促进研究对象依从性等环节，可让护士从中了解最新研究证据；④形成专业规范，要求护士在向患者进行健康指导时以研究结果为依据，开展基于循证的健康教育活动。

四、证据应用

(一) 证据应用的步骤

证据应用，即遵循证据改革护理实践活动，该阶段包括情境分析、促进变革、评价证据应用效果 3 个环节。

1. 情境分析　开展证据应用首先应进行情境分析，了解证据与实践之间的差距。引入证据时，特别需要注意，循证实践需要将证据与临床专门知识和经验、患者需求相结合，根据临床情境，通过护理变革，形成新的护理流程、护理质量标准，而不能照搬照套，机械地引入证据。

2. 促进变革　循证实践就是护理变革的过程，往往会打破常规，改变以往的实践方式和操作流程，采用新的标准评价护理质量，因此应用证据的过程具有挑战性，可能遭到来自个体层面和机构层面的种种阻碍，需要应用变革的策略，充分发挥领导力，评估变革的障碍因素，根据情境选择和采纳证据，制订可操作的流程、质量标准、激励政策，并通过全员培训，在应用证据的全体相关护士中达成共识，遵从新的流程，提高执行力。

3. 评价证据应用效果　循证护理实践以护理系统发生整体变革为标志，应通过持续质量改进，动态监测证据应用过程，并评价证据应用后对卫生保健系统、护理过程、患者带来的效果。证据应用主要包括将证据应用到实践活动中，以实践活动或系统发生变革为标志。

（二）证据应用的影响因素

多项循证实践活动或临床干预被整合到了一个复杂的临床实践过程中，会对局部卫生保健系统产生影响，同时也会对临床工作程序产生影响，因此可评估该程序本身的变化和卫生服务质量的变化。证据的应用在循证实践的各个环节中最具挑战性，可能遭到来自个体层面和机构层面的种种阻碍，因为证据应用的标志是发生系统的变革。

证据应用到临床实践实质上就是临床护理质量持续改进的过程，其中主要的障碍因素包括：①需要应用的研究本身的因素，研究的特征和设计的质量；②护士因素，护士的循证意识；③组织因素，是否获得机构上级管理者和领导者的支持，并为证据应用创造氛围和环境条件。

为促进护理专业的发展，证据的应用需植入临床护理实践中。证据的应用涉及护理人员个人层面和护理系统组织层面。其中系统层面的变革显得尤为重要。系统层面的因素主要包括领导的支持、资源、实践支持功能、员工自我发展、人际关系、工作压力，以及系统的文化和氛围等。在证据应用之前应对相关因素进行评估，制订相应措施，以降低阻碍因素的影响。

从护理人员个人层面而言，证据的应用往往意味着变革现有的流程，而这种变革需要打破传统的实践方式，需要改变观念，更需要时间和精力的付出，并接受知识和技能的再培训。害怕变革，担心变革对自己的工作造成威胁，是许多消极对待临床证据应用的主要原因。此外，护理人员对自身角色的定位和护理专业信念也影响着证据的应用，例如，护士是否觉得自己有能力根据现有证据对临床实践提出变革的建议。事实上，每一名护理人员都应在证据应用中扮演属于自己的角色：在临床工作中善于观察，勤于思考，有质疑常规和标准的勇气；通过阅读本领域的文献、参加继续教育和定期参与专业学术会议等方式掌握国内外护理科研的最新信息，提高评估科研成果的能力，提高自身的专业知识、科研知识和英语水平；积极参与有关证据应用的研究，注意多学科团队合作，用评判性思维将临床中取得的经验上升为理论，在制订护理措施和处理护理问题时寻求科学依据等。

总之，实施循证护理应找到科学的研究证据，充分利用临床实践指南、系统评价、高质量原始研究等资源，并根据科学证据进行临床决策和临床变革。再通过系统的管理促进证据的应用，动态监测证据应用后的效果。在此过程中护理管理部门应关注实施某项护理措施时所处的具体情形，包括主流文化、人际关系和领导方式、管理方法，同时通过相应的促进因素，改变护理人员的态度、习惯、技能、思维方式和工作方法。

第四节　循证护理的历史、现况和展望

一、循证护理的发展

现代社会知识和信息的产生和流传日益迅速，给社会带来巨大的影响，美国著名未来学家 John Naisbitt 在其著作《大趋势》中精辟地指出："面对知识饥荒，我们却淹没于信息海洋，用现有手段显然不可能应对当前的信息。在信息社会，失去控制和没有组织的信息不再是一种资源，而是一种严重的威胁。"每年约 1 800 万项研究摘要被收录入 Medline 数据库中，现有约 35 万项研究在 Cochrane 协作网中注册；全球的护理期刊的数量也已经达到 500 余种，这种状况虽然促进了知识的更新和传播，但随之出现了一系列的问题，最突出的矛盾就是，临床人员很难迅速地从中提取有效、有用的信息。2001 年荷兰的调查显示，约 35％的临床决策并未按照已有的科学证据来执行。

循证护理的发展源于循证医学。英国临床流行病学家 Archie Cochrane 最早根据医疗卫生保健领域研究论文数量日益增多，信息传播迅速，但研究质量参差不齐，不是所有治疗决策都依据最新最佳研究证据的现象，在其 1972 年的著作《疗效与效益：卫生保健服务的随机反应》（*Effectiveness & Efficiency: Random Reflections on Health Services*）中提出了医疗决策的疗效和效益问题，呼吁要对公开发表的随机对照试验进行系统评价。1992 年，加拿大麦克马斯特（McMaster）大学的著名内科医生和临床流行病专家 David Sackett 教授正式提出"循证医学（evidence-based medicine, EBM）"的概念，1992 年英国成立 Cochrane 中心，并于 1993 年成立 Cochrane 国际协作网。随着循证医学对全球卫生保健领域的深远影响，20 世纪 90 年代进一步提出了在医疗卫生保健领域开展"循证实践（evidence-based practice, EBP）"的概念。医疗卫生保健领域循证实践的核心思想是：卫生保健领域的实践活动应以客观的科学研究结果为决策依据。循证实践通过在全球各类数据库中收集关于某项卫生保健决策/治疗方法/护理措施/干预方法的所有单项研究结果，进行系统评价，通过筛选、汇总、必要时进行统计分析，以达到推广有

效的科学手段，提出有效的方法的目的，循证实践可提高医疗卫生保健领域决策的科学性、有效性，并可节约卫生资源。

二、循证护理实践的现状

（一）循证护理在全球的发展现状

近 10 年来，循证护理在国际护理领域的发展非常迅速，目前形成了多个国际性的循证护理协作网络。全球最早的循证护理中心是成立于 1995 年英国约克（York）大学循证护理中心（The University of York Centre for Evidence-based Nursing），是全球最早提出“循证护理”的概念，并推动循证护理发展的研究机构，该中心主要进行循证护理的研究、教育和培训、收集社区服务和健康促进方面的证据，并在 Cochrane 协作网负责“伤口管理组（wound care group）”的证据总结和系统评价。该中心于 1998 年与加拿大麦克马斯特大学共同创办了《循证护理》（*Evidence-based Nursing*）杂志，刊载护理领域的系统评价、证据总结、循证实践论文。该刊聘请一些专科领域的临床专家将护理相关领域最新临床研究文章整理成详尽的摘要，并附加评论，在选用文章前都依照文献评价的标准对论文质量进行严格评价。目前《循证护理》已被 MEDLINE、EMBASE、CINAHL 收录。

澳大利亚 JBI 循证卫生保健中心是目前全球最大的循证护理协作网，成立于 1996 年，该合作中心先后在澳大利亚、英国、加拿大、美国、西班牙、新西兰、南非、泰国、新加坡、巴西、比利时等国家成立分中心，在中国先后在香港（1997 年）、上海（2004 年）、台湾（2005 年）、北京（2012 年）设立分中心，目前建立了国际性的 JBI 循证护理全球协作网——JBC（Joanna Briggs Collaboration），进行护理及相关学科相关证据的汇总、传播和应用。2007 年起 JBI 与 Cochrane 协作网合作，负责 Cochrane 下的第 17 专业组——护理组（cochrane nursing care field，CNCF）的工作。在循证护理的理论研究上 JBI 构建了 JBI 循证卫生保健模式，每年举办循证卫生保健国际论坛，定期在全球各分中心举办循证护理培训班，推动了循证护理在全球的发展。

2004 年，*Worldviews on Evidence-based Nursing* 创刊，该期刊源于 1994 年的 *Journal of Knowledge Synthesis for Nursing*，由美国 Honor Society of Nursing Sigma Theta Tau International 主办，收录系统评价、证据临床应用论文、循证实践、证据总结等循证领域的论文，2015 年以 2.381 的影响因子成为 86 本 SCI 收录的护理类期刊中名列第三的期刊，说明了全球护理领域对循证实践的极大关注。

其他著名的循证护理中心包括美国 Minnesota 大学循证护理中心、Texas 大学健康科学中心的循证护理学术中心（ACE）等。这些循证护理中心均通过开展系统评价、进行循证护理培训、通过网络和杂志传播最佳护理实践证据或临床实践指南等推动全球循证护理的开展。

（二）国外循证护理实践对护理专业发展的影响

循证护理在全球的发展近几年令人瞩目，例如，JBI 循证卫生保健中心以护理及健康相关领域为核心，在全球各个分中心开展护理及相关领域的循证实践，构建了大量的证据资源，并在 OVID 上建立了 OVID－JBI 数据库，包括证据总结、推荐实践、系统评价、最佳实践信息册等证据资源；加拿大安大略护理学会（Registered Nurses' Association of Ontario，RNAO）推出了近 40 份护理领域的临床实践指南；美国 Johns Hopkins 大学护理学院汇总了近百份护理领域的系统评价，构建了证据资源；英国 York 大学循证护理中心（The University of York Centre for Evidence-based Nursing）汇集了大量社区健康照护及健康促进方面的证据，并在 Cochrane 协作网负责“伤口管理组（wound care group）”的证据总结和系统评价。这些均极大地推动了循证护理实践在全球的发展。

美国医学会 2010 年发布的“未来的护理：领导变革，提升健康（*The Future of Nursing：Leading Change，Advancing Health*）”报告，强调在护理领域开展循证实践是未来护理的核心内容，并建议护理专业的课程设置应该将循证护理纳入其中，从教育上提高护士的循证实践意识和方法。这些均说明全球护理都将循证实践作为专业发展的必然途径。

2012 年国际护士会（International Council of Nursing，ICN）发布了题为“循证护理实践——缩短证据与实践之间的差距（*Closing the Gap：from Evidence to Action*）”的白皮书，ICN 的这一主题发布后，不但在全球护理领域引发了循证护理实践的热潮，也引起医学领域的积极关注。著名的医学期刊《柳叶刀》（*The Lancet*）在 2012 年第五期针对 ICN 的白皮书发表了一篇题为“护理实践的科学性（science for action-based nursing）”的编者按，对 ICN 的 2012 年白皮书倡导循证护理实践表示支持，鼓励全球的护理人员应“迈出大胆的步法拥抱证据，通过研究缩小知识与实践之间的差距，并让全球的护士真正置身于全球循证实践的核心”。但同时《柳叶刀》的这篇编者按对目前全球护理尚未能真正将循证实践的理念和方法贯穿于实践中提出了担忧，尖锐地指出护理领域需要纠正对循证实践本质的认识误区，真正掌握循证实践的方法，《柳叶刀》还特别针对中国的情况指出“转型中的国家如中国，针对医护比例不合理的现状，更需要通过循证实践，才能在数量和质量上提升护理服务”。

（三）我国循证护理实践的发展及对护理专业的影响

1999 年在四川大学华西医院成立 Cochrane 中国中心，对护理人员也进行循证实践的相关培训，并将循证实践的方法应用于临床护理实践，进行了“压疮的预防和控制的循证实践”“我国护理领域随机对照试验现状分析”等项目，在我国内地地区首次将循证医学引入护理领域。

自 2004 年起，JBI 循证卫生保健中心在中国地区设立了 8 个合作中心：2004 年在上海复旦大学护理学院成立“复旦大学 JBI 循证护理合作中心”，2005 年在台湾杨明大学护理学院成立“台湾杨明大学 JBI 循证护理合作中心”，2012 年在北京大学护理学院成立“北京大学医学部 JBI 循证护理合作中心”，2015 年在北京中医药大学成立“北京中医药大学 JBI 循证护理合作中心”，2017 年成立“南方医科大学 JBI 循证护理合作中心”和“南方医科大学附属南方医院 JBI 循证护理合作中心”，2019 年成立“中南大学湘雅护理学院

JBI 循证护理合作中心”和“复旦大学附属中山医院 JBI 循证急危重护理合作中心”，这些循证护理研究机构的宗旨是运用循证卫生保健的观念开展临床护理、护理研究和护理教育领域的循证实践，促进循证护理领域的国际交流合作，促进研究成果在护理实践中的运用，提高护理服务质量。

复旦大学循证护理合作中心于 2011 年创建“复旦大学循证护理中心网站”（http://ebn.nursing.fudan.edu.cn/），成为我国第一家循证护理相关资源网站，发布循证护理相关证据、指南，并刊载循证实践方法学信息。该中心于 2014 年 12 月推出“复旦大学循证护理中心”微信公众号（Fudanebn），应用新媒体积极推送循证护理相关证据、资讯，推广循证护理相关知识。2018 年该中心在全国成立 35 所证据应用基地，推动科学证据的临床转化。2014 年由上海市卫计委批准成立“上海市循证护理中心”，是全国首家区域性循证护理研究机构，由复旦大学牵头，上海市 4 所高校护理学院及 33 所医院协作，对促进循证护理人才培养、循证护理区域合作发展发挥重要影响。

2015 年，北京中医药大学循证护理研究中心与加拿大安大略省注册护士协会最佳实践指南中心（Best Practice Spotlight Organization，BPSO）合作，成立了中国第一家加拿大安大略省注册护士协会最佳实践指南研究中心，推动证据的临床应用。该研究中心与北京中医药大学附属东直门医院、四川大学华西医院、北京大学第一附属医院、中日友好医院、兰州大学第二医院合作建立 RNAO－BPSO 最佳实践指南应用中心。2019 年 4 月，北京中医药大学循证护理研究中心和东直门医院分别成为中国区 BPSO－HOST 研究中心和应用中心（RNAO－BPSO China Host），推动加拿大安大略省注册护士协会指南在中国的实践转化。

综上可见，循证护理研究是我国近十年来护理研究领域的发展热点，国内循证护理中心的建设和发展，其宗旨是推动我国的循证护理实践，针对我国的护理实践特点和需求，综合全球护理研究资源，开展证据合成、传播和证据应用。至 2022 年 8 月，在中国生物医学文献数据库中可检索到 14 708 篇以“循证”AND“护理”为标题的论文，而这个数字在 2010 年只有 2 578 篇，可见该领域已成为我国护理实践的重要关注点。国内循证护理文献主要集中在应用循证护理的方法开展临床专科护理实践上，该领域的临床实践报道、个案护理报告占文献的绝大部分，但尚存在对循证实践实质和规范理解肤浅的现象。另外，对临床护士进行循证护理培训、在护理学课程中增加循证护理的内容等也是目前关注的重点。但是，我国护理领域的系统评价、临床实践指南构建和应用类的论文尚较少。

我国近年来在循证护理实践领域的主要任务是：①开展系统评价及循证护理有关的方法学研究，为临床护理人员、护理研究和教学、政府的护理决策提供可靠依据；②收集、整合并传播国内外护理领域系统评价的摘要、最佳护理实践证据汇编以及临床护理实践指南，并进行本土化；③构建循证护理相关理论、模式和知识，传播循证护理思想；④进行循证护理知识和方法的教育和培训，提供培训咨询、指导和服务，推动循证护理在我国的发展；⑤组织开展证据应用项目，通过循证护理促进临床护理质量的持续改进和提高；

⑥开展多学科合作，促进循证护理在循证卫生保健领域的健康发展。

三、循证护理实践的展望

尽管循证护理已经成为护理专业领域的“热门话题”，但循证护理的开展不能流于表面形式，只有通过政策的支持和深入细致的培训，才能使护理人员从观念上真正接受、从方法上真正学会、从实践环境上真正有条件应用循证护理，才能使护理研究人员熟练掌握证据生成、证据合成的程序，使临床护理人员熟练掌握证据引入、证据应用、证据评价的方法。

虽然循证护理的具体实施是从临床实践中某一微观的专题开始，但从宏观的角度分析，开展循证护理一直被视为一项从观念更新到实践方式改革的系统工程，因此开展循证护理必须首先获得行政管理层和决策机构对循证护理的认同和积极支持，这是实施循证护理的关键所在。

循证护理在我国的推广，还必须广泛加强与国外循证实践机构的密切合作和联系，以获取最新的信息和技术支持，建立互助互惠的网络；同时，开展循证护理还必须加强与国内循证医学机构的联系，国内有多个循证医学中心，已开展了多项具有特色的循证医学项目，通过医护之间在循证实践上的合作，形成多学科团队，用共同的程序和方法开展循证实践，这是推广这一事物的重要前提。

在我国逐步推动建立循证护理研究机构具有重要的意义。近十年来，我国护理学科发展迅速，高等护理教育快速发展，护理人员的学历层次有了较大的提高，为实施循证护理打下了基础；同时目前临床护理研究的数量也迅速增加，由于质量参差不齐，临床一线护理人员不可能也没有时间进行逐一甄别，故急需对这些护理证据进行评价、综合、合成、传播，并形成临床实践指南。上述过程应通过循证护理研究机构的工作实现。通过进行科学规范的系统评价，可从大量的国内外文献资料库中筛选符合要求的研究，形成最佳的护理证据，提供给广大护理管理和实践者，指导护理实践的变革，并可充分利用现有的研究资源，避免重复研究，减少了不必要资源和时间的浪费，高效而经济，正符合时代发展的要求。另外，还需要对临床护理人员进行广泛的培训，使临床一线的护理人员能够主动、积极、充分地应用循证证据资源，并将其付诸于临床实践过程。

推动基于科学证据的护理实践，深化专科护理建设，已成为我国护理学科建设的重点。循证护理将在我国护理学科建设中起到重要的作用。展望我国循证护理实践的发展，将以以下 5 方面为重点：①推动循证护理研究平台的建设。②构建我国本土化的循证护理证据资源，推动规范的系统评价，构建循证护理实践指南，引进国外的循证护理资源并进行本土化，建立循证护理资源数据库。③在专科护理实践中融入循证护理的理念和方法，开展基于证据的持续护理质量改进，推动我国高级护理实践的发展和专科护理水平。④开展多层次循证护理培训，针对护理人员开展循证护理理念和方法的普及；针对一线护理管理者、专科护士开展证据应用和知识转化培训；针对护理研究者开展系统评价培训，培养一批具有循证护理能力的临床护理人才。⑤加强多学科合作和国际交流，促进循证护理在方法学和实践应用上的发展，循证护理来源于循证医学，在方法学上应加入临床流行病学、循证医学的大平台中，并与循证护理的国际发展趋势保持同步。

总之，通过护理领域的决策者、管理者、临床实践者、研究者、教育者的共同努力，通过与国内外多学科循证实践机构的密切合作，循证护理在我国将得到进一步迅速发展。

（胡　雁）

参考文献

[1] 卞薇，KimBissett，田旭，等. Johns Hopkins 循证护理实践模式的研究进展[J]. 护理学报，2017，24(7)：26－29.

[2] 胡雁，周英凤，朱政，等. 通过循证护理实践促进护理知识转化[J]. 护士进修杂志，2015，30(11)：961－963.

[3] 李幼平. 循证医学(研究生)[M]. 2版. 北京：人民卫生出版社，2021.

[4] 王吉耀. 循证医学与临床实践[M]. 4版. 北京：科学出版社，2022.

[5] DICENSO A, BAYLEY L, HAYNES RB. Accessing pre-appraised evidence: fine-tuning the 5S model into a 6S model [J]. Ann Intern Med, 2009,151(6):JC3－2,JC3－3.

[6] DICENSO A, GUYATT G, CILISKA D. Evidence-based nursing: a guide to clinical practice [M]. St. Louise: Elsevier Mosby, 2005.

[7] International Council of Nurses. Closing the gap: from evidence to action [EB/OL]. International Nurses Day Kit. (2012－04－22) [2022－03－27]. http://www. icn. ch/publications/2012-closingthe-gap-from-evidence-to-action/.

[8] JORDAN Z, LOCKWOOD C, AROMATARIS E, et al. The updated JBI model for evidence-based healthcare [EB/OL]. (2018－02－17) [2022－01－13]. http://joannabriggs. org/jbi-approach. html.

[9] MELNYK BM, Fineout-Overholt E. Evidence-based practice in nursing & healthcare: a guide to best practice [M]. 4th ed. Philadeplhia: Wolters Kluwer, 2018.

[10] NEWHOUSE R, DEARHOLT S, POE S, et al. Johns Hopkins nursing evidence-based practice model and guidelines [M]. Indianapolis: Sigma Theta Tau International, 2007:5－15.

[11] PEARSON A, WIECHULA R, COURT A, et al. The JBI model of evidence-based healthcare [J]. Int J Evid Based Healthcare, 2005,2(8):207－215.

第二篇

证据生成篇

证据生成是循证实践的第一个环节。本篇主要介绍如何提出循证问题、如何进行系统的文献检索、如何开展文献质量评价。

第二章 循证护理问题的提出

循证实践是对公开报道的研究结果进行组织、整理、评价、整合、分类、遴选和有效的利用，以解决临床实践中的问题为最终目的的科学程序。因此，循证问题的提出是循证实践至关重要的一步，是确定纳入排除标准和实施正确和有效的文献检索的前提，也是循证护理的开始。

第一节 概述

选题和问题构建是开展系统评价和临床转化研究的第一步。如何选择一个有价值的循证问题？什么样的问题是属于循证护理的范畴？如何将临床问题转化为结构化的循证问题？这些都是研究者和临床实践者经常会提出的疑问。循证选题及问题来源于临床实践，应具备临床价值，并有可能通过循证让问题得到解答以用于指导临床实践，提高护理质量。

一、提出循证问题的重要性

循证护理强调以高质量证据为基础，并以临床实践中特定的、具体的、结构化的护理问题为出发点，注重终点指标，将来自科研的结论与临床实践技能、知识和经验、患者需求相结合，做出临床护理决策并实施，进行后效评价和质量管理。正确构建循证护理问题可在短时间内找出当前最佳的证据，明确并构建一个可回答的问题。因此，明确并构建一个既有临床意义又可回答的循证问题是开展循证实践的前提。只有发现目前研究和实践的差距，并将证据临床问题转化为结构式、具体化的问题，才可能进行结构化的检索证据。若问题太大太泛，难以实施循证实践。

二、提出循证问题的基础

一个好问题的提出，是具备丰富的理论知识和临床经验相关的医学科研方法学、社会学、心理学知识和较强的责任心的专业人员，以最大限度地服务于患者，提高护理质量为最终目的而自发的思考。如果不善于观察和思考，就难以挖掘出相应的临床问题。开展循证实践时，护士必须具备对临床问题的敏感性，这与丰富的临床经验和熟练的临床技能密切相关。有丰富经验和实践技能的护士往往能够应用其临床技能和以往的经验判断患者个体或群体的健康状况、所面临的问题、需求和喜好、干预活动的潜在益处等，并为患者和家庭提供他们所需要的信息。需要注意的是，一个好的临床问题并不一定是一个好的循证问题，临床问题来源于临床实践、文献阅读和专业思考，而循证问题虽然来源于临床问题，但需要在临床问题的基础上进一步提炼，并使其具体化、结构化。例如，"如何预防 ICU 患者的呼吸机相关性肺炎?"是一个临床问题，但不是一个好的循证问题，因为这样的临床问题内容太泛，涉及面太广，难以进一步聚焦开展专题检索，应将问题具体化、结构化，即把临床问题转化为循证问题。

三、循证问题的选题原则

对循证护理而言，问题主要来源于临床护理实践的需求。问题既可直接来自临床实践，也可来自既往文献中发现的不足，这类问题很可能是目前研究与临床实践中差异较大、需求较大的内容，具有重要的临床相关性。

循证实践的选题有三大原则，包括结构化和具体化、实用性及创新性。

（一）结构化和具体化

循证问题必须是一个可通过检索临床研究结果来回答的问题，问题内容应明确、清晰、信息完整并突出重点。在检索数据库寻找答案时往往需要把一个问题拆分成几个重要部分来分别制订检索策略，从而迅速、准确地查找到所需要的文献。护士在每天的临床实践中可能会提出一系列问题，但所提出的临床问题不一定是易于检索的、可以回答的问题。临床问题不规范，则不利于检索或回答。只有将临床问题结构化和具体化，才能查找到相应的依据。例如，在讨论胃癌患者疲乏的护理措施时，不能提出"胃癌患者如何护理?"这类问题，因为这样提出的问题太宽泛。提出的循证问题必须具体到某一项措施。

（二）实用性

开展循证护理的目的是将现有证据通过综合，并最终转化为最佳循证实践纳入临床实践中，改变目前的临床实践内容。其目的有别于以创造新知识为最终目标的原始研究。循证实践中无论是证据综合，还是证据临床转化中所使用的干预措施是已通过原始研究验证的措施。所以，开展循证类研究时应更侧重于实用性，选题应来源于应用场景中的临床需求，以解决临床实践中存在的关键问题。在选题的过程中思考研究者所在临床情境中存在哪些实践问题？这些问题中，什么是迫切需要解决的实践问题?

（三）创新性

虽然循证是基于已有的文献，但作为研究仍然应考虑研究的创新性。避免重复的系统评价及证据总结的发表。在选题的过程中需要思考是否国内外已发表基于相同人群、相同干预措施的循证类研究？如果存在人群和干预措施相似的研究，研究者所在的应用情景是否有其特殊性？

第二节 不同类型循证护理问题的构成要素

开展循证护理的第一步，是要提出一个可以回答的临床问题，并进一步转化为结构化的循证问题。不同类型循证护理问题应具有相应的构成要素，从而保证循证的顺利实施。

开展循证的关键是将临床问题转化为结构化的循证问题，结构化的循证问题与证据检索、设定证据纳入和排除标准等都有着直接关联，否则会导致证据检索的遗漏、证据临床转化的策略和实施内容不清晰等一系列问题。循证问题不同于临床问题。一般来说，临床问题分为背景问题和前景问题。背景问题通常是比较普遍的疾病特征和干预等方面的临床问题，主要与病因、病理生理或预后等相关，比如，什么是静脉溃疡？它的病理生理特点如何？这类背景问题的答案通常可以在教科书找到。前景问题是只能通过现有的最好的研究来回答的关于诊断、评估或患者治疗，或是理解患者健康问题的意义或预后的问题。例如，加压治疗对促进静脉溃疡愈合有效吗？通过对这样一个问题的研究来找出治疗静脉溃疡最有效的方法。循证问题以解决临床实践中的问题为最终目的，提出循证问题的基础必须有证据支撑，并且是结构化的。

近年来，基于多元主义的证据观，循证护理已形成一系列包括干预性研究系统评价（systematic review of effectiveness），质性研究系统评价（systematic review of qualitative study），成本/经济学研究的系统评价（systematic review of costs/economic），发生率和流行趋势的系统评价（systematic review of prevalence or incidence），诊断性试验的系统评价（systematic review of diagnostic test accuracy），病因和风险研究的系统评价（systematic review of etiology or risk），文本、专家意见和政策类文献的系统评价（systematic review of narrative, expert opinion or policy），心理测量学研究的系统评价（systematic review of psychometric property test），混合性系统评价（mixed method review），系统评价再评价（umbrella review）以及文献范围综述（scoping review）共 11 种不同类型的系统评价的方法学汇集和指导。另外，开展证据总结（evidence summary）与证据临床转化（evidence implementation）也存在不同的循证问题的构成。

一、干预性研究系统评价

目前最经典的循证问题构建的方法是 PICO 模型。PICO 模型广泛应用于临床医学、护理学和公共卫生等领域中，使研究者能够通过构建一个结构化、简明和准确的循证问题，快速指导系统评价的开展。在开展系统评价前应明确循证问题。一个理想的循证问题应包括下列5个要素：研究对象、干预类型或暴露类型、评价的结局和研究的设计类型。目前国际通用的模式为PICOs格式。

(1) P为特定的人群(population)，主要描述什么是目标人群，这类患者需要考虑的特征有哪些。

(2) I/E为干预或暴露因素(intervention/exposure)主要描述哪些是需要考虑的干预措施或暴露因素。

(3) C为对照组或另一种可用于比较的干预措施(control/comparator)，主要描述要考虑什么样的比较或对照。当对两种干预措施的效果进行比较或与两种或两种以上的诊断测试进行比较时这个成分是非常必要的，但它在单纯的一个预后问题或是检查1种干预或诊断时则不适用。

(4) O为结局(outcome)，描述感兴趣的结局是什么，尤其是主要结局，以找出循证问题所需要的研究。

(5) s为研究设计(study design)，其作用主要是可以限定研究设计的类型，可以更针对性地找出循证问题所需要获得的证据。

干预性研究系统评价的循证问题构建实例

某项系统评价拟比较使用氯己定口腔护理液与使用生理盐水对预防成人机械通气患者呼吸机相关性肺炎发生的效果。

将临床问题转化为结构化的PICOs问题。

P(population)：机械通气的成人患者；

I(intervention)：使用氯己定口腔护理液；

C(control/comparator)：使用生理盐水；

O(outcome)：呼吸机相关性肺炎发生率；

s(study design)：随机对照试验(RCT)。

二、质性研究系统评价

质性研究系统评价是指针对体验、感受、观念等类型的研究问题，进行系统检索后纳入质性研究并对其评价、整合、分析并形成结论的过程。开展质性研究系统评价的目的在于从研究对象的角度去了解与解释如行为、观点、态度和经验等现象。例如，参加药物试验患者的治疗体验是什么？某些糖尿病患者为什么不能按期如约来医院复诊？同样针对某种干预措施，质性研究的系统评价可从另外一个视角进行分析，例如，提供参与者对干预措施接受程度和依从性的相关证据，以深入了解患者感受和需求，为进一步开展定量研究提供深入的背景信息准备，并弥补单纯定量研究的不足。构建质性研究系统评价的循证问题采用 PICo 模式。

(1) P 为研究对象或特定人群(population)，主要描述研究对象的哪些，这类人群的主要特征是什么。

(2) I 为感兴趣的现象(interest of phenomena)，主要描述拟研究的现象。

(3) Co 为具体情形(context)，描述所处的具体情形有什么特点。

质性研究系统评价的循证问题构建实例

某项系统评价研究参加某项临床药物试验的乳腺癌内分泌治疗患者治疗期间有哪些体验？什么因素影响了她们服药的依从性？

将临床问题转化为结构化的 PICo 问题。

P(population)：内分泌治疗期间的乳腺癌患者；

I(interest of phenomena)：患者的服药依从性；

Co(context)：患者参加某项临床药物试验。

三、成本与经济学评价类研究系统评价

成本和经济学评价的目的是评价某一干预措施、干预过程或某一程序的成本和经济效益，以期为制订健康服务政策，新卫生技术以及临床指南开发，提供卫生经济层面的决策依据。构建成本和经济评价的循证问题采用 PICO - Co 模式。

(1) P 为研究对象或特定人群(population)，主要描述目标人群和主要特征是什么。

(2) I 为干预(intervention)，主要描述哪些是需要考虑的干预措施。

(3) C 为对照组或另一种可用于比较的干预措施(control/comparator)，主要描述要考虑什么样的比较或对照。

(4) O 为结局指标(outcome)，描述感兴趣的主要结局是什么，找出循证问题所需要的证据。

(5) Co 为具体情境(context)，描述所处的具体情形有什么特点。

成本与经济学评价类研究系统评价的循证问题构建实例

某项系统评价拟研究在发达国家中，对非黑色素瘤患者使用英氏显微手术成本效率上优于传统射频消融术？

将临床问题转化为结构化的 PICO－Co 问题。
P(population)：非黑色素瘤患者；
I(intervention)：莫氏显微手术；
C(control/comparator)：传统射频消融术；
O(outcome)：成本效益；
Co(context)：发达国家的卫生保健大背景下。

四、发病率和流行趋势研究系统评价

开展发病率和流行趋势评价的目的在于评价不同地理分布和亚组之间疾病的发病率的变化(如性别或社会经济地位)，并评估疾病发生率(疾病发生的频率)和流行率(有某种疾病的人口的比例)的趋势，使政府、政策制定者、卫生专业人员和普通群众能够了解疾病的流行情况，为政策制定者在卫生保健规划和资源分配时提供决策的依据。构建发病率和流行趋势评价的循证问题采用 CoCoPop 模式。

(1) 第一个 Co 为研究对象的状态(condition)，主要描述目标人群的健康状况、某种疾病、症状或某一个因素。

(2) 第二个 Co 为具体情境(context)，描述所处的具体情形有什么特点。

(3) Pop 为研究对象或特定人群(population)，主要描述目标人群和主要特征是什么。

发病率和流行趋势研究系统评价的循证问题构建实例

某项系统评价拟研究中国女性围生期抑郁症的发病率和流行率是多少？
将临床问题转化为结构化的 CoCoPop 问题。
Co(condition)：围生期抑郁症；
Co(context)：中国；
Pop(population)：围生期的女性。

五、诊断性研究系统评价

诊断性研究系统评价的目的是筛选和评价当前所有可得的具有特异性指标的检测

证据，或对多个检测方法的有关内容进行评价。因此，诊断性研究的系统评价也成为临床决策者做出诊断的最高级证据来源。构建诊断性研究系统评价的循证问题采用 PIRD 模式。

(1) P 为研究对象或特定接受试验的人群(population)，主要描述目标人群和主要特征是什么。

(2) I 为待评价的试验(index test)，主要描述需要进行评价的试验。

(3) R 为参考试验(reference test)，一般认为参考试验应是检验的“金标准”。

(4) D 为诊断结局(diagnose of interest)，主要描述疾病、损伤或病理状况的结局的诊断特异性和敏感性。

诊断性研究类系统评价的循证问题构建实例

某项系统评价拟研究与营养状况测量学指标(身高及体重 Z 值)作为“金标准”相比，采用 STRONGkids 用于先天性心脏病婴儿营养风险筛查是否具有较好的敏感性和特性，以准确筛查出营养风险高的患儿?

将临床问题转化为结构化的 PIRD 问题。

P(population)：先天性心脏病婴儿；

I(index test)：STRONGkids 营养风险筛查量表；

R(reference test)：营养状况测量学指标(身高及体重 Z 值)；

D(diagnose of interest)：营养风险的诊断的特异性和敏感性。

六、病因和风险研究系统评价

病因和风险评价的目的在于评估多种变量与结局指标之间的关联。例如，哪些人群容易患 1 型糖尿病? 1 型糖尿病在哪些地区高发? 什么因素和 1 型糖尿病有关? 病因和风险评价不能确定变量与变量之间的因果关系，只能推断变量之间的相关性。开展病因和风险评价可以进一步告知卫生资源分配的情况，为卫生政策制定者提供决策的依据。构建病因和风险评价的循证问题采用 PEO 模式：

(1) P 为研究对象或特定接受试验的人群(population)。

(2) E 为待评价的暴露因素(exposure of interest)，主要描述与结局相关的一个或多个因素。

(3) O 为结局(outcome of response)，描述感兴趣的结局是什么。

病因和风险研究系统评价的循证问题构建实例

某项系统评价拟研究母亲在怀孕期间吸烟，是否会导致儿童肥胖的风险增高？将临床问题转化为结构化的 PEO 问题。

P(population)：儿童；

E(exposure of interest)：母亲在怀孕期间吸烟；

O(outcome of response)：肥胖的发生率。

七、心理测量学研究系统评价

心理测量学研究系统评价的目的在于评估测量工具的心理测量学属性(psychometric properties)，以找到符合特定情境下最适合的测量工具。心理测量学系统评价需要考虑的心理测量学属性包括信度(validity)、效度(reliability)和反应度(responsiveness)。另外，对某一领域中测量特定变量的工具进行系统的回顾可能会发现目前研究工具方面存在的不足，表明在该领域需要开发一个更可靠和有效的测量工具。构建心理测量学研究系统评价的循证问题采用 PCTM 模式。

(1) P 为研究对象或特定人群(population)，主要描述目标人群是什么。

(2) C 为构念(construct)，主要描述所需要评估的变量。

(3) T 为工具的类型(type of instrument)，描述工具的类型，如患者自我报告工具、第三方测量工具等。

(4) M 为所评价的心理测量学属性(measurement properties)。

心理测量学研究系统评价的循证问题构建实例

某项系统评价拟评价 HIV 特异性健康相关生活质量量表的心理测量学属性。将临床问题转化为结构化的 PCTM 问题。

P(population)：HIV 阳性患者；

C(construct)：健康相关生活质量；

T(type of instrument)：患者自我报告工具；

M(measurement properties)：所有心理测量学属性，包括内容效度、结构效度、内部一致性、跨文化效度、信度、测量误差、效标效度、假设检验和反应度。

八、文本、专家意见和政策类文献系统评价

文本、专家意见和政策类文献系统评价的目的在于评估专家意见、共识、政策和相关的材料，以为从业人员与决策者提供实际的指导；专家的意见既可以与现有的证据相佐证，也可以在缺乏相关研究的情况下，独立作为证据进行补充。构建文本和专家意见评价的循证问题采用 PICo 模式。

（1）P 为研究对象或特定人群（population），主要描述目标人群是什么。

（2）I 为感兴趣的现象或干预措施（intervention/phenomena of interest），主要描述某个现象、体验、过程或具体的干预措施。

（3）Co 为具体情形（context），描述具体的情境是什么。

在构建文本、专家意见和政策类文献系统评价的循证问题时，并不需要包含每一个 PICo 要素，而是应根据研究的目的进行选择。

文本、专家意见和政策类文献系统评价中循证问题构建实例

某项系统评价拟研究在发展中国家采取哪些策略可以减少妇女怀孕和分娩的死亡率？

将临床问题转化为结构化的 PICo 问题。

P(population)：怀孕和分娩的妇女；

I(intervention/phenomena of interest)：减少死亡率的策略；

Co(context)：发展中国家。

九、混合性研究系统评价

由于护理学科广泛的特点，护理研究也具有复杂的特性。往往很多研究中为了解释一个研究目的，采取了定量和定性相结合的方法。混合方法学研究就是在科研设计中同时包含量性和质性研究的研究方法。混合研究系统评价的目的在于评估这类混合性研究，并综合多个研究设计的结论。构建混合研究系统评价的问题可以采用 PICO、PICo、PIRD、CoCoPop 和 PEO 模式。构建混合性研究评价问题需要根据研究目的，采用以上任意一种或多种模式，也可以对模式中的要素进行组合使用。

混合性研究系统评价的循证问题构建实例

某项系统评价拟研究2型糖尿病患者中，自我血糖监控与标准常规照护相比在改善患者血糖上有效性和提升积极的自我管理体验的最佳证据是什么？

将临床问题转化为结构化的混合性研究系统评价循证问题。

P(population)：2型糖尿病患者；

I(intervention)：自我血糖监控；

C(comparator)：标准常规照护；

O(outcome)：血糖；

I(phenomena of interest)：提升积极自我管理的体验；

Co(context)：采取自我血糖监控的场景。

十、系统评价再评价

系统评价再评价是全面收集同一疾病或同一健康问题的治疗或病因、诊断、预后等方面的相关系统评价，进行再次综合研究的一种方法。开展系统评价再评价综合特定领域内的系统评价，可解决该领域内出现矛盾或不相符的结论。构建系统评价再评价的问题可以采用PICO、PICo、PIRD、CoCoPop和PEO模式。

构建系统评价再评价的问题需要根据研究的目的和纳入的系统评价所纳入研究的类型，选择相应的模式。

系统评价再评价中循证问题构建实例

某项系统评价拟研究采取什么非药物干预措施可以有效管理老年痴呆患者的攻击行为？

将临床问题转化为结构化的系统评价再评价循证问题。

P(population)：老年痴呆患者；

I(intervention)：非药物干预措施；

O(outcome)：攻击行为。

十一、文献范围综述

开展系统的文献范围综述可以确定一个领域中文献的数量和内容涵盖的范围，系统的文献范围综述往往针对某一个概念，系统阐述这一概念的操作定义和内容边界。开展文献范围分析可以进一步识别新出现的证据，并指导未来系统评价的选题。构建文献范围综述的循证问题采用 PCC 模式。

（1）P 为研究对象或特定人群（population），主要描述目标人群是什么，必须明确指出人群的特征或排除的标准。

（2）第一个 C 为核心概念（concept），核心概念必须具有一定的深度和范围。

（3）第二个 C 为具体情形（context），描述具体的情境是什么。

在构建文献范围综述的循证问题时，并不需要包含每一个 PCC 要素，而是应根据研究的目的进行选择。

文献范围综述的循证问题构建实例

某项系统评价拟在什么理论和框架可以指导护士在医疗卫生机构中开展证据临床转化？

将临床问题转化为结构化的 PCC 问题。

P（population）：护士；

C（concept）：指导证据临床转化的理论和框架；

C（context）：医疗卫生机构中。

十二、证据临床转化研究中循证问题的构成

对于证据临床转化而言，诸多关键要素，如实践者、证据临床转化场所和证据的种类，并不能在 PICO 模型中体现。国内复旦大学循证护理中心提出的 PIPOST 模型较好地阐述了证据临床转化中的关键要素，PIPOST 也被国内学者广泛地运用在研究之中。下文将围绕 PIPOST 模型阐述证据临床转化问题的构成要素。

证据临床转化研究采用 PIPOST 模型构建证据临床转化问题：第一个 P（population）为证据临床转化的目标人群；I（intervention）为干预措施；第二个 P（professional）为证据临床转化的实施者；O（outcome）为结局；S（setting）为证据临床转化场所；T（type of evidence）为证据资源的种类。

（1）P—证据临床转化的目标人群（population）。证据临床转化的目标人群可以是患者，也可以是卫生系统中的专业人员，这取决于证据的目标对象。例如，在“病房中的医生和护士可以采取哪些措施降低癌症化疗患者口腔黏膜炎的发生？”这一临床问题中，证据临床转化的目标人群为“癌症化疗患者”；“什么措施可以提高 ICU 护士交班内容的准确性和速度？”这一问题中，目标人群为 ICU 护士。

（2）I—干预措施(intervention)。证据临床转化研究中的干预措施通常是系列相关的干预措施。研究者通过选题时的检索，可以初步明确证据临床转化策略中可以包含的部分内容，这些内容需要在结构化的证据临床转化问题中罗列。例如，“如何对胃肠道手术患者进行术前肠道管理以减少住院时间?”这一临床问题中，经过初步文献查阅，确定干预措施为“术前肠道准备相关的措施：包括不行常规灌肠清洗，术前 6 h 禁食、2 h 禁水，以及术前 2 h 口服 10%葡萄糖溶液 200 mL 等”。

（3）P—证据临床转化的实施者(professional)。证据临床转化的实施者通常是卫生系统中的专业人员，包括护士、医生、麻醉师、营养师、康复师、心理咨询师等。明确证据临床转化的实施者能够帮助研究者明确参与证据临床转化的主体和其他利益相关者，以组建跨学科团队，克服证据临床转化过程中由于职责和分工不同所带来的障碍。

（4）O—结局(outcome)。证据临床转化的结局是多样化的，主要需要描述以下 3 类结局指标：①系统结局。卫生系统中因引入新证据后造成的改变。例如，流程和规范的改变、新增患者健康教育材料、修改护士培训项目的内容等。②实践者结局。实践者自身因证据引入造成的知识和行为方面的改变。例如，证据引入前后护士对证据的知晓率、接受度和执行率等。③患者结局指标。患者因新证据引入造成的直接和间接结局的改变，其中直接结局指标是与干预措施最相关的主要结局指标，例如，“癌症疼痛管理”的直接结局指标是患者疼痛。除了直接的主要结局指标外，也可以增加次要的间接结局指标，如患者生活质量、满意度等。

（5）S—证据临床转化场所(setting)。证据临床转化研究强调临床情景性，不同的证据临床转化场所其所使用的策略、所遇到的障碍和促进因素都不相同。因此在问题构建的阶段需要明确证据临床转化的场所。例如，“某三甲医院普外科病房”，并阐述该场所针对该临床问题以往的实践方式如何。

（6）T—证据资源的类型(type of evidence)。证据是指经过研究及临床应用后，证明有价值的措施和方法。证据具有等级性、多元性、情景相关性和动态变化性，所以在证据临床转化研究中应选择位于证据金字塔顶端的证据资源，如循证实践指南、证据总结和系统评价。只有在指南、证据总结和系统评价中没有找到相关的证据后，才考虑纳入原始研究，不轻易将低质量的原始研究结论纳入到证据临床转化研究中。专业共识也可在经过质量评价后纳入。

证据临床转化中的循证问题构建实例

临床问题：在某三甲医院 PICC 门诊，专科护士采用哪些 PICC 导管固定相关措施可以减少导管连接处的移动，预防导管脱落，但不影响对穿刺部位的评估、血液循环和药物的输注?

将临床问题转化为结构化的 PIPOST 证据临床转化问题。

P(population)：PICC置管患者；

I(intervention)：PICC导管固定相关证据，包括PICC导管固定装置的选择、辅料的选择、穿刺部位的保护等；

P(professional)：PICC专科护士；

O(outcome)：①系统结局，PICC置管和固定流程的改变、辅料及其他耗材的变更等；②护士结局，审查指标执行率的改变、PICC固定相关知识的改变等；③患者结局，导管脱落率、患者满意度等；

S(setting)：某三甲医院PICC门诊；

T(type of evidence)：指南、证据总结和系统评价。

（朱　政）

参考文献

[1] 胡雁. 循证护理学[M]. 北京：人民卫生出版社，2019.

[2] 朱政，胡雁，邢唯杰，等. 不同类型循证问题的构成[J]. 护士进修杂志，2017，32(21)：1991－1994.

[3] 朱政，胡雁，周英凤，等. 推动证据向临床转化（三）研究的选题和问题构建[J]. 护士进修杂志，2020，35(9)：796－799.

第三章 循证资源及检索方法

循证实践是将临床经验、患者意愿与最新最佳证据结合，旨在填补从研究到实践之间的差距，推动卫生领域的科学决策、提升健康照护质量。护理人员在循证护理实践中需掌握与临床问题相关的所有相关研究发现，并审慎明确、明智地运用获得的最佳研究证据，同时结合其自身的专业技能和临床经验，并考虑患者的价值和愿望，才能制订出满足实践需求的以科学证据为基础的护理策略。因此，获取可信赖的科学依据是开展循证护理的关键步骤。本章对证据临床转化时的证据检索进行阐述和总结，包括证据资源的类型和证据资源的检索，旨在促进护理人员理解证据检索的原则、方法与策略，规范证据检索，促进证据实施。

第一节 概　　述

根据研究目的不同，检索侧重点也不同。开展原始研究时的文献检索，以检索最新的同类研究和研究综述为主，掌握学术动态、启发立题思路、明确研究方向。制作系统评价时的文献检索，以结构化问题为引导，检索目标为原始文献，通过对原始文献的筛选、评价、梳理、汇总和统计分析（Meta 分析）最终产生新的证据。制作指南时的文献检索，通常为多个结构化问题，查找证据的类型包括临床实践指南、系统评价或 Meta 分析、以随机对照试验为主的原始研究以及专家意见、临床共识等。以临床转化为目的的证据检索，其核心目的是寻找高层次、高质量、易于被实践人员理解与应用的证据，因此优先检索高水平、高质量的证据。如不能得到所需要的证据，才需大规模检索原始研究。

第二节 循证证据资源的类型

一、常用证据资源的类型

国内外关于证据资源最经典的分布模型为 Haynes 等提出的“6S”证据资源金字塔

(图 3－1)。基于该模型,证据资源自上而下可分为计算机决策支持系统(system)、专题证据汇总(summaries)、系统评价摘要(synopses of syntheses)、系统评价(syntheses)、原始研究摘要(synopses of studies)、原始研究(studies)6 层,具体如图 3－1 所示。

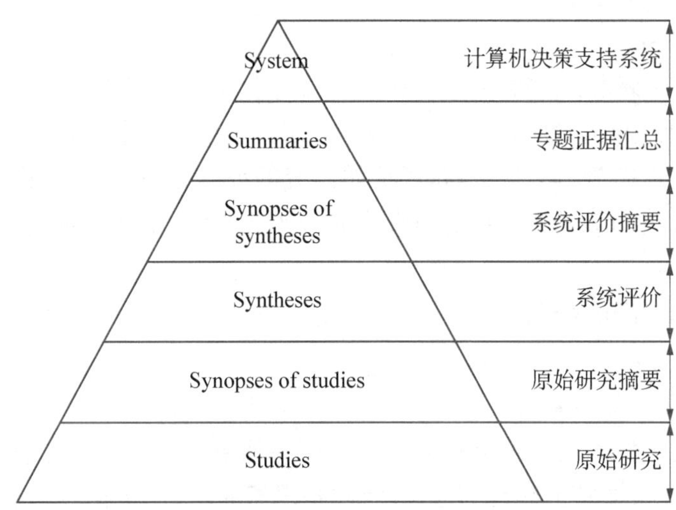

图 3－1　循证证据资源的"6s"分布模型

(一) 计算机决策支持系统

计算机决策支持系统是针对某个临床问题,概括总结所有相关和重要的研究证据,将电子病历系统、医院信息系统与循证知识库整合,主动向临床实践者提供关于诊断、治疗、用药及护理等循证决策信息,并定期更新,是循证证据资源的最高等级。

(二) 专题证据汇总

专题证据汇总主要包括循证临床实践指南、循证综合知识库和证据总结。临床实践指南(clinical practice guidelines, CPG)是以系统评价为依据、由专业学会组织专家制定和发布、具有权威性、对实践有重要指导意义的证据。循证综合知识库是围绕一个疾病或特定状况,对已有证据的概览与汇总,并给出相关背景知识、专家推荐意见、推荐强度和证据等级。证据总结(evidence summary)是围绕一个或一组特定主题,对关于卫生保健干预、活动相关证据(主要是指南、系统评价及高质量原始研究)的概要提炼与汇总。

(三) 系统评价摘要

系统评价摘要是将系统评价按固定格式提炼的摘要,可帮助专业人员在更短的时间内获取相关实践的循证证据,从而高效做出临床决策。

(四) 证据综合/系统评价

证据综合/系统评价是围绕某一特定问题,系统全面地收集国内外所有发表或未正式发表的研究结果,遵循正确的文献质量评价原则,筛选出符合纳入标准的研究文献,并对其进行定量和/或定性的分析、综合,最终得出可靠的结论。

（五）原始研究摘要

原始研究摘要是遵循严格的文献质量评价标准，对重要的原始研究从方法学和临床重要性两方面进行评价，以筛选出高质量的原始研究，并以结构式摘要的形式再次出版，同时附有专家推荐意见。

（六）原始研究

原始研究是研究人员针对某一研究问题，设计及实施研究方法，收集和分析一手资料，进行有关病因、诊断、预防、治疗和护理等的研究。单个原始研究可能存在内部真实性及外部推广性的偏倚风险，因此，基于原始研究的证据必须通过严格质量评价和适宜性考量才能使用，不建议将未经评价的原始研究直接作为循证实践的证据。

二、常用证据资源的分布

（一）计算机决策支持系统

计算机决策支持系统证据高度整合，嵌入医院信息管理系统或电子病历系统，主动推送证据，辅助临床决策过程，使得应用系统的人“不由自主”遵循证据，真正做到了证据嵌入临床实践。计算机决策支持系统是目前循证实践中蓬勃发展的领域，但尚处于探索阶段，可供参考的案例还较少。比如，孙玉娇等基于知识库型网络架构建立了低血糖护理决策支持系统，开发了智能录入、智能提醒、根据血糖值建立结构化护理措施模板。王桢絮等对公开发表的儿童中心静脉导管维护证据进行系统检索、提取和总结，建立了包含护理诊断、护理干预、护理评估的知识库，并使用临床护理分类作为工具对知识库进行标准化编码，基于此构建了儿童中心静脉导管维护的临床决策支持系统，主要功能包括弹窗提醒/警告、模板生成、信息识别、自动关联、自动推送等，并生成结构化的护理书写模板，在护理程序的各环节为护士提供循证决策支持。既往将 BMJ Best Practice、UpToDate 归入这一类证据，但现在普遍认为，只有将这些证据嵌入电子病历系统中，才能称为计算机决策支持系统。

（二）专题证据汇总

1. 循证证据综合知识库　目前较为成熟并被广泛应用的有以下 3 个。

(1) BMJ Best Practice：中文称 BMJ 最佳临床实践，是英国医学杂志出版集团(BMJ 集团)推出的循证综合知识库。其以个体疾病为单位，涵盖基础、预防、诊断、治疗和随访等关键环节，覆盖疾病诊疗全过程。内容涵盖了 32 个临床专科的 1000 余个疾病和症状主题，收录了 3000 余个诊断分组、12500 余个细分的诊疗方案和 6000 余篇国际指南。也囊括了 700 余个关联的 Cochrane Clinical Answers、4000 多个临床图像和 250 多个医学计算器。目前其主体已有中文版本，中文版本与中华医学会合作推出，除将全文翻译成中文并及时更新外，还添加了 250 余篇中国指南的链接和专家评述，内容更贴近国内医疗环境。BMJ 最佳临床实践根据全球最新的临床证据对内容进行持续更新，年度常规更新内容达整体内容的 30%，药物警示或危及生命的临床证据改变在 24～48 h 内更新，改变临床实践的证据在 1 个月之内更新。BMJ 最佳临床实践内容高度结构化、颗粒化，提供标准编码和接口，适宜与电子病历等局域网内信息系统集成。集成后可通过电子病历，在不同的诊疗阶段主动、精确地智能推送诊疗知识，给临床实践人员提供实用决策支持。访问地址为 https://bestpractice.bmj.com。

（2）UpToDate：中文称 UpToDate 临床顾问，是荷兰威科集团（Wolters Kluwer）开发的循证综合知识库。其以整合当前针对某一临床主题的所有高质量证据、帮助实践者形成当前最合理的决策为宗旨，利用先进的信息检索技术，为临床实践者提供决策支持。UpToDate 临床顾问覆盖了 25 个专科、超过 12 000 余篇临床专题文章和 9 300 多条推荐意见，涵盖大部分疾病的诊断、治疗方法和用药指导，所有专题文章由全球 7 000 多名知名临床专家基于高质量的循证医学证据而撰写。每篇专题由一名该领域的医学专家撰写，至少两名独立的医生评阅者进行同行评议。除专题文章外，UpToDate 临床顾问还收录了 35 000 多张图表或视频资料、190 多个医学计算器、6 900 多种英文药物专论和 1 400 多种中文药物专论，以及 1 500 多篇患者教育信息。中文版本由国内三甲教学医院临床专家翻译，中文医学编辑审核翻译稿，国内专家对翻译稿进行同行评议，前后保证专题内容的正确性与准确性。医生作者与内部编辑持续追踪临床最新进展，保证内容即时更新，使用方便快捷，临床医生可以迅速查找到其需要的信息。访问地址为 https://www.uptodate.cn/home。

（3）DynaMed：中文为每日更新循证医学主题评论及临床决策支持工具，是美国 EBSCO 公司推出的让临床医护人员能够快速查找问题解答的循证参考工具。其内容由国际权威医生团队基于证据整合，同时提供了易于理解的证据分级方法，便于读者快速找到并确定最佳证据的质量。DynaMed 涵盖了 3 200 余个临床主题证据，是全球唯一的“每日更新”循证综合知识库。访问地址为 www.dynamed.com。

2. 临床实践指南　常用的临床实践指南网站如下。

（1）世界卫生组织（World Health Organization，WHO）：WHO 的一个核心职责是制作全球性的基于证据的临床实践指南。其发布的指南包括儿童健康、传染性疾病、环境健康、营养学、患者安全、结核病等 12 个专题。访问地址为 http://www.who.int/publications/guidelines/en/。

（2）全球指南协作网（Guidelines International Network，GIN）：全球指南协作网是一个全球性的网络，成立于 2002 年。目前已经收录了来自 76 个国家的 96 个组织的 6 000 多份指南。访问地址：http://www.g-i-n.net/。

（3）英国国家卫生与临床优化研究所（National Institute of Clinical Evidence，NICE）：为促进健康和防治疾病而提供国家性指导意见的独立机构，是全球最大的国家级资助指南制订项目。目前已发表了 1 719 个指南。访问地址：https://www.nice.org.uk。

（4）苏格兰校际指南网（Scottish Intercollegiate Guidelines Network，SIGN）：由英国国家健康服务部（National Health Service，NHS）制订的基于证据的临床实践指南，目

前收集指南100余篇。访问地址：http://www.sign.ac.uk。

(5) 各种专业协会：如美国综合癌症网络(National Comprehensive Cancer Network，NCCN，https://www.nccn.org)是23个居世界领导地位的美国知名癌症中心所组成的非营利性学术组织，其每年发布的各种恶性肿瘤临床实践指南，已成为国际公认的肿瘤领域实践标准。加拿大安大略注册护士协会(http://www.rnao.org)始建于1904年，致力于制订临床护理实践的标准和指南。目前该网站公布了50余份指南，均可免费下载。另外，美国心脏病协会(www.heart.org)、美国艾滋病资讯协会(www.aidsinfo.nih.gov)、美国输液护士协会(www.insl.org)、美国急症护理协会(www.ena.org/)等专业学会也向全球发布临床实践指南，在其官方网站上可免费获得指南全文。

(6) 第三方指南检索工具：如医脉通公司开发的临床指南频道(http://guide.medlive.cn)，汇集了国内外最新临床指南、专家共识和推荐意见，覆盖30个临床专科，可提供分类、主题检索和全文下载阅读。

3. 证据总结　多个循证机构规律制作和发布证据总结，包括澳大利亚Joanna Briggs循证卫生保健中心的JBI证据总结(JBI Evidence summaries)、荷兰循证管理中心(Center for Evidence-Based Management，CEBMa)的严格评价主题汇总(Critically Appraised Topics，CATs)、曼彻斯特皇家医院的最佳证据主题汇总(Best Evidence Topics，BETs)、澳大利亚Flinders大学的证据评价(Evidence reviews)等，除此之外，越来越多的研究者将证据总结发表于各类期刊上。其中，JBI证据总结数量最多且公开发布，至今已有2000余条，发布于JBI循证实践数据库(The Joanna Briggs Institute EBP Database)上，订购后可通过OVID平台检索。

(三) 系统评价摘要

1. Cochrane数据库相关资源　①系统评价疗效评价摘要数据库(Database of Abstracts of Reviews of Effects，DARE)，该文摘库的信息来自英国约克大学国家卫生服务评价和传播中心，对已发表的非Cochrane系统评价进行收集、整理，对其方法学质量进行再评价，并按规定的格式制作详细的结构文摘，目前已有19000多条记录。②Cochrane临床答案(Cochrane Clinical Answers)，基于系统评价制作，每个临床答案包括一个临床问题和一个简短的答案，以及来自Cochrane系统评价的结果数据，以表格形式展示，可读性好，目前已有2900余条信息。访问地址：https://www.cochranelibrary.com。

2. 美国医师学会期刊俱乐部(American College of Physicians Journal Club，ACP Journal Club)　由美国医师学会于1991年创办。该数据库按照一定标准选择100多个内科核心期刊中的病因、诊断、预防、治疗或经济管理的原始和综述性文献编织成结构式文摘，然后配以临床医学专家对其研究方法、临床应用的缩写摘要、概括性评价，供医务人员使用。访问地址：https://www.acpjournals.org。

(四) 证据综合/系统评价

常用的系统评价数据库有Cochrane系统评价数据库(Cochrane Database of

Systematic Review, CDSR),JBI 循证实践数据库(The JBI EBP database),Campbell 协作网(Campbell Collaboration)系统评价。英国国家健康研究所的国际系统评价预先注册数据库(International prospective register of systematic reviews, PROSPERO)可检索到健康相关的系统评价注册信息和简要结果。此外,一些循证期刊如 *Evidence-based Medicine*、*Worldviews of Evidence-based Nursing*、*Cancer Treatment Reviews* 也会刊出较多的高水平系统评价,可通过 PubMed、Embase 等数据库检索到发表于期刊杂志的系统评价。

1. Cochrane 系统评价　是现有的各种系统评价中撰写格式最为规范、学术审核最为严谨、质量保证措施最为完善的系统评价。其系统评价均发表在 Cochrane 系统评价数据库(Cochrane Database of Systematic Review, CDSR),包括系统评价全文和摘要数据库两个部分。系统评价全文数据库(Completed Review)收集了由 Cochrane 系统评价各专业组完成的系统评价论文全文。对已发表的系统评价,评价者会根据系统评价专业组的要求,针对读者的建议和评论,以及检索到的新的临床证据,在规定的时间内更新系统评价,目前已收录 8 600 多篇。系统评价的方案(protocols)收集由 Cochrane 系统评价各专业组的评价者在协作网上注册的研究方案。系统评价的方案需对拟进行的系统评价进行介绍,包括以下信息:摘要、背景、目的、筛选研究文献的标准、检索策略、评价方法、潜在的利益冲突、支持的来源、封面、参考文献等,目前有 2 400 余条记录。

2. JBI 系统评价　JBI 循证卫生保健中心的系统评价资源以护理、老年、助产、康复、心理等为主要关注领域,由受过 JBI 系统评价培训的研究员制作完成,并要求在 JBI 网站进行方案(protocols)注册。JBI 将其 70 余个中心制作的系统评价发布于 JBI EBP Database 数据库中,部分高质量的系统评价刊登于《JBI 证据实施》期刊(*JBI Evidence Synthesis*)中,可通过 OVID 平台检索到。

3. Campbell 系统评价　Campbell 协作组织聚焦管理、犯罪、司法、失能、教育、社会福利、营养、国际发展等主题,目前已发布了 200 多篇系统评价。同时,该图书馆提供 Campbell 协作网系统评价制作的指南,均可在其主页免费下载。访问地址:https://www.campbellcollaboration.org。

4. PROSPERO 系统评价注册数据库　由英国国家健康研究所属下的评价和传播中心于 2011 年 2 月正式启动,为非 Cochrane 系统评价提供了一种注册途径,涉及领域为健康和社会关怀、公共卫生、教育、司法犯罪和国际发展等方面,可以注册干预性、诊断性研究、质性等多种系统评价类型,目前已有 11 万余条注册记录。访问地址:https://www.crd.york.ac.uk/prospero/。

(五) 原始研究摘要

除了提到的 ACP Journal Club 摘要数据库外,Cochrane 临床对照试验中心注册数据库(Cochrane Central Register of Controlled Trials, CENTRAL)也提供经过评价的临床对照试验摘要及相关信息,由 Cochrane 协作网各中心、各专业组和志愿者检索 MEDLINE 和 EMBASE 数据库等,收集随机对照试验或临床对照试验信息等,并按规定的格式整理为摘要，目前已有 90 多万条记录。

(六) 原始研究

常用的收录医学领域原始研究的数据库包括 MEDLINE 数据库、荷兰医学文摘数据库(Excerpta Medica Database, EMBASE)、护理学及医疗相关文献累计索引数据库(cumulative index to nursing and allied health literature, CINAHL)、中国生物医学文献服务系统(SinoMed)、中国知网(China National Knowledge Infrastructure, CNKI)等。除了大量的原始研究，这些综合性数据库中也有公开发表的指南、证据总结、系统评价、专家共识等资源。

1. MEDLINE　由美国国立医学图书馆(National Library of Medicine, NLM)建立的世界上最权威的生物医学文献数据库，包括 70 多个国家出版的 3 900 多种期刊，近 960 万条记录，并每年 30 万～35 万条递增，涉及基础医学、临床医学、环境医学、营养卫生、职业病学、卫生管理、护理学、牙科学、兽医学等领域。可通过 OVID 平台检索，也可通过免费的 PubMed 平台进行检索。PubMed 除了包含 MEDLINE 数据库的题录外，还包含了一些最新的尚未被索引的文献。访问地址：https://pubmed.ncbi.nlm.nih.gov。

2. EMBASE　是荷兰医学文摘的在线版本，由荷兰爱思唯尔(Elsevier)出版集团推出，涵盖了整个临床医学和生命科学的广泛范围，是最新、被引用最广泛和最全面的药理学与生物医学书目数据库。EMBASE 包含了超过 8 300 种期刊，其中 3 000 种期刊在 MEDLINE 数据库上无法检索到，共有 3 440 万条生物医学记录，每天增加超过 6 000 条。另外，每年有来自 7 000 个会议的 295 多万条的会议摘要收录其中。访问地址：http://www.embase.com。

3. CINAHL　目前全球最大的护理及相关健康领域文献数据库。收集了护理学、医学、心理学、行为科学、管理学领域的 5 500 种期刊文献，共计 530 万余条数据记录，以及美国护理协会、美国国家护理联盟所出版的高质量资源。CINAHL 是检索获取护理学学术文献资源最重要的入口，不仅由于 CINAHL 中收录了约 1 500 种 PubMed 未收录的护理学出版物，其独有的专门针对护理学科的主题词表 CINAHL Heading，更可以大大提高文献检索的准确性和便捷性。

4. SinoMed　由中国医学科学院医学信息研究所于 1994 年研制开发的综合性中文生物医学文献服务系统，包含了中国生物医学文献数据库(CBM)、中国医学科普文献数据库等。收录了 1978 年以来 1 800 多种中国生物医学期刊以及汇编、会议论文等文献 820 余万篇。学科覆盖范围涉及基础医学、临床医学、预防医学、药学、中医学以及中药学等生物医学领域的各个方面。全部题录均根据美国国立医学图书馆的《医学主题词表》以及中国中医科学院图书情报研究所新版《中医药学主题词表》进行主题标引，并根据《中国图书馆分类法・医学专业分类表》进行分类标引。同时对作者机构、发表期刊、所涉基金等进行规范化加工处理，支持在线引文检索，是目前国内医学文献的专业检索工具。访问地址：http://www.sinomed.ac.cn/。

5. CNKI　由清华大学、清华同方发起，始建于 1999 年。目前，中国知网已经发展成为集期刊杂志、博硕士论文、会议论文、报纸、工具书、年鉴、专利、标准、国学、海外文献资源为一体的、具有国际领先水平的网络出版平台，包含了中国期刊全文数据库、中国博士学位论文全文数据库、中国优秀硕士学位论文全文数据库、中国重要会议论文全文数据库、中国重要报纸全文数据库、中国年鉴网络出版总库等。其中，中国期刊全文数据库收录1915年至今出版的国内8000多种重要期刊，核心期刊收录率95%，独家或唯一授权期刊共2400余种。中国博士学位论文全文数据库收录了全国“985”“211”工程等重点高校、中国科学院、社会科学院等研究院所的博士学位论文。在检索界面上，CNKI支持单库检索和多库联合检索。在检索方式上，CNKI提供了标准检索、高级检索、专业检索等方式。访问地址：https://www.cnki.net。

第三节　证据资源的检索

一、检索基础知识

（一）常用的检索词

检索词是表达信息需求和检索内容的基本单元，检索词的恰当与全面直接影响检索效果。用于表达文献主题内容的词语属于文献检索语言中的主题检索语言，主题检索语言应用较多的是主题词法和关键词法。主题词检索与关键词检索各有特色，检索时最好两者并用，以避免漏检。

（1）主题词检索：主题词（subject headings）又称叙词（descriptor），是能代表文献主题特征且经过规范化处理的专业术语或词组。副主题词（subheadings）则是对主题词起修饰或限定作用的词，也称为限定词（qualifiers）。主题词有以下特点：①对一个主题概念的多个同义词、近义词适当归并，避免多次检索；②通过参照系统揭示非主题词与主题词之间的等同关系以及某些主题词之间的相互关系，以便正确选用检索词；③通过主题词之间的隶属关系，可以编制主题词分类检索，使检索更具专业性和指向性。美国国立医学图书馆（National Library of Medicine）所编制的医学主题词表（Medical Subject Headings，MeSH），是用于对生物医学文献进行标引和检索的权威性工具。许多中外著名数据库均采用主题词标引收录的文献。如MEDLINE数据库使用的是MeSH，Embase使用的是EMTREE。同一主题的文献，不受文献中使用表达、词形、拼写、单复数等限制，都会被标引到同一个主题词下。因此，使用主题词检索能提高文献的查准率和查全率。

（2）关键词检索：关键词（key word）是指从文献题目、摘要或者全文中提取出来的能反映文献主题内容的词。由于关键词不受词表约束，所以又称为自由词（free word）。关键词具有灵活性强、查检方便等特点，如果需要检索的临床问题没有找到相应的主题词，或选择的数据库没有主题词检索或主题词检索功能不完善，或一些最新出现的专业术语尚未被医学主题词收录时，宜采用关键词或自由词检索。但因其未经规范化处理，用词不统一，同一主题内容的文献由于使用了不同的关键词而被分散，容易造成漏检，影响查全率。因此，使用关键词检索时，应注意：

1）筛选同义词或近义词：在文献中同一主题概念可能有不同的提法，有多个同义词和近义词，如 physiotherapy，physical therapy。

2）词形变化和拼写差异：同一概念有单复数或词形变化，如 diet，diets or dietary；有些词有两种或多种拼写方法，如 behavior 和 behaviour，leukaemia 和 leukemia 等。检索时可借助截词符，扩大对不同词形和不同拼写的检索。例如，在 PubMed 数据库中，使用截词符“＊”，如 bacter＊可检出以 bacter 为词干的单词 bacteria、bacterium 等。而 OVID 检索系统中的无限截词符号是“＄”，如 bacter＄可检索出以 bacter 为词干的单词，如 bacteria，bacterium 等。“＃”代表一个英文字母，如 wom＃n 表示可检出 woman 和 women。“?”代表一个或多个英文字母。如 colo? 表示可检索 color 和 colour。

3）注意缩写词：不少医学词汇只取首字母缩写词。如 EBM 代表 evidence based medicine，QOL 代表 quality of life。

（二）常用的检索运算符

确定检索词后，需要思考词与词之间的连接关系，从而进行检索式的构建。构建检索式需要使用检索系统规定或允许的运算符，检索系统中常用以下逻辑运算符（布尔逻辑运算符）：

（1）AND（逻辑与）：检索所连接的两个检索项的交叉部分，即交集。如检索式 cancer AND symptoms 表示让系统同时查找包含 cancer 和 symptoms 的文献。使用 AND 运算符常用来缩小检索范围，提高查准率。

（2）OR（逻辑或）：检索所连接的两个检索项的并列部分，即并集。常常用来连接同义词。例如，查找“肿瘤”的检索式为：cancer or tumor or carcinoma or neoplasm。使用 OR 运算符可扩大检索范围，提高文献查全率。

（3）NOT（逻辑非）：用于连接排除关系的检索词，即排除不需要的和影响检索结果的概念。例如，检索式 cancer NOT therapy 表示让系统查找与癌症相关、但排除治疗相关的文献。

在一个检索式中，可以同时使用多个检索运算符，构成一个复合检索式。复合检索式中，运算优先级别从高至低依次是 NOT、AND、OR，但可以使用括号改变运算次序。如检索式（A OR B）AND C，则先运算（A OR B），再运算 AND C。

（三）常用的检索途径

检索途径是检索系统提供的检索入口，在数据库中通常表现为对字段的检索。常见的检索途径有：

（1）题名途径：利用书、刊、杂志名称、文章篇名进行文献查找，是查找文献最方便的途径。

（2）著者途径：是按文献上署名的著者、编译者的姓名或机构团体名称编制的索引进行查找的一种方法。著者索引是按著者姓名字顺排列的，因而检索直接，查准率高，是一条简捷的检索途径。

（3）主题词途径：是指将主题词作为检索标识来查找文献。由于主题词是一种规范化的检索语言，主题词途径能够在一定程度上提高检索效率，因而往往是课题检索的优选途径，但并非所有的检索系统都提供主题词途径。

（4）关键词途径：是选取关键词字段作为检索入口。关键词途径因用词灵活、符合用户习惯成为文献数据库的一个常用检索途径。

（5）篇关摘途径：指在篇名、关键词、摘要范围内进行检索，是一种便捷又相对全面的检索途径。

此外，还有分类途径、序号途径、引文途径等，在检索时应根据课题的需要和所使用数据库的特点，灵活地应用各种检索途径。

（四）检索策略的调整

研究者用初步拟定的检索策略进行文献查询后，应对检索结果进行评价，看是否满足检索需求。通常情况下，均需反复修改检索策略，才能查询到满意的结果。检索策略调整通常有两个方向：一是扩大检索范围，提高查全率；另一个是缩小范围，提高查准率。

1. 扩大检索　即增加检出文献量，可采取以下措施：

（1）重新选择数据库：选择多个数据库进行检索，或增加所检数据库的检索年限。

（2）重新选择检索途径：如选择题名检索结果较少时，可选择“篇关摘”字段，获取更多检出结果。

（3）调整检索表达式：扩充检索词，同时使用主题词和自由词检索，使用主题词检索时采用扩展检索，使用自由词检索时考虑其同义词、近义词等，还需覆盖某个概念的具体内涵。例如，检索运动锻炼相关的文献时，除了“运动”“锻炼”外，还可以加入具体的运动形式，如“长跑”“瑜伽”等。适当应用截词符，扩大对不同词形和不同拼写的检索。去掉次要的检索词，减少逻辑符号“AND”的应用。

（4）应用数据库的扩展检索：是同时对多个相关检索词执行“逻辑或（OR）”检索的技术，这是基于系统内部预设的词典，自动或半自动地对将与检索词相关的多个检索词查出。如输入青霉素，进行扩展检索，系统可同时检索含有阿莫西林、氨苄西林、匹美西林等的记录。扩展检索也可视作一种模糊检索，其作用是扩大检索范围、提高查全率。常用的 CBM、PubMed 检索系统均具有扩展检索功能。

2. 缩小检索　是指减少检出文献量，可采取以下措施：

（1）重新选择数据库：减少所检数据库的数量，或缩短所检数据库的检索年限。

（2）重新选择检索途径：如全文字段检出文献较多时，可重新选择在篇名、关键词和文摘等字段检索。

（3）调整检索表达式：尽量采用主题词检索，并借助主题词表选择更专指的下位词进行检索，选择特定的限定词进行组配检索；增加逻辑运算符“AND”的组配面，使检索表达式更为准确地表达检索需求；用“NOT”排除带有干扰性的概念或不需要包含的概念。

(4) 应用数据库的精确检索：精确检索，又叫词组检索，是将一个词组或短语用双引号(“”)括起作为一个独立运算单元，进行严格匹配，以提高检索准确度的一种方法。CBM、PubMed 等系统均支持精确检索。

二、检索步骤

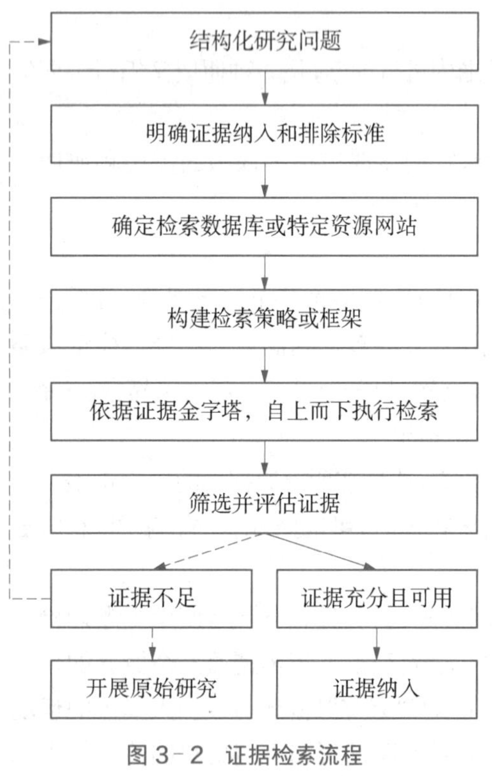

图 3-2 证据检索流程

无论是何种目的的检索，其检索步骤都包括结构化研究问题、确定检索数据库或特定资源网站、构建检索策略或框架、执行检索、评估检索结果等步骤。本节将以使用证据为例，讲解证据资源检索的步骤(图 3-2)。

(一) 结构化研究问题

结构化研究问题，能够使研究者准确、简明、清晰分解临床情境中的关键要素，促进临床问题转化为研究问题。目前最经典的循证问题构建的方法是 PICOs 模型和复旦大学循证护理中心提出的 PIPOST 模型。前者常用于指导系统评价的开展，后者较好地阐述了证据实施中的关键要素，被国内学者广泛运用于证据临床转化中。如何结构化研究问题，请参照本书第二章。在结构化的研究问题模型中，人群(P)、干预(I)、结局(O)、证据类型(T)是证据检索时最常用的要素。例如，在术中液体加温预防围手术期低体温的证据临床转化研究中，研究者采用 PIPOST 方法结构化研究问题，分别为：P—成人全麻手术患者，I—液体加温，P—手术室护士，O—围手术期低体温发生率，S—某手术室，T—指南、系统评价、证据总结、专家共识等。在检索时，手术、液体加温、围手术期低体温、指南、系统评价、证据总结、专家共识为核心检索词。

(二) 明确证据纳入和排除标准

证据的纳入和排除标准是用来筛选检索结果的重要标准。在界定证据的纳入和排除标准时，最重要的考虑元素就是 PIPOST，此外，还可补充证据发布时间、语种类型、是否公开发表等限制条件。在证据的发布时间方面，应注意证据的时效性，重点检索近 3～5 年来的证据。例如，在术中液体加温预防围手术期患者低体温的证据临床转化中，研究者明确证据的纳入标准为：研究对象为年龄≥18 岁的全麻择期手术患者；干预措施为使用任何加温装置对输注液体进行加温；对照措施为输注液体为室温或其他保暖措施；结局指标为围手术期非计划性低体温的预防或纠正;应用场所为手术室;研究类型为指南、专家共识、证据总结、系统评价、随机对照试验;语种为英语或中文;排除标准为:研究对象为包含局麻和神经阻滞在内的联合麻醉患者,烧伤、严重创伤、体外循环手术以及体温调节受损的脑损伤患者。

（三）确定检索数据库或特定资源网站

参考本章第二节所述循证证据资源的分布与类型,根据研究者所能触及的资源,逐层确定拟检索的数据库或特定资源网站。例如,在术中液体加温预防围手术期患者低体温的证据临床转化中,研究者逐层确定了检索数据库,分别为:循证综合知识库——UpToDate,指南相关网站——加拿大安大略护理学会网、苏格兰院际指南网、英国国家医疗保健优化研究所、美国医疗保健研究与质量局、围手术注册护士协会指南库、中国指南网,证据总结数据库——澳大利亚 JBI 循证卫生保健中心数据库,系统评价数据库——Cochrane 图书馆、澳大利亚 JBI 循证卫生保健中心数据库,综合性数据库——MEDLINE、CINAHL、中国知网、万方数据库和中国生物医学文献数据库。

（四）构建检索策略或框架

对专题证据汇总(包括循证综合知识库及指南网)及更顶层的循证资源数据库进行检索时,因其信息高度汇集和结构化,检索方法也越来越简洁,只需输入核心检索词,甚至按照结构化菜单浏览即可获得相应的结果。随着检索下移,则需不断细化检索策略。检索策略的关键要素为检索词、检索运算符和检索途径。

1. 检索词　是能够概括检索内容的核心词汇,通常从 PIPOST 挑选核心词,再根据临床经验与前期积累扩展同义或同类词。例如,术中液体加温预防围手术期患者低体温的证据临床转化中,研究者使用 P—手术、I—液体加温、O—围手术期非计划性低体温、T—指南、系统评价、共识、证据总结、随机对照试验为核心检索词。接着,在第一组 P 相关的检索词中,扩展了术中、围手术、全麻等词;在第二组 I 相关的检索词中,扩展了补液、冲洗、加热等词;在第三组 O 相关的检索词中,扩展了低体温、低温、失温、体温降低等词;在第四组 T 相关的检索词中,扩展了 Meta 分析、证据汇总、RCT 等词。扩展检索词的渠道主要依赖于临床经验和前期预检索结果,汇总检索词的方法有概念图法、逻辑框架法。表 3-1 呈现了应用逻辑框架法扩展检索词。

表 3-1　应用逻辑框架法呈现检索词

框架	检　索　词
P	手术　术中　围手术　全麻
I	液体　补液　冲洗　加温　加热
O	低体温　低温　失温　体温降低
S	指南　共识　证据总结　证据汇总　系统评价　系统综述　Meta 分析　随机对照试验　RCT

2. 检索运算符　是检索词之间的逻辑关系符,最常用的为“AND”和“OR”。被

AND 连接的两个词都必须出现在文献中才符合检索要求，被 OR 连接的两个词只要有一个出现就符合检索要求。一般来说，在检索逻辑框中同一行的词属于同义、同类词，通常用“OR”连接，不同行的检索词使用“AND”连接。在上述案例中，I 相关的检索词有两层含义，一部分表达“液体”，一部分表达“加热”，两部分含义必须同时出现才符合检索要求，因此前后两部分检索词需用“AND”连接。表 3-2 呈现了补充检索运算符后的逻辑框架。

表 3-2　在检索词之间补充检索运算符

框架	检索词
P	手术 OR 术中 OR 围手术 OR 全麻
I	(液体 OR 补液 OR 冲洗) AND (加温 OR 加热)
O	低体温 OR 低温 OR 失温 OR 体温降低
S	指南 OR 共识 OR 证据总结 OR 证据汇总 OR 系统评价 OR 系统综述 OR Meta 分析 OR 随机对照试验 OR RCT

3. 检索项　可以理解为检索词出现在目标文献中的位置，如标题、摘要、关键词、主题词、全文等。在标题中查找最为精准、在全文中查找最为全面。为寻求两者之间的平衡，通常选择同时检索标题、摘要、关键词或主题词。例如，PubMed 中的“tiab”检索项即同时检索标题和摘要，中国生物医学文献数据库中的“常用字段”检索项即同时检索标题、摘要、主题词和关键词，中国知网中的“主题”检索即同时检索题目、关键词和摘要。补充了检索项后的逻辑框架见表 3-3。

表 3-3　根据数据库特点补充检索项

框架	检索词
P	常用字段=手术 OR 术中 OR 围手术 OR 全麻
I	常用字段=(液体 OR 补液 OR 冲洗) AND (加温 OR 加热)
O	常用字段=低体温 OR 低温 OR 失温 OR 体温降低
S	常用字段=指南 OR 共识 OR 证据总结 OR 证据汇总 OR 系统评价 OR 系统综述 OR Meta 分析 OR 随机对照试验 OR RCT

(五) 依据证据金字塔，自上而下执行检索

完成前面四步准备工作后，即可依据证据金字塔分布模式，自上而下逐层执行检索。检索 Summaries 类数据库时，使用最核心、最简练的检索词。当 Summaries 类数据库的检索结果无法解决问题时，使用上述发展的检索框架，检索系统评价、研究摘要及原始研究数据库。在执行检索时，要善于利用数据库本身的结构特点及过滤条件提高检索效率。如在 JBI 循证实践数据库中，可勾选“Evidence Summaries”“Systematic Reviews”等标签筛选证据种类。在 PubMed 中检索时，可通过勾选“Clinical Trial”“Review”限制

文献类型。科研团队可分工合作，分别执行单库检索。以中国生物医学文献数据库检索为例，将上述表 3-3 中生成的检索词，逐类输入检索框中，选择检索项为“常用字段”，一类输入完成后，发送到检索历史，如图 3-3。

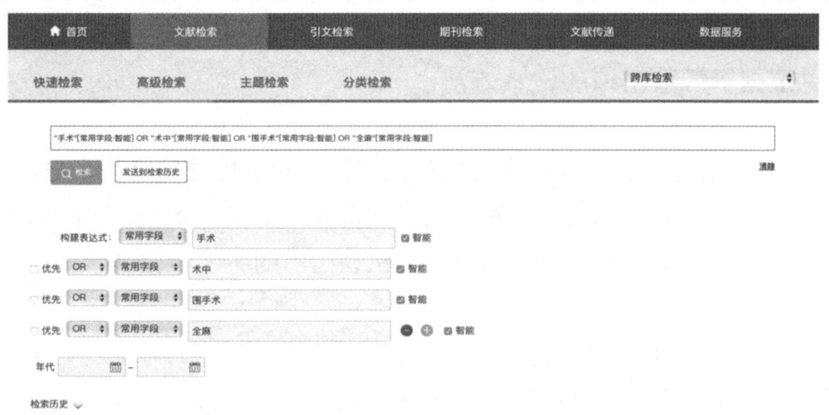

图 3-3　中国生物医学文献数据库检索示例 1

全部检索词输入完成，并发送到检索历史后，可以看到 5 次检索记录，如图 3-4。将 5 次检索记录同时勾选，并选择“AND”运算符后，完成检索，得到 24 篇文献。

限定检索　检索历史

AND　OR　NOT　　更多　导出　保存策略　清除

序号	检索表达式	结果	时间	推送
5	"指南"[常用字段:智能] OR "共识"[常用字段:智能] OR "证据总结"[常用字段:智能] OR "证据汇总"[常用字段:智能] OR "系统评价"[常用字段:智能] OR "系统综述"[常用字段:智能] OR "Meta分析"[常用字段:智能] OR "随机对照试验"[常用字段:智能] OR "RCT"[常用字段:智能]	917756	01:29:20	
4	"低体温"[常用字段:智能] OR "低温"[常用字段:智能] OR "失温"[常用字段:智能] OR "体温降低"[常用字段:智能]	115953	01:28:13	
3	"加温"[常用字段:智能] OR "加热"[常用字段:智能]	16044	01:27:41	
2	"补液"[常用字段:智能] OR "液体"[常用字段:智能] OR "冲洗"[常用字段:智能]	260423	01:27:26	
1	"手术"[常用字段:智能] OR "术中"[常用字段:智能] OR "围手术"[常用字段:智能] OR "全麻"[常用字段:智能]	2861692	01:26:28	

AND　OR　NOT　　更多　导出　保存策略　清除

图 3-4　中国生物医学文献数据库检索示例 2

（六）筛选并评估证据质量

在各数据库或资源网站得到检索结果后，使用文献管理软件（如 Endnote、Noteexpress 等）合并检索结果并去重。接着，按照第二步制订的纳入和排除标准，对检索结果进行筛选。筛选是检索完成后的重要环节，筛选的透明性和可重复性关系着证据来源的可靠性。在筛选时，通常应先阅读标题和摘要进行判断，对潜在符合标准的文献再阅读全文进行判断。在全文阶段剔除的文献需要记录具体原因，筛选的过程可使用流程图记录和呈现。对符合纳入标准的证据进行方法学质量和可用性评价，最后审视证据能否回答第一步提出的临床问题。如证据充分、能回答临床问题、且可在临床情境中使用，则对证据进行总结后进行临床转化。如检索结果不能满足需求，应考虑是否检索方法不当，可重新界定、扩展检索词，重新选择数据库后再次尝试。如此反复后，仍无法获得理想的检索结果，说明该领域尚缺乏能够临床转化的证据，应考虑开展相关原始研究。

三、常见证据资源数据库的检索方法

根据“6S”循证资源金字塔，其中各层资源来源的数据库或网站均具备其检索的特点。以下选择 Cochrane 图书馆、JBI 循证实践数据库、PubMed 数据库、中国知网进行介绍。Sinomed 也是常用的检索平台，其检索方法在之前的案例中已展示，这里不再重复介绍。

（一）Cochrane 图书馆检索方法

Cochrane 图书馆（Cochrane library）的访问地址是 https://www.cochranelibrary.com。进入网站后，点击右上角的“Sign In”登录，方便对检索策略和检索结果进行保存，新用户可以点击“Register”先进行注册。

进入 Cochrane Library 的首页界面，可以对检索词进行简单检索，在检索框里输入检索词，在左侧设定检索字段，点击检索图标即可。检索框下方是浏览和高级检索的入口链接。点击首页搜索框下的“Advanced search”，进入高级检索界面（图 3－5）。

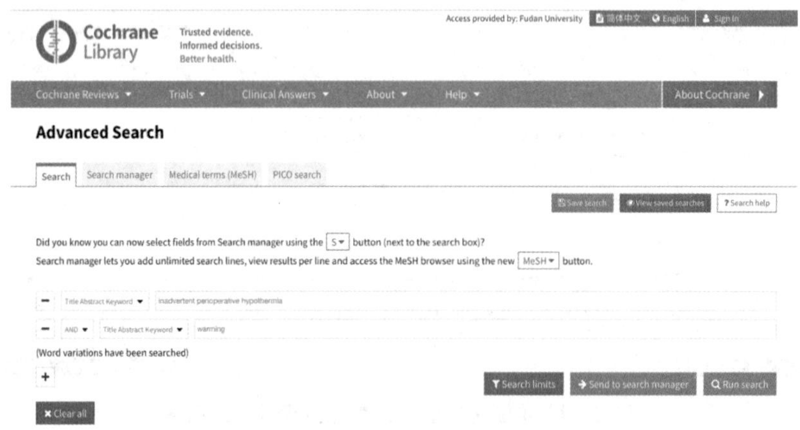

图 3－5　Cochrane 图书馆高级检索界面

进入高级检索界面后可以看到 Search（检索）、Search manager（检索管理）、MeSH（主题词）、PICO search 几个部分，我们的检索目前主要涉及前 3 个功能，PICO search 是一个新添加的检索功能，处于试用阶段，收录了 2015 年至今的 4 500 多篇 Cochrane 干预试验的系统评价。在“Search”界面，可以输入检索词、设置检索字段和检索范围，还可以点击“＋”添加检索框（最多可以添加 5 行），并通过“AND”或者“OR”把词和词连接起来。以加温是否能预防围手术期非计划性低体温为例，在检索框第一行里输入 inadvertent perioperative hypothermia，在检索框第二栏里输入 warming，检索字段选择“Title Abstract Keyword”，点击“Run search”，即可检索到数据库中围手术期非计划性低体温相关的文献。点击“Send to search manager”，页面会跳转至 Search manager，上一步操作和搜索结果数字会记录在 Search manager 的条目当中。点击检索界面的“search limits”，可以限制检索文献的类型、出版日期以及所属学组。如仅想检索系统评价，则可勾选文献类型为“Cochrane reviews”。

此外，Cochrane 图书馆还可以用 MeSH terms 对主题词进行检索。点击“Medical Terms (MeSH)”，输入非计划性低体温的主题词 Hypothermia, Accidental，点击“Look up”检索，即可进行主题检索。

（二）JBI 循证实践数据库的检索方法

JBI 循证实践数据库（JBI EBP database）的访问地址是 http://ovidsp.ovid.com/autologin.html。该数据库包含了 JBI 工具与 JBI 证据两大板块。其中 JBI 工具板块整合了 JBI 临床手册（JBI Manual builder）、JBI 系统评价制作工具（JBI SUMARI）和 JBI 临床审查和变革实践工具（JBI PACES）。JBI 证据板块包括 17 个学科、4 000 条文献记录。文献类型涵盖系统评价及计划书、最佳实践信息页、循证推荐实践、证据总结、用户信息页、推荐实践等。

通过 OVID 平台进入 JBI 循证实践数据库后，首页呈现的是基本检索功能。除了输入核心检索词进行基本检索外，还可以将检索词汇组合在一起变成可以简洁表达概念的检索主题，也可以用一般日常英文输入一个完整的检索主题或问题进行检索。在检索框的下方是常用限制功能，JBI 循证实践数据库提供了出版类型（Publication Types）和学科主题（Subject Area Nodes）两种限定项，如果需要检索老年领域的证据总结，则可在两栏中分别勾选“Evidence Summaries”和“Ages Care”，以缩小检索范围。在首页上方的标签栏里，还可以使用 JBI 提供的各类循证实践工具（EBP tools）。

除了基本检索功能，数据库还支持常用字段检索、检索工具、字段检索、高级检索、多个字段检索。在高级检索功能中，可以选择关键词、作者、标题、期刊等检索途径，检索记录显示在页面上方的“检索历史”中，可以勾选多条检索记录，通过逻辑运算符“AND”或“OR”连接。在多个字段检索界面，可以输入检索词（search field）、设置检索字段（field），还可以点击“新增字段”添加更多的检索框，并通过“AND”或者“OR”将各行检索词连接起来。下图以检索蜂蜜用于口腔黏膜炎的证据总结为例，在检索框第一行里输入 oral mucositis，在检索框第二栏里输入 honey，检索字段选择“all fields”，选择“常用限制”中的文献类型为“Evidence Summaries”，点击“检索”，即可找到感兴趣的文献（图 3－6）。

（三）PubMed 检索方法

PubMed 的访问网址是 https://pubmed.ncbi.nlm.nih.gov。主页很简约，提供基本检索功能。可在检索提问框内输入任何有实质性检索意义的词、短语、缩写、姓名等进行检索，也可以通过使用逻辑运算符组成检索方法，然后点击检索提问框右边的“Search”按钮执行检索功能。PubMed 设有自动转换提问词功能，当检索词输入到检索提问框执

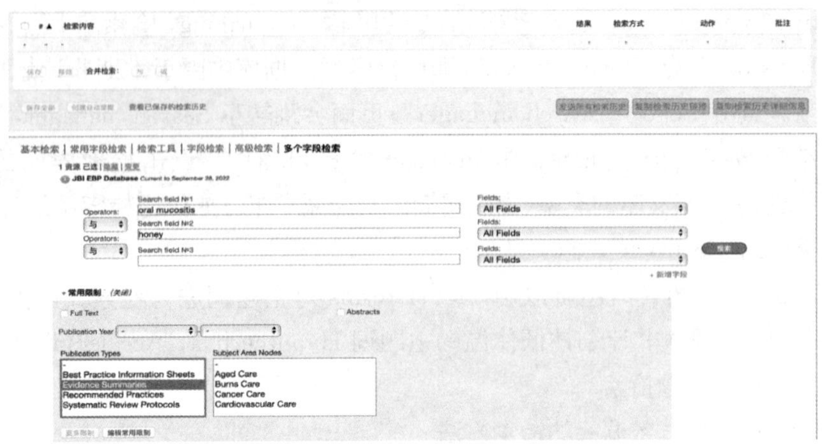

图 3-6　JBI 循证实践数据库检索界面

行检索功能时，系统自动将检索词逐一与主题词转换表(MeSH translation table)、杂志名转换表(journals translation table)、短语列表(phrase list)和作者索引(author index)中的词进行核对，并转换、匹配为相应的词。给短语加上双引号，则不执行自动转换提问词功能。

点击检索框下方的"Advanced"，进入高级检索界面。高级检索界面分为两部分组成，检索栏和检索记录。在检索栏当中，分为上、下两个部分，上面可选择检索途径和输入检索词，下面则可查看具体检索式。输入检索词后点击"ADD"，下面就出现了相应的检索式。当再次输入第二条检索式后，点击"ADD"的下拉按钮，可以选择第二条检索式与第一条检索式之间的关系，如"ADD with AND"。全部检索词输入结束后，点击"Search"执行检索。例如，检索乳腺癌经济困难相关的文献，首先检索主题词"breast cancer"，再加上经济困难相关的自由词"financial toxicity OR financial burden OR financial stress OR financial hardship* OR economic burden，最后点击"Search"执行检索(图 3-7)。

NIH National Library of Medicine
National Center for Biotechnology Information
Log in
PubMed Advanced Search Builder
Pub Med.gov
User Guide
Add terms to the query box
Title/Abstract
Enter a search term
AND
Show Index
Query box
(breast cancer[MeSH Terms]) AND (financial toxicity[Title/Abstract] OR financial burden[Title/Abstract] OR financial stress[Title/Abstract] OR financial hardship*[Title/Abstract] OR economic burden[Title/Abstract])
Search
History and Search Details
Your history is currently empty! As you use PubMed your recent searches will appear here.

图 3-7　PubMed 高级检索界面

(四) 中国知网的检索方法

通过中国知网主页(网址为 http://www.cnki.net)或者通过镜像站点登录。购买了数据库使用权的单位不需要输入用户名或密码可直接登录。个人用户可购买知网阅读卡,注册后可使用数据资源。

知网检索方法主要有一框式检索、高级检索、专业检索和期刊导航 4 种检索方法。一框式检索输入检索词可直接检索,默认检索途径为以篇名、关键词和摘要为主的"主题检索",默认检索数据库为学术期刊、学位论文、会议、报纸,也可根据需要勾选其他数据库。

针对多个检索词的医学检索,常用的是"高级检索"功能。高级检索界面,每行可以录入多个检索词,支持使用运算符 *(与)、+(或)、-(非)进行同一检索项内多个检索词的组合运算,但检索词前后要空一个字节,优先级需用英文半角括号确定。行与行之间的检索式可用 AND、OR、NOT 相连。通常可以在同一行中输入相同含义的检索词、用 OR 相连,行与行之间输入不同含义的检索词、用 AND 相连。图 3-8 以检索术中液体加温能否改善患者围手术期低体温的文献为例,采用高级检索功能,在第一行输入与"手术"相关的检索词,第二行输入与"液体"相关的检索词,第三行输入与"加温"相关的检索词,第四行输入与"低体温"相关的检索词,各同义词之间用"+"相连,表示逻辑运算符"OR",行与行之间用逻辑运算符"AND"相连。

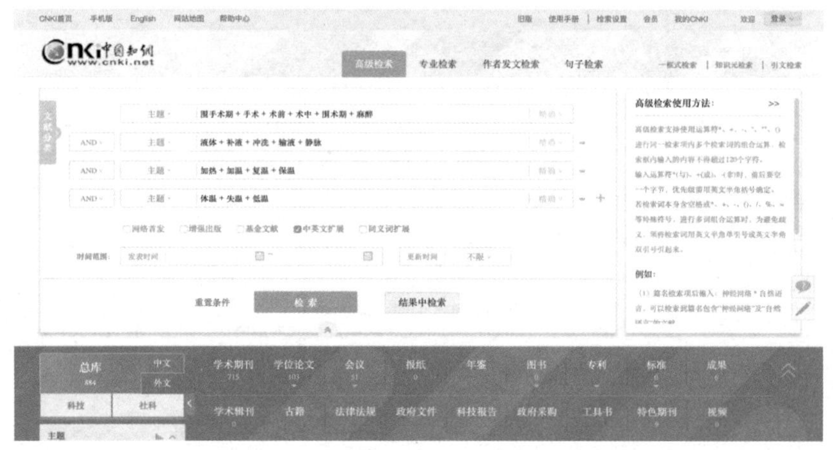

图 3-8　中国知网高级检索界面

(邢唯杰)

参考文献

[1] 梁丹丹,刘洁,曾宪涛,等.临床实践指南制订方法——证据的检索及评价[J].中国循证心血管医学杂志,2018,10(6):641-646.

[2] 孙文茜，赵晨，高维洁，等. 循证护理实践中的证据检索方法及资源[J]. 中国循证心血管医学杂志，2016，8(3)：263-272.

[3] 孙玉娇，史婷奇，张宁，等. 低血糖护理决策支持系统的设计及应用[J]. 中华护理杂志，2020，55(07)：1028-1032.

[4] 王桢絮. 儿童中心静脉置管维护的临床决策支持系统的构建与应用研究[D]. 上海：复旦大学，2021.

[5] 余文静，肖瑶，胡娟娟，等. 预防围手术期患者低体温的最佳证据总结[J]. 中华护理杂志，2019，54(4)：589-594.

[6] ALPER B S，HAYNES R B. EBHC pyramid 5.0 for accessing preappraised evidence and guidance [J]. Evid Based Med，2016，21(4)：123-125.

[7] Resources for Evidence-Based Practice：The 6S Pyramid. Secondary Resources for Evidence-Based Practice：The 6S Pyramid [EB/OL]. (2023-07-07)[2023-08-30] http://hsl.mcmaster.libguides.com/ebm.

[8] WINDISH D. Searching for the right evidence：how to answer your clinical questions using the 6S hierarchy [J]. BMJ Evidence-Based Medicine，2013，18(3)：93-97.

第四章 文献质量评价

对原始研究进行系统评价得出的结论是否可靠，取决于所纳入的原始研究的结果是否真实。对于不真实的研究结果进行综合分析，必然会产生错误的结论，如果将这些证据作为临床护理决策的依据，将对临床工作带来误导。因此，对纳入的每一项原始研究进行质量评价，是针对一个临床问题进行系统评价的必要步骤，只有纳入质量合格的研究，才能降低偏倚，确保系统评价结果的可靠性。本章主要介绍文献质量评价的目的和意义、基本要素，以及各类型原始研究的设计要素及文献质量评价方法。

第一节 概 述

对文献质量进行评价，从而审慎地将最佳证据应用到临床决策中，是循证护理的精髓之一。本节主要介绍在循证护理中进行文献质量评价的目的和意义，以及文献质量评价的基本要素。

一、目的和意义

对文献进行质量评价是循证护理的一个重要环节，这一过程称为文献质量评价(critical appraisal)，又称文献质量评鉴，其目的和意义体现在以下几个方面。

1. 文献质量评价是系统评价的必要步骤　系统评价(systematic review)是对原始研究的二次综合分析与评价。对原始研究进行系统评价得出的结论是否可靠，取决于所纳入的原始研究的结果是否真实。对于不真实的研究结果进行综合分析，必然会产生错误的结论。因此，对纳入的每一项原始研究进行质量评价，是针对一个临床问题进行系统评价的必要步骤，只有纳入质量合格的研究，才能降低偏倚，确保系统评价结果的可靠性。

2. 为临床护理人员节省宝贵的时间　在循证护理中，评价文献质量是为了去伪存真，从大量的文献中寻找出真正有实用价值、有科学性和可靠性的证据，从而让极其繁忙的护理人员仅花费少量的宝贵时间，从来源众多、良莠不齐的研究结果中查阅到所需要的信息，为患者选择有效的护理方案提供科学依据，从而改进临床护理决策，提高护理质量，确保患者安全。

3. 为卫生政策制定者提供可靠依据　对文献进行质量评价可以为卫生行政部门决策者制定政策提供真实、可靠的依据，避免错误的证据误导决策者，以确保政策制定的正确性。

二、基本要素

在进行文献质量评价时，应依据科学、规范的评价标准，而不是靠评价者的主观感觉、临床或研究经验来判断。通常，文献质量评价的基本要素包括文献的内部真实性、临床重要性和适用性 3 个方面。

（一）内部真实性

内部真实性（internal validity）是指某个研究结果接近真值的程度，即研究结果受各种偏倚的影响程度。偏倚主要来源于以下几个方面。

1. 选择偏倚　选择偏倚（selection bias）指各组的基线特征不同导致的系统差异，主要发生在选择和分配研究对象时。如果在分配研究对象时，采用的随机方法不完善，可能会造成各组基线资料不具有可比性；另外，如果用于分组的随机序列公开化，使得研究者或研究对象能够预计到下一个研究对象将会入选到哪一组，可能会掺杂主观因素，从而带来偏倚。降低选择偏倚的措施是在分配研究对象时做到随机化（randomization），并对随机分配方案实施分配隐藏（allocation concealment）。分配隐藏的措施包括下列几种：由不直接参与研究的工作人员控制随机分配方案；采用相同外观的、按顺序编号的药物容器；使用按顺序编号的不透明密闭信封等。分配方案的隐藏应至少维持到实际分配研究对象时，确定某研究对象分配到哪一组后，不要随意改变分组情况。

2. 实施偏倚　实施偏倚（performance bias）指除了要验证的干预措施外，各组接受的其他措施也不同所导致的系统差异，主要发生在干预实施过程中。降低实施偏倚的措施是将干预方案进行标准化，并对干预者和研究对象实施盲法（blindness）。如果干预者知道研究对象接受的是哪种干预措施，会有意无意地对干预组的研究对象提供格外的关注；如果研究对象知道自己接受的是哪种措施，会倾向于报告更多的症状。另外，在研究过程中，如果对照组的研究对象由于各种原因有意或无意地应用了试验组的措施，也会导致实施偏倚。例如，对照组的对象通过与试验组的对象进行交流，学到了干预方法的一部分，并应用到了自己身上，从而造成沾染（contamination），对研究结果带来干扰。

3. 测量偏倚　测量偏倚（detection bias）指在测评结局指标时，由于测评方法不可信或各组采用的测评方法不一致所造成的系统差异，尤其当结局指标是由测评者进行主观判断时。例如，某研究以静脉炎作为结局指标，由研究者通过观察作出判定。如果测评者知道研究对象属于试验组还是对照组，可能会有意或无意地倾向于对某一组的研究对象做出过高或过低的评价，从而影响结果的真实性。因此，为了降低测量偏倚，在测评各组的结局指标时，应采用统一、标化、可信度高的测评方法和结果判定标准，并对结果测评者实施盲法。

4. 失访偏倚 失访偏倚(attrition bias)指各组因退出、失访、违背干预方案的人数或失访者的特征不同而造成的系统差异。失访的原因往往是发生不良反应、疗效差、出现并发症、搬迁、死亡等,如果失访率较高或各组间失访情况不一样,会使研究结果失真。因此,在研究过程中,应尽量采取措施减少失访的发生,尽量将失访率控制在20%以内。同时,应尽量获取失访者的信息,采用意向性分析(intention to treat analysis, ITT),将失访对象的资料也纳入数据分析中,减少由于失访对结果带来的影响。

5. 报告偏倚 报告偏倚(reporting bias)指报告与未报告的结果之间存在的系统差异。在发表的论文中,如果作者选择性报告各组间存在统计学差异的结果,而不报告各组间无统计学差异的结果,则会产生报告偏倚。因此,为了降低报告偏倚,应将所有预先设定的结局指标的结果均报告出来。

由此可见,影响内部真实性的主要因素是研究设计的科学性和研究实施的过程等,例如研究对象的分配方法、干预实施的过程、结局指标的测评方式及控制等。因此,评价文献的内部真实性时,应重点关注研究方法是否科学、合理、严谨。本章第二节将介绍对不同设计的研究进行真实性评价的原则和方法。

(二) 重要性

重要性(importance)是指研究是否具有临床应用价值。在循证医学中,通常使用量化指标来评价研究结果的临床意义,不同的研究问题评价指标不同。评价证据的临床重要性应重点关注证据所涉及的临床问题是否明确、具体,所选择的评价指标是否正确等问题。

1. 用于病因或危险因素研究的指标 当研究问题是探讨病因及危险因素时,如果采用的是随机对照试验或队列研究,常用相对危险度(relative risk, *RR*)来评价研究结果的重要性;如果采用的是病例对照研究,则用比值比(odds ratio, *OR*)来评价研究结果的重要性。

2. 用于防治措施效果研究的指标 如果研究问题是探讨某防治措施的效果,除了用某特定临床结局的发生率(如治愈率、有效率、病死率、不良反应发生率)或某观测指标的均数和标准差来评价防治措施的临床效果外,通常还使用绝对危险降低率(absolute risk reduction, *ARR*)、相对危险降低率(relative risk reduction, *RRR*)、获得一例最佳效果需治疗的病例数(number needed to treat, *NNT*)等指标来评价临床效果的差异度。

3. 用于诊断性研究的指标 对于诊断性研究来说,常用来评价研究结果重要性的指标包括敏感度(sensitivity)、特异度(specificity)、准确度(accuracy)、患病率(prevalence)、阳性预测值(positive predictive value, +PV)、阳性似然比(positive likelihood ratio, +LR)等。其中敏感度和特异度是评价诊断性研究的两个稳定而可靠的指标。

(三) 适用性

适用性即研究的外部真实性(external validity),指研究结果能否推广应用到研究对象以外的人群。在循证护理中,最佳证据的应用和推广必须结合患者的病情和接受程度、经济水平、医疗条件、社会环境等因素。外部真实性主要与研究对象的特征、干预措施的实施方法、研究背景、结局评估标准等密切相关。研究人群与其他人群的特征差异、社会环境、经济因素等均会影响证据的适用性。因此，评价证据的适用性时，应从以下几个方面来考虑。

1. 是否与自己所护理的患者情况相符　任何研究所产生的证据均不能照搬照用到每个具体的患者身上，一定要与患者的实际情况相结合，否则会出现偏差。在评价其适用性时，应重点考虑证据中研究对象的纳入标准与自己所护理的患者是否相符，尤其在人口社会学特征（如年龄、性别、文化程度、种族、经济状况）及临床特征（如疾病严重程度、病程、合并症）上是否存在很大差异。如果以上特点大体一致，则该证据可适用于拟护理的患者；如果存在很大差异性，该证据就不一定适用。

2. 该证据在服务对象所处的医疗环境下是否可行　对拟采用的有效防治措施，需考虑拟应用对象所处的医疗环境是否具备应用该证据所需的人力、技术力量、设施和设备条件、社会经济因素等。否则该措施即使被证明的确有效，也无法在实际工作中实施。

3. 该证据对服务对象可能产生的利弊权衡　任何临床决策必须权衡利弊和费用，只有利大于弊、且费用合理时才有价值应用在服务对象身上。因此，在将已通过研究证明有效的防治措施用于服务对象之前，应对该措施可能给服务对象带来的利、弊进行综合评价。某些措施虽然可能被研究证明有助于改善临床结局（利），但也可能由此对服务对象带来一些副效应或不良反应。例如，对癌症患者来说，告诉患者患病的真实情况有助于早期治疗和获取患者的配合，但也会增加患者的心理负担，可能降低其生存质量。

4. 服务对象自身对使用该措施的意愿和偏好　循证实践强调任何临床决策的制订应结合个人的专业知识和经验、当前最佳的研究证据和患者的选择进行综合考虑，应以患者为中心，而不是单纯治病。目前在医疗护理工作中，越来越多地强调患者参与医疗决策。由此可见，在决策是否对服务对象应用某措施之前，应尊重服务对象的意愿及其经济承受能力，了解其价值观及其对治疗或护理结局的期望。

第二节　文献真实性评价的方法

进行文献质量评价时，首先应判定该文献属于哪种研究类型，选定适于该文献类型的质量评价工具，并按下列程序进行质量评价：①由 2 名评价者对同一篇文献分别进行独立评价，根据该文献的类型选择相应的文献质量评价工具，对照评价工具中的每个条目分别作出结果判定；②2 名评价者一起讨论各自的评价结果，在每个评价项目的结果判定出现意见分歧时，由 2 名评价者进行协商，不能达成一致时请第三人共同讨论；③对该文献做出纳入、排除或审慎纳入的决定。本节主要介绍 Cochrane 协作网、澳大利亚 Jonna Briggs Institute（JBI）、渥太华等对各类型研究提供的评价工具。

一、随机对照试验

（一）研究设计要素

随机对照试验（randomized controlled trial，RCT）采用随机分配的方法，将研究对象分别分配到观察组和对照组，对不同组实施不同的干预措施，在一致的条件下或环境中，同步地进行研究和观察干预效果，并用客观的效应指标对结果进行科学的测量和评价。RCT 是原始研究中质量最高的证据，但并非每一个 RCT 都具备高质量，尤其是该 RCT 是否具备随机化、对照、盲法等基本特征，对研究结果的真实性有很大影响。因此，在各循证医学中心对 RCT 论文的评价标准中，均侧重对随机化、盲法、组间基线是否具有可比性等方面的评价。

1. 随机化　随机化包括随机抽样和随机分组。随机抽样指从目标人群中通过随机化的具体操作程序选取研究对象，将符合标准的研究对象纳入研究，并用样本所得的结果代表总体的状况。目的是使研究对象总体中的每一个体都有同等被抽取的机会作为研究对象。常用的随机抽样方法包括简单随机抽样、分层抽样、整群抽样和系统抽样。

随机分组指每一个研究对象都有同等的机会被分到观察组或对照组。常用的随机分组方法有：①简单随机分组，常通过掷硬币、随机数字表或计算机产生随机数字来进行随机化，对研究对象直接进行随机分组。事先或者实施过程中不作任何限制、干预或调整。②区组随机分组，将随机加以约束，使各处理组的分配更加平衡，满足研究要求。在一个区间内包含一个预定的处理分组数目和比例。③分层随机分组，按研究对象特征，即可能产生混杂作用的某些因素进行分层，然后在每层内随机把研究对象分配到观察组和对照组。

分配隐藏是随机分组的必要条件，指采用某些方法（如使用中心控制的电话等进行随机分组，用编码的药物容器或系列编号的、密封、不透光的信封等进行随机分组）掩盖分配方案，使研究者和研究对象不知道分组情况，从而保证研究对象进入观察组或对照组的机会均等。

2. 对照　设立对照是为了控制实验中非干预因素的影响，要求所比较的各组间除干预因素不同外，其他非干预因素应尽可能相同，各组的检查方法、诊断标准应一致，且各组在研究中应受到同等的重视，以正确评价干预效果，提高研究的科学性和客观性。合理的对照要求对照组与观察组的样本数尽可能相同，可以获得最佳的统计学假设检验效能。对照组的数量依据研究目的和需要控制因素的多少决定。按照研究的设计方案，对照的形式分为同期随机对照、非随机同期对照、自身对照、配对对照和历史对照。按照对照组的处理措施，对照的形式又可分为标准对照和空白对照。

3. 盲法　采用盲法是为了不让研究对象、研究者和评估者知道研究对象的分组和接受干预措施的具体状态，避免研究过程中的主观干扰，克服试验中潜在的、主观的、暗示性的各种偏倚，使研究结果更加真实、可靠。根据盲法的程度，可分为单盲、双盲和三盲。

单盲指研究对象、研究者和评估者3方中的一方(多数是研究对象)不知道分组情况。双盲指研究对象和研究者均不知道每个对象被分配到哪一组。三盲指研究对象、研究者和研究管理者或资料分析者均不知道分组和处理情况。

（二）质量评价方法

1. Cochrane协作网的评价工具　目前存在RoB 1和RoB 2两个版本。

Cochrane协作网在2011年更新的“对干预性研究进行系统评价的Cochrane手册-5.1.0版(Cochrane Handbook for Systematic Reviews of Interventions-version 5.1.0)”中，提出从7个方面对RCT进行质量评价(表4-1)。评价者需对每个项目做出偏倚风险低(low risk of bias)、偏倚风险高(high risk of bias)、不清楚(unclear risk of bias)的判断。如果研究完全满足这些标准，则发生各种偏倚的可能性小，质量等级为A；如果部分满足这些标准，发生偏倚的可能性为中度，质量等级为B；如果完全不满足这些标准，发生偏倚的可能性高，质量等级为C。

表4-1　Cochrane协作网对RCT的真实性评价(RoB 1)

评价项目及偏倚类型	评价结果
选择偏倚(selection bias)	
1. 随机序列的产生	偏倚风险低　偏倚风险高　不清楚
2. 对随机方案的分配隐藏	偏倚风险低　偏倚风险高　不清楚
实施偏倚(performance bias)	
3. 对研究对象及干预者实施盲法	偏倚风险低　偏倚风险高　不清楚
测量偏倚(detection bias)	
4. 对结果测评者实施盲法	偏倚风险低　偏倚风险高　不清楚
失访偏倚(attrition bias)	
5. 结局指标数据的完整性(失访情况)	偏倚风险低　偏倚风险高　不清楚
报告偏倚(reporting bias)	
6. 选择性报告研究结果的可能性	偏倚风险低　偏倚风险高　不清楚
其他偏倚	
7. 其他方面的偏倚来源	偏倚风险低　偏倚风险高　不清楚

(1) 随机序列的产生：论文中应详细描述随机序列的产生方法，让评价者能判断出用这种方法分配的各组之间是否能具有可比性。在进行质量评价时，可按下列依据作出判断。①偏倚风险低：提及下列随机方法，如采用随机数字表(referring to a random number table)、用计算机产生随机数字(using a computer random number generator)、抛硬币(coin tossing)、掷骰子(throwing dice)、抽签(drawing of lots or shuffling cards or envelopes)。②偏倚风险高：提及下列分组方法，如按出生日期的单双号顺序分组、按入院日期的某种规律进行分组、按住院号的某种规律进行分组；或明显的非随机分组方法，如根据医生的判断进行分组、根据患者意愿分组、根据实验室检查结果进行分组、根据干

预的可得性进行分组等。③不清楚：未明确提及关于随机顺序产生过程的信息，只是简单提及将研究对象随机分为试验组和对照组，未描述具体的随机分组方法。单凭这样的描述，评价者无法判断随机序列的产生过程。

(2) 对随机方案的分配隐藏：论文中应详细描述对随机方案实施分配隐藏的方法，让评价者能判断出该研究是否真正做到了分配隐藏。在进行质量评价时，可按下列依据作出判断。①偏倚风险低：提及下列方法，如通过电话、网络或药房控制随机分配方案，使用相同外观、按顺序编号的药物容器，使用按顺序编号的不透明密闭信封。②偏倚风险高：提及下列内容，使得研究者或研究对象能预见到分配顺序，如使用公开的随机分配表、用于分组的信封未密闭或是透明的、采用轮流或交替分组的方式、按出生日期或病历号的某种特征进行分组。③不清楚：关于分配隐藏的信息不充分，让评价者无法进行判断，如论文中未提及分配方案的隐藏；或仅提及使用信封进行分组，但未明确描述信封是密闭、不透明的。

(3) 对研究对象及干预者实施盲法：论文中应详细描述如何对研究对象和干预者实施盲法的。在进行质量评价时，可按下列依据作出判断。①偏倚风险低：提及对研究对象及干预者实施了盲法，且不容易被识破；或虽未实施盲法，但不会对结果产生影响。②偏倚风险高：未对研究对象及干预者实施盲法，且会对结果产生影响；或虽试图对研究对象和干预者实施盲法，但很容易被识破，且结果会因此受到影响。③不清楚：关于盲法的信息描述不充分，令评价者无法判断是否真正对研究对象和干预者实施了盲法。

(4) 对结果测评者实施盲法：论文中应详细描述在测评每个指标时，如何对结果测评者实施盲法。在进行质量评价时，注意对每个主要结局指标均进行评价，可按下列依据作出判断。①偏倚风险低：提及对结果测评者实施了盲法，且不容易被识破；或未对结果测评者实施盲法，但不会对结果测评产生影响，如死亡率等客观性指标。②偏倚风险高：未对结果测评者实施盲法，且结果测评会因此受到影响，如症状、功能的评定；或虽试图对结果测评者实施盲法，但很容易被识破，且结果测评会因此受到影响。③不清楚：关于盲法的信息描述不充分，或方法中未提及该结局指标，令评价者无法判断该研究是否真正对结果测评者实施了盲法。

(5) 结局指标数据的完整性：论文中应详细描述每项结局指标中不完整的结局数据，报告各组失访和退出的人数及其原因。在进行质量评价时，可按下列依据作出判断。①偏倚风险低：研究中无失访；失访的原因与结局指标(如存活率)关联不大；各组失访的人数及原因相似；失访的比例或效应值不足以对干预效果产生临床意义上的影响；采用恰当方法将失访的数据纳入了结果分析中。②偏倚风险高：各组失访的人数或原因不均衡，并很可能与结局有关；失访的比例或效应值足以对干预效果产生临床意义上影响；丢弃干预组大量失访数据进行结果分析。③不清楚：对失访和退出的信息描述不充分，例如，未描述随机分组时的人数、失访的人数及原因，或方法部分未提及该结局指标。

(6) 选择性报告研究结果的可能性：选择性报告研究者所期望的结果会导致报告偏倚。在进行质量评价时，可按下列依据作出判断。①偏倚风险低：有研究计划书，最终论文结果中报告了研究计划书预先设定的、该系统评价所关注的所有结局指标；或看不到研究计划书，但论文中报告了所有相关的结局指标。②偏倚风险高：结果中没有报告事先列出的所有结局指标；结果中报告了一个或多个方法中未事先列出的测评工具和测评方法的结局指标；系统评价中所关注的一些指标在该研究中报告不全，无法纳入 Meta 分析中。③不清楚：信息不充分，令评价者无法判断，但这种情况较少见。

(7) 其他方面偏倚的来源：应阐述导致偏倚的其他因素。例如，试验组与对照组的基线是否具有可比性；除了要验证的干预措施外，试验组和对照组接受的其他措施是否相同；是否采用相同的方式对各组研究对象的结局指标进行测评。

在 RoB 1 的基础上，2019 年 Cochrane 协作网提出 RoB 2，对 RCT 的质量评价工具进行了更新。在 2022 年“对干预性研究进行系统评价的 Cochrane 手册－6.3 版(Cochrane Handbook for Systematic Reviews of Interventions-version 6.3)”中，提出从 5 个维度对 RCT 进行质量评价(表 4－2)，分别是随机化过程中的偏倚、偏离既定干预措施的偏倚、结局数据缺失的偏倚、结局测量的偏倚和选择性报告结果的偏倚。其中，偏离既定干预措施的偏倚领域按照不同的研究目的分为了两种情况：一是研究干预措施分配的效果，二是干预措施依从的效果，详见表 4－2。评价者需对每个维度中的信号问题作出判断：是(yes，Y)、很可能是(probably Yes，PY)、很可能否(probably no，PN)、否(no，N)、没有信息(no information，NI)、不适用(not applicable，NA)。依据对信号问题的判断，将每个领域的偏倚风险分为 3 个等级：“低风险(low risk of bias)”“有一定风险(some concerns)”及“高风险(high risk of bias)”。如果所有领域的偏倚风险评价结果都是“低风险”，那么整体偏倚风险(overall risk of bias)就是“低风险”；如果部分领域的偏倚风险评价结果为“有一定风险”，且不存在“高风险”的领域，那么整体偏倚风险为“有一定风险”；只要有一个领域的偏倚风险评价结果是“高风险”，那么整体偏倚风险就是“高风险”。此外，该评价工具还对每个领域给出了预计偏倚方向(predicted direction of bias)的选项，以此来评价偏倚的大小和方向：对试验组有利(favours experimental)、对对照组有利(favours comparator)、趋于零(towards null)、远离零(away from null)、无法预计(unpredictable)、不适用。

表 4－2 Cochrane 协作网对 RCT 的真实性评价(RoB 2)

偏倚维度与信号问题	低偏倚风险	高偏倚风险	其他
随机化过程中的偏倚			
1.1 分配序列是否随机?	Y/PY	N/PN	NI
1.2 直至受试者入组并分配到干预措施，分配序列是否隐藏?	Y/PY	N/PN	NI
1.3 组间基线差异是否提示随机化过程有问题?	Y/PY	N/PN	NI
偏倚风险判断(低风险/高风险/可能存在风险)			
选做：由于随机化过程导致的预计偏倚方向是?			

（续表）

偏倚维度与信号问题	低偏倚风险	高偏倚风险	其他
偏离既定干预措施的偏倚			
2.1　在试验中受试者是否知道他们分配到哪种干预措施？	N/PN	Y/PY	NI
2.2　在试验中护理人员和干预措施提供者是否知道受试者分配到哪种干预措施？	N/PN	Y/PY	NI
（干预措施分配的效果）			
2.3　若2.1或2.2回答Y/PY/NI：是否存在由于研究环境造成的偏离既定干预措施的情况？	N/PN	Y/PY	NA/NI
2.4　若2.3回答Y/PY：偏离既定干预措施的情况是否可能影响结局？	N/PN	Y/PY	NA/NI
2.5　若2.4回答Y/PY/NI：偏离既定干预措施的情况是否在组间均衡？	Y/PY	N/PN	NA/NI
2.6　是否采用了恰当的分析方法估计干预措施分配的效果？	Y/PY	N/PN	NI
2.7　若2.6回答N/NP/NI：未能对被随机分配的组内受试者进行分析是否有可能（对结果）产生重大影响？	N/PN	Y/PY	NA/NI
偏倚风险判断（低风险/高风险/可能存在风险）			
选做：由于偏离预期干预导致的预计偏倚方向是？			
（干预措施依从的效果）			
2.3　[如果适用]若2.1或2.2回答Y/PY/NI：重要的计划外的干预措施是否在组间均衡？	Y/PY	N/PN	NA/NI
2.4　[如果适用]未完成干预措施的情况是否有可能影响结局？	N/PN	Y/PY	NA/NI
2.5　[如果适用]不依从干预措施的情况是否有可能影响受试者结局？	N/PN	Y/PY	NA/NI
2.6　若2.3回答N/PN/NI，或2.4或2.5回答Y/PY/NI：是否采用了恰当的分析方法估计干预措施依从的效果？	Y/PY	N/PN	NA/NI
偏倚风险判断（低风险/高风险/可能存在风险）			
选做：由于偏离预期干预导致的预计偏倚方向是？			
结局数据缺失的偏倚			
3.1　是否可以获取全部或者几乎全部受试者的结局数据？	Y/PY	N/PN	NI
3.2　若3.1回答N/PN/NI：是否有证据证明结局数据的缺失没有对结果造成偏倚？	Y/PY	N/PN	NA
3.3　若3.2回答N/PN：结局数据的缺失是否有可能依赖于其真值？	N/PN	Y/PY	NA/NI
3.4　若3.3回答Y/PY/NI：结局数据的缺失是否很可能依赖于其真值？	N/PN	Y/PY	NA/NI
偏倚风险判断（低风险/高风险/可能存在风险）			
选做：由于结局数据缺失导致的预计偏倚方向是？			
结局测量的偏倚			
4.1　结局测量方法是否不恰当？	N/PN	Y/PY	NI

（续表）

偏倚维度与信号问题	低偏倚风险	高偏倚风险	其他
4.2 结局测量或认定是否有可能有组间差异?	N/PN	Y/PY	NI
4.3 若 4.1 和 4.2 回答 N/PN/NI:结局测量者是否知道受试者接受到哪种干预措施?	N/PN	Y/PY	NI
4.4 若 4.3 回答 Y/PY/NI:如果知道接受哪种干预措施,是否有可能影响结局测量?	N/PN	Y/PY	NA/NI
4.5 若 4.4 回答 Y/PY/NI:如果知道接受哪种干预措施,是否很可能影响结局测量?	N/PN	Y/PY	NA/NI
偏倚风险判断(低风险/高风险/可能存在风险)			
选做:由于测量结局指标导致的预计偏倚方向是?			
选择性报告结果的偏倚			
5.1 结果的数据分析是否与在获取揭盲的结局数据之前就已预先确定的分析计划相一致?	Y/PY	N/PN	NI
5.2 正在评价的数值结果是否很可能是从多个合格的结局测量(例如:多个分值、多个定义标准、多个时间点)的结果中选择性报告的?	N/PN	Y/PY	NI
5.3 正在评价的数值结果是否很可能是从多个合格的数据分析的结果中选择性报告的?	N/PN	Y/PY	NI
偏倚风险判断(低风险/高风险/可能存在风险)			
选做:由于选择报告结果导致的预计偏倚方向是?			
整体偏倚			
偏倚风险判断(低风险/高风险/可能存在风险)			
选做:这个结局的总体预计偏倚方向是?			

知识链接

在网站 www.riskofbias.info 中，可下载与该 RCT 评价工具配套的带有宏的 Excel 文件作为评价软件。这份官方提供的文件使评价工作更加程序化、标准化，并降低人为因素的干扰。该软件可以根据信号问题的答案自动判断每个领域的偏倚风险（点击“Intro”页面上的“RoB 2 Assessment Form”）；绘制偏倚风险图（在完成各研究的偏倚风险评价后，点击“Intro”页面上的“Summary”）和偏倚风险总结图（在完成各研究的偏倚风险评价后，点击“Intro”页面上的“Figures”）；进行多名评价者结果的一致性判断（将多个评阅者的结果复制粘贴到“Check”表格中，确保“Unique ID”与所要差异检查的评价相对应，然后点击“Intro”页面上的“Discrepancy Check”）。

2. JBI 的评价工具　2021 年更新的 JBI 证据综合手册中对 RCT 论文的质量评价工具包含 13 个评价项目(表 4-3)。评价者需对每个评价项目做出“是”“否”“不清楚”“不适用”的判断,并最终经过小组讨论,决定该研究是纳入、排除,还是需获取进一步的信息。

表 4-3　JBI 对 RCT 的真实性评价

评价项目	评价结果
1. 是否对研究对象真正采用了随机分组的方法?	是　否　不清楚　不适用
2. 是否做到了分配隐藏?	是　否　不清楚　不适用
3. 组间基线是否具有可比性?	是　否　不清楚　不适用
4. 是否对研究对象实施了盲法?	是　否　不清楚　不适用
5. 是否对干预者实施了盲法?	是　否　不清楚　不适用
6. 是否对结果测评者实施了盲法?	是　否　不清楚　不适用
7. 除了要验证的干预措施外,各组接受的其他措施是否相同?	是　否　不清楚　不适用
8. 随访是否完整,如不完整,是否采取措施处理失访?	是　否　不清楚　不适用
9. 是否将所有随机分配的研究对象纳入结果分析?	是　否　不清楚　不适用
10. 是否采用相同的方式对各组研究对象的结局指标进行测评?	是　否　不清楚　不适用
11. 结局指标的测评方法是否可信?	是　否　不清楚　不适用
12. 资料分析方法是否恰当?	是　否　不清楚　不适用
13. 研究设计是否合理? 在实施研究和资料分析过程中是否有不同于标准 RCT 之处?	是　否　不清楚　不适用

(1) 是否真正采用了随机分组的方法:核实论文中随机分组过程的细节信息,判断该研究是否真正采用了随机分组方法。

(2) 是否做到了分配隐藏:核实论文中实施分配隐藏的细节信息,判断该研究是否采用了恰当的分配隐藏过程。

(3) 组间基线是否具有可比性:核实各组基线资料的具体数据及比较组间差异的统计分析结果,判断各组的基线资料是否具有可比性。

(4) 是否对研究对象实施了盲法:核实对研究对象实施盲法的细节信息,判断该研究对研究对象施盲的过程是否恰当。

(5) 是否对干预者实施了盲法:核实对干预者实施盲法的细节信息,判断该研究对干预者施盲的过程是否恰当。

(6) 是否对结果测评者实施了盲法:核实对结果测评者实施盲法的细节信息,判断该研究对结果测评者施盲的过程是否恰当。

(7) 除了要验证的干预措施外,各组接受的其他干预措施是否相同:核实各组干预措施的细节信息,判断除了要验证的干预措施外,各组研究对象接受的其他措施是否存在差异。

(8) 随访是否完整，如不完整，是否采取措施处理失访：核实对研究对象进行随访的细节信息，以及对随访不完整者采取了哪些措施。

(9) 是否将所有随机分配的研究对象纳入结果分析：核实该研究是否采用了意向性分析。

(10) 是否采用相同的方式对各组研究对象的结局指标进行测评：核实关于结局指标测评方法的细节信息，判断各组的测评工具、施测方式、测评时间等是否相同。

(11) 结局指标的测评方法是否可信：核实关于结局指标测评方法的细节信息，判断测评工具及方法的可信性，如测评者的人数、是否对测评者进行了培训、评定者间一致性、测评工具的信度等。

(12) 资料分析方法是否恰当：判断该研究统计分析的目的、采用的统计分析方法是否恰当、是否使用了恰当的效应值(effect size)等。

(13) 研究设计是否合理：在实施研究和资料分析过程中是否有不同于标准 RCT 之处交叉设计(crossover RCT)仅在恰当的情境下使用，如研究对象是慢性疾病患者或情况稳定、干预产生短期效应的情境下，且确保干预之间有恰当的洗脱期；如果采用的是区组随机分组，应将区组作为一个分析单元，并报告区组内的相关系数。

二、类实验性研究

(一) 研究设计要素

类实验性研究(quasi-randomized controlled trial)亦称准实验性研究，与实验性研究的区别在于，类实验性研究未按随机原则进行分组或未设立对照组，或两个条件都不具备，但一定有对研究对象的干预措施(操纵)。在以人作为研究对象的临床研究中，由于临床实践的特殊性(比如患者对某种治疗护理措施的主观选择性或者临床上对某种疾病具有两种或以上的护理措施而为患者备选等)或伦理规范的限制，有时很难做到理想化的随机分组，因此类实验性研究在护理研究中普遍存在。虽然类实验性研究对因果关系的论述强度较弱，不如 RCT 的可信度高，但也能从一定程度上说明干预措施与结局指标之间的因果关系，只不过在分析和评价研究结果的价值和意义时应持审慎的科学态度。

(二) 质量评价方法

JBI 提供的针对类实验性研究论文的质量评价工具包含 9 个评价项目(表 4-4)。评价者需对每个评价项目做出“是”“否”“不清楚”“不适用”的判断，并最终经小组讨论，决定该研究是纳入、排除，还是需获取进一步的信息。

(1) 是否清晰阐述研究中的因果关系：如果因果关系不清晰，会导致读者对哪个变量是因、哪个变量是果产生混乱。

表 4-4　JBI 类实验性研究真实性评价工具

评价项目	评价结果
1. 是否清晰阐述研究中的因果关系?	是　否　不清楚　不适用
2. 组间基线是否具有可比性?	是　否　不清楚　不适用
3. 除了要验证的干预措施外,各组接受的其他措施是否相同?	是　否　不清楚　不适用
4. 是否设立了对照组?	是　否　不清楚　不适用
5. 是否在干预前、后对结局指标实施多元化的测量?	是　否　不清楚　不适用
6. 随访是否完整,如不完整,是否报道失访并采取措施处理失访问题?	是　否　不清楚　不适用
7. 是否采用相同的方式对各组研究对象的结局指标进行测评?	是　否　不清楚　不适用
8 结局指标的测评方法是否可信?	是　否　不清楚　不适用
9. 资料分析方法是否恰当?	是　否　不清楚　不适用

(2) 组间基线是否具有可比性:研究对象基本特征的系统性差异也会导致结局的不同。核实各组基线资料的具体数据及比较组间差异的统计分析结果,判断各组的基线资料是否具有可比性。

(3) 除了要验证的干预措施外,各组接受的其他措施是否相同:与干预措施同时发生的事件会干扰干预的效应。核实各组干预措施的细节信息,判断除了要验证的干预措施外,各组研究对象接受的其他措施是否存在差异。

(4) 是否设立了对照组:对照组能控制因疾病的自然演变进程对结局的影响。可以是同期对照、历史性对照或自身前后对照。

(5) 是否在干预前、后对结局指标实施多元化的测量:随时间进展,研究对象即使不接受干预也可能会出现一些改变,这会干扰干预的效应。有时研究对象被选择接受干预是因为其在某些测量指标上得分较高或较低,如果研究对象是因为某些测量指标存在极端数值而被选择,他们在其他测量指标上不一定是极端值,因此,应在干预前、后对结局指标实施多元化的测量。

(6) 随访是否完整,如不完整,是否报道失访并采取措施处理失访问题:如果研究对象未能完成所有的干预措施,或未能完成结局指标的测评,则会给干预效应带来假象。失访核实对研究对象进行随访的细节信息,以及对随访不完整者采取了哪些措施。

(7) 是否采用相同的方式对各组研究对象的结局指标进行测评:核实关于结局指标测评方法的细节信息,判断各组的测评工具、施测方式、测评时间等是否相同。

(8) 结局指标的测评方法是否可信:核实关于结局指标测评方法的细节信息,判断测评工具及方法的可信性,如测评者的人数、是否对测评者进行了培训、评定者间一致性、测评工具的信度等。

(9) 资料分析方法是否恰当:判断该研究统计分析的目的、采用的统计分析方法是否恰当、是否使用了恰当的效应值等。

三、分析性研究

分析性研究是在自然状态下，对两种或两种以上不同的事物、现象、行为或人群的异同进行比较的研究方法。它属于观察法，暴露不是人为给予和随机分配的，而是在研究前已客观存在的，这是与实验性研究的重要区别。另外，分析性研究必须设立对照组，这是与描述性研究的区别所在。分析性研究通常包括队列研究和病例对照研究两大类，是用来研究病因的流行病学方法。

（一）队列研究

1. 研究设计要素　队列研究（cohort study）观察目前存在差异的两组或两组以上研究对象在自然状态下持续若干时间后的结局。在评价治疗措施的效果、药物的不良反应、影响预后的因素以及病因等方面应用较多。该科研设计从同一个人群中选择两组或多组，一组暴露于某一可疑因素或者具有某种特征（暴露组），另一组或多组不暴露于该可疑因素或不具有该特征（非暴露组）。组间除暴露因素有差别外，其他方面的条件基本相同。追踪观察两组或多组成员的结局，比较各组之间结局发生率的差异，从而判定这些因素与结局之间有无因果关联及关联程度。队列研究是一种有假设、无干预的前瞻性“由因及果”的方法，探讨疾病的病因，根据是否暴露于某因素而分组，而非随机分组，暴露因素是在自然状态下存在的，而非人为施加。可通过匹配方式，使暴露组和非暴露组具有可比性。

根据研究对象进入队列时间及研究终止观察的时间不同，分为前瞻性队列研究、回顾性队列研究和双向性队列研究。前瞻性队列研究是指从“现在”开始，先对每个研究对象的某些可预测结局发生的特征变量进行测量，之后随访一段时间，并定期测量既定结局指标。回顾性队列研究通常利用已有的记录资料，回顾“过去”某个时期内，调查研究对象的暴露水平，连续追溯到“现在”，通过观察分析测量结局发生情况从而探索该因素与疾病的因果关系。双向性队列研究兼顾前瞻性和回顾性队列研究的特点。

队列研究在疾病病因/危险因素、疾病预后或非随机前瞻性治疗性的研究中，论证强度较高，所获结果可靠性较强，能较好地提示两事件间客观存在的因果关系，是病因探索及循证临床实践的重要证据来源之一。

在临床护理实践中，单组研究对象组成的单臂队列研究（即未设置对照组的队列研究）非常常见。在前瞻性单臂队列研究中，首先确定入选标准并在人群中招募队列，然后测量预测变量，包括潜在的混杂因素，最后随访队列一段时间，随访过程中测量结局变量。通过在结局发生前测量预测变量、建立变量间的时间顺序，可以观察结局的发生情况、推断因果关系的强度，提高变量测量的完整性和准确性。回顾性单臂队列研究的主要研究步骤包括：①确定合适的既有队列；②收集预测变量数据，评估已发生的失访；③测量并收集结局变量数据。这种类型的研究通常仅在因其他研究目的而纳入队列的研究对象具有足够的预测变量的数据的情况下才具有可行性，如使用临床电子病例记录或已建立的院感数据库来了解一段时间内住院人群中心静脉导管相关血流感染的发生率。回顾性队列研究兼具前瞻性队列研究的优点，此外，由于研究开始时研究对象已选定、基线测量已完成，且随访已经开始，因此该种设计可节约时间和经济花费。其缺点在于，由于研究者在选择研究对象和随访过程中的控制措施和基线测量的质量受限以及受自然因素的影响，通过回顾获得的数据可能不完整、不确切。

2. 质量评价方法

(1) 纽卡斯尔-渥太华量表(Newcastle-Ottawa scale, NOS)：包括研究对象的选择、可比性、结局 3 部分，共 8 个条目(表 4-5)。每个条目采用星号(*)进行半定量化，总分为 9 颗星，最终获得整体偏倚风险的评价结果。

表 4-5　用于评价队列研究的 NOS 量表

模块	条目	评价标准
研究对象的选择	(1) 暴露组的代表性	a. 能够真正代表人群中暴露组的特征* b. 基本可以代表人群中暴露组的特征* c. 选取某类人群，如护士、志愿者 d. 未描述暴露组的来源
	(2) 非暴露组的选择	a. 来自暴露队列同一人群* b. 与暴露队列的来源不同 c. 未描述非暴露组的来源
	(3) 暴露因素的确定	a. 可靠的记录(如手术记录)* b. 结构化调查* c. 书面的自我报告 d. 无描述
	(4) 研究开始时尚无要观察的结局事件	a. 是* b. 否
可比性	(5) 设计和统计分析时考虑暴露组和非暴露组的可比性	a. 研究控制了最重要的因素* b. 研究控制了其他重要的混杂因素*
结局	(6) 结局事件的评估	a. 独立的、盲法的评估或鉴定* b. 联动数据* c. 自我报告 d. 无描述
	(7) 随访时间足够长	a. 是* b. 否
	(8) 随访的完整性	a. 全部随访，所有参与者均完成了随访* b. 少数失访，但不大可能引入偏倚或对失访进行了描述* c. 随访率小于一定比例，且未对失访进行描述 d. 未声明

注："*"表示给分点。每项研究在"研究对象的选择"和"结局"的每一个条目最多可以有 1 个"*"，而在"组间可比性"上的条目最多可以有 2 个"*"。

1）暴露组的代表性：核查是否清楚阐述了暴露组研究对象的来源及选择方法，考虑暴露组抽取的样本能否较好反映人群的特征，并非直接选取某些特殊人群作为样本来源。如选择一组来源于健康机构、绝经后使用雌激素的女性成员，作为研究暴露组，这组人群可能具备健康相关知识且更加注重自身健康状况，不能代表所有女性，如果选用该群体作为研究对象，势必会低估受过良好教育及健康状况较差女性的代表性。

2）非暴露组的选择：考察非暴露组与暴露组是否来源于同一人群，判断两组研究对象除了暴露因素不同外，在其他特征上是否相似。核查研究中对暴露组和非暴露的纳入标准和选择方法具体描述。

3）暴露因素的确定：分析暴露因素的确定方法，例如通过查阅研究对象的检查诊断、手术记录等确定，或通过结构式访谈明确研究对象具有的暴露因素。如果仅通过患者的自我报告，可能会对研究产生一定偏倚。同时还应该考虑暴露因素水平、时间、方式及持续时间等因素。

4）研究开始时尚无要观察的结局事件：在队列研究中，暴露组和非暴露组人群都必须是在研究开始时没有出现研究结局（如疾病），但有可能出现该结局的人群。因此，研究开始时，研究对象不应该出现研究中所关心的结局指标。评价者需仔细阅读论文方法部分对研究对象及抽样、纳入和排除标准、对变量的界定等方面的描述。

5）设计和统计分析时考虑暴露和非暴露组的可比性：主要通过分析研究在设计和统计时是否控制了混杂因素来判定。如研究设计时，暴露组和非暴露组按年龄匹配，同时还匹配了其他可能会影响研究结果的特征或因素；统计分析时，两组研究对象在年龄或其他重要混杂因素上无统计学差异。

6）结局事件的评估：若结局事件的评估根据可靠的医院病历、检查报告等原始记录判定，则结果准确性较高。还可以通过联动数据，如根据肿瘤登记数据中的 ICD 编码来判断是否为病例。若没有以上判断依据，仅基于患者自我报告、自评问卷或量表，则会增加过高/过低报告的风险，客观性受到质疑。此外，还应关注测评是如何实施的，结果判定者是否接受过测评工具使用方法的培训。

7）随访时间足够长：随访时间因研究人群、暴露因素、疾病的特征而异，应充分考虑自身研究对象特点、参考类似研究、结合临床专家经验明确足够的随访时间。

8）随访的完整性：通常失访率要控制在 20％以内，失访率≤5％对结果没有太大影响；如果失访率≥20％，会影响结果的效度。在研究设计阶段，应充分考虑研究可能产生的失访率，评估结局事件时，应充分说明失访情况、失访原因、可能对结果产生的影响，以及是否采取相应的措施处理失访问题。

（2）JBI 的评价工具：JBI 针对队列研究的评价工具包含 11 个评价项目（表 4－6）。评价者对每个评价项目做出“是”“否”“不清楚”“不适用”的判断，最终经小组讨论，决定该研究是纳入、排除，还是需获取进一步的信息。

表 4-6　JBI 对队列研究的真实性评价

评价项目	评价结果
1. 各组研究对象是否具有相似的特征，并来源于同一研究总体？	是　否　不清楚　不适用
2. 是否采用相同方式测评暴露因素，将研究对象分配至暴露组和非暴露组？	是　否　不清楚　不适用
3. 对暴露因素的测评方法是否有效、可信？	是　否　不清楚　不适用
4. 是否考虑了混杂因素？	是　否　不清楚　不适用
5. 是否采取措施控制了混杂因素？	是　否　不清楚　不适用
6. 是否描述在暴露或研究开始时，研究对象未出现观察结局？	是　否　不清楚　不适用
7. 结局指标的测评方法是否有效、可信？	是　否　不清楚　不适用
8. 是否报告了随访时间，随访时间是否足够长，以观察到结局指标的出现？	是　否　不清楚　不适用
9. 随访是否完整，如果不是，是否描述并分析失访的原因？	是　否　不清楚　不适用
10. 是否采取措施处理失访问题？	是　否　不清楚　不适用
11. 资料分析方法是否恰当？	是　否　不清楚　不适用

1）各组研究对象是否具有相似的特征，并来源于同一研究总体：仔细核实论文中对研究对象的描述，判断各组研究对象除了暴露因素不同外，在其他特征上是否相似。论文中应清晰阐述研究对象的纳入标准和排除标准。

2）是否采用相同方式测评暴露因素，将研究对象分配至暴露组和非暴露组：论文中应阐述暴露因素如何界定及测评的，使评价者判断出研究对象是否具备/不具备研究所关注的暴露因素。

3）对暴露因素的测评方法是否有效、可信：论文中应清晰描述对暴露因素的测评方法。判定其效度时需有“金标准”；信度通常包括内部一致性信度、评定者间信度。

4）是否考虑混杂因素：如果除了要研究的暴露因素不同外，各组间的其他因素也不同，会对结果带来干扰，这些因素就是混杂因素。典型的混杂因素包括两组研究对象的基线特征、预后因素、与要验证的暴露因素同时存在的其他暴露因素。高质量的队列研究应考虑到这些潜在的混杂因素，并尽可能对其进行测评。但难以测评的是行为、态度、生活方式等方面的混杂因素。

5）是否采取措施控制混杂因素：应在研究设计和数据分析中采取措施控制混杂因素带来的影响。例如，在研究设计中对研究对象进行匹配或分层抽样；在数据分析中，采用多因素统计分析方法控制混杂因素的干扰，如 Logistic 回归。

6）是否描述在暴露或研究开始时，研究对象未出现观察结局：在入组时，研究对象应该未出现研究中所关心的结局。评价者需仔细阅读论文方法部分对研究对象及抽样、纳入和排除标准、对变量的界定等方面的描述。

7）结局指标的测评方法是否有效、可信：阅读论文的方法部分。如果结局指标（如肺癌)的判定是依据公认的标准或明确的定义，可将该项目评定为“是”；如果肺癌的判定是基于观察者报告、自评问卷或量表，则会增加过高/过低报告的风险，客观性受到质疑。应判定测评工具是否经过信效度检测，这会影响结局判定的有效性。此外，还应关注测评是如何实施的，结果判定者是否接受过测评工具使用方法的培训；如果有多名结果测评者，应判断他们的教育水平、临床经验、研究经验、在该研究中承担的责任等是否类似。

8）是否报告随访时间，随访时间是否足够长，以观察到结局指标的出现：随访时间因研究人群、暴露因素、疾病的特征而异。在判定随访时间是否恰当时，需阅读多篇类似的论文，从中获取随访时间范围的数据；此外，临床专家或研究者的经验也是确定恰当随访时间的重要依据。

9）随访是否完整：如果不是，是否描述并分析失访的原因：通常失访率要控制在20％以内，失访率≤5％对结果没有太大影响；如果失访率≥20％，会影响结果的效度。但在随访时间较长的观察性研究中，常会出现较高的失访率。在决定是否因失访率过高而纳入或排除该研究时，应考虑暴露组和非暴露组失访的原因以及失访率是否相似，是否采取措施尽力对失访对象进行追踪，是否对失访原因、排除原因和退出的情况进行清晰的阐述等。如果缺乏清晰的阐述，该项目可评定为“否”。

10）是否采取措施处理失访问题：在队列研究中，有些研究对象可能因为死亡、变换工作等而退出研究，但关键是是否对其结局指标进行了测评。如果随访不完整，就会产生选择偏倚。因此，应在数据分析中将不同随访时间考虑进去。

11）资料分析方法是否恰当：应判断该研究是否有更恰当的统计分析方法。论文的方法部分应详细阐述采用哪些统计分析方法、如何测评和控制混杂因素的；如果采用回归分析，应明确阐述自变量有哪些；如果采用分层分析方法，应阐述是依据什么变量来分层的。

(二) 病例-对照研究

1. 研究设计要素　病例-对照研究(case-control study)选择所研究疾病或事件的一组患者作为病例组，以不患有该病(或未发生该事件)但具有可比性的另一组人群作为对照组，通过询问、实验室检查或复查病史等方法，回顾过去对某个或某些因素或防治措施的暴露情况，比较两组间暴露率或暴露水平的差异，以探讨该疾病或事件与该因素或防治措施的关联。病例-对照研究是一种回顾性“由果及因”的方法，探讨疾病的病因。无法随机分组，而是通过匹配的方式找到与病例组相匹配的对照组。由于暴露因素有关的信息通过回忆获取，容易产生回忆偏倚。

2. 质量评价方法

(1) NOS：包括研究对象的选择、可比性、暴露 3 部分，共 8 个条目(表 4－7)。每个条目采用星号(＊)进行半定量化，总分为 9 颗星，最终获得整体偏倚风险的评价结果。

表 4-7　用于评价病例-对照研究的 NOS 量表

模块	条目	评价标准
研究对象的选择	(1) 病例确定是否恰当	a. 恰当，有独立的确定方法或人员*
		b. 恰当，如基于联动数据或自我报告
		c. 未描述
	(2) 病例的代表性	a. 连续或有代表性的病例*
		b. 有潜在的选择偏倚或未描述
	(3) 对照的选择	a. 与病例同一人群的对照(社区对照)*
		b. 与病例同一人群的住院人员为对照(医院对照)
		c. 未描述
	(4) 对照的确定	a. 无目标疾病史*
		b. 未描述来源
可比性	(5) 设计和统计分析时考虑病例和对照的可比性	a. 研究控制了最重要的因素*
		b. 研究控制了其他重要的混杂因素*
暴露	(6) 暴露因素的确定	a. 固定的档案记录(如手术记录)*
		b. 采用结构式访谈且不知访谈者是病例还是对照*
		c. 采用未实施盲法的访谈(即知道病例或对照的情况)
		d. 书面的自我报告或病历记录
		e. 未描述
	(7) 采用相同的方法确定病例和对照组的暴露因素	a. 是*
		b. 否
	(8) 无应答率	a. 病例组合对照组无应答率相同*
		b. 未描述
		c. 病例组和对照组无应答率不同且未说明原因

注："＊"表示给分点。每项研究在"研究对象的选择"和"暴露"的每一个条目最多可以有 1 个"＊"，而在"可比性"上的条目最多可以有 2 个"＊"。

1) 病例确定是否恰当：确定研究病例时，对疾病的诊断要可靠，如对某癌症的病因进行研究时，癌症的诊断尽可能要有病理诊断，且应该由至少 2 名医生共同对病例作出诊断或至少依据 2 次的诊断结果；或查阅了病例的原始记录，如医院病例、X 线等。若通过联动数据(如根据肿瘤登记数据中的 ICD 编码来判断是否为病例)或基于自我报告确定，可能对病例的选择产生误差。

2) 病例的代表性：选择的病例要有代表性，即能够代表总体的病例。为增加代表性，可选择总体人群中不同地区、不同水平、不同等级医院的患者作为研究对象。可以选择研究总体人群中的全部病例或样本人群中的全部病例，例如特定医院、诊所或健康管理机构的所有病例，或从这些病例中随机抽取抽样获得一个合适的样本；也可以选择规定时间内患有目标疾病的连续病例。

3）对照的选择：对照应来源于研究总体人群或样本人群中的非病例。此外，实际研究中常选择来自医院中患有其他疾病或无研究事件的其他患者作为对照，但这种对照代表性较差。采用这种选择方法时，应注意不要局限在同一科室，可选择多个科室不同病种的患者作为对照。

4）对照的确定：病例对照研究属回顾件研究，即选择一组患有所研究的疾病或发生所研究事件的患者（病例组）与一组不患此病的患者或其他人（对照组）作为研究对象，调查他们对某个（些）因素的暴露情况，以研究该疾病或事件与这些因素的关系。因此，需明确对照组未患该研究关注的疾病或未发生某种事件。

5）设计和统计分析时考虑病例和对照的可比性：主要通过分析研究在设计和统计时是否控制了混杂因素来判定。多采用配比法，即给每一个病例选择一个或几个对照配成对或组，要求对照在某些混杂因素或特征（如年龄、性别等）方面与其相配的病例要相同或基本相同。统计分析时，两组研究对象在年龄、性别等关键混杂因素上无统计学差异。

6）暴露因素的确定：核查暴露因素是否依据可靠的记录（如手术记录）或在盲法的情况下进行访谈来确定，自我报告或仅病例记录得到的结果可能不可靠。暴露因素要有明确的定义和量化标准，此外，访谈对者、访谈工具、访谈的实施者都会可能产生信息偏倚。

7）采用相同的方法确定病例和对照组的暴露因素：核查论文中是否明确描述病例组和对照组的暴露因素是如何确定的，两组的暴露是否采用了相同的方法，是否可能因确定方法不一致而对结果产生偏差。

8）无应答率：核查研究者是否按照配比法选择两组研究对象，若是，在设置相同的无应答率后，两组样本量也应相同。“无应答率”是影响数据质量的重要因素，一般认为研究对象的无应答率不应该超过15％，否则可能会出现无应答偏倚，影响结果的真实性。

（2）JBI的评价工具：JBI对病例对照研究的质量评价工具包含10个评价项目（表4-8）。评价者需对每个评价项目做出“是”“否”“不清楚”“不适用”的判断，并最终经过小组讨论，决定该研究是纳入、排除，还是需获取进一步的信息。

表4-8 JBI对病例-对照研究的真实性评价

评价项目	评价结果
1. 病例组与对照组除是否患有该疾病不同外，其他因素是否具有可比性？	是 否 不清楚 不适用
2. 病例组与对照组的匹配是否恰当？	是 否 不清楚 不适用
3. 是否采用相同的标准招募病例组和对照组？	是 否 不清楚 不适用
4. 是否采用标准、有效、可信的方法测评暴露因素？	是 否 不清楚 不适用
5. 是否采用相同的方法测评病例组和对照组的暴露因素？	是 否 不清楚 不适用
6. 是否考虑了混杂因素？	是 否 不清楚 不适用

（续表）

评价项目	评价结果
7. 是否采取措施控制了混杂因素?	是　否　不清楚　不适用
8. 是否采用标准、有效、可信的方法测评结局指标?	是　否　不清楚　不适用
9. 暴露时间是否足够长?	是　否　不清楚　不适用
10. 资料分析方法是否恰当?	是　否　不清楚　不适用

1）病例组与对照组除是否患有该疾病不同外，其他因素是否具有可比性：通常采用一对一匹配的方式，使对照组的每个个体在除是否患有该疾病之外的其他因素上与病例组相似。

2）病例组与对照组的匹配是否恰当：论文中应清晰界定研究人群的来源。例如，在研究肺癌危险因素的研究中，可能会通过癌症注册中心来招募研究对象。

3）是否采用相同的标准招募病例组和对照组：需判定该研究中纳入患者时是否依据公认的诊断标准或明确的定义，从而最大程度地降低选择偏倚；如果没有公认的标准或定义，应阐述是根据哪些关键特征来匹配研究对象的。对照组的个体除了不患有该疾病外，应符合其他所有的纳入标准。

4）是否采用标准、有效、可信的方法测评暴露因素：论文中应清晰描述对暴露因素的测评方法。判定其效度时需有"金标准"；信度通常包括内部一致性信度、评定者间信度。在病例对照研究中，可能会调查到多个暴露因素，此时评价者应对系统评价中所关心的主要暴露因素进行评价。

5）是否采用相同的方法测评病例组和对照组的暴露因素：如同表 4－8 中的条目 4，论文中应清晰描述对暴露因素的测评方法。应判定该研究是否采用相同的标准和程序，对病例组与对照组的暴露因素进行测评。

6）是否考虑了混杂因素：如果除了要研究的暴露因素不同外，各组间的其他因素也不同，会对结果带来干扰，这些因素就是混杂因素。典型的混杂因素包括两组研究对象的基线特征、预后因素、与要验证的暴露因素同时存在的其他暴露因素。高质量的病例对照研究应考虑到这些潜在的混杂因素，并尽可能对其进行测评。但难以测评的是行为、态度、生活方式等方面的混杂因素。

7）是否采取措施控制了混杂因素：应在研究设计和数据分析中采取措施控制混杂因素带来的影响。例如，在研究设计中对研究对象进行匹配或分层抽样；在数据分析中，采用多因素统计分析方法控制混杂因素的干扰，如 Logistic 回归。

8）是否采用标准、有效、可信的方法测评结局指标：阅读论文的方法部分。如果结局指标（如肺癌）的判定是依据公认的标准或明确的定义，可将该项目评定为"是"；如果肺癌的判定是基于观察者报告、自评问卷或量表，则会增加过高/过低报告的风险，客观性受到质疑。应判定测评工具是否经过信效度检测，这会影响结局判定的有效性。此外，还应关注测评是如何实施的，结果判定者是否接受过测评工具使用方法的培训；如果有多名结果测评者，应判断他们的教育水平、临床经验、研究经验、在该研究中承担的责任等是否类似。

9）暴露时间是否足够长：在病例对照研究中，暴露时间过短或过长，都会影响结局。

10）资料分析方法是否恰当：应判断该研究是否有更恰当的统计分析方法。另外，应判定该研究采用的统计分析方法与研究假设是否相符。

四、描述性研究

（一）研究设计要素

描述性研究（descriptive study）指利用已有的资料或特殊调查的资料，按不同地区、时间和人群特征分组，把疾病或健康状态和暴露因素的分布情况真实地描述出来。通过比较分析导致疾病或健康状态分布差异的可能原因，提出进一步的研究方向或防治策略的设想。描述性研究常见类型有横断面研究、纵向研究、生态学研究等。此处只介绍横断面研究的科研设计。

横断面研究（cross-sectional study）是在特定的时间内，通过调查的方法对特定人群中某一疾病或健康状况及有关因素的情况进行调查，以描述该疾病或健康状况的分布及其与相关因素的关系，是描述性研究中最常用的一种方法，又称患病率研究和疾病频率调查。其目的是描述群体中事件的发生率、疾病的患病率与感染率等，如调查儿童尝试吸烟的发生率、接受靶向治疗患者皮肤反应的发生率；初步了解与事件或疾病发生有关的因素；初步描述筛查与干预措施的效果、疾病预后等的影响因素，以及干预措施在人群中的作用；建立某些人体指标的正常值。横断面研究的重要临床意义在于帮助估计疾病的验前概率来协助诊断，帮助健康计划制订者及政策制定者为患者分配足够的医疗资源。

横断面研究包括普查和抽样调查。普查是在一定的时间内，对特定范围人群的每一位成员进行调查。抽样调查是从总体中用一定方法抽出一部分研究对象作为样本，对样本人群进行调查，根据样本的结果估计总体人群的特征，要求样本要有代表性。横断面研究的优点在于无需等待结局发生，因此具有快速、经济以及避免失访产生的结果偏倚。但是，由于研究本身只关注某一时间点的患者结局，实际并无法估计事件的发生率，所获得的数据用于说明因果关联，在对事件起因、预后或进行推断时应审慎。

（二）质量评价方法

1. JBI 对分析性横断面研究（analytical cross-sectional study）的质量评价工具

该工具包含 8 个评价项目（表 4－9）。评价者需对每个评价项目做出“是”“否”“不清楚”“不适用”的判断，并最终经小组讨论，决定该研究是纳入、排除，还是需获取进一步的信息。

表 4-9　JBI 对分析性横断面研究的真实性评价

评价项目	评价结果
1. 是否清晰界定研究对象的纳入标准?	是　否　不清楚　不适用
2. 是否详细描述研究对象及研究场所?	是　否　不清楚　不适用
3. 是否采用有效、可信的方法测评暴露因素?	是　否　不清楚　不适用
4. 是否采用客观、标准的方法测评健康问题?	是　否　不清楚　不适用
5. 是否明确混杂因素?	是　否　不清楚　不适用
6. 是否采取措施控制混杂因素?	是　否　不清楚　不适用
7. 是否采用有效、可信的方法测评结局指标?	是　否　不清楚　不适用
8. 资料分析方法是否恰当?	是　否　不清楚　不适用

(1) 是否清晰界定研究对象的纳入标准:论文中应清晰描述研究对象的纳入和排除标准,纳入和排除标准应具体。

(2) 是否详细描述研究对象及研究场所:论文中应详细描述研究对象的来源及特征,包括人口学资料、场所、取样时间。

(3) 是否采用有效、可信的方法测评暴露因素:论文中应清晰描述对暴露因素的测评方法。判定其效度时需有"金标准";信度通常包括内部一致性信度和评定者间信度。

(4) 是否采用客观、标准的方法测评健康问题:判断该研究纳入的患者是否依据公认的诊断标准或定义;如果没有使用公认的诊断标准或定义,应阐述是依据什么关键特征来匹配研究对象的。

(5) 是否明确混杂因素:如果除了要研究的暴露因素不同外,各组间的其他因素也不同,会对结果带来干扰,这些因素就是混杂因素。典型的混杂因素包括各组研究对象的基线特征、预后因素、与要验证的暴露因素同时存在的其他暴露因素。高质量的研究应识别出这些潜在的混杂因素,并尽可能对其进行测评。但难以测评的是行为、态度、生活方式等方面的混杂因素。

(6) 是否采取措施控制混杂因素:应在研究设计和数据分析中采取措施控制混杂因素带来的影响。例如,在研究设计中对研究对象进行匹配或分层抽样;在数据分析中采用多元回归分析方法。

(7) 是否采用有效、可信的方法测评结局指标:阅读论文的方法部分。如果结局指标(如肺癌)的判定是依据公认的标准或明确的定义,可将该项目评定为"是";如果肺癌的判定是基于观察者报告、自评问卷或量表,则会增加过高/过低报告的风险,客观性受到质疑。应判定测评工具是否经过信效度检测,这会影响结局判定的有效性。此外,还应关注测评是如何实施的,结果判定者是否接受过测评工具使用方法的培训;如果有多名结果测评者,应判断他们的教育水平、临床经验、研究经验、在该研究中承担的责任等是否类似。

(8) 资料分析方法是否恰当:应判断该研究是否有更恰当的统计分析方法。论文的方法部分应详细阐述采用哪些统计分析方法、如何测评和控制混杂因素的；如果采用回归分析，应明确阐述自变量有哪些；如果采用分层分析方法，应阐述是依据什么变量来分层的。此外，还应判断采用的统计分析方法与研究假设是否相符。

2. JBI 对现况调查类研究(prevalence study)的质量评价工具　该工具包含 9 个评价项目(表 4－10)。评价者需对每个评价项目做出“是”“否”“不清楚”“不适用”的判断，并最终经小组讨论，决定该研究是纳入、排除，还是需获取进一步的信息。

表 4－10　JBI 对现况调查类研究的真实性评价

评价项目	评价结果
1. 确定的抽样框架是否能代表目标人群?	是　否　不清楚　不适用
2. 研究对象的抽样方法是否恰当?	是　否　不清楚　不适用
3. 样本量是否足够?	是　否　不清楚　不适用
4. 是否详细描述研究对象及研究场所?	是　否　不清楚　不适用
5. 样本中各个亚组是否有相近的应答率以保证资料分析时有充分的覆盖率?	是　否　不清楚　不适用
6. 是否采用有效的方法确定健康问题?	是　否　不清楚　不适用
7. 是否采用标准、可信的方法对所有研究对象的健康问题进行测评?	是　否　不清楚　不适用
8. 资料分析方法是否恰当?	是　否　不清楚　不适用
9. 应答率是否足够? 是否采取恰当的方法处理低应答率的问题?	是　否　不清楚　不适用

(1) 确定的抽样框架是否能代表目标人群：这取决于对研究人群总体特征及其所在地域的了解。如果研究人群是乳腺癌女性，应考虑该人群的人口学特征和疾病特征。确定抽样框架时，应考虑特定人群的年龄段、性别、服药情况及其他潜在的影响因素。

(2) 研究对象的抽样方法是否恰当：论文的方法部分应描述具体如何抽样的。大多数现况调查研究应尽量采用随机抽样方法，但如果是将抽样框架中的所有个体都纳入，就不需要随机抽样；如果采用整群抽样，如在某区域随机抽取村庄，需详细描述整群抽样的实施过程；如果采用的是方便出样，其对总体的代表性较差。

(3) 样本量是否足够：样本量越大，在估计现患率时可信区间越窄，研究结果越精确。论文中应描述样本量的估算依据，某健康问题的现患率越低，所需的样本量越大，同时应考虑进行亚组分析时样本量是否足够；对于大样本的全国性调查，可不提供样本量估算依据；如果论文中既没有描述样本量估算依据，又不是大样本的全国性调查，评价者可自己计算该研究所需的样本量。

(4) 是否详细描述研究对象及研究场所：某些疾病或健康问题因地域和人群而异，如不同性别、不同国家、不同人口社会学变量。论文中应详细描述研究对象的特征，使其他研究者能判定该样本是否与他们所关心的人群有可比性。

（5）样本中各个亚组是否有相近的应答率以保证资料分析时有充分的覆盖率：如果样本中各个亚组的应答率不同，会导致覆盖率偏倚（coverage bias）。某项研究中可能整体的应答率很高，但某个亚组（如老年组）的应答率可能会很低。

（6）是否采用有效的方法确定健康问题：该项目针对的是测量偏倚或分类偏倚。如果结局指标的测评依据公认的诊断标准或明确定义，可将该项目判定为“是”；如果结局指标的测评采用观察者报告、自评问卷或量表，则会增加过高/过低报告，其客观性受到质疑。但很多健康问题没有公认的诊断标准或明确定义，有些测评工具难以将健康问题进行分级。应判定测评工具是否经过信效度检测，这会影响结局判定的有效性。

（7）是否采用标准、可信的方法对所有研究对象的健康问题进行测评：如果测评工具经过了信效度检测，还应关注测评是如果实施的，包括资料收集者是否接受过测评工具使用方法的培训；如果有多名资料收集者，应判断他们的教育水平、临床经验、研究经验、在该研究中承担的责任等是否类似；对所有研究对象的测评方式是否一致。

（8）资料分析方法是否恰当：论文中应详细描述采用的统计分析方法，清晰描述用以计算患病率的分子、分母、百分比及可信区间。另外，应判断统计分析方法与研究假设是否相符。

（9）应答率是否足够，是否采取恰当的方法处理低应答率的问题：研究中如果拒绝或退出研究的人数太多，会降低研究的效度。论文中应报告应答率、无应答的原因，并比较应答者与无应答者在人口社会学特征方面有无差异。如果无应答的原因与结局指标之间无关联，或者应答者与无应答者在人口社会学特征方面无差异，研究者可对应答率不高的问题作出解释。

五、诊断性研究

诊断性研究（diagnostic test）是指应用临床各种试验、医疗仪器等检查手段，对就诊的患者进行检查，从实验室检查结果来诊断和鉴别诊断疾病的试验。诊断性研究（diagnostic study）又称诊断准确性研究（diagnostic accuracy study）是研究对疾病进行诊断的试验方法，包括对各种实验室检查、影像学检查以及放射性核素、内镜等诊断方法的研究。护理研究中各类风险预测工具研制的研究也属于该类研究。

（一）质量评价方法

1. QUADAS 清单　Cochrane 协作网的诊断性准确性研究系统评价方法学组推荐使用 QUADAS（quality assessment of diagnostic accuracy studies）清单作为诊断性研究方法学质量评价的工具，将其列入对诊断性研究进行质量评价的手册及 RevMan 5 软件中。QUADAS 清单由英国约克大学 Whiting 等于 2003 年制订，共包含 14 个评价项目。Cochrane 协作网推荐使用其中的 11 个评价项目用于评价诊断性研究的方法学质量（表 4－11），另外 3 个项目是对报告质量的评价。评价者需对每个评价项目做出“是”“否”“不清楚”的判断。

表 4-11 QUDADAS 清单对诊断性研究的真实性评价

评价项目	评价结果
1. 研究对象的疾病谱是否具有代表性?	是 否 不清楚
2. “金标准”能否准确区分目标结局?	是 否 不清楚
3. “金标准”与诊断性试验检测的间隔时间是否足够短,以避免病情变化?	是 否 不清楚
4. 是否所有研究对象均接受“金标准”的检测?	是 否 不清楚
5. 是否所有研究对象无论诊断性试验结果如何,都接受相同的“金标准”检测?	是 否 不清楚
6. “金标准”是否独立于诊断性试验?	是 否 不清楚
7. 判定“金标准”的结果时是否在不知晓诊断性试验结果的情况下进行的?	是 否 不清楚
8. 判定诊断性试验的结果时是否在不知晓“金标准”结果的情况下进行的?	是 否 不清楚
9. 解释试验结果时可参考的临床信息是否与临床应用中相同?	是 否 不清楚
10. 是否报告难以解释的或中间的试验结果?	是 否 不清楚
11. 对退出研究的病例是否进行解释?	是 否 不清楚

2. JBI 的评价工具　JBI 对诊断性研究论文的质量评价工具包含 10 个评价项目(表 4-12)。评价者需对每个评价项目做出“是”“否”“不清楚”“不适用”的判断,并最终经小组讨论,决定该研究是纳入、排除,还是需获取进一步的信息。

表 4-12 JBI 对诊断性研究的真实性评价

评价项目	评价结果
1. 是否采用连续抽样或随机抽样方法?	是 否 不清楚 不适用
2. 是否避免病例对照设计?	是 否 不清楚 不适用
3. 是否避免不恰当的排除标准?	是 否 不清楚 不适用
4. 判定诊断性试验的结果时是否不知晓“金标准”的结果?	是 否 不清楚 不适用
5. 如果用了诊断阈值,是否是预先设定的?	是 否 不清楚 不适用
6. “金标准”能否准确区分目标结局?	是 否 不清楚 不适用
7. 判定“金标准”的结果时是否不知晓诊断性试验的结果?	是 否 不清楚 不适用
8. 诊断性试验和“金标准”检测的时间间隔是否恰当?	是 否 不清楚 不适用
9. 所有研究对象是否都使用相同的“金标准”进行检测?	是 否 不清楚 不适用
10. 是否将所有研究对象都纳入数据分析?	是 否 不清楚 不适用

(1) 是否采用连续抽样或随机抽样方法:论文中应描述研究对象的招募过程。如果采用了随机抽样方法,应具体阐述如何随机的;对于采用连续抽样的研究,如果论文中未明确提及“连续抽样”,而用“所有——期间的患者均被纳入”的描述,也是可接受的。

（2）是否避免病例对照设计：如果研究设计是通过采用其他方式将确诊为某疾病或健康问题的患者纳入，然后检测要验证的诊断方法是否能正确鉴别出这些患者，那么对该项目的评价就是“否”。

（3）是否避免不恰当的排除标准：如果不恰当地排除了一些对诊断方法的实施和结果有影响的患者，就会产生偏倚。例如，排除难以实施该诊断方法、处于边缘结果的患者、有明确临床指征的患者等，都属于不恰当的排除。

（4）判定诊断性研究的结果时是否不知晓“金标准”的结果：在诊断性研究中，应由不知晓“金标准”检测结果的人来判定诊断性试验的结果，在实施诊断性研究时，还未用“金标准”做出结果判定，如果该研究达到了上述要求，则将该项目判定为“是”；如果由知晓“金标准”诊断结果的人来判定诊断性试验的结果，则将该项目判定为“否”。

（5）如果用了诊断阈值，是否是预先设定的：诊断阈值的确定可以基于数据，也可以预先设定。如果诊断性研究的结果是依据观察法，未用诊断阈值，该项目可判定为“不适用”。

（6）“金标准”能否准确区分目标结局：应判断该研究中用作参考的诊断标准是否是确诊该疾病或健康问题的“金标准”。另外，论文中应详细描述“金标准”检测的过程，让评价者能判断该方法的实施是否正确。

（7）判定“金标准”的结果时是否不知晓诊断性试验的结果：与条目4的要求相同，应由不知晓诊断性研究结果的人来判定参考标准的诊断结果，如果该研究达到了上述要求，则将该项目判定为“是”；如果由知晓诊断性研究结果的人来判定“金标准”的结果，则将该项目判定为“否”。

（8）诊断性研究和“金标准”检测的时间间隔是否恰当：在实施诊断性研究和“金标准”的检测之间的时间间隔中，患者的状态应还未发生改变。时间间隔因研究人群及其健康问题的特征而异。

（9）所有研究对象是否都使用相同的“金标准”进行检测：对所有研究对象来说，应使用同样的“金标准”将其划分为有/无某种疾病或健康问题。在有些研究中，使用两种类似的诊断方法作为参考标准，则将该项目判定为“否”。

（10）是否将所有研究对象都纳入数据分析：论文中应描述失访的原因和例数。评价者应判定失访是否会对结果产生影响，如果失访率超过一定水平，则将该项目判定为“否”。

六、心理测量学研究

心理测量学属性（psychometric property）类研究论文往往报道研制心理行为测量工具的过程和工具的心理测量学属性，这类健康相关概念的测量工具大多是患者自我报告的主观感受测评（patient reported outcome measures，PROMs），例如，测量各类慢性疾病患者的疲乏、焦虑、抑郁、自我管理水平、健康相关生活质量等。评价这类测量工具的信度（reliability）、效度（validity）、反应度等测量学属性，对医学研究中准确测评患者自我报告的主观感受具有非常重要的意义。目前测量同一心理行为概念的工具往往较多，例如，公开报道测量焦虑情绪的心理评定量表就有近 10 个，因此对测量同一心理行为概念的多个测量工具开展系统评价，遴选测量属性较好的工具，对准确评价各类人群的某一特定健康相关心理行为特征具有重要价值。在这一过程中，对拟纳入的健康测量类研究开展质量评价，是遴选工具的重要前提。2016 年，由荷兰、美国、西班牙等研究机构的心理行为测量学专家组成的基于共识选择健康测量工具的标准（consensus-based standards for the selection of health measurement instruments，COSMIN）指导委员会提出了“基于共识选择健康测量工具的标准”，有助于评价和筛选高质量的测量工具。

（一）COSMIN 对心理测量属性的分类

COSMIN 将患者自我报告的健康相关心理行为测量学属性分为 3 个部分，即信度、效度、反应度和可解释性，其中信度维度包括稳定性（reliability）、内部一致性（internal consistency）与测量误差（measurement error）；效度维度包括内容效度（content validity）、构念效度（construct validity）与效标效度（criterion validity）。COSMIN 对于 PROMs 测量属性的分类详见图 4-1。

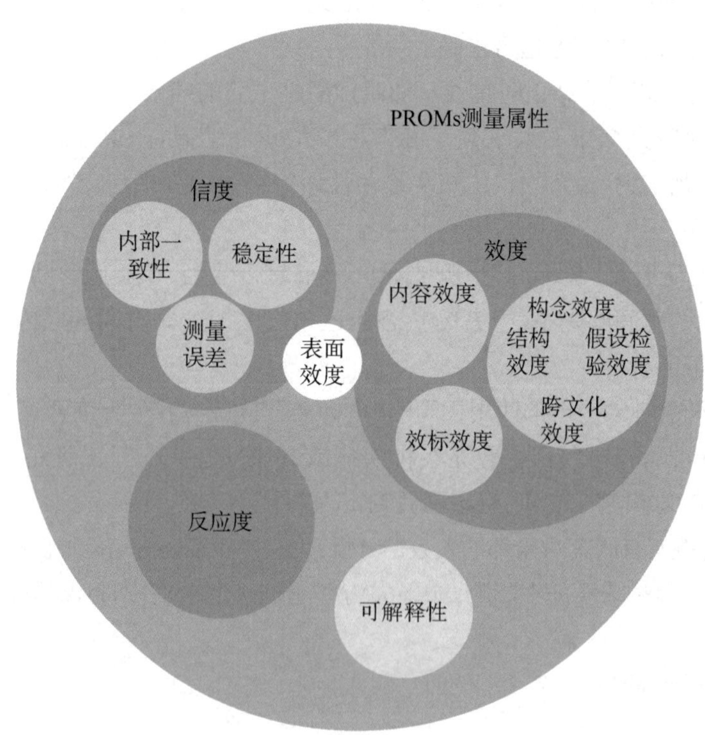

图 4-1 COSMIN 测量属性的分类

（二）患者自我报告类心理测量学研究偏倚风险的 COSMIN 清单

针对每一种心理测量学属性，COSMIN 都要求进行该工具研制研究质量的偏倚风险评估，并因此开发了评价患者自我报告类心理测量学研究偏倚风险的 COSMIN 清单

(COSMIN risk of bias checklist,以下简称 COSMIN-RoB 清单),可用于对心理测量类研究的评价、测量工具的筛选以及开展心理测量类研究的系统评价。

COSMIN-RoB 清单分为 3 个部分,共 10 个框目,分别评价内容效度、内部结构以及其他测量属性研究的偏倚风险,其组成见表 4-13。每个框目一般包含两个部分:研究设计的偏倚风险和统计方法的偏倚风险。同时,在每个框目中,还包括一个条目询问"是否有其他重要的方法学缺陷?",以评价清单中未提到的其他方法学质量。

表 4-13 COSMIN-RoB 清单的结构

COSMIN-RoB 清单
内容效度(structural validity)
框目 1 PROM 的开发*(PROM development)
框目 2 内容效度(content validity)
内部结构(internal structure)
框目 3 结构效度(structural validity)
框目 4 内部一致性(internal consistency)
框目 5 跨文化效度/测量不变性(cross-cultural validity/measurement invariance)
其他测量属性(other measurement properties)
框目 6 稳定性**(reliability)
框目 7 测量误差(measurement error)
框目 8 效标效度(criterion validity)
框目 9 假设检验(hypotheses testing for construct validity)
框目 10 反应度(responsiveness)

注:* PROM 的开发并不是一种测量属性,而是评价内容效度的关键步骤;** 在 COSMIN 中 reliability 包含信度和稳定性两层意思,其中信度是更为宽泛的概念。此处特指稳定性。

(三) COSMIN-RoB 清单使用方法

1. 评分方法 COSMIN-RoB 清单采用 4 分制评分法评价心理测量研究每个框目的偏倚风险,分别是"很好""良好""模糊""不良"。"很好"是指研究的偏倚风险很低,"不良"是指研究的偏倚风险很高。某一框目的整体偏倚风险评分是由框目所有条目的最低评分决定(即最低计分原则)。比如,框目 3 结构效度包含了 4 个评价条目,如果 4 个条目的最低计分为"模糊",那么结构效度研究的偏倚风险就为"模糊"。

2. 使用方法 使用 COSMIN-RoB 清单的过程一般可以分为 4 个阶段。

(1) 明确测量工具存在哪些心理测量学属性:COSMIN-RoB 清单中每个框目都是一个单独的模块,可以分开独立使用。在使用 COSMIN-RoB 清单时,评价者首先需明确该 PROMs 目前存在哪些测量属性研究,从而灵活选择对应的框目。

(2) 评价测量工具的内容效度研究的偏倚风险:内容效度是指测量工具的内容与所测构念的吻合程度。COSMIN 指出,如果有高质量证据证明测量工具的内容效度不良,那么就没有必要评价其他测量属性。因此，评价者应该首先评价 PROMs 的内容效度是不是足够“好”。测量工具内容效度的评价方法与其他测量属性不同，评价过程也相对复杂。

（3）评价测量工具的内部结构研究的偏倚风险：COSMIN 建议在评估测量工具的内容效度后方可评估内部结构，包括结构效度、内部一致性和跨文化效度/测量不变性。其中，结构效度有助于解释内部一致性系数（如 Cronbach's alpha 系数），因此 COSMIN 建议先评价结构效度，再评价内部一致性和跨文化效度/测量不变性。

（4）评价测量工具的其他测量属性研究的偏倚风险：“其他测量属性”包括稳定性、测量误差、效标效度、假设检验和反应度。这些测量属性反映的是测量工具的整体质量，而非条目的质量。COSMIN 建议最后评价“其他测量属性”。

（四）测量工具的偏倚风险评价步骤

1. 评价测量工具内容效度研究的偏倚风险　内容效度是指测量工具的内容与所测概念相吻合的程度，具体包括以下 3 个方面：①相关性（relevance），在特定人群和使用情境中测量工具的所有条目都应该与所关注的概念相关；②全面性（comprehensiveness），不应该遗漏概念的关键部分；③可理解性（comprehensibility），目标人群应该能够理解所有的条目。

患者自我报告测量工具的内容效度研究的偏倚风险是指内容效度研究在设计、实施和分析过程中是否出现缺陷或者局限性，影响了研究结果。该偏倚风险评价应首先评价测量工具开发过程是否严谨，其次评价测量工具条目的相关性、全面性、可理解性。测量工具开发过程中采用设计良好的定性方法有助于提高内容效度的质量。该部分整体偏倚风险的评分是由所有标准的最低评分决定（即最低计分原则）。同时，COSMIN 认为评价者对于 PROM 本身内容效度的判断也具有一定的价值，因此也考虑了评价者的评分。具体见表 4－14。

表 4－14　测量工具内容效度研究的偏倚风险评估清单

框目 1　测量工具的开发	
评价条目	1a. 评价“PROM 设计”（为评估 PROM 的相关性）的偏倚风险：总体设计要求、概念引出（相关性和全面性）
	1b. 评价认知访谈研究或其他预实验（pilot test）（为评估 PROM 的可理解性和全面性）的偏倚风险：总体设计要求、全面性、可理解性
框目 2　内容效度	
相关性	包含的条目是否与所关注的概念相关
	包含的条目是否与所关注的目标人群有关
	包含的条目是否与所关注的使用情境相关
	这些对应选项是否合适
	回忆期是否合适

（续表）

全面性	是否有遗漏概念的关键部分
可理解性	目标人群是否能理解 PROMs 的说明
	目标人群是否能理解 PROMs 的条目和对应选项
	PROMs 条目的措辞是否恰当
	对应选项是否与问题相匹配

评分方法：采用 4 分制评分法评价心理测量研究每个条目的偏倚风险，分别是“很好”“良好”“模糊”“不良”。也可有该条目“不适合”的情况。按照最低计分原则，该框目的整体偏倚风险评分是由所有条目评分中的最低评分决定。

2. 评价测量工具内部结构研究的偏倚风险　内部结构研究包括对测量工具内部一致性、结构效度、跨文化效度/测量不变性的研究。具体见表 4－15。

表 4－15　测量工具内部结构研究的偏倚风险评估清单

框目 3　结构效度	
	1. PROMs 是否基于反应模型
	2. 研究的目的是否是评价结构效度
统计方法	1. 经典测量理论（classical test theory，CTT）：是否使用探索性因子分析或验证性因子分析
	2. 项目反应理论（item response theory，IRT）：所选模型是否适合研究问题
	3. 分析中包含的样本量是否足够
其他	4. 研究的设计或统计方法是否有其他严重的缺陷
框目 4　内部一致性	
	1. 量表是否基于反应模型
设计要求	是否计算了 PROMs 中每个维度的内部一致性统计量
统计方法	2. 连续性数据：是否计算了 Cronbach's alpha 系数或 Omega 系数
	3. 二分类数据：是否计算了 Cronbach's alpha 系数或 KR－20 值
	4. 基于 IRT 的数据：是否计算了 SE(θ)或其他信度系数，如受试者（或项目）分离指数[index of subject(or item) separation]
其他	5. 研究的设计或统计方法是否有其他严重的缺陷
框目 5　跨文化效度/测量不变性	
设计要求	1. 除了分组变量外，受试者的其他相关变量是否相似
统计方法	2. 分析数据的方法是否合适
	3. 分析中包含的样本量是否足够
其他	4. 研究的设计或统计方法是否有其他严重的缺陷

注：① MGCFA：多组验证性因子分析（multi-group confirmatory factor analysis）；

② 评分方法：采用 4 分制评分法评价心理测量研究每个条目的偏倚风险，分别是“很好”“良好”“模糊”“不良”。也可有该条目“不适合”的情况。按照最低计分原则，该框目的整体偏倚风险评分是由所有条目评分中的最低评分决定。

应注意的是，该部分的偏倚风险评价清单只适用于基于“反应模型”（reflective model）构建的患者自我报告结局的测量工具。“反应模型”是指测量工具的所有条目都是某一潜在构念的表现形式，各条目之间高度相关，并且可以互换。与之相对的是“形成模型”（formative model），在“形成模型”中，是条目共同形成了构念，这些条目之间不需要相互关联。

（1）评价测量工具结构效度研究的偏倚风险：结构效度（structure validity）是指测量工具的维度与所测构念维度的吻合程度，该测量属性通常使用因子分析进行评估。

（2）评价测量工具内部一致性研究的偏倚风险：内部一致性是指测量工具中各条目之间相互关联的程度，通常使用 Cronbach's alpha 系数进行评估。在计算内部一致性系数之前，研究者首先应该明确测量工具中的每个分量表是否具有“单维性”，“单维性”是指测量工具中每个分量表的所有项目是否测量单个构念，它是解释内部一致性的先决条件，其可以通过因子分析或 IRT 分析进行评估。

（3）评价测量工具跨文化效度/测量不变性研究的偏倚风险：测量工具的跨文化效度是指该工具在不同文化群体中进行测量时，各条目得分的一致程度。应特别注意此处的跨文化效度不同于“跨文化调试”，跨文化调试是指两个不同语言版本的测量工具各条目在语义的一致性。评估工具的华文化效度至少需要两个不同组别的样本，如不同语言群体，或者不同性别群体。COSMIN 不仅将不同的种族或语言群体视为不同的文化群体，而且将不同的性别或年龄群体，或不同的患者群体同样视为不同文化群体。

计算测量工具的测量不变性（measurement invariance，MI）是计算该工具是否发生项目功能差异（differential item function，DIF），是评估跨文化效度的主要方法。测量不变性和项目功能差异是指具有相同潜在特征的不同群体，对于测量工具某一特定条目的反应是否相似。

3. 评价测量工具的其他测量属性研究的偏倚风险　该部分包括对测量工具稳定性、测量误差、校标效度、假设检验、反应度研究的偏倚风险评价（表 4－16）。

表 4－16　测量工具其他属性研究的偏倚风险评估清单

框目 6　稳定性	
设计要求	1. 在测量间隔期，受试者的待测构念是否是稳定的
	2. 测量的时间间隔是否合适
	3. 测量前后的测量情境是否相似（如测量方式、测量环境以及指导语等）
统计方法	4. 定量数据：是否计算了组内相关系数（intra-class correlation coefficient，ICC）
	5. 二分类/多分类/有序数据：是否计算了 kappa 系数
	6. 有序数据：是否计算了加权 kappa 系数
	7. 有序数据：是否描述了加权方案？如线性加权等
其他	8. 研究的设计或统计方法是否有其他严重的缺陷

（续表）

框目 7　测量误差	
设计要求	1. 在测量间隔期，受试者的待测构念是否是稳定的
	2. 测量的时间间隔是否合适
	3. 前后的测量情境是否相似（如测量的方式，环境，指导和说明）
统计方法	4. 定量数据：是否计算了测量标准误（standard error of measurement SEM），最小可测变化值（smallest detectable change，SDC）或一致性限度（limits of agreement，LoA）
	5. 二分类/多分类/有序数据：是否计算了一致百分比（percent agreement）
其他	6. 研究的设计或统计方法是否有其他严重的缺陷？
框目 8　效标效度	
统计方法	1. 定量数据：是否计算了相关性或者受试者工作特征曲线下的面积（area under the receiver operating curve，AUC）
	2. 二分类数据：是否计算了敏感性和特异性
	3. 研究的设计或统计方法是否有其他严重的缺陷
框目 9　假设检验	
9a 与其他测量工具进行比较（聚合效度）	
设计要求	1. 被比较工具测量的概念是否定义清晰
	2. 被比较工具的测量属性是否充分
统计方法	3. 验证假设的统计方法是否恰当
	4. 研究的设计或统计方法是否有其他重要的缺陷
9b 亚组比较（区分效度或已知组别效度）	
统计方法	6. 验证假设的统计方法是否恰当
	7. 研究的设计或统计方法是否有其他重要的缺陷
框目 10　反应度	
10a 效标方法—与“金标准”比较	
统计方法	1. 定量数据：是否计算了分数变化量之间的相关系数或者 ROC 曲线下的面积（AUC）
	2. 二分类数据：是否计算了敏感性和特异性
	3. 研究的设计或统计方法是否有其他重要的缺陷
10b 构念方法—假设检验：与其他测量工具进行比较	
设计要求	4. 被比较工具测量的概念是否清楚
	5. 被比较工具的测量属性是否充分
统计方法	6. 验证假设的统计方法是否恰当
	7. 研究的设计或统计方法是否有其他重要的缺陷

（续表）

10c 构念方法—假设检验：亚组比较	
设计要求	8. 是否充分描述了亚组的重要特征
统计方法	9. 验证假设的统计方法是否恰当
	10. 研究的设计或统计方法是否有其他重要的缺陷
10d 构念方法—假设检验：干预前后比较	
设计要求	11. 是否充分描述了干预措施
统计方法	12. 验证假设的统计方法是否恰当
	13. 研究的设计或统计方法是否有其他重要的缺陷

注：采用 4 分制评分法评价心理测量研究每个条目的偏倚风险，分别是"很好""良好""模糊""不良"。也可有该条目"不适合"的情况。按照最低计分原则，该框目的整体偏倚风险评分是由所有条目评分中的最低评分决定。

在 COSMIN 中稳定性包含信度和稳定性两层意思，其中信度是更为宽泛的概念，本处特指稳定性。稳定性指对同一受试者采用同样的方法重复测量时所得结果的一致性程度，包含：①重测信度，即在不同的时间进行测量；②评定者间信度，即由不同的评定者在同一场合进行测量；③评定者（或受试者）内信度，即同一个评定者（或受试者）在不同场合进行测量（或被测量）。

测量误差包括系统误差和随机误差，是受试者真实变异（真分数）之外其他变异产生的原因。评价测量工具测量误差研究的偏倚风险清单。效标效度是指测量工具所测得结果对"金标准"的充分反映程度。所有将测量工具与公认的"金标准"进行比较的研究都可以被认为是对该测量工具效标效度的研究。

以表 4－16 中 COSMIN-RoB 清单"框目 6－稳定性"风险偏倚评估的 8 个条目和"框目 7－测量误差"风险偏倚评估的 6 个条目为例，评价"青少年生命质量量表（YQOL-R）的汉化研究"的稳定性属性的偏倚风险，结果见下。

条目 1 中受试者的所测构念在两次测量之间应该保持稳定。研究者应该结合目标人群的特点判断所测构念是否稳定。例如，当验证"癌症患者生活质量测量工具"的稳定性时，若患者病情控制良好（可提供证据证明，比如可收集患者疾病进展情况的信息），则可认为受试者的生活质量在测量间隔期是稳定的，那么，条目 1 可评为"很好"。如果患者在测量间隔期接受了干预，那么可认为受试者的生活质量发生了变化，此时，COSMIN 建议将该条目评为"不良"。在"YQOL-R 的汉化研究"中，研究者"采取随机函数法在完成量表的城市、农村、随迁学生样本中分别抽取 30 例，共 90 例，在基线调查结束后的 7～10 天进行重测"。虽然研究者没有给出明确证据证明受试者的生命质量是稳定的，但是通过随机抽取的方法，可尽量避免其他因素对于受试者生活质量的影响，而且时间间隔只有 7～10 d，因此可认为受试者的生活质量是稳定的，所以该条目被评为"良好"。

条目 2 中效验重测信度时，两次测量时间间隔必须适当。首先，时间间隔应足够长，目的是防止回忆偏倚；同时，时间间隔也应该足够短，目的是确保患者的所测构念保持稳定。时间间隔是否合适取决于所测量的构念和目标人群的特点。通常认为合适的时间间隔是 2 周左右。在“YQOL-R 的汉化研究”中，研究者选择的重测时间是 7～10 d，略短于一般要求的 2 周。因受试者是青少年人群，选择 7～10 d 间隔的理由相对合理，因此，该条目被评为“良好”。

条目 3 中重复测量时的情境应该类似。测量情境指的是测量方式（如自填或他填）、测量环境（如在医院或家中）及填写指导和说明。不同的测量情境可能会影响测量结果。如果测量情境不相似，就有可能低估测量工具的稳定性。但是，也有一类研究会选择性使用不同的测量情境，其目的通常是评估测量工具在不同测量情境下的稳定性，在“YQOL-R 的汉化研究”中，研究者描述其将调查“安排在课余或午休时间”“在单独的会议室或报告厅进行”，采用“自评式量表调查方式，宣读调查引导语后开始调查”。虽然，研究者未具体描述重测时是否也是同样的情境，但是考虑到受试对象是学生，其可被调查的时间和地点应该是相对稳定的，因此可认为两次重测时情境相似，所以该条目被评为“良好”。

条目 4 中对于定量数据，首选的稳定性统计量是组内相关系数（ICC）。重测设计是评估测量工具稳定性最直接的方法。该方法首选的 ICC 模型是双向随机效应模型，因为该模型既考虑了受试者内部的变异，也考虑了时间变化引起的变异（即系统变异）。Pearson 或 Spearman 相关系数没有考虑系统变异，因此如果在不清楚是否存在系统变异的情况下使用 Pearson 或 Spearman 相关系数，该条目应该被评为“模糊”。在“YQOL-R 的汉化研究”中，量表产生的结果是“定量数据”，研究者使用了 ICC 作为统计学指标是合适的，因此该条目被评为“很好”。

条目 5、6 和 7 中对于分类数据，Cohen's kappa 系数是首选的统计量。对于有序数据，加权 kappa 系数是首选的统计量。在使用加权 kappa 系数时应该说明加权方案（如线性加权或平方加权）。在“YQOL-R 的汉化研究”中，量表产生的结果是“定量数据”，所以条目 5、6 和 7 被评为“不适用”。

条目 8 中测量不独立是一种重要的方法学缺陷。测量独立是指第一次测量不影响第二次测量，在第二次测量时受试者不应该知道第一次测量的结果。此外，评价者的差异也会引起较大的偏倚。比如，当通过评定者提问的方式进行测量时，假设第一次测量都是由有经验的评定者进行，而第二次测量是由没有经验的评定者（而且不清楚每个受试者对应的评定者）进行，那么此时计算出比较低的 ICC 的原因有 2 种：评定者不同或测量工具确实稳定性不好。研究者很难判断究竟是哪种原因。因此当使用评定者提问的方式进行测量时，对于评定者应该有明确和具体的要求。在“YQOL-R 的汉化研究”中，稳定性研究部分未发现其他方法学缺陷，因此该条目被评为“很好”。

以上 8 个条目的最低计分为“模糊”。因此，根据 COSMIN 提出的“最低计分原则”，“YQOL-R 的汉化研究”的“框目 6 -稳定性”部分偏倚风险应该被评为“模糊”。

再来分析一下"框目 7 -测量误差"研究的偏倚风险分析。测量误差包括系统误差和随机误差，是受试者真实变异（真分数）之外其他变异产生的原因。COSMIN-RoB 中框目 7 -测量误差的条目 1～3 评定可参见前面"稳定性研究"的偏倚风险评价。条目 4 在经典测量理论（classical test theory，CTT）中，对于定量数据，通过重测计算测量标准误（standard error of measurement，SEM）是评估测量误差的首选方法。需要注意，通过 Cronbach's alpha 系数计算 SEM 忽略了因为时间变化引起的变异，因此并不合适。一致性限度（limits of agreement，LoA）和最小可测变化（smallest detectable change，SDC）也可用来反映测量误差，而且这两个参数都与 SEM 直接相关。LoA 内的变异或小于 SDC 的变异可能是由于测量误差造成的，LoA 外的变异或大于 SDC 的变异被认为是受试者的真实变异。在"YQOL-R 的汉化研究"中，研究者采用重测设计计算测量标准误，因此该条目被评为"很好"。

条目 5 中衡量分类数据/有序数据的测量误差（也称为一致性）的合适的统计量是一致性百分比（percentage agreement）。在"YQOL-R 的汉化研究"中，测量工具的结果是定量数据，因此该条目被评为"不适用"。

在"YQOL-R 的汉化研究"中，条目 6 测量误差研究部分未发现其他方法学缺陷，因此该条目被评为"很好"。

以上 6 个条目的最低计分为"模糊"，因此，根据 COSMIN 提出的最低计分原则，"YQOL-R 的汉化研究"的"框目 7 -测量误差"部分的偏倚风险应该被评为"模糊"。

总之，COSMIN-RoB 清单可用于制作系统评价，同时对于 PROMs 开发者而言，也可使用该清单指导测量工具开发，以减少偏倚。COSMIN-RoB 清单对于患者报告的健康相关心理社会概念测量属性的分类基于明确的国际共识，包含了 PROMs 应具备的所有测量属性，另外，该偏倚风险评估工具区分了偏倚风险和报告质量的差异，符合循证的最新理念；同时该工具的内容详细具体，即使评价者不是 PROMs 开发和测量属性方面的专家，也可很好地使用该工具指导测量属性研究偏倚风险的评价。因此，该工具对于提高测量工具的方法学质量也具有重要的意义。

七、案例报告和案例系列类文献

（一）对案例报告论文的真实性评价

案例报告（case report）针对 1 例或几例具有共性的案例进行回顾性分析，通常对案例的病情、诊断、治疗中的特殊情况或经验教训等进行详细的临床报告，为研究者提供分析和决策的线索。澳大利亚 JBI 循证卫生保健中心于 2017 年推出了对案例报告论文的真实性评价工具。该工具包含 8 个评价项目（表 4 - 17），评价者需要对每个项目做出"是""否""不清楚""不适用"的判断，并经过小组讨论，最终决定该研究是纳入、排除还是需获取进一步的信息。

表 4－17　澳大利亚 JBI 循证卫生保健中心对案例报告论文的真实性评价

评价项目	评价结果			
1. 是否清晰描述了患者的人口学特征	是	否	不清楚	不适用
2. 是否按照时间顺序清晰描述了患者的病史	是	否	不清楚	不适用
3. 是否清晰描述了患者的临床现况	是	否	不清楚	不适用
4. 是否清晰描述了诊断性试验、身体评估的方法及结果	是	否	不清楚	不适用
5. 是否清晰描述了干预或治疗措施	是	否	不清楚	不适用
6. 是否清晰描述了干预后的临床状况	是	否	不清楚	不适用
7. 是否发现并描述了不良反应或意外事件	是	否	不清楚	不适用
8. 是否提供了可参考的经验	是	否	不清楚	不适用

1. 是否清晰描述了患者的人口学特征　案例报告旨在为他人提供同类疾病的参考或启示。因此，论文中应清晰描述患者的人口学特征，包括年龄、性别、种族、病史、疾病诊断、预后、既往治疗措施、既往及目前诊断性试验的结果及用药，以及患者所处的场所及情境等。

2. 是否按照时间顺序清晰描述了患者的病史　案例报告应按照时间顺序详细描述患者的病史，以呈现疾病的发展规律，为探讨疾病的性质、病因、传播方式等提供线索。病史内容包括发病时间、主要表现、既往检查结果、治疗措施及其效果等。此外，与疾病有关的家族史、心理社会状况也应详细描述。

3. 是否清晰描述了患者的临床现况　论文中应详细描述患者目前的临床状况，包括疾病的症状、体征、发生频次、严重程度以及鉴别诊断等，为识别新的疾病提供线索，也为其他临床人员对所遇到的个案做出判断提供证据。

4. 是否清晰描述了诊断性试验、身体评估的方法及结果　案例报告不仅为罕见病例提供病因线索，还可用来探讨疾病的发病机制。因此，论文中应提供详细信息，让读者知晓该患者是如何被评估、诊断的，以及结果如何，包括各种诊断性试验、身体评估的方法及实施过程。必要时给出影像学检查资料或图表。

5. 是否清晰描述了干预或治疗措施　案例报告应清晰描述对该患者采取的干预或治疗措施。如采取药物治疗者应详细描述药物的种类、给药途径、剂量、频次、不良反应等；采取手术治疗或其他特殊治疗者应详细描述手术方式、手术过程及特殊治疗的具体方式，为其他临床人员在遇到类似病例时制订干预方案提供参考。

6. 是否清晰描述了干预后的临床状况　论文中应清晰描述采取干预措施后患者的临床状况，包括症状、体征、实验室检查结果的变化情况，必要时可提供影像学资料或图表，为探讨疾病的治疗方法和治疗机制提供依据。

7. 是否发现并描述了不良反应或意外事件　对于任何治疗/干预措施/药物来说，都可能在某些患者身上出现不良反应或意外事件。因此，案例报告中应清晰描述所发生的不良反应或意外事件，包括不良反应的表现、发生频次、严重程度等，尤其是用了新药或新的治疗措施时。

8. 是否提供了可参考的经验　案例报告应从疾病的发生、发展、诊断、治疗的临床实践等方面，总结出从该个案身上得出的经验和教训，为临床人员遇到类似案例时提供参考。

（二）案例系列论文的真实性评价

案例系列(case series)是对一组连续纳入的具有某种相同疾病或结局，或某种相同暴露因素的患者进行描述和评价的报告方法。从研究设计上，分为对现有病例资料进行整理分析的回顾性病例系列和对同一组相同疾病患者进行同一种干预措施后观察其效果的前瞻性病例系列。澳大利亚JBI循证卫生保健中心于2017年推出了对案例系列论文的真实性评价工具，该工具包含10个评价项目(表4-18)，评价者需要对每个项目做出“是”“否”“不清楚”“不适用”的判断，并经过小组讨论，最终决定该研究是纳入、排除还是需获取进一步的信息。

表4-18　澳大利亚JBI循证卫生保健中心对案例系列论文的真实性评价

评价项目	评价结果			
1. 是否清晰界定了案例的纳入标准	是	否	不清楚	不适用
2. 是否采用标准、可信的方法测量案例系列中所有研究对象的疾病状况	是	否	不清楚	不适用
3. 是否采用有效的方法确定案例系列中所有研究对象的疾病状况	是	否	不清楚	不适用
4. 案例系列是不是连续纳入的	是	否	不清楚	不适用
5. 案例系列是不是完整纳入的	是	否	不清楚	不适用
6. 是否清晰报告了研究对象的人口学资料	是	否	不清楚	不适用
7. 是否清晰报告了研究对象的临床资料	是	否	不清楚	不适用
8. 是否清晰报告了案例的结局或随访结果	是	否	不清楚	不适用
9. 是否清晰报告了场所或临床情境的相关信息	是	否	不清楚	不适用
10. 资料分析方法是否恰当	是	否	不清楚	不适用

1. 是否清晰界定了案例的纳入标准　案例系列选择相对单一、具有某种临床特征的对象进行评价。因此，论文中应清晰报告研究对象的纳入和排除标准，确保所有研究对象的选择遵循统一标准。纳入和排除标准应涵盖关键、必需的信息，如疾病类型、疾病分期、严重程度等。

2. 是否采用标准、可信的方法测量案例系列中所有研究对象的疾病状况　论文中应清晰描述测评患者状况的方法，其方法应是标准、可信的。

3. 是否采用有效的方法确定案例系列中所有研究对象的疾病状况　很多健康问题难以确诊或明确界定。如果结局的测评依据有公认的诊断标准或明确的定义，可将该项目判定为“是”；如果结局的判定是基于观察者报告、自评问卷或者量表，则会增加过高/

过低报告的风险，客观性受到质疑。应判定测评工具是否经过信效度检测，这会影响结局判定的有效性。

4. 案例系列是不是连续纳入的 案例系列中研究对象的纳入是否连续，直接影响结果的可信度，连续纳入案例的研究可信度要高于非连续纳入案例的研究。因此，前瞻性案例系列研究应连续纳入病例作为研究对象，不能仅选择疗效好的病例。回顾性案例系列研究应选择某时间内接受该干预措施的全部病例，不能仅选择典型病例，以免夸大疗效。

5. 案例系列是不是完整纳入的 案例系列中纳入案例的完整性影响研究的可性度。因此，案例的纳入应尽可能来自多中心或不同级别的机构，不仅纳入疗效好、典型的病例，也应纳入疗效差、不典型、依从性不好的病例，以探讨干预措施的不良效果或患者依从性差的原因。

6. 是否清晰报告了研究对象的人口学资料 论文中应清晰描述研究对象的人口学资料，比如年龄、性别、文化程度、所在地理区域、种族、时间范围等，为研究结果的外推或其他临床人员遇到类似病例时的处理提供依据。

7. 是否清晰报告了研究对象的临床资料 论文中应清晰描述研究对象的临床资料，如所患疾病、疾病分期、其他合并症、既往干预措施/治疗情况、诊断性试验或辅助检查结果等。尤其是干预措施/治疗方案应详细描述，以便其他临床人员遇到类似案例时能够借鉴。

8. 是否清晰报告了案例的结局或随访结果 案例系列主要根据研究目的选择结局指标，大多研究关注治疗/干预措施的疗效和安全性。因此，论文中应清晰报告对病例进行治疗或干预后的结局。结局也可以影像学或图像资料呈现，有助于向读者或临床人员传达有用信息。前瞻性案例系列应有恰当的随访时间，尽可能选择终点结局指标，无法获得时可选择中间指标。此外，应清晰记录和描述不良事件，尤其是治疗一例新的或者独特的病例，或者使用一种新的药物或治疗方法时。如果发生的意外事件能提供新的或有用的资料，也应对意外事件进行清晰描述。

9. 是否清晰报告了场所或临床情境的相关信息 某些疾病的发病率在不同地理区域和不同人群中存在差异。论文中应清晰报告该研究中的案例所处的场所或临床情境，以便其他研究者确定该研究中的案例是否与其关注的人群可比。

10. 资料分析方法是否恰当 案例系列往往对结局指标进行分层分析和报告，如按照疾病分期或患者特征等。因此，论文的方法部分应详细描述所用的统计分析方法，评价者应判定该方法是否合适，是否有更恰当的统计分析方法。

八、文本、专家意见和政策类文献

护理领域中不乏叙述性文本、专家意见、政策类文献，基于证据多元化的理念，在缺乏大量高质量原始研究的情况下，这类文献对临床实践起到了非常大的作用。澳大利亚

JBI 循证卫生保健中心于 2022 年推出了对文本、专家意见和政策类文献的真实性评价工具。该工具包含 6 个评价项目(表 4-19)，评价者需要对每个项目做出“是”“否”“不清楚”“不适用”的判断，并经过小组讨论，最终决定该研究是纳入、排除还是需获取进一步的信息。

表 4-19　澳大利亚 JBI 循证卫生保健中心对文本、专家意见和政策类文献的真实性评价

评价项目	评价结果			
叙述类文本	是	否	不清楚	不适用
1. 叙述的来源是否是可信？来源是否合适				
2. 所用文本与其上下文之间的逻辑关系是否清楚				
3. 叙述是否使用逻辑顺序呈现事件，以便读者能够理解其展开方式				
4. 作为叙述的读者，你是否得出与叙述者相似的结论				
5. 结论是否从叙述中得出				
6. 你是否认为这是一个叙事				
专家意见	是	否	不清楚	不适合
1. 是否清晰描述专家意见的来源				
2. 专家意见是否来源于在该专业领域中是否有影响力的专家				
3. 相关人群的利益是否是专家意见的核心关注点				
4. 专家意见是否展示了支持得出该结论的论点				
5. 专家意见是否对现有文献的进行引用				
6. 专家意见是否对与既往文献不一致的地方进行说明				
政策/共识	是	否	不清楚	不适合
1. 政策/共识的开发者(以及任何归属/附属关系)是否明确				
2. 政策/共识的开发者在专业领域中是否具有影响力				
3. 利益关联人是否参与了政策/共识的制订，得出的结论是否能代表其服务对象的观点				
4. 是否承认并回应因利益冲突而产生的偏倚				
5. 是否描述了收集和总结证据的过程				
6. 与现有文献/证据不一致的地方是否进行了合理的说明				
7. 是否描述了用于制订推荐意见的方法				

1. 是否明确标注观点的来源　论文是否标注了作者的姓名？如果是期刊、杂志或报纸上的未署名的社论文章，则该观点尚留有较多探讨的空间。

2. 观点是否来源于该领域中有影响力的专家　论文中应注明作者及其团队的资质、目前的职务、所属单位名称等信息。评价者可以根据这些信息判断作者在该领域是否具有一定的影响力和权威。

3. 所提出的观点是否以研究相关的人群利益为中心　主要关注论文提出的观点是否以促进研究人群的健康为中心，或是以学术团体获益为中心。如果研究主题与临床干

预或者卫生保健服务的某方面有关，则应将重点放在健康结局上。如果研究重点是处理跨专业行为或权利关系问题，则应将重点放在相关人群上。

4. 陈述的结论是否基于分析的结果，观点的表达是否有逻辑性　专家意见或专业共识类论文应确立清晰、合理的观点。因此，论文需注意下列问题：结论部分提出的主要论点是什么？论据是什么？论述是否有逻辑性？是否对一些重要术语进行了清晰的界定？论据是否能支持该观点？

5. 是否参考其他文献　如果论文中提出的观点参考了其他文献，需要考虑是否对该文献的内容进行了推理、分析或论证，以突出被参考文献的稳健性。

6. 所提出的观点与以往文献是否不一致　论文中所推荐的观点或建议是否以引用以往的文献作为支撑？观点是否有外部文献的参照？与以往文献的观点是否有不一致的地方？

九、质性研究

（一）质性研究的科研设计

质性研究（qualitative research）也称质的研究、定性研究，以研究者本人为研究工具，在自然情景下通过深入访谈、参与式观察、查询档案或记录等多种资料收集方法对某一现象进行整体性探究，通过分析、归类、提炼，找出某种现象或事物的内涵和本质。由于护理领域的研究多数以人为研究对象，关注人的感受或行为过程，因此质性研究在护理领域的应用越来越广泛。

1. 质性研究的哲学基础　质性研究属于探索性或叙述性研究，建立在建构主义专业范式和诠释主义专业范式的基础上，认为知识是由社会建构的，无论是研究者和被研究者都有他们的价值观和现实观，因此现实是多元的。质性研究的方法论以整体观为指导，基本思想是：任何现实都不是唯一的，每个人的现实观都不同，可随时间推移而改变；对事物的认识只有在特定情形中才有意义，因此，质性研究的推理方法是将片段整合，以整体观分析事物；每个人对事物的感受和认识不同，因此，同一事物对不同的人可以有不同的意义。

2. 质性研究的方法学分类　质性研究的方法学有很多，较为常用的有现象学研究、扎根理论研究、民族志研究和描述性质性研究。

（1）现象学研究（phenomenological research）：现象学研究以德国哲学家 Edmund H. Husserl 和 Martin Heidegger 的哲学观为基础，认为现象是个人所经历的情景，只有当个体经历了这个情景，现象才有存在的意义。这种经历必须用描述的方法而非统计的方法表达。现象学研究的研究问题是“研究对象所经历的这些现象的本质是什么?”，往往关注对研究对象的生活经历具有重要意义的方面，比如生活的空间、生活的人、生活的时间和生活中人与人之间的关系。

（2）扎根理论研究（grounded theory research）：扎根理论研究由社会学家 Bamey

Glaser 和 Anselm Strauss 于 20 世纪 60 年代提出，以社会学中的符号互动论为基础，探索人们如何定义现实，他们的信念如何与行为相联系，聚焦于人们之间的互动过程，探索人类的行为和社会作用，解释为何个体努力使自己的行为适合他人的行为。该理论关注社会过程和社会结构，以及社会发展和演化过程，目的是对现实中的现象进行深入解释并概括为理论。

扎根理论研究是一种自下而上建立理论的方法，主要特点在于从实践中抽象出新的理论和思想。因此，研究者必须进入研究对象互相作用的世界，从研究对象的角度观察事物，发现现存问题，通过系统地收集和分析资料，找出核心类别，并重复上述过程，直至发展出理论。扎根理论研究重视事物的动态发展，是一个循环的过程。

（3）民族志研究（ethnographic research）：民族志研究是对人们在某种文化形态下的行为的描述和解释。在卫生保健领域，民族志研究主要用于探讨不同文化环境中人们的健康信念、健康行为、照护方式等，以研究文化对护理行为及其中的观点、信念和方法的影响，探索护理本身的文化特性、临床过程以及护患关系。研究者需要较长时间地深入研究场所，主动参与到文化事件或活动中，与文化群体中的人员有一定程度的密切接触，以深入了解所有研究的文化群体。“研究者即是研究工具”在民族志研究中被高频率地使用，体现了研究者本人在分析和解释文化中所起到的重要作用。

（4）描述性质性研究（descriptive qualitative research）：描述性质性研究是一种基于自然主义质询（naturalistic inquiry）哲学基础的研究方法，其原则是认可人类共同经历的多样性以及交互式、密不可分的本质。它的主要特点是阐述现实，致力于深入了解这一现象及参与者的观点方法，最终形成以富含参与者评论的调查结果。描述性质性研究主要通过内容分析法描述个体表达的、表面的、明显的体验，即对某一现象或事件进行全面的描述或概况。该方法非常适用于护理学等应用型学科，有助于了解患者、家属和专业人员的经历和观点，以及患者、家属、专业人员对医患/护患关系和卫生护理系统的看法等。

3. 质性研究的基本步骤

（1）确立研究问题和研究目的：质性研究的研究问题的构建通常来源于研究者个人的理论或直觉，也需要研究者直接与研究情景中的人们对话，在研究过程中不断思考，形成或修改研究问题。研究目的的表述应清晰、明了，有明确的研究对象和具体的研究情景。

（2）确立研究对象：质性研究的研究对象选择主要取决于他/她是否经历过所研究的现象或处于所研究的文化中，能否提供丰富的信息。通常采用目的性选样（最大差异选样、典型个案选样、同质性选样等）、滚雪球选样、志愿者选样、理论选样等方法选择合适的研究对象。样本量以资料的“饱和”为准，即当没有新的信息获得，信息出现重复时可停止资料收集。“饱和”是一个相对的状态，研究者必须随着研究进程的发展，通过反复比较，提取类属和主题，构建主题和意义，不断反省是否还需要进一步纳入新的研究对象。

(3) 收集资料:质性研究的资料收集是一个灵活的过程,主要方法有访谈、观察以及收集日记和文件等实物,其中以访谈法和观察法最为常用。

1) 访谈法:深入访谈法是质性研究最常用的资料收集方法,研究者通过口头谈话的方式从被研究者处收集第一手资料。可采用结构式、半结构式和非结构式访谈、小组焦点访谈、远程访谈等方法,遵循问候、解释、提问、专注、鼓励、重复/澄清/探究和结束语这几个步骤进行访谈。运用录音、录像设备和笔记完整记录访谈内容和被访者非语言性行为。

2) 观察法:观察法用于理解人们发生在自然环境中的行为和经历,可分为结构式、半结构式和非结构式观察,或非参与式、参与式观察。非参与式观察中,研究者不与观察对象有任何互动,仅对所观察到的内容进行记录。参与式观察中,研究者既是参与者又是观察者,参与到所研究的社会团体中,试图观看、倾听和体验与研究问题相关的信息。

观察前,研究者要获得进入所研究的社会或文化团体的允许,并与团体成员建立融洽和信任的关系。观察的内容受研究问题的指导,一般包括场所、物体、人物、活动、时间、目标和情感。通常先以开放的心态进行整体性、感受性的观察,然后逐步聚焦。观察的同时,研究者运用感觉、听觉、嗅觉、味觉和触觉进行全方位感知,借助笔、录音和录像器材进行记录,主要记录事实笔记和个人的思考。

(4) 整理和分析资料:质性研究资料的收集和分析往往同时进行,不仅可以对已收集到的资料获得一个比较系统的把握,而且可以为下一步的资料收集提供方向和聚焦的依据。通过录音或录像收集的访谈资料需转化为文字资料,转录过程中尽量保留资料的原始风格和内容,切勿凭研究者的主观意愿更改资料。为收集到的资料建立建档,包含资料的编号、研究对象的基本信息、收集资料的方法和地点,以及与研究课题有关的信息。

质性研究的资料分析方法非常多,主要由研究目的和方法学决定,目前最常用的是主题分析和内容分析。资料分析的基本要素包括:①悬置,指对所研究现象的前设和价值判断进行确认和掌控的过程,使研究者以纯净的头脑面对资料。②直觉,要求研究者完全沉浸入所研究的现象中,反复阅读资料直到呈现出对研究现象共识性的理解,这是对所研究现象的一种开放性、创造性的想象、理解和思考。③分析,包括提炼编码、归类和理清现象的本质含义。④描述,通过书面或口头的形式进行交流并提供确切的、评价性的描述。

资料分析的基本步骤包括:①仔细阅读原始资料,要求研究者反复阅读资料、回忆观察情形,反复听取录音或观看录像,直到真正深入到资料中,获得对研究对象所述现象的一个整体理解。②设计分类纲要,即设计对资料进行分类索引的方法,将资料分解成更小、更易掌控的单元,以便检索和回顾。分类纲要可以是具体层面的,即描述性分类纲要,用于旨在描述某种现象的研究,比如区分行为或事件的不同类型或慢性疾病经历的不同时期。分类纲要也可以是抽象层面的,即概念性分类纲要,用于旨在形成理论的研究。③编码资料,即确定概念或主题并对其命名,以获得资料分析中最基础的意义单位。

编码越细致越好，直到达到饱和，如果发现新的编码内容，可以在下一轮进一步收集原始资料。注意寻找当事人使用的词语，从当事人的角度理解意义。④归类，即对编码形成的码号按照一定的原则进行归类，形成类属。类属也是资料分析中的意义单位，代表资料所呈现的观点或主题。⑤描述和解释，研究者将各主题的片段整合成一个整体，各种主题相互关联形成一个有关资料的整体框架，解释主题和类属，形成联系和故事线。

（二）质性研究的真实性评价

对质性研究进行真实性评价时，重点关注该研究所用的哲学观、方法学、具体的研究方法以及对结果阐释之间的一致性，研究者所致偏倚的程度，研究对象所报告的原话与资料分析所得结论之间的关系。

1. 澳大利亚 JBI 循证卫生保健中心评价工具　澳大利亚 JBI 循证卫生保健中心于 2017 年推出了对质性研究论文的真实性评价工具。该工具包含 10 个评价项目（表 4 - 20），评价者需要对每个项目做出“是”“否”“不清楚”“不适用”的判断，并经过小组讨论，最终决定该研究是纳入、排除还是需获取进一步的信息。

表 4 - 20　澳大利亚 JBI 循证卫生保健中心对质性研究的真实性评价

评价项目	评价结果			
哲学基础与方法学是否一致	是	否	不清楚	不适用
方法学与研究问题或研究目的是否一致	是	否	不清楚	不适用
方法学与资料收集方法是否一致	是	否	不清楚	不适用
方法学与资料的代表性及资料分析方法是否一致	是	否	不清楚	不适用
方法学与结果阐释是否一致	是	否	不清楚	不适用
是否从文化背景、价值观的角度说明了研究者自身的状况	是	否	不清楚	不适用
是否阐述了研究者对研究的影响，或研究对研究者的影响	是	否	不清楚	不适用
研究对象及其观点是否具有代表性	是	否	不清楚	不适用
研究是否符合当前伦理规范	是	否	不清楚	不适用
结论的得出是否源于对资料的分析和阐释	是	否	不清楚	不适用

（1）哲学基础与方法学是否一致：论文是否清晰阐述了这个研究的哲学基础或理论假设，是否明确描述了该研究所采用的方法学，两者是否存在一致性。例如，某论文中提及该研究基于批判性的观点，采用参与式行动研究方法。那么，批判性观点这一哲学基础与行动研究这一方法学是一致的。但是，如果某研究的哲学基础为解释性观点，却采用了调查法，则两者不一致。某些论文可能只说明了该研究是质性研究或使用了质性研究的方法而没有说明哲学基础或方法学，那么对这一条的判断就是“不清楚”。

（2）方法学与研究问题或研究目的是否一致：该研究采用的方法学是否与提出的研究问题一致。比如，某研究的目的是探索类风湿关节炎患者的疼痛体验，采用了现象学研究法，其方法学与研究目的是一致的。但是，如果某研究的目的是评价心理咨询对疼痛体验的效果，采用了民族志研究法，则方法学与研究目的不一致。

(3) 方法学与资料收集方法是否一致:该研究的资料收集方法是否与方法学一致。比如,某论文中提到该研究采用现象学研究法,通过个人访谈法收集资料,则资料收集方法与方法学一致。但是,如果某研究采用现象学研究法,通过邮寄问卷收集资料,那么资料收集方法与方法学就不一致,因为现象学研究法探究个体对某现象的体验的丰富描述,无法通过标准化问卷获得所需资料。

(4) 方法学与资料的代表性及资料分析方法是否一致:研究对象的代表性和典型性以及资料分析方法与方法学是否一致。比如,某论文提及采用现象学研究法,通过访谈,让临终患者的家属描述其在姑息照护机构的体验。如果所访谈的临终患者家属包括了各类不同特征,则研究对象具有典型性和代表性。但如果只选择女性家属进行访谈,则代表性较差。另外,如果将研究对象描述的各类体验都纳入结果报告中,那么资料分析方法与方法学是一致的。但如果仅仅报告研究对象的普遍体验,而丢弃那些独特的、个性化的体验,那么资料分析方法与方法学就不一致。

(5) 方法学与结果阐释是否一致:研究中的结果阐释方法与方法学是否一致。比如,某论文提及采用现象学研究法探讨人们经历面部毁容之后的体验,研究结果用于告知临床医护人员在照护患者时应考虑个体差异,该结果阐释与方法学是一致的。但是,如果研究结果用于设计一个标准化的评估表,那么结果阐释与方法学就不一致,因为现象学研究法重点在于理解研究对象的体验,不能达到将其推广到所有个体以形成标准化评估表格的程度。

(6) 是否从文化背景、价值观的角度说明研究者自身的状况:论文中是否阐述研究者的信仰和价值观,以及他们对研究的潜在影响。在质性研究中,研究者对研究过程起着不可忽视的影响。在进行质量评价时,应知晓研究者的文化背景、个人所持的价值观和理论定位。一篇高质量的质性研究论文应对此进行描述。

(7) 是否阐述研究者对研究的影响,或研究对研究者的影响:论文中是否提及研究者对研究过程及结果阐释的潜在影响,或研究对研究者的影响。比如,论文是否阐述了研究者与研究对象的关系?研究者是否评判性地探究其在资料收集过程中的角色和潜在影响?文中是否报告了研究过程中发生意外事件时研究者的处理方式?

(8) 研究对象及其观点是否具有代表性:论文中报告研究结果时,应引用研究对象的原话作为结论的依据和基础,以此确认该论文是否充分代表了研究对象的观点。

(9) 研究是否符合当前伦理规范:论文中应阐述伦理审查的过程。

(10) 结论的得出是否源于对资料的分析和阐释:研究的结论是否基于对通过观察、访谈或其他方法所获取的资料的归纳和分析。

2. 英国牛津循证医学中心 CASP 评价清单　英国牛津循证医学中心文献严格评价项目(critical appraisal skill program, CASP, 2004)制订了针对不同类型研究的质量评价清单,其中包括质性研究。CASP 用于质性研究论文的真实性评价清单包含 10 个评价项目(表 4-21),评价者需要对每个项目做出"是""不清楚""否"的判断。

表 4-21 CASP 对质性研究的真实性评价

评价项目	评价结果		
是否清晰阐述了研究目的	是	不清楚	否
采用质性研究方法是否恰当	是	不清楚	否
研究设计对该研究目的来说是否恰当	是	不清楚	否
研究对象的招募策略是否恰当	是	不清楚	否
资料收集方法能否解决研究问题	是	不清楚	否
是否充分考虑了研究者与研究对象之间的关系	是	不清楚	否
是否考虑了伦理问题	是	不清楚	否
资料分析方法是否缜密	是	不清楚	否
结果陈述是否清晰	是	不清楚	否
研究的价值有多大	是	不清楚	否

(1) 是否清晰阐述了研究目的：研究是否清晰阐述了研究的目的及其重要性。

(2) 采用质性研究方法是否恰当：研究是否旨在阐释或阐明研究对象的主观体验或行为，质性研究对回答该研究问题是否恰当。

(3) 研究设计对该研究目的来说是否恰当：论文是否阐述了采用该研究方法的理由；该研究的设计是否恰当，能否达到研究目的。

(4) 研究对象的招募策略是否恰当：论文是否阐述了如何选择研究对象；是否解释了为什么所选择的研究对象是最能提供本研究所关注信息的恰当人选；招募策略是否经过讨论，比如是否阐释了为什么有些被选中的研究对象未参与研究。

(5) 资料收集方法能否解决研究问题：论文是否阐释了选择该资料收集场所的理由；收集资料的方式是否清楚(如小组焦点访谈、半结构式访谈)；是否阐释了选择该资料收集方法的理由；是否阐明了资料收集的具体方法(如对于访谈法，是否说明了访谈是如何进行的，采用何种访谈提纲)；资料的记录形式(如录音、录像、笔记)是否清楚；研究过程中是否对资料收集方法进行了调整，以及为何调整、如何调整；是否阐述了资料饱和的相关信息。

(6) 是否充分考虑了研究者与研究对象之间的关系：研究者是否评判性地检视了自己在确立研究问题、招募研究对象、选择研究场所以及资料收集过程中的角色、潜在偏倚及对研究过程的影响；研究者如何应对研究中出现的意外事件，以及是否考虑了改变研究设计所带来的影响。

(7) 是否考虑了伦理问题：论文中是否详细描述了如何向研究对象解释研究过程，以供读者评估研究过程是否符合伦理规范；是否描述了与知情同意、保密有关的问题，或在研究过程中及研究结束后，如何处理研究对参与者带来的影响等相关问题；研究是否获得伦理委员会的批准。

(8) 资料分析方法是否缜密：论文中是否详细描述了资料分析过程；如果采用的是主题分析，是否清晰描述了如何从资料中提取类属或主题；研究者是否解释了所呈现的资料是如何从原始资料中挑选出来的；是否呈现了充分的资料来支持结果；在多大程度上考虑了相互矛盾的资料；研究者是否评判性地检视了自己在资料分析和结果呈现过程中的角色、潜在偏倚及其影响。

(9) 结果陈述是否清晰：结果是否清楚、明确；是否对于研究者观点一致和不一致的证据进行了充分讨论；研究者是否讨论了结果的可信性；对结果的讨论是否与研究问题相关。

(10) 研究的价值有多大：研究者是否讨论了该研究对当前实践、政策、实证研究等方面带来的贡献；是否提出了进一步研究的新问题；研究者是否讨论了该研究结果是否能够以及如何推广到其他人群，或者该研究是否可采用其他方法。

（王志稳　胡　雁　陈　瑜）

参考文献

[1] 陈祎婷，彭健，沈蓝君，等. COSMIN 方法介绍：制作患者报告结局测量工具的系统评价[J]. 护士进修杂志，2021，36(8)：699－703.

[2] 胡雁，郝玉芳. 循证护理学[M]. 2 版. 北京：人民卫生出版社，2013.

[3] 胡雁，王志稳. 护理研究[M]. 5 版. 北京：人民卫生出版社，2017.

[4] 季梦婷，杨艳. 描述性质性研究方法学的综述. 解放军护理杂志[J]. 2018，35(11)：32－35.

[5] 姜晓莹. 青少年生命质量量表(YQOL-R)的汉化研究[D]. 浙江大学，2014.

[6] 彭健，沈蓝君，陈祎婷，等. COSMIN-RoB 清单简介及测量工具内部结构研究的偏倚风险清单解读[J]. 中国循证医学杂志，2020，20(10)：1234－1240.

[7] 彭健，沈蓝君，陈祎婷，等. COSMIN-RoB 清单中测量工具稳定性、测量误差和效标效度研究的偏倚风险清单解读[J]. 中国循证医学杂志，2020，20(11)：1340－1344.

[8] 沈蓝君，彭健，陈祎婷，等. COSMIN-RoB 清单中测量工具内容效度研究的偏倚风险清单解读[J]. 护士进修杂志，2021，36(22)：2078－2084.

[9] 周英凤，顾莺，胡雁，等. JBI 循证卫生保健中心关于不同类型研究的质量评价工具——病例报告及病例系列的质量评价[J]. 护士进修杂志，2018，33(4)：310－312.

[10] Critical Appraisal Skills Programme. CASP Checklist [EB/OL]. (2018－05－23)[2023－08－21] https://casp-uk.net/casp-tools-checklists/.

[11] MOKKINK LB, DE VET HCW, PRINSEN CAC, et al. COSMIN risk of bias checklist for systematic reviews of Patient-Reported Outcome Measures [J]. Qual Life Res, 2018, 27(5): 1171－1179.

[12] MOKKINK LB, VET HC, PRINSEN CA, et al. COSMIN methodology for systematic reviews of Patient-Reported Outcome Measures (PROMs)-user manual [EB/OL]. (2018－07－12)[2022－07－12] http://www.cosmin.nl.

[13] MOOLA S, MUNN Z, TUFANARU C, et al. Chapter 7: Systematic reviews of etiology and risk. In: Aromataris E, Munn Z (Editors). Joanna Briggs Institute Reviewer's Manual [EB/OL]. (2017－07－03)[2023－08－21] https://reviewersmanual.joannabriggs.org/.

第三篇

证据整合篇

证据综合是循证实践的第二步，通过系统评价完成证据的综合。本篇主要介绍各类常见研究的系统评价，包括其基本概念、方法和步骤，并通过实例分析进行阐述。还介绍了干预性研究、发生率研究、病因和风险类研究、诊断性研究、心理测量学研究、质性研究以及混合性研究的系统评价，并介绍系统评价的再评价、文本、专家意见和政策类文献的系统评价。范围综述是近年来对文献系统分析的方法，本篇将进行方法学介绍和实例分析。证据的分级方法经历了多次演变和发展，本篇也将介绍目前常用的证据分级系统。

第五章 系统评价

系统评价采用严格的筛选、评价方法，将真实、可靠而有临床应用价值的原始研究结果进行整合，为各层次的临床决策者提供科学依据。本章系统介绍系统评价的概念、分类、方法、质量评价标准以及报告规范等。

第一节 概　　述

临床医护人员、研究人员和管理者需要通过及时了解本学科新的研究成果作出科学决策，而在当今信息化时代，每年约有几百万篇生物医学文献发表，信息量巨大，人们常会陷入难以驾驭的信息海洋中。科学的文献综述是获取最新进展的重要途径。1979 年，英国著名流行病学家 Archie Cochrane 提出，各专业应搜集所有的随机对照研究进行系统评价，并及时更新，为临床实践提供可靠依据。20 世纪 80 年代开始系统评价逐步开展，对全球医疗保健和政策产生了深远影响。

一、基本概念

系统评价（systematic review，SR），又称系统综述，是一种文献综合方法，是指针对某一具体临床问题（如疾病的病因、诊断、治疗、预后、护理等）系统、全面地收集全世界所有已发表或未发表的研究文献，采用临床流行病学严格文献评价的原则和方法，筛选出符合质量标准的文献，进行定性或定量合成（Meta 分析），得出综合可靠的结论，用于指导临床决策。系统评价中对纳入研究的综合和分析可以是定量的，也可以是定性的。当采取了定量方法对纳入研究及资料进行了 Meta 分析等统计学处理，此类系统评价为定量分析的系统评价，也称为 Meta 分析。不符合 Meta 分析条件时，则对纳入研究不进行 Meta 分析，只做定性分析，这类系统评价为定性分析的系统评价。

目前有多个国际跨学科系统评价制定机构，如 Cochrane、JBI、Campbell 协作网等。

（一）Cochrane 系统评价

Cochrane 协作网于 1993 年正式成立，是一国际性协作组织，旨在制订、保存、传播和更新医学领域的系统评价。Cochrane 系统评价是 Cochrane 协作网成员严格按照 Cochrane 统一工作手册（如 Cochrane Handbook for Systematic Reviews of Interventions v6.3），在相应 Cochrane 评价组编辑部指导和帮助下完成，需要采用结构化的格式和内容要求、运用统一的系统评价件（RevMan）录入和分析数据、撰写系统评价计划书和报告。系统评价发表后还需根据新的研究定期更新。Cochrane 系统评价被公认为全世界高级别的证据之一，也是干预措施疗效最佳的信息资源，已被广泛地用于临床指南和卫生政策的制订。Cochrane 系统评价关注五大领域：干预性、观察性、诊断准确性、质性研究和预后研究。Cochrane Handbook6.3 版指出了 Cochrane 系统评价的主要特征为：①目的明确、预设的文献纳入标准清晰；②方法明确、且可重复；③系统检索所有符合纳入标准的研究文献；④评估纳入研究结果的真实性，如评估偏倚风险；⑤系统描述及整合纳入研究的特点和结果。

（二）JBI 系统评价

JBI 作为聚焦循证卫生保健的研究机构，构建和发布护理及健康相关领域的系统评价，该机构的证据综合手册为不同类型系统评价提供了方法学指导，包括干预性研究、患病率和发病率类研究、经济学研究、病因和风险研究、质性研究、混合研究的系统评价、诊断性研究系统评价、文本、专家意见和政策类文献系统评价、系统评价的再评价以及文献范围综述等。

（三）Campbell 系统评价

Campbell 系统评价与以上系统评价的不同之处，在于其主要应用于社会学领域，包括在社会福利、教育学、司法犯罪和国际发展领域的应用，研究社会干预、行为干预及公共政策，提供相应的证据并进行质量审查和综合评价，关注宏观的干预措施或政策的有效性，研究影响其结果的相关因素，包括实施过程、干预措施和干预对象等。Campbell 协作网作为 Campbell 系统评价的载体，是一个关注社会学领域生产、保存、传播高质量系统评价的国际性非营利性学术组织。

二、系统评价与传统文献综述的异同点

文献综述（review）又称为叙述性文献综述（narrative review）或传统文献综述（traditional review），由作者根据特定的目的和需要或兴趣，围绕某一领域、某一专业或某一方面的问题，搜集相关的文献，通过阅读、分析、归纳，采用定性分析的方法，对文献的内容进行分析和评价，结合自己的观点和临床经验阐述最新进展、提出学术见解，并撰写成文，可为某一领域或专业提供大量的新动态、新趋势、新理论或新技术等，以便读者在较短时间内了解某一专题的研究概况和发展方向，解决临床实践中遇到的问题。

从综述的选题上分析，叙述性文献综述常常涉及某一问题的多个方面，如糖尿病的流行病学、诊断预防、康复及护理等，也可仅涉及某一方面的问题，如糖尿病高危足的评估与护理。系统评价或 Meta 分析则集中研究某一具体临床问题的某一方面，如中医食

疗对血糖影响的系统评价。因此，叙述性文献综述有助于了解某疾病的全貌，而系统评价则关注某一干预措施或某一临床问题。在选题、检索和对文献综合的方法上，两者的主要区别见表 5 - 1。

表 5 - 1 叙述性文献综述与系统评价的区别

特征	传统文献综述	系统评价
研究的问题	涉及的范畴常较广泛	常集中于某一临床问题
原始文献来源	常未说明、不全面	明确、常为多渠道
检索方法	常未说明	有明确的检索策略
原始文献的选择	常未说明、有潜在偏倚	有明确的选择标准
原始文献的评价	评价方法不统一	有严格的评价方法
结果的合成	多采用定性方法	多采用定量方法
结论的推断	有时遵循研究依据	多遵循研究依据
结果的更新	未定期更新	定期根据新试验进行更新

第二节 系统评价的分类和方法

一、分类

系统评价针对某一具体的临床问题，系统检索、严格选择和评价，去粗取精、整合全面、科学又具有临床应用价值的信息，提高统计效能，促进及时转化和应用研究成果。系统评价可以综合多个有争议甚至矛盾的小型临床研究，以解决纷争或提出建议，为临床实践、医疗决策和今后的科学研究提供方向。然而，也可能因纳入的原始研究质量不高或进行系统评价/Meta 分析的方法不正确，产生错误的结果，造成误导。因此，系统评价的制作方法和实施步骤正确与否，对其结果和结论的真实性、可靠性起着决定性的作用。

系统评价不限于仅对干预措施的疗效和安全性进行评价。当前，存在多种类型的系统评价，如干预性研究的系统评价/Meta 分析、诊断性研究的系统评价/Meta 分析、预后研究的系统评价/Meta 分析等。而且有不同的分类方法，具体的分类方法及类型见表 5 - 2。

针对不同研究问题的系统评价其基本方法和步骤相似，但在文献检索策略、文献质量评价方法、原始数据的提取和统计分析等具体内容上存在一定的差异，且不同的机构(如 Cochrane、Joanna Briggs Institute、Campbell)对于系统评价的方法和步骤要求也存在着差别。本节将以评价干预措施疗效的 Cochrane 系统评价为例，简述其基本步骤和方法。

表 5-2　系统评价和 Meta 分析的分类

分类方法	类　型
研究领域	基础研究、临床研究、医学教育、政策研究等
临床问题	病因、诊断、治疗、预后、卫生经济学等
原始研究的类型	临床试验：随机和非随机对照试验 观察性研究：队列研究和病例-对照研究 定性/质性研究
分析的方法	前瞻性 Meta 分析/回顾性 Meta 分析、累积性 Meta 分析、网状 Meta 分析、系统评价再评价、个体病例资料 Meta 分析等
是否采用统计学方法	定性分析的系统评价、定量分析的系统评价

二、方法

Cochrane 的系统评价步骤包括 9 个步骤，分别如下。

（一）确立系统评价题目

1. 选题需遵循的原则　制作系统评价的主要目的是为医疗和卫生决策提供依据，因此，在其选题上应遵循以下原则：①有临床意义。所选题目应该是可以解决或者回答医疗卫生领域所关注的重要问题，能够改变人们对某些临床问题的认知，或者规范临床实践行为。②存在有争议临床问题。系统评价适合回答某些存在争议的临床问题。针对同一临床问题可能研究很多，但因疾病诊断标准、纳入研究对象的标准、结果测量方法不一致、研究设计的差异，结果可能不一致，甚至互相矛盾。靠单个临床研究结果难以确定。而系统评价/Meta 分析在合成资料时，充分考虑各个研究样本量大小和研究质量得出一个综合结论。③有一定数量和高质量的临床研究。系统评价/Meta 分析属于二次研究，有一定数量和质量的研究是进行系统评价/Meta 分析的基础。④避免不必要的重复。在进行系统评价/Meta 分析之前，首先应进行全面、系统地检索，了解当前针对某临床问题的系统评价/Meta 分析是否已经存在或正在进行。如果有相关的系统评价/Meta 分析，其质量如何？是否过时（如发表后出现较多新的研究）？如现有的系统评价/Meta 分析已经过时或质量差，可以考虑更新或做一个新的系统评价/Meta 分析。

2. 研究问题的确立　在系统评价确立题目后，首先要明确研究问题，此时应遵循 PICOS 原则。具体可参见本书“第二章　循证护理问题的提出”。PICOS 原则对于指导文献检索策略的制订、文献的筛选和质量评价、数据收集、数据的分析和解释结果十分重要。此外，系统评价的研究问题原则上应该在指定计划书之前和检索文献之前就确定，避免作者根据原始文献的数据信息和结果临时改变系统评价的题目和内容。在制作 Cochrane 系统评价时，确定题目之后需要将系统评价题目和研究背景告知 Cochrane 协作网系统评价小组的协调员，在确定尚无相关题目注册，并且小组认可该系统评价研究价值的情况下，完成题目的注册。

（二）制订系统评价研究方案和注册

确定系统评价题目之后，需要撰写系统评价方案，即详细陈述生成系统评价的全过程，主要内容包括：系统评价的题目、研究背景、研究目的、研究方法（文献检索策略、文献筛选标准、质量评价工具、数据收集方法、数据分析方法等）。方案撰写完成后需进行注册。注册（registration），即通过共享的平台将研究者感兴趣的研究问题进行记录，并向公众公布研究方案信息及实验结果；当注册成功后，该研究问题的研究方案、研究进程及最终的研究结果就会在 Cochrane 平台发表。

研究注册制度已成为当今医学研究发展的主流趋势，不仅避免同一题目系统评价的无计划重复，也有利于增加研究信息的透明度、减少发表偏倚、避免根据收集到的文献信息不合理地修改系统评价的方法和结果，同时保障临床研究的质量、增加研究过程的规范性和研究结果的可信度。

目前可进行系统评价/Meta 分析注册的机构有：Cochrane 协作网（Cochrane Collaboration）、PROSPERO 国际化注册平台（International Prospective Register of Systematic Reviews）、JBI 循证卫生保健中心、Campbell 协作网（Campbell Collaboration）和环境证据协作网（Collaboration for Environmental Evidence，CEE）。其中 Campbell 协作网主要关注教育、犯罪司法、社会福利等社会领域，JBI 主要关注于护理及健康相关领域，CEE 主要关注环境政策与管理领域，而 Cochrane 协作网和 PROSPERO 国际化注册平台是当前医学领域应用较为广泛的机构。

（三）检索文献

1. 检索的查全率和查准率　系统评价文献检索质量的两个最重要的指标是查全率和查准率，其直接影响系统评价最终结果。查全率指检出的相关文献量与系统文献库中相关文献总量的比率，它反映该系统文献库中实有的相关文献量在多大程度上被检索出来。查准率指检出的相关文献量与检出文献总量的比率，是衡量信息检索系统检出文献准确度的尺度。不同数据库的检索策略可能存在差异，且不同的检索方法和检索工具得到不同的检索结果。由于受时间和经费的限制，要求系统评价制定者能够在检索的全面性与有效使用时间和资源之间达到平衡，而达到这一平衡最佳的方法是使用多种策略在多个数据库检索文献，避免发表偏倚和语言偏倚。

2. 常用数据库和检索范式　目前，主要的检索信息源包括：Cochrane library，PubMed，Embase，CINAHL，PsyINFO，四大中文数据库（中国知网、万方数据库、维普数据库和中国生物医药数据库）。

系统评价检索策略主要采用布尔逻辑检索和等级检索 2 个检索范式。布尔逻辑检索采用逻辑运算符连接检索词构成逻辑检索式，布尔逻辑检索式非常直观，用户能够从检索式中预计检索结果包括或不包括哪些内容。其使用最广，使用频率最高。等级检索是主题目录的一种检索方法。通过叙词之间的“属-分”关系（包括“种-属”关系、“整-部”关系等）逐级扩展，依据词频、查询上下文、链接结构等技术对检索结果进行排序，用户能够通过等级判断哪些文献更符合系统评价纳入标准。

3. 常用的检索方式　主题检索是最常使用的检索方式，要求关键词出现在标题、关键词或摘要中，检索步骤为分析研究主题、分解主题概念、列举主题概念的同义词、建立逻辑组配检索式"(A1 OR A2 OR A3) AND(B1 OR B2 OR B3) AND(C1 OR C2 OR C3)"。这种检索方式主要适用于摘要或索引数据库(如 MEDLINE、SCI 等)，特点是精确检索，即输入什么关键词就会检索到与该关键词相关的文献，这种情况下，大部分检索返回结果较少，有时甚至检索结果为零。一方面由于检索词仅仅和元数据匹配，如检索"youth"，而文章标题或摘要中仅有"teenager"时，将不能检索到这篇文献，另一方面检索系统只能精确检索，没有自动词根覆盖单词的所有变体，如英式和美式拼法，因此在检索时必须包含单词的所有变体、单复数等形式。复杂的布尔逻辑检索确保了主题检索的准确性和命中率。

检索文献时应确定检索词、制订检索策略和选择可能的数据库或数据源，不同类型的临床问题有所不同，建议由系统评价者和信息专家共同决定。此外，为有效管理检出的文献，尤其是当文献量特别大的时候，一般需要借助文献管理软件(如 EndNote、Notexpress、Reference Manager、Procite 等)管理文献题录、摘要信息、全文等。便于剔重、浏览、筛选和排序等。也有助于撰写文章时编写参考文献格式和引用参考文献。

(四) 筛选文献

筛选文献指根据系统评价研究方案拟定的纳入和排除标准，从收集到的所有文献中筛选出能够回答研究问题的文献资料。因此，筛选标准应根据确立的研究问题及构成研究问题的四要素即研究对象、干预措施、主要研究结果和研究的设计方案而制订。

文献资料的选择常常分为 3 步进行：①初筛，根据检索出的文献信息，如题目和摘要，筛除明显不合格的文献，对肯定或不能肯定的文献应查出全文再进行筛选；②阅读全文，对可能合格的文献资料，应逐一阅读和分析，以确定是否合格；③与作者联系，一旦被排除的文献将不再录用，因此，因文中提供的信息不全面而不能确定，或者有疑问和有分歧的文献应先纳入，通过与作者联系获得有关信息后再决定取舍或在以后的选择过程中进一步评价。文献筛选需要设计筛选表和筛选说明，且有两人独立筛选，避免相关文献被排除的可能性。

(五) 评价文献质量

1. 文献质量评价的内容　文献质量评价是指评估单个临床试验在设计、实施和分析过程中防止或减少系统误差(偏倚)和随机误差的程度，以作为纳入原始文献的阈值、解释不同文献结果差异的原因、进行系统评价敏感性分析和定量分析时给予文献不同权重值的依据。

对于入选的文献，需要应用临床流行病学/循证医学评价文献质量的原则和方法，进一步分析评价。具体来说，文献的评价应包括 3 方面内容。一是内在真实性(internal validity)，指研究结果接近真值的程度，即是否存在各种偏倚因素及其影响程度；偏倚主要来源于 4 个方面：①选择性偏倚(selection bias/allocation bias)，发生在选择和分配研究对象时，因随机方法的不完善造成组间基线不可比，可夸大或缩小干预措施的疗效。运用完善的随机分配隐藏方案可避免选择性偏倚。②实施偏倚(performance bias)，指在干预措施的实施过程中，除比较的措施外，向试验组和对照组研究对象提供的其他措施不一样。标化治疗方案和对研究对象及对实施研究措施者采用盲法可避免该类偏倚。③随访偏倚(attrition bias)，指在试验的随访过程中，试验组或对照组因退出、失访、违背治疗方案的人数或情况不一样造成的系统差异。尽量获得失访者的信息和对失访的人员采用恰当的统计学方法处理，如意向分析法(intention to treat analysis)可减少此类影响。④测量偏倚(measurement bias/detection bias/ascertainment bias)，测量试验组和对照组结果的方法不一致所造成的系统差异。在研究结果需要进行主观判断时，统一、标化测量方法和对研究对象及结果测量者实施盲法可避免测量偏倚。二是外在真实性(external validity 或 generalizability)，指研究结果是否可以应用于研究对象以外的其他人群，即结果的实用价值与推广应用的条件，主要与研究对象的特征、研究措施的实施方法和结果的选择标准密切相关。三是影响结果解释的因素，如治疗性试验中药物的剂量、剂型、用药途径和疗程等因素。

2. 文献质量评价工具　评价文献质量的方法较多，不同类型的文献所采用的文献质量评价工具不同。常用的随机对照试验文献质量评价工具包括：Cochrane 风险偏倚评估工具、PEDro 量表(physiotherapy evidence database)、CAPS 清单(critical appraisal skills programme)、Chalmers、量表、Jadad 量表、澳大利亚 JBI 循证卫生保健中心对随机对照试验的真实性评价、英国牛津大学循证医学中心对随机对照试验的真实性评价。具体可参见本书第四章“文献质量评价”。

为了避免选择文献和评价文献质量者的偏倚，一篇文章通常至少由 2 名评价人员独立、盲法进行，也可采用专业与非专业人员相结合的共同选择和评价的办法，对选择和评价文献中存在的意见分歧可通过共同讨论或请第 3 人进行解决。

(六) 提取数据

1. 数据提取的目的　数据提取指采用手写或者计算机录入方式将需要的提取信息填入数据提取表，也就是从原始研究的全文或者研究者提供的资料中收集数据的过程。这个过程不仅涉及从原始文献中摘抄信息，还涉及数据的处理和换算，也是系统评价结果分析的基础。研究数据提取的完整性和质量直接影响数据分析。因此，在阅读全文提取数据前需要精心设计数据提取表，以保证重要、有价值的信息和数据不被遗漏，否则反复修改数据提取表和反复查阅全文提取信息会增加不必要的工作量。

2. 数据提取基本原则　包括：①客观，即忠于原始资料，避免提取者主观因素的影响。为了保证客观，Cochrane 协作网推荐至少两位评价员独立进行，并进行交叉核对。②提前培训，包括资料提取的基本过程，资料提取表的相关内容，相关软件的使用，及相关流行病学知识等。为了保证效果，Cochrane 协作网还建议对评价员进行标准一致性检验。③预提取，选择几篇有代表性的原始研究，对其进行资料预提取，由此可以发现并完善数据提取表的不足之处。同时可以评价不同评价者对同一问题理解的一致性程度，理解不一致时需加以统一。④多人提取，提取资料时最好由至少 2 人独立进行，并进行交叉核对。同时，为尽量减少偏倚，建议选择不同专业背景的人员，如一位流行病学家和一位专业专家。⑤恰当处理分歧，疏忽或失误引起的分歧可通过讨论解决。讨论不能解决的情况下，还需要提请第 3 人介入（通常是制作小组中经验最丰富的成员，或者邀请相关领域的专家）。若通过上述方法仍不能解决，可以联系原始研究的作者，并在系统评价与 Meta 分析中注明相应的分歧及其产生原因。

3. 数据提取步骤　按照一定的、明确的步骤进行资料提取，可避免重复劳动并保证准确性。数据提取主要分为以下步骤：①明确需要纳入的资料范围；②明确资料提取人员；③设计资料提取表；④对资料提取表进行预提取并完善；⑤进行资料提取；⑥资料核查及修改；⑦处理相应的分歧。

4. 数据提取的内容　不同题目的系统评价因涉及的研究问题不同，提取的数据信息不尽相同，需要充分反应研究问题的独特性。虽然目前没有统一标准，但需要提取的多数基本信息是一致的，包括：①一般资料，如评价的题目、评价者的姓名、原始文献编号和来源、引文信息、评价日期等；②研究的基本特征，如研究的合格性、研究对象的特征和研究地点、文献的设计方案和质量、研究措施的具体内容和实施方法、有关偏倚防止措施、主要的试验结果等；③研究的结果，如随访时间、失访和退出情况，分类资料应收集每组总人数及各种事件发生率，连续资料应收集每组研究人数、均数和标准差或标准误等。

（七）分析和报告结果、解释结果

系统评价数据分析主要包括定量分析和定性分析。

1. 定性分析（non-quantitative synthesis）　定性分析是采用描述的方法，将每个临床研究的特征按研究对象、干预措施、研究结果、研究质量和设计方法等进行总结并列成表格，以便浏览纳入的研究情况、研究方法的严格性和不同研究间的差异，计划定量合成和结果解释，因此，定性分析是定量分析前必不可少的步骤。

2. 定量分析（quantitative synthesis）　定量分析包括 3 个方面：Meta 分析、异质性分析和敏感性分析。

（1）Meta 分析：根据资料的类型及评价目的选择效应量和统计方法。例如，对于分类变量，可选择比值比（odds ratio）、相对危险度（relative risk）、危险度差值（risk difference）和多减少 1 例不利结果需要治疗的患者数（nubmer needed to treat，NNT）等作为效应量表示合成结果；对于连续性变量，当结果测量采用相同度量衡单位时应选择均数差值（mean difference，MD），而当结果测量采用不同的度量衡单位，如疼痛评分在不同研究中采用不同的量表时，则应选择标化的均数差值（standardized mean difference，SMD）。进行 Meta 分析时，可选择固定效应模型（fixed effect model）或随机效应模型（random effect model）。Meta 分析的结果采用森林图（forest plot）表示。

（2）异质性检验（heterogeneity test）：系统评价/Meta 分析将多个研究结果合成一个效应值，不同研究之间不可避免存在差异，即异质性。如果检验结果有显著性差异，应解释其可能的原因，并考虑进行结果合成是否恰当。异质性分类 3 类：临床异质性、方法学异质性和统计学异质性，三者是相互独立又相互关联的，临床或方法学上的异质性，不一定在统计学上就有异质性表现，反之亦然。统计学异质性是指不同试验间被估计的治疗效应的变异。严格执行文献的纳入和排除标准可以减少临床异质性；纳入文章的质量评分可以减少方法学异质性的来源。确定各研究结果是否同质有两种方法：一是作图观察各研究结果的效应值和可信区间是否有重叠，如果可信区间差异太大，则不适合将不同研究的结果进行合成；另一种方法是进行异质性检验（Q test、Chi-square test），借助 I^2 定量估计异质性大小，I^2 越大，异质性越大。Cochrane 协作网建议采用百分率来区分异质性的严重程度，即：0～40％表明异质性可能不重要，30％～60％表明有中度异质性，50％～90％表明有显著异质性，75％～100％表明有很大异质性。

（3）敏感性分析（sensitivity analysis）：指改变某些影响结果的重要因素，如纳入标准、研究质量的差异、失访情况、统计方法（固定效应或随机效应模型）和效应量的选择（比值比或相对危险度）等，以观察合成结果和异质性是否发生变化，从而判断结果的稳定性及其程度。

（八）撰写报告

制作系统评价的目的是为患者、公众、实践者、管理者和决策者提供信息和辅助解释结果，从而帮助其进行卫生决策。清晰陈述研究结果、深入讨论和明确的结论是系统评价的重要部分。在解释系统评价时，必须基于研究的结果，内容包括：①总结和解释结果，此时应同时考虑干预措施对患者的利弊关系，结果的点估计值和 95％*CI*，点估计值提示效应值的方向和强度，而 95％*CI* 则反应效应值的变动范围和精确性，两者结合可以提供更为全面的信息，有助于解释结果的临床价值；②评价证据的总体质量，Cochrane 协作网采用证据推荐分级的评价、制订与评估（grading of recommendations assessment, development and evaluation, GRADE）分级和评估系统评价的总体质量；③证据的适用性，在确定系统评价结果的应用价值时，首先应考虑干预措施对患者的利弊关系，其次应考虑纳入系统评价的研究，其研究对象是否与自己的患者情况相似？是否存在生物学和社会文化背景、依从性、基础危险度、病情等方面的差异；④系统评价的局限性，比如在文献检索的全面性、纳入研究的质量、可重复性、统计方法和发表偏倚等方面是否存在局限性；⑤对医疗和研究的意义，系统评价的结果对临床医生和卫生决策者的实用价值、对今后研究的指导意义，目的在于帮助医务工作者和决策者进行正确的选择和应用、为进一步的研究导向。

（九）更新系统评价

系统评价的更新指在系统评价发表以后，定期收集新的原始研究，按前述步骤重新进行分析、评价，以及时更新和补充新的信息，完善系统评价。Cochrane 系统评价要求每 2 年进行一次更新，杂志发表的系统评价并不要求作者定期更新。但如果发表的系统评价没有确切的结论，或者针对该系统评价题目出现较多新的研究时，也可考虑重新制作系统评价。

三、实例分析

本节将以一篇发表在《国际护理学研究》杂志（*International Journal of Nursing Studies*）的系统评价——《认知刺激疗法对痴呆患者的影响：随机对照试验的系统评价和Meta分析》为例进行分析（International Journal of Nursing Studies，2022，128：104181）。

（一）问题的提出

痴呆是一种以认知功能缺损为核心症状的获得性智能损害综合征，严重影响记忆、学习、语言、思维和社交能力。世界范围内，约5 000万人患有痴呆症，预计到2050年，人数将增加到1.52亿。痴呆症患者照护是一个漫长的过程，为推进长期照护，其护理重点逐渐转向非药物干预。认知刺激疗法（cognitive stimulation therapy，CST）是应用最广泛的社会心理治疗，CST基于内隐学习、刺激语言、改善和加强认知资源以及通过改善认知和社会功能来维持社会参与的概念。CST也可刺激痴呆症患者思考、集中和记忆能力，改善特定的认知功能。以往的研究提示CST可能对认知功能改善有积极效果，但目前在痴呆患者这一特定人群中的有效性仍然不确定，值得进一步探索。因此，为解决这一问题，作者通过系统评价和Meta分析，探讨了CST对痴呆患者各个方面的影响，包括行为和认知维度。

【分析】

作者在背景中介绍了痴呆患病率的现状及其影响（认知功能、神经精神症状和抑郁），指出非药物干预（包括CST）对于长期照护的重要性。同时阐述CST的基本原理，以及过往研究证实CST可能对认知功能改善有积极效果。然而，CST在痴呆患者这一特定人群中的有效性仍然不确定，这也是本研究的立题依据和创新点。基于此，作者通过系统评价和Meta分析，探讨了CST对痴呆患者的影响。但本部分也有不足之处，如果作者能就目前CST对痴呆患者这一特定人群认知功能改善的原始研究情况做简单描述，并说明研究间是否存在结果不一致等现象，立题依据将更加充分。

（二）资料与方法

该系统评价报告遵循PRISMA报告规范，并且在PROSPERO平台上已注册（CRD42021250105）。

1. 文献检索策略　该研究在健康科学图书管理员的帮助下，完成检索。

检索数据库：Academic search Complete、CINAHL、EMBASE、MEDLINE、PubMed、OVID (UpToDate)和Web of Science数据库。补充检索Google Scholar。

检索词：主题词和自由词相结合，检索词包括dementia，cognitive stimulation therapy，cognitive function，neuropsychiatric status，behavioral，depression，and randomized controlled trial. 系统评价员以一个数据库为例说明检索策略。

检索时间：建库至2021年10月18日。

【分析】

该研究报告遵循 PRISMA 报告规范，同时系统评价方案在 PROSPERO 上注册。本研究采用电子检索形式检索文献，检索工具较为全面。该作者以 pubmed 为例展示了完整的检索策略。但为了尽可能全面地收集相关文献，还应该通过多种途径，电子检索和手工检索方式相结合，比如增加"滚雪球"的方式手工检索纳入文献的参考文献，或者与文献作者联系等方式获取更多相关文献。

2. 纳入标准/排除的标准 本研究基于 PICOS（人口、干预/兴趣问题、比较、结果和研究设计）确定纳入和排除的标准。

纳入标准：① P（population，研究人群），纳入轻度至中度痴呆患者；② I（intervention，干预措施），实施 CST；③O（outcome，结局指标），临床结局，包括认知功能、神经精神症状和抑郁症；④S（study design，研究设计），研究设计为随机对照试验（RCT）；其他：英文出版。

排除标准：不在 PICOS 标准范围内的研究；无全文；研究方案。

【分析】

文中明确规定文献的纳入和排除标准，涉及研究对象、干预措施、结局指标、研究设计、语言等，为进一步的文献筛选打下基础，但本研究并未对对照组进行限制，同时本研究对语言进行限制：仅限英语出版，存在一定的语言偏倚。此外，"不在 PICOS 标准范围内的研究"属于无效排除，根据纳入标准，只纳入符合 PICOS 范围内的文献，没有纳入，无从谈排除。

3. 文献筛选和数据提取 将检索结果导入 Endnote X9，首先对检索结果进行查重，两名研究者根据 PICOS 原则独立对标题和摘要进行筛选，对可能相关的文献进行全文检索，并继续由两名研究者独立分别进行全文阅读，同时提取相关数据：包括作者、出版年份、国家、研究设计、干预、参与者的人口统计数据（如参与者总数、女性人数、年龄、痴呆阶段等）。干预细节（如组间干预类型、干预提供者、干预频率和周期、随访时间）、结局和用于测量结局的工具。在筛选过程中遇到的任何差异都通过讨论解决，直到达成共识。

【分析】

阐述了文献筛选的过程，强调两名研究者独立筛选，如有异议通过讨论或者咨询第三方解决。同时在补充文件中给出了详细的检索策略，增加了文章的透明度和可重复性。

4. 文献质量评价 两名研究者使用修订版的随机对照试验偏倚风险评价工具（RoB2）独立评估每项研究。RoB2 包括随机化过程中的偏倚、偏离既定干预措施的偏倚、结局数据缺失的偏倚等 7 个领域。如果 7 个领域中有 3 个被认为是高风险，则该研究被认为具有高偏倚风险。所有的分歧在第三位研究者的共同协商下解决。

【分析】

本研究采用 Cochrane 方法学组推出的新版 RCT 偏倚风险评价工具来进行文献的

质量评价。评价工具选用恰当，并详细给出了文献质量分级标准。文献质量评价结果直接影响系统评价结论的评价。因此，为避免评价文献质量人员的偏倚，对于质量评价通常需要由 2 名掌握评价工具的研究人员进行独立评价。

5. 数据分析　采用 Stata16.0 进行 Meta 分析，进一步分析以下变量中潜在的异质性：痴呆患者的认知功能、神经精神症状和抑郁。通过评价 τ 2、Q 和 I^2 确定异质性；I^2 值为 25%、50%和 75%，分别表示低、中、高异质性。当纳入的研究使用不同的量表来衡量相同的结果时，计算出标准化均数差（standard mean difference，SMD）及其 95%置信区间（95% *CI*）。采用 Egger's 检验和漏斗图来确定发表偏倚。

【分析】

该研究数据分析采用 Stata 16.0 软件进行，介绍了异质性检验方法和判断标准，以及发表偏倚的监测方法。Stata 是基于 C 语言的一个功能强大而又小巧玲珑的统计分析软件，Stata 的许多高级统计模块均是程序文件，并允许用户自行修改、添加和发布，用户可随时到 Stata 网站或者其他个人网站上寻找并免费下载所需的程序包安装后使用。Meta 分析通过 Stata 的 meta. ado 模块完成，包括 metan、metareg、metabias 等常用命令，可完成二分类变量、连续性变量、诊断试验、单纯 *P* 值、单组率、剂量反应关系、生存资料的 Meta 分析，也可以完成 Meta 回归分析/累积 Meta 分析、网状 Meta 分析等几乎所有的 Meta 分析方法，还可以行 Begg's 检验和 Egger's 检验，可绘制 Meta 分析的相关图形，如森林图、漏斗图和拉贝图，亦可排除单个研究行敏感性分析。据悉，Stata 是目前 Meta 分析最受推崇的软件，国外高质量杂志更倾向于接收 Stata Meta 分析图形界面。此外，常用于 Meta 分析的软件还包括：RevMan（Review Manager）、R 软件，SMA（Comprehensive Meta-Analysis）、MA（Meta-Analyst）、MD（Meta-Disc）、MIX（Meta-analysis with Interactive e Xplanations）、MW（Meta Win）等。其中 RevMan 是 Cochrane 协作网制作和保存 Cochrane 系统评价的专用软件，任何非商业目的的使用者均可免费下载及使用，RevMan 也是目前国内护理领域 Meta 分析应用最多的软件。

（三）结果

1. 定性结果

（1）文献筛选结果：共检索了 82 项研究，38 项研究由于重复而被删除。其余 44 篇研究按标题和摘要筛选，其中 15 篇研究被认为不符合 PICOS 被排除，包括：研究人群不是本综述的感兴趣人群（$n=3$）；未实施认知刺激疗法（$n=4$）；研究设计不符合（$n=6$）；该研究未以英文发表（$n=2$）。对其余 29 篇研究的全文进行了筛选，排除 10 项研究，原因如下：未报告感兴趣结局（$n=2$）和研究设计不符合（$n=8$）。共有 26 项研究被纳入最终分析，其中包括 7 项从使用 Google Scholar 搜索确定的灰色文献。

（2）纳入研究的基本特征和质量评价结果：26 篇 RCT 和 2 244 名痴呆患者被纳入最终分析。总体而言，所有纳入的研究偏倚风险较低。

【分析】

在定性分析部分，作者给出了文献筛选的流程图，并说明了排除文献的理由；详细介绍了开展研究的地点、患者性别、患者年龄、痴呆程度、干预提供者、实施 CST 的方式、干预地点、干预频率和周期等;并在补充文件中给出了质量评价结果的具体细节。

定量分析 探讨 CST 对痴呆患者影响的结局指标包括认知功能、神经精神症状和抑郁。认知功能:共纳入 11 项研究,包括 617 名痴呆症患者。随机效应模型 Meta 分析结果显示,两组在认知功能上差异具有统计学意义[SMD=0.97, 95%*CI*(0.66, 1.28), *P*<0.001]。神经精神症状:共纳入 3 项研究,包括 379 名痴呆症患者。随机效应模型 Meta 分析结果显示,两组在神经精神症状上差异无统计学意义[SMD=−0.12, 95%*CI*(−0.32, 0.08), *P*=0.24]。抑郁:共纳入 8 项研究,包括 740 名痴呆患者。随机效应模型 Meta 分析结果显示,两组在抑郁症状上差异具有统计学意义[SMD=−0.18, 95%*CI*(−0.33, −0.04), *P*=0.01]。上述 Meta 分析具体结果见图 5-1。

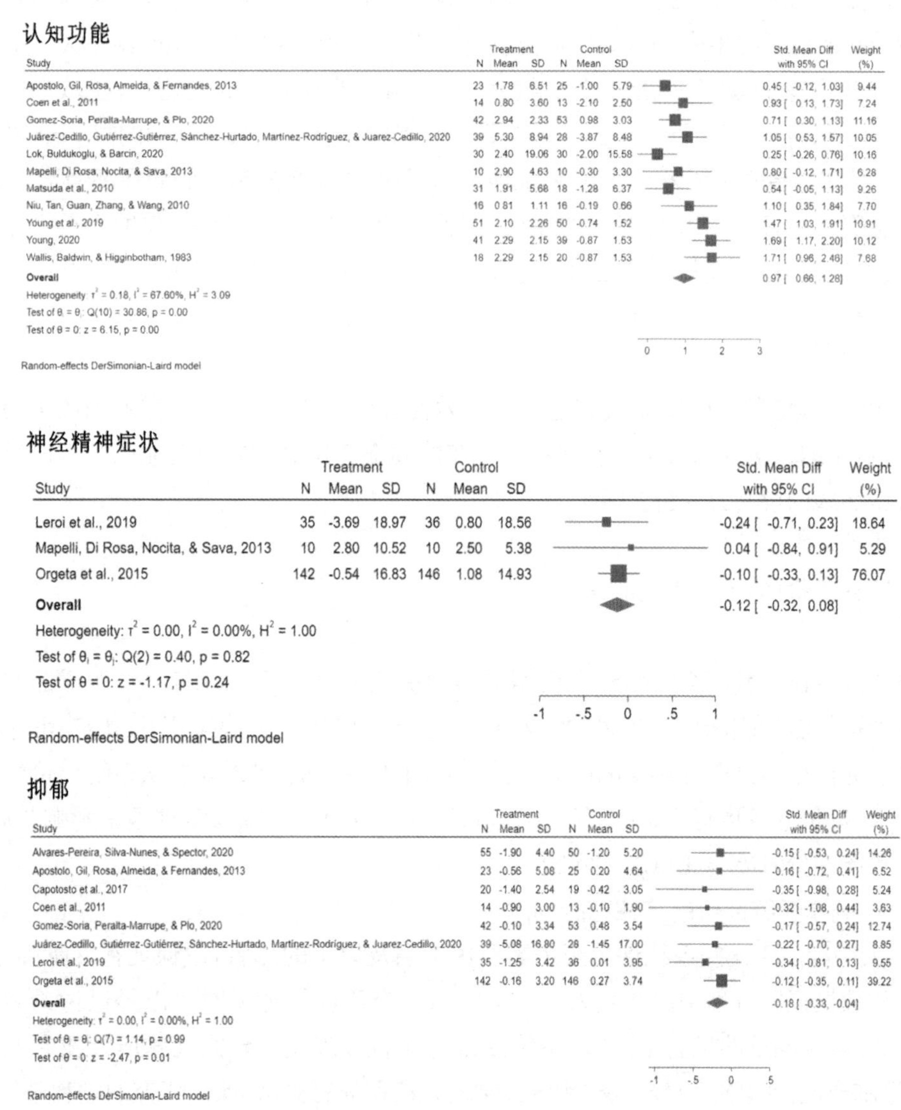

图 5-1 认知刺激疗法对痴呆患者影响效果的森林图

【分析】

在定量分析部分，结局指标包括认知功能、神经精神症状和抑郁。需要注意的是，作者在研究背景中也重点介绍了改善痴呆患者认知功能、神经精神症状和抑郁的重要性，为本研究选择的结局指标打下基础。在分析时，首先进行了异质性分析，为提高 Meta 分析结果的可信度，在结果分析时采用了随机效应模型。在原文中作者还使用漏斗图报告了发表偏倚，但未对合并结果进行敏感性分析。敏感性分析是 Meta 分析中最常见的统计方法之一，主要用来评估 Meta 分析合并结果的稳健性和可靠性，也是应该在论文中报告的重要内容。

（四）讨论

本研究发现，CST 已经成为长期照护机构常规采用的痴呆症患者干预方式。这项系统评价确定了 CST 在改善轻度至中度痴呆患者的临床和行为结果方面的临床价值。具体来说，Meta 分析结果表明，CST 显著改善了痴呆患者认知功能和抑郁症状。在 CST 干预中，使用重复活动，特别是任务和游戏，可以帮助改善大脑的连通性，生成新的突触和髓鞘神经回路，有助于认知功能下的神经元结构的恢复或重组。互动的、基于游戏的活动可能会让参与者产生快乐的感觉，增加他们的互动，并最终抑制他们的抑郁情绪。然而，目前未能确定 CST 在减少神经精神症状方面的益处。局限性：首先，仅纳入英文发表的文章，其他语言发表的研究会被遗漏。其次，综述中包括的一些研究的方法学质量较差。再次，部分研究发表于 10 多年前。最后，Meta 分析中纳入的几个研究的样本量较小。

【分析】

讨论部分，文章就 CST 对痴呆患者的有效性进行了总结并讨论，详细阐述可能的机制，并分析了纳入研究的质量以及研究中存在的局限性和潜在偏倚可能以及本研究的结果对临床实践的意义，最终得出结论。

四、系统评价中应注意的问题

系统评价作为最高级别的研究证据对科学决策十分重要，采用科学、严谨的方法撰写系统评价能够为临床医疗实践、医学教育、医学科研和卫生决策提供真实、可靠的信息。系统评价虽然是一种科学的研究方法，但并非所有临床问题都能从系统评价中找到答案，系统评价本身也有一定的局限性，且系统评价各个步骤都有多种因素影响其质量，在制作系统评价时需要注意以下问题。

（一）制作系统评价前应注意的问题

1. 人员组成　一篇系统评价至少需要由 2 名及以上的作者，以保证在文献筛选、质量评价和数据提取过程中由 2 名人员独立完成。有不同的意见时可以经过讨论后达成一致，增加发现问题的机会。同时，系统评价的作者应该包括研究问题所涉及专业的人员，熟悉临床流行病学研究方法学和统计学的人员和信息专家，保证研究的顺利进行。

2. 系统评价选题　系统评价的选题是否恰当直接关系到是否具有重要的临床价值，

也影响了整个研究方案的制定与落实。常见的选题问题包括：①选题过于宽泛，不能为某一特定类型的患者提供有用的信息，此外，也可能因为没有限制患者类型导致临床异质性增大，难以解释结果。例如，针灸治疗慢性疾病患者的疗效：随机对照试验的系统评价。这一选题就过于宽泛，既不清楚是哪类特定的慢性疾病患者，也不清楚是针对哪方面的疗效。而且，可能符合的随机对照试验数量也非常多，造成系统评价制作的复杂性增加，消耗更多资源和时间，然而结论却不具有针对性。②选题过小，选题过窄虽然关注点具有针对性，工作量也较小，提高研究的同质性，但缺点是可能符合纳入排除标准的文献数量较少，容易出现偶然性，增加假阳性或假阴性发生的机会。

（二）制作系统评价过程中应注意的问题

1. 文献检索和筛选应注意的问题　系统、全面地收集所有相关文献资料是系统评价与传统综述重要的区别之一，可以减少因检索文献的代表性不够影响公正、全面评估某一临床问题。为避免发表偏倚和语言偏倚，应围绕需要解决的临床问题，采取多种渠道和系统的检索方法，电子与手工检索相结合，除了发表的论著外，还应收集其他尚未发表的内部资料或者多语种的文献。文献检索词的确定以及检索策略的制定最好寻求信息专家的帮助，并且根据每个数据库的特点进行调整，确保相对的查全、查准。在文献筛选过程需要采用流程图展示，列出检索文献总量、根据题目和摘要排除的文献量、获取的全文文献量、阅读全文后排除的文献量及其排除的原因分类、纳入研究的总量等，详细要求请参见 PRISMA 声明。

2. 文献质量评价应注意的问题　原始研究的质量直接影响系统评价结果、结论的真实性和可靠性。因此，需评估纳入的原始研究在设计、实施和分析过程中防止和减少系统误差和随机误差的程度，分析和解释纳入的原始研究质量对于系统评价结果至关重要。当前，不同类型研究的质量评价工具可能存在多种选择。需要注意的是，不管选择哪种工具，评价者需要掌握该工具的用法和注意事项，并由两名评价者独立进行。如果针对某条项目在研究中未能找到答案，可以联系作者明确后再作出决定。

3. 系统评价题目或方案的修改应注意的问题　制作系统评价过程中，应避免对研究问题和研究方案进行重大改动。在必要的修改时，必须要明确说明修改的原因和动机。且题目修改后，相应的检索策略、纳入和排除的标准、数据提取等步骤均需要随之调整。

（三）应用系统评价应注意的问题

虽然系统评价被认为是高级别证据，但系统评价的结论受到多方面因素的影响。在应用系统评价结论时，需慎重考虑，具体的情况有：①某些临床问题目前虽然有系统评价，但因纳入的研究质量不高或缺乏相关研究，尚无明确的结论。②新干预措施面世时间短，缺乏足够研究来制作系统评价。③罕见疾病研究多是个案报告，缺乏进行系统评价的数据。④评估不良反应时，因纳入试验尤其是 RCT 样本量和研究时限限制，难以发现潜伏期长、罕见、对患者有严重不良反应，此时，相关的不良反应监测数据库可能更能提供全面的信息。⑤较高的证据级别并不完全等于较高推荐强度，应用系统评价还需要重视临床的适用性、经济成本、患者意愿和综合利弊平衡，从而作出最佳的决策。

第三节 系统评价的质量评价和报告规范

系统评价作为循证医学重要的研究方法和最佳证据的重要来源，被公认为是评价临床疗效、制订临床实践指南和规范的基石。高质量的系统评价可作为循证医学中高质量证据的来源。相反，如果系统评价低质量，则会降低研究结果的价值，就可能对决策者产生误导。因此，确保系统评价结果的真实性非常必要。目前，有关系统评价/Meta 分析质量评价的工具主要包括两类，一类为方法学质量评估工具，包括 AMSTAR（A Measurement Tool to Assess Systematic Reviews）、OQAQ（Oxman-Guyatt Overview Quality Assessment Questionnaire）和 SQAC（Sack's Quality Assessment Checklist）等。另一类为报告规范，包括 PRISMA（preferred reporting items for systematic reviews and meta-analyses）、QUOROM（the quality of reporting of meta-analyses）声明等，上述评价工具在国内均有相应的中文版。但部分量表或清单在使用过程中遇到一些亟待解决的问题，特别是评价方法学质量的测量工具能否全面有效涵盖偏倚来源引起了研究者的争论。目前 AMSTAR 和 PRISMA 得到广泛应用，本节将着重介绍这两种工具。

一、系统评价质量评价工具

（一）概述

系统评价方法学质量评价工具 AMSTAR 由来自荷兰、加拿大研究机构的临床流行病学、循证医学专家于 2007 年制订并发表，在随后的 10 年间，AMSTAR 成为国际认可，应用最为广泛的评价工具。2010 年国内学者对 AMSTAR 进行了翻译和解读，将其正式引入国内。在 AMSTAR 的使用过程中有研究者指出其存在一些问题，如有些条目较难理解或解释不清、评价选项不合适等，从而影响了评价结果的准确性。2017 年，由原研发小组专家成员联合非随机干预研究领域专家、医学统计学家、工具评价制定方法学家，在综合相关评论性文章、网站反馈意见和自身实践经验的基础上，对 AMSTAR 进行修订和更新，并在 2017 年 9 月推出 AMSTAR 2（表 5－4）。与第一版相比，AMSTAR 2 细化了各条目的评价标准，完善了评价选项，并提供了系统评价质量等级的评价标准。此外，AMSTAR 2 还纳入了评价非随机干预研究的内容，丰富了评价工具的适用范围。经研发小组验证，AMSTAR 2 具有较好的评价者间一致性和实用性，是一种值得推荐的系统评价方法学质量评价工具。

（二）使用范围

AMSTAR 2 的适应范围包括基于随机对照研究或非随机干预研究或两者都有的系统评价，但不包括诊断性研究系统评价、网状 Meta 分析、单个病例数据的 Meta 分析、范围综述和现实主义评价。

（三）评分原则

AMSTAR 2 共 16 个条目，其评分原则并不是根据每个条目的评价结果提供一个总分，因为高得分可能会掩盖一些非常严重的方法学缺陷，如系统评价中存在文献检索不全面或没有对纳入的研究进行偏倚风险评估。因此，AMSTAR 2 研发团队推荐重点考虑关键的条目是否存在方法学缺陷，并据此评价系统评价的总体质量即对总的评价结果进行"信心(overall confidence)"分级(表 5－3)。尽管系统评价的每个步骤都非常重要，AMSTAR 2 研究团队遴选出影响系统评价制作及其结果效度关键的 7 个条目，分别为条目 2、4、7、9、11、13 和 15。需要注意的是，关键条目的选取可以根据特定的情况进行调整。

表 5－3 AMSTAR 2 评价清单

条目	描述及评价标准		评价选项
1. 研究问题和纳入标准是否包括了 PICO 部分			
	"是"： □ 人群 □ 干预措施 □ 对照措施 □ 结局指标	备选(推荐)： □ 随访期限	□ 是 □ 否
2. 是否声明在系统评价实施前确定了系统评价的研究方法？对于与研究方案不一致处是否进行说明			
	"部分是"：作者声明其有成文的计划书或指导文件，包括以下内容： □ 研究问题 □ 检索策略 □ 纳入/排除标准 □ 偏倚风险评估	"是"：在"部分是"的基础上，计划书应已注册，同时还应详细说明以下几项： □ 如何适合 Meta 分析/合并，则有相应方案 □ 且有异质性原因分析的方案 □ 说明与研究方案不一致的理由	□ 是 □ 部分是 □ 否
3. 系统评价作者在纳入文献时是否说明纳入研究的类型			
	"是"，应满足以下一项： □ 说明仅纳入 RCTs 的理由 □ 或说明仅纳入 NRSI 的理由 □ 或说明纳入 RCTs 和 NRSI 的理由		□ 是 □ 否
4. 系统评价作者是否采用了全面的检索策略			
	"部分是"，应满足以下各项： □ 至少检索 2 个与研究问题相关的数据库 □ 提供关键词和/或检索策略 □ 说明文献发表的限制情况，如语言限制	"是"，还应包括以下各项： □ 检索纳入研究的参考文献或/书目 □ 检索试验/研究注册库 □ 纳入/咨询相关领域合适的专家 □ 检索相关灰色文献 □ 在完成系统评价的前 24 个月内实施检索	□ 是 □ 部分是 □ 否

（续表）

条目	描述及评价标准		评价选项
5. 是否采用双人重复式文献选择			
	“是”，满足以下一项即可： ☐ 至少应有两名评价员独立筛选文献，并对纳入的文献达成共识 ☐ 或两名评价者选取同一文献样本，且取得良好的一致性（kappa 值≥80%），余下可由一名评价员完成		☐ 是 ☐ 否
6. 是否采用双人重复式数据提取			
	“是”，满足以下任意一项： ☐ 至少应有两名评价者对纳入研究的数据提取达成共识 ☐ 或两名评价者选取同一文献样本，且取得良好的一致性（kappa 值≥80%），余下可由一名评价员完成		☐ 是 ☐ 否
7. 系统评价作者是否提供了排除文献清单并说明其原因			
	“部分是”： ☐ 提供了全部潜在有关研究的清单。这些研究被全文阅读，但从系统评价中被排除	“是”，还需满足以下条件： ☐ 说明从系统评价中每篇文献被排除的原因	☐ 是 ☐ 部分是 ☐ 否
8. 系统评价作者是否详细地描述了纳入的研究			
	“部分是”，需满足以下各项： ☐ 描述研究人群 ☐ 描述干预措施 ☐ 描述对照措施 ☐ 描述结局指标 ☐ 描述研究类型	“是”，还应包括以下各项： ☐ 详细描述研究人群 ☐ 详细描述干预措施（包括相关药物的剂量） ☐ 详细描述对照措施（包括相关药物的剂量） ☐ 描述研究的场所 ☐ 随访期限	☐ 是 ☐ 部分是 ☐ 否
9. 系统评价作者是否采用合适工具评估每个纳入研究的偏倚风险			
	RCTs： “部分是”，需评估以下偏倚风险： ☐ 未进行分配隐藏，且 ☐ 评价结局指标时，未对患者和评价者进行施盲（对客观指标则不必要，如全因死亡率）	“是”，还必须评估： ☐ 分配序列不是真随机，且 ☐ 从多种测量指标中选择性报告结果，或只报告其中指定的结局指标	☐ 是 ☐ 部分是 ☐ 否 ☐ 仅纳入 NRSI
	NRSI： “部分是”，需评估以下偏倚风险： ☐ 混杂偏倚，且 ☐ 选择偏倚	“是”，还需评估以下偏倚风险： ☐ 用于确定暴露和结局指标的方法，且 ☐ 从多种测量指标中选择性报告结果，或只报告其中指定的结局指标	☐ 是 ☐ 部分是 ☐ 否 ☐ 仅纳入 RCTs

（续表）

条目	描述及评价标准	评价选项
10.	系统评价作者是否报告纳入各个研究的资助来源 “是”： ☐ 必须报告各个纳入研究的资助来源情况 备注：评价员查找了相关信息，但纳入研究的原作者未报告资助来源也为合格	☐ 是 ☐ 否
11.	开展 Meta 分析时，系统评价作者是否采用了合适的统计方法合并研究结果 RCTs： “是”： ☐ 开展 Meta 分析时，说明合并数据的理由 ☐ 且采用合适的加权方法合并研究结果；当存在异质性时予以调整 ☐ 且对异质性的原因进行分析	☐ 是 ☐ 否 ☐ 未进行 Meta 分析
	NRSI： “是”： ☐ 开展 Meta 分析时，说明合并数据的理由 ☐ 且采用合适的加权方法合并研究结果；当存在异质性时予以调整 ☐ 且将混杂因素调整后再合并 NRSI 的效应估计，并非合并原始数据；当调整效应估计未被提供时，需说明原始数据合并的理由 ☐ 且当纳入 RCTs 和 NRSI 时，需分别报告 RCTs 合并效应估计和 NRSI 合并效应估计	☐ 是 ☐ 否 ☐ 未进行 Meta 分析
12.	开展 Meta 分析时，系统评价作者是否评估了每个纳入研究的偏倚风险对 meta 分析结果或其他证据综合结果潜在的影响 “是”： ☐ 仅纳入偏倚风险低的 RCTs ☐ 或当合并效应估计是基于不同等级偏倚风险的 RCTs 和/或 NRSI 研究时，应分析偏倚风险对总效应估计可能产生的影响	☐ 是 ☐ 否 ☐ 未进行 Meta 分析
13.	系统评价作者解释或讨论每个研究结果时是否考虑纳入研究的偏倚风险 “是”： ☐ 仅纳入偏倚风险低的 RCTs ☐ 或 RCTs 存在中度或重度偏倚风险或纳入非随机研究时，讨论偏倚风险对研究结果可能产生的影响	☐ 是 ☐ 否 ☐ 未进行 Meta 分析
14.	系统评价作者是否对研究结果的任何异质性进行合理的解释和讨论 “是”： ☐ 研究结果不存在有统计学意义的异质性 ☐ 或存在异质性时，分析其来源并讨论其对研究结果的影响	☐ 是 ☐ 否
15.	如果系统评价作者进行定量合并，是否对发表偏倚（小样本研究偏倚）进行充分的调查，并讨论其对结果可能的影响 “是”： ☐ 采用图表检验或统计学检验评估发表偏倚，并讨论发表偏倚存在的可能性及其影响的严重程度	☐ 是 ☐ 否 ☐ 未进行 Meta 分析

（续表）

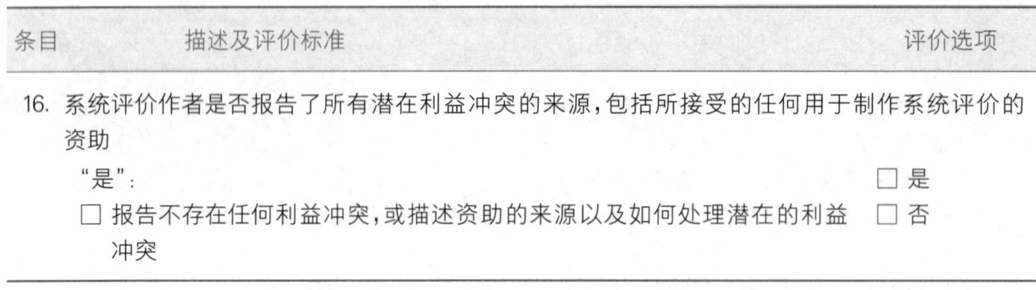

条目	描述及评价标准	评价选项
16. 系统评价作者是否报告了所有潜在利益冲突的来源，包括所接受的任何用于制作系统评价的资助		
	“是”： ☐ 报告不存在任何利益冲突，或描述资助的来源以及如何处理潜在的利益冲突	☐ 是 ☐ 否

表 5－4　系统评价质量 4 个等级的含义

质量等级	含　义
高	无或仅 1 个非关键条目不符合：针对研究问题，系统评价基于可获取研究的结果提供了准确而全面的总结
中	超过 1 个非关键条目不符合 *：基于可获取研究的结果，系统评价可能提供了准确的总结
低	1 个关键条目不符合并且伴或不伴非关键条目不符合：基于可获取研究的结果，系统评价可能不会提供准确而全面的总结
极低	超过 1 个关键条目不符合，伴或不伴非关键条目不符合：基于可获取研究的结果，系统评价不可能提供准确而全面的总结

注：“ * ”表示当多个非关键条目不符合时，会降低对系统评价的信心，可从中等降级至低等质量。

另外，为进一步提高系统评价计划书的撰写质量，PRISMA 工作组于 2015 年还发表了系统评价方案（systematic review protocol）的撰写规范——PRISMA-P（PRISMA for systematic review protocols，PRISMA－P），此报告英文原版具体内容见 PRISMA 网站：http://www.prisma-statement.org/，中文翻译版见表 5－5。

表 5－5　PRISMA－P 2015 清单：系统综述和 Meta 分析计划书优先报告条目清单

主题	条目编号	清单条目
标题		
识别	1a	从标题可以识别报告是系统评价的计划书
更新	1b	从标题可以识别计划书是对之前发表的系统评价进行更新
注册	2	如果已经注册，请提供注册处和注册号
作者		
联系信息	3a	提供参与计划书的所有作者姓名，所属机构单位，以及邮箱；提供通讯作者的详细通讯地址
贡献	3b	描述计划书中各个作者的贡献，并且明确担保人
修正	4	如果该计划书是对之前已完成或已发表的计划书的修正，请确认并列出修改清单；或阐述计划书重大修正的计划

（续表）

主题	条目编号	清单条目
支持		
来源	5a	标明资金来源或其他支持
赞助	5b	提供资助者姓名或者赞助商名称
资助者或赞助商的角色	5c	如果资助者，赞助商和/或机构参与计划书其中，请描述他们的角色
介绍		
论据	6	在已知的背景下陈述该系统评价的立题依据
目标	7	根据人群、干预、对照和结局（PICO）对系统评价的研究问题进行明确清晰的阐述
方法		
纳入标准	8	明确系统评价纳入研究的特点（比如 PICO、研究设计、试验场所、时间点）以及其他研究报告特点（如发表年代、语种、发表状态）
信息来源	9	描述所有的信息来源（如数据库、联系作者、注册试验或者其他灰色文献）以及计划检索的时间范围
检索策略	10	请起草至少一个数据库的检索策略以及相应的限制策略，从而保证检索是可以重复的
研究报告		
数据处理	11a	描述系统评价过程中处理记录和数据的方法
研究选择	11b	描述文献筛选过程（比如两个研究人员独立筛选）以及系统评价中研究筛选的每一个过程（也就是，文献筛查、合格研究以及最终纳入定量合成研究）
数据收集	11c	描述数据提取方法（比如，预先设计的数据提取表、独立完成、一式两份），以及其他任何从研究者那里获取和确认数据的过程
数据条目	12	列出并定义所有数据变量（比如 PICO 条目、基金来源）以及任何计划前进行的数据假定和简化
结局和次序	13	列出并定义所有结局指标，并给出主要结局和其他结局指标的优先次序和相应理由
偏倚风险	14	描述评价单个研究偏倚风险的方法，并说明其在数据分析中的作用
数据分析	15a	描述将对哪些研究数据进行定量分析
	15b	如果数据适用于定量分析，描述合并统计指标，数据分析和合并方法，以及异质性的检验（I^2）
	15c	描述任何其他统计分析方法（比如敏感性分析、亚组分析、Meta 回归）
	15d	如果数据不能进行定量分析，描述计划采用的归纳总结方法
Meta 偏倚	16	明确所用的 Meta 偏倚评价方法（比如发表偏倚和选择偏倚）
证据质量分级	17	描述证据质量分级（比如使用 GRADE）

二、系统评价的报告规范

为提升系统评价的报告质量，系统评价/Meta分析PRISMA报告规范于2009年首次发布。PRISMA 2009发布后迅速得到广泛认可，被国内外期刊广泛采用作为系统评价的报告规范。PRISMA 2009也被改编和修订，衍生出许多不同的版本以适应不同类型系统评价的报告。过去十多年中，系统评价制作出现了许多创新，在方法和术语方面取得很大进展。为了适应新的需求，研究者们对PRIMSA 2009进行了更新和修订，形成PRISMA 2020并于2021年3月在线发表https://www.prisma-statement.org/PRISMAStatement/。

PRISMA 2020报告规范分为标题、摘要、前言、方法、结果、讨论和其他信息7个部分，共包含27个条目(42个次级条目)，该报告规范的中文版本可在以下网站获取：https://www.prisma-statement.org/Translations/Translations。

与PRISMA 2009相比，PRISMA 2020做出的显著变化包括：①增加摘要报告清单；②将"方案和注册"条目移到一个新的"其他信息"部分，并增加1个子条目，推荐作者描述对注册方案或计划书中内容的修改；③修改"检索"条目，要求呈现所有数据库、注册平台、网站的全部检索策略，而不是至少一个数据库；④修改"方法"部分中的"研究选择"和"资料提取"条目，以强调文献筛选和数据提取人员数量和是否独立筛选或提取，还增加了关于自动化工具的报告要求；⑤在"资料条目"中添加了1个子条目，建议作者报告如何定义结局及如何选择特定结局的方法；⑥将方法部分中的"结果合成"条目分成6个子条目，对数据合成的要求更加详细，增强了对合成方法报告内容的清晰度；⑦在结果部分的"研究选择"条目中增加了列出似乎符合纳入标准但被排除的研究并说明排除原因的要求；⑧在"方法"和"结果"部分增加新条目，建议作者报告每个结局证据质量分级的评估方法和结果；⑨增加了新的条目，要求作者声明任何相互竞争的利益和建议作者分享数据、分析代码及其他相关材料。

为提高系统评价方法和结果报告的透明度，生产更多高质量的系统评价，系统评价作者应将PRISMA 2020作为系统评价报告的最低标准，严格按照该标准报告研究发现，以提升系统评价的报告质量。

(郝玉芳　李学靖)

参考文献

[1] 李静. 系统评价概述[J]. 成都医药，2004，(04)：247－251.

[2] 刘鸣. 系统评价、Meta－分析设计与实施方法[M]. 北京：人民卫生出版社，2011.

[3] ANTMAN E M, LAU J, KUPELNICK B, et al. A comparison of results of Meta-analyses of randomized control trials and recommendations of clinical experts: Treatments for myocardial

infarction [J]. JAMA, 1992,268:240-248.

[4] BASTIAN H, GLASZIOU P, CHALMERS I. Seventy-five trials and eleven systematic reviews a day: how will we ever keep up? [J]. PLoS Med, 2010,(9):e1000326.

[5] BEECHER H K. The powerful placebbo [J]. J Am Med Assoc, 1955,159(17):1602-1606.

[6] COCHRANE A L. Archie Cochrane in his own words [J]. Control Clin Trials, 1989,10(4):428-433.

[7] GREEN S, HIGGINS J P T, ALDERSON P, et al. Chapter 1: Introduction. In: Higgins JPT, Green S (editors). Cochrane Handbook for Systematic Reviews of Interventions [EB/OL]. (2008-05-23)[2022-06-21] https://www.cochrane-handbook.org.

[8] OXMAN A D, GUYATT G H. The science of reviewing research [J]. Ann Ny Acad Sci, 1993, 703:125-133.

[9] WARREN W. The first use of meta-analysis? [J]. Am J Epidemiol, 1998(8):717.

第六章 干预性研究的 Meta 分析

第一节 概 述

一、基本概念

Meta 分析(Meta-analysis),又名元分析、荟萃分析、二次分析、汇总分析、集成分析等,是采用统计学方法总结两个或多个独立研究的结果。Meta 分析一词,最早由统计学家基恩・格拉斯(GeneV. Glass,美国,1940—)于 1976 年正式提出。虽然 Glass 作为 Meta 分析的创立者广为人知,但 Meta 分析背后的方法学理念却可以追溯到 17 世纪。1753 年,医生詹姆斯・林德(James Lind,苏格兰,1716—1794)发表了第一篇系统综述,而 1904 年统计学家卡尔・皮尔森(Karl Pearson,英国,1857—1936)发表在英国医学杂志(British Medical Journal, BMJ)的一篇关于伤寒疫苗有效性的研究,被认为是首次使用了 Meta 分析的方法理念,对多个临床研究的结果加以总结。20 世纪 80 年代中期,Meta 分析被逐步引入到临床随机对照试验及流行病学研究中,并在近十年来快速发展,Meta 分析论文发表数量也快速增长。近年来,随着方法学地不断发展,网络 Meta 分析(Network Meta analysis)和累积 Meta 分析(Cumulative Meta analysis)等新方法也应运而生。

Meta 分析是一种系统评价,而系统评价可以是 Meta 分析,也可以不是 Meta 分析,当系统评价采用了定量合成的方法对相关资料进行统计学分析时即称为 Meta 分析。与单个研究的评价相比,Meta 分析通过整合所有相关研究,可更精准地估计卫生保健的效果,并有利于探索各研究证据的一致性及研究间的差异性。

二、优势和局限性

Meta 分析,尤其是综合高质量随机对照试验(RCT)的 Meta 分析,被视为循证医学的高级别证据,具有如下功能:①实现定量综合;②对同一问题提供系统的、可重复的综合方法；③通过对同一主题多个小样本研究结果的综合，提高原结果的统计效能；④解决研究结果的不一致性，改善效应估计值；⑤回答各项原始研究未提出的问题；⑥探究现有文献发表偏倚的程度；⑦提出新的研究问题，为进一步研究指明方向。

因此，一般在以下情况考虑进行 Meta 分析：①需要做临床决策，但缺乏条件（如时间或研究对象的限制）进行新的研究；或者两种干预措施间缺乏直接比较的证据；②目前没有能力开展大规模的临床研究；③评价某种干预措施（如药物）的作用，特别是不良反应评价方法的研究；④各研究间研究结果相互矛盾时。

在进行 Meta 分析时，需要具备以下条件：①有大量的可以相比较的、针对同一科学研究问题的研究；②对于每一个研究，可以提取某一格式的数据，用于 Meta 分析时合并干预效应；③每项研究足够详细地描述特征，便于在 Meta 分析时比较不同研究的特征，并且能够判断研究质量。

然而，Meta 分析也会带来潜在的严重误导，尤其是未仔细考虑特定的研究设计、研究本身的偏倚、研究间的变异和报告偏倚情况下。当原始研究质量不高时，Meta 分析可能无意义，合并的结果还会遭受“垃圾进、垃圾出”的质疑。原始文献的质量是系统评价的保证，对于质量欠佳的临床证据，应充分认识其局限性，辩证对待，并有针对性地开展高质量的临床研究，完善和丰富证据资源。当各原始研究中存在临床差异时，在单一 Meta 分析中合并所有纳入的研究并无意义，如进行不同干预措施与对照措施间的混合比较时，需要分别考虑每一个比较的合并，此时合并的决策不能依从于统计方法而需要讨论和临床判断。在文献检索、选择、数据提取和统计分析过程中，如果处理不当，还会引入新的偏倚，导致合并后的结果歪曲了真实的情况，如存在发表偏倚（publication bias）：即具有统计学显著性研究意义的研究结果较无显著性意义和无效的结果被报告和发表的可能性更大。而对存在偏倚风险的研究进行 Meta 分析可能产生严重误导，产生“错误”结果。

第二节　Meta 分析的基本步骤和方法

Meta 分析的前期步骤同系统评价，包括提出研究问题、制订研究计划、制订文献纳入和排除标准、文献检索、文献质量评价、数据提取、数据分析、总结报告等。Meta 分析的数据分析步骤将在本节进行详细阐述，包括效应指标的选择及数据分类、研究设计和确定分析单元、常用统计方法和模型、异质性评价和处理、敏感性分析、发表偏倚的识别等。

一、效应指标的选择及数据分类

（一）效应指标的选择

Meta 分析中效应指标的选择对其结果解释和应用至关重要。效应指标的选择往往需要综合考虑研究设计类型、数据类型（如分类变量、连续性变量）及效应指标的特征。计数资料常用的效应指标有比值比或优势比（*OR*）、风险比/相对危险度（relative risk 或 risk ratio 或 rate ratio，*RR*）、危险度差值或绝对危险度降低率（危险差或率差）（risk difference 或 rate difference，*RD*）、需要治疗的病例数（the number needed to treat，*NNT*）、出现1例不良反应所需的病例数（the number needed to harm，*NNH*）等。计量资料常用的效应指标有均数差（mean difference，*MD*）和标准化均数差（standardized mean difference，*SMD*）等（表6-1）。

表6-1 Meta分析合并统计量的选择

类型		*OR*	*RR*	*RD*	*MD*	*SMD*
研究设计类型	随机对照试验	+	++	+	++	++
	队列研究	+	++	+	++	++
	病例对照研究	++	—	—	+	+
	横断面研究	+	—	—	+	+
资料类型	二分类变量	+	+	+	—	—
	连续性变量	—	—	—	+	+

注：++最适合；+适合；—不适合。

（二）数据分类

1. 二分类数据（dichotomous data） 二分类数据是指每个受试者的结局为两个可能性中的一个，如死亡或生存，或有临床改善和无临床改善。二分类结局需要的数据仅是每一个干预组中两类结局的分别数，采用2×2四格表计算*RR*、*OR*和*RD*值（表6-2），这些数字可作为两组发生结局的人数和总样本量输入软件中。收集二分类结局数据最可靠的方式是收集每组明确发生和未发生结局的数量。虽然在理论上只需收集总人数和发生结局的数量，但有时文献报告的总人数不一定是测量结局的人数。偶尔，发生结局的人数需要从百分比中计算。在会议文摘中，有时候受试者人数和结局数量不详，但可能会报告如比值比或风险比等效果估计。这种数据可采用倒方差法纳入Meta分析，但只有同时报告了不确定性测量指标如标准误、95%*CI*或确切*P*值等指标才能使用。

表6-2 采用2×2四格表计算*RR*、*OR*和*RD*值

	有事件（"成功"）	无事件（"失败"）	合计
试验组干预措施	SE	FE	NE
对照组干预措施	SC	FC	NC

注：SE、SC、FE和FC为每一组（"E"或"C"）每一结局（"S"或"F"）的受试者数，可用于计算如下合并统计量：

RR=试验组事件风险/对照组事件风险=(SE/NE)/(SC/NC)=SENC/NESC

OR=试验组事件比值/对照组事件比值=(SE/FE)/(SC/FC)=SEFC/FESC

RD=试验组事件风险-对照组事件风险=SE/NE-SC/NC

(1) 风险和比值：风险是指卫生结局(通常为不良事件)发生的概率。研究中，风险常表述为 0～1 之间的某一数值，即在 100 人的样本中所观察到的事件数为平均风险×100。在 Cochrane 系统评价的“结果汇总表”中，其常表述为在每 1 000 个体中的数量。例如，当风险为 0.1 时，表示每 100 人中将有约 10 人发生事件；当风险为 0.5 时，表示每 100 人中将有约 50 人发生事件；在 1 000 人的样本中，则为 100 和 500。

比值是某一特定事件发生概率和不发生概率的比值，并且可能是 0 和无穷大之间的任一数值。在卫生保健中，其为发生某事件和未发生某事件人数之比。当比值＝1 时，与每个未发生事件的人相对都有 1 人发生事件，因而在 100 人的样本中，有 100×1/(1＋1)＝50 人将会发生事件，50 人将不会发生事件。

(2) 相对效应指标：风险比(*RR*)和比值比(*OR*)。风险比(或相对风险)是在两组中某一事件风险的比，而比值比是某一事件比值的比。对该两个指标，值为 1 表明估计效应在两干预间相同。风险比描述了随试验干预措施的使用而产生的风险增加(＞1)或减少(＜1)。例如，干预的风险比为 3，意为干预带来的事件是未干预事件的 3 倍。或者说，干预增加了 100×(*RR*－1)％＝200％的事件风险。相似地，风险比为 0.25 解释为干预带来的事件概率是未干预的 1/4。其也可以表述为干预减少了 100×(1－*RR*)％＝75％的事件风险，即相对危险减少。在不清楚无干预措施的事件风险情况下，不能做出对所给风险比的临床重要性的解释，如风险比为 0.75 可能反映了从 80％到 60％的有临床重要意义的事件减少，也可能是从 4％到 3％的较少临床意义的事件的减少。

比值比描述了随干预措施的使用产生结局比值的增加。有时，与对照组事件比值相比超过 1 时，计算 *RR* 更恰当。

在解释效应指标分析结果时，需要注意：对增加事件机会的干预措施而言，比值比将比风险比更大，因此，错误解释将导致过高估计干预效应，尤其是对(事件风险超过 20％)常见事件。对减少事件机会的干预而言，比值比将小于风险比，因而错误解释将高估干预效应。

(3) 绝对效应指标：危险度差值(*RD*)。危险度差值是两组间观察到的风险(发生所观察结局的个体的构成比)的差，其描述了试验组和对照组干预措施间所观察到事件风险的确切差异。但风险差值的临床意义可能有赖于事件潜在的风险。例如，风险差值为 0.02(2％)可表示小的无临床意义的 58％～60％风险改变；或相对更大的 1％～3％有潜在意义的改变。虽然风险差值比相对指标提供了更直接的相关信息，当解释风险差值时，了解事件的潜在风险和事件结果仍然很重要。绝对指标如风险差，对于权衡一种干预措施可能带来的获益和危害上尤其有用。

(4) “事件”的含义：在二分类结局的情况下，卫生保健干预措施要么减少不良结局产生的风险，要么增加有利结局出现的机会。在许多情况下，很自然地将一个结局状况作为一个事件。例如，当受试者在研究开始时有特定症状时，关注的事件通常是恢复或治愈。如果受试者在研究开始时是健康的或有某些不良结局的风险，则事件是疾病发生或不良结局出现。因为关注点通常放在试验干预组上，对于试验干预减少不良结局出现的研究将得到小于 1 的比值比或风险比，以及负的风险差。试验干预增加有利结局出现的研究将得到大于 1 的比值比或风险比，以及正的风险差。然而，可以用发生事件和未发生事件来取代未恢复患者和未发生事件患者的比例，对使用风险差或比值比的 Meta 分析，该转换的影响并不会带来大的后果：转换只是改变了风险差的正负号，同时对比值比而言，新的比值比是原比值比的倒数(1/x)。相反，对结果的转换可能导致风险比的明显差异，影响效应估计、其显著性和干预间研究效应的一致性。这是因为在低风险和高风险状况下，风险比估计的准确性显著不同。在 Meta 分析中，很难预测这种颠倒的效应。因此在数据分析前，对哪个风险比可能是最相关的统计量的判断很重要。

(5) 需要治疗的病例数(NNT)：NNT 指在给定的时间范围内，接受试验干预比接受对照干预为多增加一例发生或避免一次事件，预期需治疗的人数。例如，NNT 为 10 可解释为"在给定的时间范围内，每 10 个受试者接受试验干预比接受对照干预预期可增加(或减少)一例发生一次事件"。当一个干预导致结局恶化而非改善时，可使用术语"用某种干预引起 1 例某种不良事件所需要的人数(NNH)"。

2. 连续性数据(continuous data)　连续性数据在统计学中指在特定范围内可取任何值的数据。使用均数差(均差)或标准化均数差值(标化均差)做连续性数据的 Meta 分析的评价者需要的数据包括：各干预组结局指标的平均值(ME and MC)；各干预组结局指标的标准差(SDE and SDC)；各干预组测量结局的参与者人数(NE and NC)。由于报告质量差及差异大，可能难以或无法从数据汇总中获得必要的信息。不同研究采用不同统计量总结平均数(有时用中位数而不是均数)和变异情况(有时使用标准误、可信区间、四分位距和极差/全距而不是标准差)。也有选择不同的刻度值来分析数据(例如，干预后测量值与基线改变值；原始数据值与对数值)。必要时，应向作者索取遗漏信息和核实报告的统计量。

连续数据的一个共同特征是：评估每一个参与者结局的指标，在基线时也会测量，即实施干预前要测量。为此，有可能用基线改变值(也称改变评分)作为主要结局。通常，纳入系统评价的研究可能混合使用基线改变值和终值。有些研究报告两者，另一些则仅仅报告改变值或终值。选择哪个数据分析的关键问题是：是否存在选择性报告一种夸大结果的可能性，而评价者应寻找存在这种可能性的证据。最后一个提取基线改变值信息的问题是：通常由于失访和退出研究，基线测量值和最终测量值报告的参与者人数不同，可能难以确定同时报告了基线测量值和最终测量值的参与者人数并计算他们的差值。

(1) 均数差(*MD*)：均数差是测量临床试验中两组间均值绝对差值的统计量。其评估了试验干预对结局的平均改变相对于对照的数量。当所有研究的结局测量值是基于同样的度量单位得到时，其可用作为 Meta 分析的汇总统计量。

(2) 标准化均数差(*SMD*)：在 Meta 分析中，当所有研究都评估了同样的结局但按不同的方法进行测量(比如，所有研究都测量了抑郁，但使用了不同的心理测验量表)时，使用标准均数差作为汇总统计量。这种情况下，在研究合并之前，对研究结果进行标化以达到统一度量单位很有必要。标准均数差表达了每个研究中与观察到的变异相关的干预效应的大小(干预效应是均数的差而非差的均数)：SMD＝组间结局的均数差/受试者结局的标准差。

SMD 方法对于度量单位方向并不明确。如果一些度量单位随严重程度增加而另一些减少，那么需要对一系列研究乘以－1(或可从度量单位最大可能值减去均数)以确保所有度量单位点都在同一的方向。任何这样的调整都应在系统评价的统计方法部分进行描述。标准差无需修正。

3. 有序数据(ordinal data)和量表数据　当每个受试者被分入一类且分类有自然顺序时，就会出现有序结局。比如，按分类排序的"三分类"结局(如症状严重程度分为"轻""中"和"重")就是有序类型。随分类数的增加，有序结局会表现出与连续性结局相似的特征，并在临床试验中可能会按连续性结局进行分析。

量表是一种特殊类型的有序结局，常用于测量难以定量的情况，如行为、抑郁和认知能力。典型的量表包括一系列问题或任务，对每一项进行打分，然后求和得到总"积分"。明确量表是否有效很重要：也就是说，证明他们测量了他们要测量的情况。当在临床试验使用量表评价结局时，为理解研究的目的、目标人群和评估问卷，应对量表所引参考文献进行研究。研究者常常通过增添、修改或去掉某些问题来改编量表以满足自己研究的目的，系统评价作者应检查使用的是原始还是改编的量表。这对于 Meta 分析结局合并时尤其重要。较长的有序量表在 Meta 分析中常被作为连续性变量分析，而较短的有序量表常通过将相邻分类合并在一起而转换成二分类资料。如果有明确合理的分界点，后者尤其适用。不恰当地选择分界点可能导致偏倚，尤其是选择的分界点使临床试验中两干预组的差异最大化时。当使用处理二分类资料的方法来总结有序量表时，所分两类中的一类被定义为事件，且干预效应使用风险比、比值比或风险差进行描述。当使用处理连续性资料的方法来总结有序量表时，干预效应表述为均数差或标准化均数差。

4. 计数数据(count data)和率的数据　某些类型的事件在一个人身上可能发生超过一次，例如，心肌梗死、骨折、不良反应或住院，明确这些事件发生的次数可能更有必要，这种类型的资料归为计数资料。根据应用目的，计数资料可分为罕见事件计数和常见事件计数。罕见事件计数在统计学中常被归为"Poisson 资料"。罕见事件的分析常关注率。率表明了事件数与其发生的时间时长的关系。例如，临床试验中一组结果可能是在随访的 314 人年期间(157 人随访 2 年)，该组所有患者发生了 18 次心肌梗死。事件发生率是 18/314＝0.057/人年或 5.7/100 人年。在 Meta 分析中通常使用的统计量是率比(rate ratio, RR)，通过一组除以另一组来比较两组中事件的发生率。也可使用率差作为统计量，但很少使用。一个常见错误是将计数资料作为二分类资料进行处理。如在刚才所举的例子中，314 人年来自对 157 例患者平均 2 年的观察。一个可能得到的结果是 18/157。如果总数 18 中包括来自同一患者的多次心肌梗死(比如，如果 18 来自 12 例发生 1 次心肌梗死的患者和 3 例发生 2 次心肌梗死的患者)，这就不恰当了。事件总数在理论上可能超过患者数，使结果不可理解。

5. 时间-事件(生存)数据(time-to-event data)　当关注点落在某一事件发生前所

经历的时间时，就会出现时间-事件资料。因为关注的事件常常是死亡，尤其在癌症和心脏疾病，也称为生存资料。时间-事件资料包括对每一个体两方面的观察：①未观察到事件的时间长度；②发生事件或观察期结束的终点指征。在观察期结束也未发生事件的受试者称为"截尾值(censored)"。他们的无事件时间也有意义，并应纳入 Meta 分析中。时间-事件资料也可基于除死亡外的事件，如疾病复发、无癫痫发作时间或出院。

时间-事件资料有时可被作为二分类资料分析。这需要知道在一研究中一个固定时点所有受试者的状况。例如，如果所有患者被随访至少 12 个月，且知道两组 12 个月前发生事件的比例，则可构建 2×2 表格(如表 6－2 所示)，并以风险比、比值比或风险差来表述干预效应。使用处理连续性结局的方法来分析时间-事件资料并不恰当(如使用平均时间-事件)，因为只能知道发生了事件的受试者亚组的相关时间。使用这种方法必须排除未发生事件的受试者，这样会引起偏倚。

综合时间-事件资料最恰当的方法是使用生存分析的方法，并以危险比(hazard ratio, HR)来表述干预效应。危险在概念上与风险相似，但也有细微差别，其测量的是瞬时风险，并会不断变化。危险比解释方式与风险比相似，因为其描述了一个受试者接受试验干预比对照干预更可能或更不可能在某一特定时点上发生事件的倍数。当在一个研究或 Meta 分析中对干预措施进行比较时，常简单假设危险比是贯穿整个随访期的常数，即使危险自身可能不断变化，这称为比例风险假设(proportional hazards assumption)。

6. 以对数形式表述干预效应　干预效应的比值(如比值比、风险比、率比和危险比)在分析前常进行对数变换，有代表性的是使用自然对数变换(对数底为 e，写成"ln")。

比值的汇总统计量共有的特征是其可取的最小值是 0，1 相当于无干预效应，比值比的最大值可取无穷大。这一记数度量单位并不均称。例如，比值比为 0.5(减半)和比值比为 2(加倍)正好相对，就是说他们平均后应该是无效应，但 0.5 和 2 的平均并不是比值比为 1 而是 1.25。对数转换的度量单位均称：0 取对数为负无穷，1 取对数为 0，正无穷取对数为正无穷。如，0.5 的 *OR* 取对数为－0.69，2 的 *OR* 取对数为 0.69。－0.69 和 0.69 的均数是 *OR* 为 1 的对数转换值 0，正确地显示了无平均干预效应。按比例度量单位所做 Meta 分析的图形显示通常使用对数度量单位。因为同样的原因，其有使可信区间看起来对称的作用。

二、研究设计和确定分析单元

临床试验的重要原则是分析必须考虑随机实施的水平。大多数情况下，分析中的观察数应与随机的单元数相匹配。在一个简单平行组设计的临床试验中，受试者被独立地随机分配到两个干预组中，并且收集和分析每个受试者的每个结局的测量值。但需注意以下问题：①将成组个体一起随机分配到同一干预(如整群随机试验)；②个体接受不止一种干预(如在交叉试验中，或每个个体同时进行的多部位治疗)；③对同一结局的多重观察(如重复测量、复发事件、不同身体部分的测量)。

(一) 整群随机试验

在整群随机试验中,成组的受试者被随机分配到不同的干预措施。例如,组可以是学校、村镇、医疗单位、家庭、病房、同一个主治医生的患者等。整群设计研究中同一个群体内受试者的反应往往比较接近,就是说这些数据不再被认为是相互独立的。此时分析单元与分配单元不同。如果在整群随机试验中,忽略群体特征而以个体作为分析单元,其结果会造成 P 值人为的偏小,容易得到干预措施有效的假阳性结果。在 Meta 分析中,整群特征如果被忽略,该研究的可信区间会过于狭窄,并被赋予不恰当的、较大的权重。

许多整群随机试验的分析方法往往忽略群体特征,直接采用以个体为分析单位的统计方法。若属于这种情况,如果可提取以下信息则可以进行校正分析:①随机分配到每个干预组的群组数;或每个群组平均的大小(M);②忽略整群设计的所有个体的结局数据(如发生结局事件的个体数量或比例,或均数和标准差);③群内(或组内)相关系数(ICC)的估计值。

校正方法就是使用“有效样本含量”进行估计。整群随机试验中单个干预组的有效样本含量就是其原来的样本量除以“设计效应校正因子”。设计效应校正因子为:1＋(M－1)ICC,M 是群组大小的平均值,ICC 为群内相关系数。通常在干预组间假定一个共同的设计效应调整因子。对于二分类变量,各干预组的受试者数量、阳性事件数,均除以设计效应调整因子,结果四舍五入取整后,录入统计软件中,但要注意,对于小样本试验可能不适用。对于连续性变量数据,均数和标准差保持不变,只需对样本量加以校正。假如在一个整群随机试验中,随机抽取 10 个班的 295 名学生进入干预组,随机抽取另 11 个班的 330 名学生进入对照组。学生中成功的数量(忽略整群抽样)分别为:干预组 63/295;对照组 84/330,设想从一个可靠的外部资源获得群内相关系数为 0.02,则该研究的群体平均大小为(295＋330)/(10＋11)＝29.8。设计效应调整因子为 1＋(M－1)ICC＝1(29.8－1)×0.02＝1.576。则干预组的有效样本含量为 295/1.576＝187.2,对照组为 330/1.576＝209.4。对于各组的阳性事件发生数同样进行调整:干预组 40.0/187.2;对照组 53.3/209.4。将上述校正后的数据依次输入统计软件,如二分类结果或连续性结果,例子中的试验数据可按以下输入:干预组 40/187;对照组 53/209。

另一种较为灵活的方法是调整增大标准误,即将原来效应估计值的标准误(忽略整群抽样的估计结果)乘以设计效应调整因子的平方根。将比值比对数及其校正标准误输入相关软件(如 RevMan),使用普通倒方差结果加以分析。

(二) 受试者的重复观察

在某些干预研究中,结果可能按几个随访时间节点呈现(如 6 个月、1 年和 2 年)。在不产生单元分析误差的情况下,来自每个研究不止一个时点的结果不能以标准 Meta 分析的形式进行合并。其可选择以下方式进行处理:①获得个体患者数据,并用每个患者的整个随访期进行分析(如时间-事件分析)。或者,对每个个体受试者结合所有时点计算一个效应测量值,如总事件数、总体均数或随时间变化的趋势。②基于不同的随访时段定义几个不同的结局，并分别进行分析。例如，不同时限可用于反映短期、中期和长期随访。③选择一个时点并分析研究中该时点的数据。理想情况下，其应为临床重要时点。④从每个研究选择最长随访时间，但这可能导致研究间缺乏一致性，增加异质性。

（三）可重复发生的事件

如果关注的结局是可能发生不止一次的事件，则必须注意避免单元分析误差。计数资料不应按二分类资料处理，根据《Cochrane 手册 5.1.0 版》可分为罕见事件计数和常见事件计数。罕见事件计数在统计学中常被归为“Poisson 资料”。罕见事件的分析常关注率，率表明事件数与其发生的时间时长的关系。例如，临床试验中一组结果可能是在随访的 314 人年期间在该组所有患者发生了 18 次心肌梗死。事件发生率是 0.057/人年或 5.7/100 人年。在 Meta 分析中通常使用的统计量是率比（*RR*），其通过一组除以另一组来比较两组中事件的发生率。也可使用率差作为统计量，但很少使用。常见事件的计数，如龋坏的、缺失的或充填的牙的计数，常以与连续性结局资料同样的方式进行处理。所用干预效应为均数差，其比较干预组受试者与对照组受试者发生事件平均数（可能被标化到某一单位事件范围）的差异。

（四）多次干预或治疗

相似地，每个受试者接受多次干预或治疗可引起分析单元误差。必须注意确保可信区间的计算使用随机分配的受试者数，而不是干预或治疗的尝试数。例如，有关乳腺癌淋巴水肿治疗的研究中，患者可能接受多周期治疗，作者可能错误地使用治疗周期而不是患者作为分母。这与整群试验（除每个受试者是一个“群”外）中的情况相似。

（五）多个干预组

一个试验可能有两个或多个试验干预组和一个共同对照组，或有两个对照组，如安慰剂组和标准治疗组，这类研究统称为“多个干预组研究”或“多臂试验”。对超过两个干预组进行比较的研究需谨慎处理。这类研究往往会被纳入 Meta 分析，因为它们将干预组所有可能的组合进行了多个成对比较。尽管在一个系统评价中可对多个干预进行比较（并因此进行多个 Meta 分析，每个 Meta 分析进行两两比较），但仍需考虑以下 3 个问题：①确定哪些干预组与系统评价相关；②确定哪些干预组与某一 Meta 分析相关；③若多个干预组均有关，确定以何种形式将该研究纳入 Meta 分析。

1. 确定与系统评价相关的干预组　对于多个干预组研究，与系统评价相关的干预组都是那些可进行两两比较的干预组，若对这些干预组单独分析，也应符合系统评价的纳入标准。如在一个研究戒烟效果的系统评价中，目的是比较尼古丁替代疗法和安慰剂的戒烟效果，可能查找到“尼古丁口香糖 VS 行为疗法 VS 安慰剂口香糖”比较的三组试验研究。这 3 个干预组组合的两两比较中，只有一组（“尼古丁口香糖 VS 安慰剂口香糖”）与系统评价的目的有关，行为疗法组就与系统评价无关。但是，假如该研究是比较“尼古丁口香糖＋行为疗法 VS 行为疗法＋安慰剂口香糖 VS 单用安慰剂口香糖”，那么前两种干预的比较就与系统评价相关，而与安慰剂口香糖组无关。

对于有多个对照组的试验，在涉及“针灸 VS 无针灸”比较的系统评价中，可能查找到“针灸 VS 假针灸 VS 无干预”比较的研究，那该研究的 3 个组都与系统评价有关。

2. 确定与某一 Meta 分析相关的干预组　当判断特定的 Meta 分析中应纳入哪些干预组时，需要考虑同样的相关性问题。鉴于一个 Meta 分析只能处理一种两两比较，系统评价者应考虑某研究中各种可能的两两比较干预是否都应纳入该 Meta 分析。以“尼古丁替代疗法 VS 安慰剂 VS 其他干预措施”的系统评价为例，“尼古丁口香糖 VS 行为疗法 VS 安慰剂口香糖”研究中的所有干预组都可能与系统评价相关，“尼古丁口香糖 VS 安慰剂口香糖”和“尼古丁口香糖 VS 行为疗法”则用于不同的 Meta 分析之中。

3. 常见处理方法　在 Meta 分析中处理纳入多个干预组研究的方法可能很多，但当研究具有一个或多个共同的干预组时，应避免将这类试验简单地分拆为多个两组试验纳入 Meta 分析，这样可导致重复计数、人为扩大样本量，并由于多重比较所得干预效应估计值间未知的相关性产生分析单位错误。

注意区分两种情况，一种是多个干预组研究中无共同干预组，任意两两比较间是相互独立的，不存在分析单位偏倚；另一个情况是多个干预组研究中具有共同的干预组，因此有共同的受试者两两比较间不独立，就存在一定程度的相关性，就可能出现分析单位偏倚。例如，假设将一个研究随机受试者分为四组：“尼古丁口香糖”“安慰剂口香糖”“尼古丁贴片”“安慰剂贴片”。若 Meta 分析的问题是一个较为宽泛的问题——尼古丁替代疗法是否有效，那么该 Meta 分析可纳入“尼古丁口香糖 VS 安慰剂口香糖”比较，也可纳入“尼古丁贴片 VS 安慰剂贴片”比较。就像来自不同的研究一样，只要是相互独立的比较，将其纳入 Meta 分析一般是可行的，但需要注意可能会涉及采用随机效应分析。

当研究具有一个或多个共同的干预组时，为避免分析单位误差，可选择下列方法：

(1) 分组合并、将多臂试验转换成双臂试验(推荐使用)：就是将所有相关的试验干预组合并为一个组，将所有相关的对照干预组合并为一个对照组。假设一个关于“针灸 VS 无针灸”的 Meta 分析将会考虑既纳入“针灸 VS 假针灸”研究，也纳入“针灸 VS 无干预”的研究，那么比较“针灸 VS 假针灸 VS 无干预”的研究，将“假针灸”与“无干预”组合并后可纳入 Meta 分析。这种合并后的对照组就可按照常规方法与“针灸”组比较。

(2) 排除其他干预组、仅选择两个干预组比较：就是只摘选其中两组进行比较(如上例中只选择“假针灸”或“无干预”作为对照组)，但这样做会损失信息同时有选择相关结果之嫌，因此一般不作推荐。

(3) 把共同组拆分成两个或多个小样本组，纳入两个或多个(相互独立)Meta 分析比较。比如，一个三臂试验比较了 121 例接受针灸的患者、124 例接受假针灸的患者和 117 例无针灸的患者，那么先将共同组 121 例分成两个小组，分别包括 61 例患者和 60 例患者，然后组合成两对比较纳入 Meta 分析，即 61 例“针灸”VS 124 例“假针灸”比较，以及 60 例“针灸”VS 117 例“无针灸”比较。对于二分类变量结果，事件发生数和总数都可以如此分割。对于连续性变量结果，只将受试者总数进行分割，原来的均数和标准差保持不变。但注意，这种方法只能部分消除、不能完全克服分析单位错误(这是因为分割产生的比较仍然存在关联)，所以一般也不推荐这种方法。尽管如此，这种方法的潜在优势就是可以用来近似估计多种干预间的异质性(如在本例中使用假针灸和无干预作为对照组的差异)。

(4) 纳入两个或多个相关比较并对相关性做出解释：此方法需要在考虑比较间相关性的基础上，计算相关的两两比较结果的平均值(或加权平均值)以及方差(和权重)。与上述合并方法相比，该法通常也可获得相似结果。

(5) 进行多臂试验的 Meta 分析：参考本章第五节“网络 Meta 分析”。

三、常用的计算方法和统计模型

(一) 经典 Meta 分析的计算方法

经典 Meta 分析常用的计算方法有倒方差法(inverse-variance，IV)、Mantel-Haenszel 法(MH 法)，Peto 法和 Dersimonian-Laird 法(DL 法)。①倒方差法：该方法可用于计量资料的均数差等效应指标的合并，也可用于分类资料的 *OR*、*RR*、*RD* 等效应指标的合并，但不适用于研究样本量小的情况；②MH 法：MH 法是分类变量固定效应模型常用的统计方法，可用于 *OR*、*RR*、*RD* 等效应指标的合并，尤其是小样本量研究的合并；③Peto 法：也称改良的 MH 法，常用于以 OR 为效应指标进行多项研究的合并，是固定效应模型的经典方法，适用于小概率事件合并效应量。④DL 法：适用于二分类资料，也可用于定量资料连续型数值变量合并效应进行校正，属于随机效应模型的方法，是对存在明显异质性的资料合并效应量的一种处理方法，通过增大小样本资料的权重、减小大样本资料的权重，来减少偏倚，所以结果解释应当更保守慎重。此外，定量资料连续型数值变量在不存在明显异质性的情况下，使用固定效应模型合并效应量的计算可采用倒方差法。

贝叶斯计算方法。贝叶斯统计是有别于“经典统计”一类分析方法，通过综合未知参数的总体信息、先验信息和样本信息，依据贝叶斯定理，获得未知参数的后验分布，依据后验分布推断未知参数的统计学方法，同样可以进行假设检验和可信区间估计。与许多经典的 Meta 分析方法相比，贝叶斯方法有以下优势：①直接合并外部证据，如关于干预措施的效应或研究间变异的可能程度；②可利用效用的概念来综合分析各种临床结局，将 Meta 分析扩展到决策分析；③允许 Meta 分析中各研究间方差的估计存在一定的变异；④可以进行利弊综合分析(潜在风险和治疗获益)；⑤鉴于 WinBUGS 软件比较灵活，可以实施较为复杂的分析(如多臂试验 Meta 分析)；⑥定量分析观察主观先验因样本数据而改变的程度。贝叶斯方法利用后验概率对所有分析的干预措施进行排序，可以克服频率学方法在参数估计时通过不断迭代去估计最大似然函数、易出现不稳定而得到有偏倚的结果的缺陷，故估计值更准确、建模更灵活。

(二) Meta 分析常用的统计模型

Meta 分析常用的统计模型有两种：固定效应模型(fixed effect model)和随机效应模

型(random effect model),或称为固定效应 Meta 分析和随机效应 Meta 分析。

固定效应模型的应用前提是假设所有纳入研究的主题以及效应尺度大小基本相同,每项研究的差异主要来源于某些随机误差或样本差异(不可控)。合并效应量是研究特定效应量的加权平均数;每项研究分配到的权重等于研究效应量方差的倒数;研究的精度越大,对合并效应量的贡献度越大;统计推断有可能受到纳入分析的总体影响。

随机效应模型的应用前提是假设各独立研究分别来自不同的总体(如不同种族、不同年龄),因而各项研究的效应尺度的估计值不同。也就是纳入分析的研究间干预效应可以不同,观测效应量间的差异由随机误差和真实干预效应不同所致。合并效应量是研究特定效应量的加权平均数;每项研究分配到的权重等于研究内效应量方差与研究间异质性方差和的倒数;对未来研究干预效应的预测更可靠;预测区间可以表达真实效应量离散程度,可以用于解释单项研究真实效应量的预测单范围。

目前,对于如何选择模型,尚无定论,但不能基于异质性统计检验结果来选择固定效应还是随机效应 Meat 分析。张天嵩教授团队建议:首先,在制订系统评价/Meta 分析研究方案时就要考虑选择合适的模型;其次,根据研究目的和研究者对适用于数据模型的主观假设,可以先使用随机效应模型,或者研究者期望纳入 Meta 分析研究的干预效应量相似但不相同,可以考虑使用随机效应模型;如果研究者有足够理由相信所有纳入 Meta 分析研究的干预效应量都相同,则可选用固定效应模型。

四、异质性分析和处理

(一) 异质性的定义和来源

异质性一般指 Meta 分析中,纳入文献之间的存在的异质性。其广义定义为:描述研究对象、干预措施和一系列研究间测量结果的差异和多样性,或那些研究间的内在真实性的变异。主要分为:①临床多样性(clinical diversity),也称为临床异质性(clinical heterogeneity),来源于研究对象的差异(包括研究间研究对象纳入和排除标准的差异、研究对象所代表的群体差异、研究规模的大小、研究场所不同及对照个体的选择差异等)、干预措施的差异(包括干预剂量、干预时间、辅助干预措施、研究对象的依从性等)和定义指标的差异(包括研究定义的暴露、结局、测量工具不同等)。②方法学多样性(methodological diversity),也称为方法学差异(methodological heterogeneity),来源于研究设计差异(包括前瞻性、回顾性、随机对照试验等)、偏倚风险(采用双盲、单盲还是非盲法)和结局完整性(如随访时间长短不同等)。

异质性的狭义定义是专指统计学异质性(statistical heterogeneity),用来描述不同研究中所评估的干预效应的变异程度,并且它是研究间临床和/或方法学多样性的结果,也表明除可预见的偶然机会外研究间存在的差异性。统计学计算异质性以数据为基础,其原理是各研究间可信区间的重合程度越大,则各研究间存在统计学同质性的可能性越大;相反,可信区间的重合程度越小,各研究间存在统计学异质性的可能性越大。

（二）统计学异质性的检验

异质性检验又称统计量的齐性检验（一致性检验），目的是检查各个独立研究的结果是否具有可合并性。统计学异质性检验的方法主要包括统计量法和图示法。

1. 统计量法

（1）I^2 检验：I^2 反映异质性部分在效应量总的变异中所占的百分比，计算公式 $I^2=\frac{Q-df}{Q}$，其中 Q 为 χ^2 统计量，df 是自由度（研究总数－1）。I^2 的取值范围为 0～100%（当 $Q\leqslant df$ 时，I^2 取值均为 0），取值越大，统计学异质性的可能性越大。根据 I^2 值可将统计学异质性分为 4 个程度：I^2 在 0～40%，轻度异质性（异质性不重要）；在 30%～60%，可能存在中度异质性；50%～90%，可能存在实质性异质性；75%～100%，存在很大的异质性。因为区间划分有交叉，实际应用时需灵活掌握，一般 $I^2\geqslant 50\%$时，可以认为研究间存在统计学异质性。

（2）Q 检验：Q 值为效应量的标准化平方和，因此服从自由度为（k－1）的 χ^2 分布，计算公式 $Q=\sum_{i=1}^{k} wi(yi-\theta)$，$wi$ 是第 i 个研究的权重，yi 是第 i 个研究的效应量，θ 是所有研究的评价效应量。Q 值越大，则 P 值越小（无效假设为纳入研究的效应量均相同），则统计学异质性的可能性越大。如果 $P>0.1$，一般认为无统计学异质性；若 $P\leqslant 0.1$，则认为有统计学异质性。Q 值对研究个数较敏感，当纳入的研究个数多了，合并方差小，则权重大，对 Q 值的贡献大，这时检验效能过高，容易出现Ⅰ类错误（假阳性：即使无异质性，Q 检验可能有统计学意义）；相反，如果纳入研究少，权重也较少，检验效能低，出现Ⅱ类错误（假阴性：即使存在异质性，Q 检验可能无统计学意义）。因此，使用 Q 检验的结果时需谨慎。

（3）H 检验：通过对统计量 Q 进行自由度（研究个数）的校正，结果方差分布的参数估计可得 $H=\sqrt{\frac{Q}{k-1}}$。$H=1$ 表示各研究间无异质性；$H<1.2$ 表示各研究间同质；$H>1.5$ 提示各研究间存在异质性；H 在 1.2～1.5，当 H 值的 95%可信区间包含 1，在 0.05 的检验水准下无法确定是否存在异质性，若没有包含 1，则可认为存在异质性。

2. 图示法

（1）森林图（forest plot）：森林图是 Meta 分析中最常用的统计学异质性视觉检验方法。该图可显示单项研究和合并的效应量及其相应的可信区间，如果单项研究结果间的可信区间有很少的重叠，则可怀疑研究间可能存在异质性。如图 6－1，研究 2 与研究 1、6、7、9、16 的可信区间重叠较少或不重叠，提示研究间可能存在异质性。

（2）拉贝图（L'Abbe plot）：拉贝图是以每项研究中的干预组事件发生率相对于对照组事件发生率做图，若研究结果同质，则所有点呈直线分布；若偏离该线过远，则表明研究结果不同质。如图 6－2，有 6 项研究离 $OR=0.851$ 直线较远，提示研究间可能存在异质性。

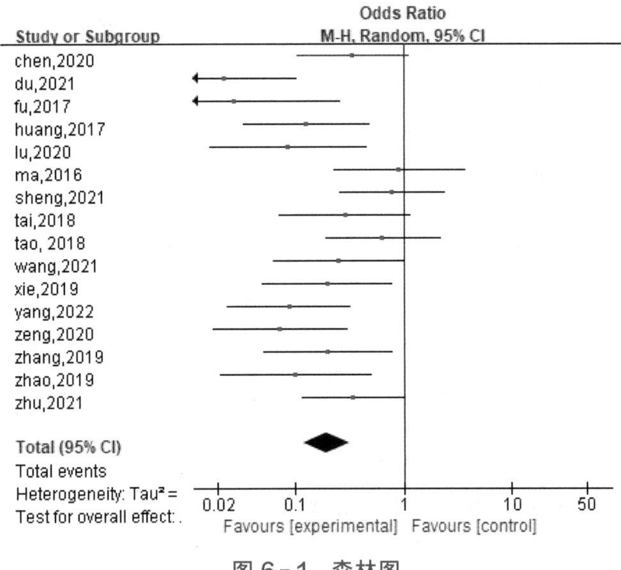

图 6－1　森林图

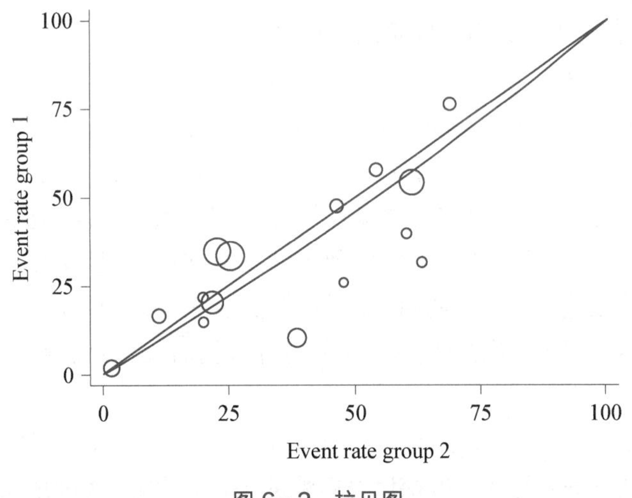

图 6－2　拉贝图

（资料来源：张天嵩，李博，钟文昭. 实用循证医学方法学[M]. 3 版. 长沙：中南大学出版社，2021.）

(3) 加尔布雷斯图(Galbraith plot)：加尔布雷斯图对于每一个试验，以标准化估计值(如 logOR/lnRR/SE)为纵轴、标准误的倒数为横轴作散点图。若该 Meta 分析各研究无异质性，则所有点落到 95%*CI* 回归直线的内部；反之，则有可能各研究间存在异质性。如图 6－3，合并效应量较小，中间的直线较为平坦，有两个研究落在 95%*CI* 线之外，一个研究正好落在 95%*CI* 线之上，散点斜率差别较大，提示研究间可能存在异质性。

(4) 漏斗图(funnel plot)　漏斗图不对称常用于发表偏倚的识别，但引起漏斗图不对称的原因很多，研究间异质性也是原因之一，利用这一原理，可利用漏斗图判断研究间是否存在异质性。有研究落在虚拟的 95%*CI* 外，代表有可能存在异质性。

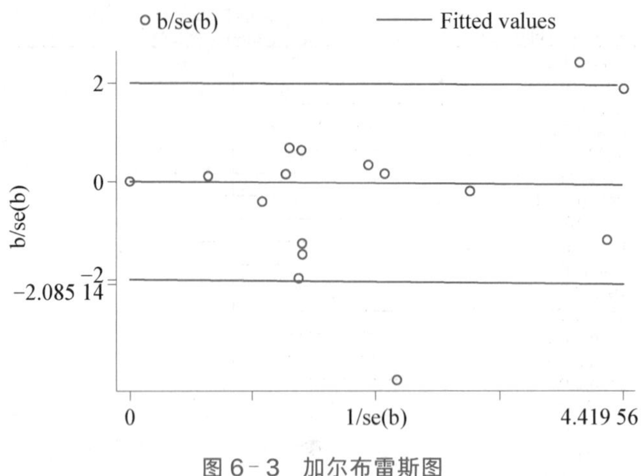

图 6-3　加尔布雷斯图

（资料来源：张天嵩，李博，钟文昭. 实用循证医学方法学[M]. 3 版. 长沙：中南大学出版社，2021.）

综上，应用 I^2 及 Q 值等统计量，既可检测是否存在异质性，也可检测异质性的程度。适当应用图示法，有助于找到引起异质性的异常点（某个或某几个研究）。

（三）异质性的探索

在 Meta 分析时，常需回答以下问题：干预效应会随着不同的人群或干预特征（如剂量或疗程）而变化吗？这种变异被统计学家称为交互作用，被流行病学家称为效应修正。交互作用分为“定性交互作用”和“定量交互作用”：如果效应方向相反，即如果干预在一个亚组有益但在另一个亚组有害，则会出现定性交互作用，定性交互作用非常少见。当效应量有差异但不是效应方向不同时，即干预的受益在不同亚组间存在程度不同，则会出现定量交互作用。用于找出这种交互作用的方法包括亚组分析和 Meta 回归，但都有可能存在缺陷。

1. 亚组分析（subgroup analysis）　亚组分析是处理异质性常用的方法之一。它从临床异质性和方法学异质性的角度探讨异质性的来源，可以解决同质研究才能合并效应量的问题。通常可以按不同设计方案、人群特征（如性别、年龄、种族等）、研究质量、发表年代、治疗时间的长短等分成亚组进行分析。每次只对一个变量进行亚组分析，并且对每个变量都要进行效应量的合并。

亚组分析是通过特征来观察的，而不是基于随机的比较。亚组分析进行越多，出现假阴性和假阳性显著性检验的可能性迅速增加，进行多个亚组分析的结果可能会对临床实践或未来研究方向产生误导。因此，亚组分析一定是事先确定好的，根据自身专业角度判断如何进行亚组分析，而不是随意确定或随意添加分组。建议分组因素尽可能控制在 3 个以内，越少越好，一般预先确定 1～2 个重要的分组因素。

2. Meta 回归　在异质性探索过程中，如果要对两个以上的变量进行分析，则需要采用 Meta 回归分析，即建立回归方程，结局变量可以通过一个或更多解释变量的值来进行解释或预测，以探索各研究间异质性的来源及大小，并进一步阐释异质性对 Meta 分析中合并效应的影响。目前已建立了多种 Meta 回归分析的统计学方法最早为固定效应的 Meta 回归分析，随后出现了随机效应的 Meta 回归分析模型。在随机效应模型中，有最大似然法、矩法、限制性最大似然法、Bayes 法等多种方法用于估计回归方程中的系数和研究间的变异。

在 Meta 回归模型中，结局变量为效应估计值（如 *MD*、*RD*、ln*OR* 或 ln*RR* 等），解释变量是潜在影响干预效应大小的研究特征，通常被称为"潜在效应修饰因子"或协变量。协变量可以是研究或试验水平的一些特征，如研究设计、干预量、给药途径、疗程、患者的性别、种族、研究样本量等；也可以是单个研究内所包含病例的综合特征，如患者的平均年龄、平均身高等，但是不能将单个患者的身高、体重等指标作为 Meta 回归分析的协变量。

从 Meta 回归中获得的回归系数用来描述结局变量（干预效应）如何随解释变量（潜在效应调节因子）的增加而改变。回归系数统计学显著性是对干预效应和解释变量间是否存在线性关系的检验。如果干预效应为比值指标，在回归模型中应将其进行对数转换，回归系数的指数将给出随解释变量增加一个单位，干预效应相对变化的估计值。

Meta 回归的局限性：①它在本质上是一种观察性研究，因受试者特征变量在各项试验内部可能存在较大变异，但只能被汇总为研究或试验水平的协变量进行分析，而有时汇总协变量并不能代表个体真实水平，即产生了"聚合偏倚"；②因数据挖掘出现假阳性结论，特别是纳入的研究个数较少而试验特征又多，如果对每个特征进行多重分析，有可能出现假阳性结果；③Meta 回归分析不可能充分解释所有异质性，允许剩余异质性的存在。

因此，在进行 Meta 回归分析时应注意：①确保有足够的研究个数纳入回归分析。如至少对每个协变量模型要保证 10 个观察结果（也就是 10 个纳入研究）；②预先设定研究过程中所要分析的协变量；③选择少量的协变量；④探索每个协变量必须符合科学原理；⑤每个协变量的作用不可能经常得到鉴定；⑥协变量之间不存在交互。总之，要充分了解 Meta 回归分析的局限性及其避免方法，才能正确应用它，并对所得结果进行正确的解释。

（四）异质性的处理

如果在一组研究间（从其他方面看适合进行 Meta 分析）找出了（统计学）异质性，可以使用以下策略进行处理：

1. 再次检查数据是否正确　严重异质性可能表明数据被错误地提取或输入软件。例如，如果对于连续性结局标准误被误输为标准差，这可能表现为可信区间非常窄，重叠非常少，并因此产生实质性异质性。分析单位误差也可能是异质性的原因。

2. 不做 Meta 分析　如果结果存在很大差异，尤其如果效应方向存在不一致，则使用干预效应的平均值可能会产生误导。因此，放弃进行 Meta 分析，只对结果进行一般性的统计描述。

3. 探索异质性　可通过进行亚组分析或 Meta 回归来探索异质性的来源。亚组分析，即按不同设计方案、研究对象特征、研究质量、发表年代等进行分组分析；Meta 回归以及混合模型，利用回归模型控制混杂因素，以消除异质性。

4. 忽略异质性　Meta 分析的固定效应模型就忽略了异质性。通常，固定效应 Meta 分析得到的合并效应估计值是干预效应的最佳估计值。然而，异质性的存在表明，干预效应不是单一值，而是一个分布。因此，不提倡该处理方式。

5. 进行随机效应 Meta 分析　随机效应 Meta 分析可用于综合研究间的异质性，但不能取代对异质性的彻底分析，其主要用于不能解释的统计学异质性。

6. 改变效应指标　异质性可能是由于对效应指标的不恰当选择而人为造成。比如，研究选择使用不同量表或不同单位的连续性结局时，当使用均数差时可能出现显著异质性，而当使用更恰当的标准化均数差时，则不会出现显著异质性。而且，对二分类变量效应指标（*OR*、*RR* 或 *RD*）的选择可能影响研究结果异质性的程度。尤其当对照组风险不同时，同质的 *OR* 或 *RR* 将肯定得到有异质性的 *RD*，反之亦然。

7. 排除研究　一般情况下，排除某些研究是不明智的，因为有可能会导致结果偏倚。然而，如果某些离群结果原因明确，则可排除在外，在排除异常结果的研究后，重新进行 Meta 分析，与未排除异常结果的 Meta 分析结果进行比较，探讨该研究对合并效应的影响程度。

8. 敏感性分析　改变条件重新进行 Meta 分析，如改变纳入标准（研究对象、干预措施、结果测量类型等）、排除未发表的研究、纳入或排除那些是否符合文献纳入标准尚有争议的研究、排除研究质量低的研究、采用不同的统计方法重新分析资料等。

异质性的处理流程（图 6－4）：①在满足 Meta 合并的前提下进行合并，并计算异质性的大小；②未检测出异质性，可直接选用固定效应模型或者随机效应模型进行统计分析；③如果检测出异质性（$I^2>50\%$或 $P<0.1$），进一步通过亚组分析、Meta 回归、敏感性分析判断和解释异质性的来源；④如果以上方法并未挖掘到异质性来源，选择随机效应模型进行统计合并。即便如此，仍需要在 Meta 分析的讨论部分从潜在的临床异质性、方法学异质性与统计学异质性 3 方面去探讨其可能的来源。

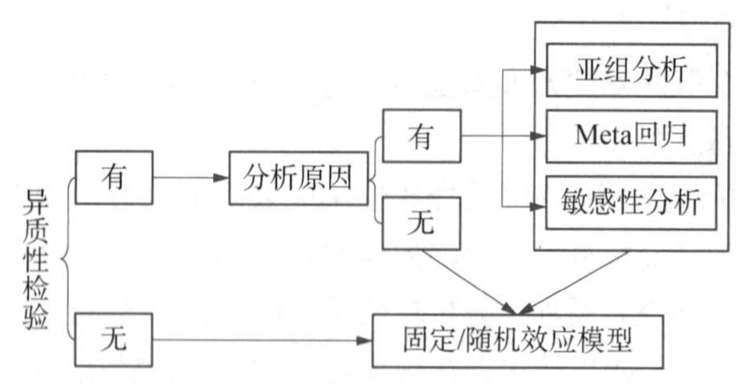

图 6－4　异质性处理流程

（资料来源：张天嵩，李博，钟文昭. 实用循证医学方法学[M]. 3 版. 长沙：中南大学出版社，2021.）

五、敏感性分析

(一) 敏感性分析的作用和时机

敏感性分析是检验在一定假设条件下所获结果稳定性的方法,影响 Meta 分析研究结果的主要因素,如纳入标准、研究质量的差异、失访情况、统计方法和效应量的选择等,重新进行 Meta 分析,观察合成结果是否发生改变,从而判断结论的稳健性。若敏感性分析的前后结果没有本质上的变化,说明 Meta 分析结果较为可信;若敏感性分析得到不同结果,提示存在与干预措施效果有关的、潜在的重要因素,在解释结果和下结论时应非常慎重。

系统评价的实施过程中会涉及一系列决策,多数情况下决策明确无争议,但也有一些是主观或不明确的,如纳入标准包括数值,值的选择通常是主观的(如老年人的定义可以是 60、65、70 岁);还有一些是因为某一研究报告没有纳入所需信息,或者所纳入的研究本身未获得所需信息(如失访者的结局),又或者因为某一特定的问题缺少公认的统计学方法等。因此,在系统评价过程中有许多可能需要进行敏感性分析的决策节点,具体如下。

1. 文献检索　摘要(其结果不能在随后发表的全文中得以证实)应被纳入系统评价吗?

2. 纳入标准　受试者特征:在一个研究中大部分而不是所有人都满足年龄范围,该研究应纳入吗?

(1) 干预措施的特征:Meta 分析中应纳入什么干预剂量的范围?

(2) 对照特征:对于定义用于对照组的常规措施,需要什么标准?

(3) 结局特征:什么时点或时点范围适合纳入?

(4) 研究设计:应包括盲法和非盲法的结局评估吗? 或研究纳入应该由方法学标准的其他方面严格限制吗?

3. 应分析的数据

(1) 时间-事件数据:如何假设截尾数据的分布?

(2) 连续性数据:在标准差缺失之处,应在何时和怎样处理?

(3) 有序度量单位:用于将短的有序度量单位分入两组的截点是什么?

(4) 整群随机试验:当试验分析为进行群集性调整时,应使用什么组内相关系数值?

(5) 交叉试验:当在原始报告内不能得到受试者内相关系数时,其取值应为多少?

(6) 所有分析:为进行 ITT 分析,关于缺失结局应做什么假设? 应该调整还是不调整所用干预效应的估计值?

4. 分析方法

(1) 应使用固定效应还是随机效应方法进行分析?

(2) 对于二分类结局,应使用 *OR*、*RR* 还是 *RD*?

(3) 对于连续性结局,在几个度量单位都评价了同一内容时,其结果应以涵盖所有度量单位的标准化均数差进行分析还是对每个度量单位以均数差单独进行分析？

（二）敏感性分析的方法

1. 常用方法

（1）按不同的研究特征，如不同的统计方法、研究的方法学质量高低、样本量大小、是否包括未发表的研究等，对纳入文献进行重新 Meta 分析，比较合并效应间有无显著性差异。

（2）采用不同模型计算效应合并值的点估计和区间估计，比较合并效应间有无显著差异。

（3）剔除质量相对较差的文献后重新进行 Meta 分析，看看结果有无显著性差异。

（4）改变研究的纳入和排除标准后，对纳入研究重新进行 Meta 分析，比较合并效应间有无显著性差异。

2. 剪补法（trim and fill method）　剪补法旨在查实及纠正因发表偏倚所致的漏斗图不对称。其基本方法：①“修剪”（去掉）引起漏斗图不对称的小样本研究；②用修剪过后的对称部分估计漏斗图的“中心”值；③接着在重估的中心两侧填补被修剪的和相应的估计缺失研究。除了可以估计缺失研究数量，还要用纳入这些填补的研究进行 Meta 分析求得调整后的干预措施疗效。剪补法无需对导致发表偏倚的原因进行假设，但要提供缺失研究数量的估计值以及因发表偏倚（基于填补的研究）而“调整”的干预措施疗效的估计值。

剪补法基于发表偏倚造成漏斗图不对称这一假设，采用迭代方法估计缺失研究的数量，但其意义并不在于估计出缺失研究的具体数目，在填补一部分研究后，重新进行 Meta 分析，如果合并效应量估计变化不明显，说明发表偏倚影响不大，结果比较稳健，因此其实际上是一种敏感性分析方法。该法在 Stata 的 metatrim 指令，以及 R 软件的 Meta 和 metafor 等扩展包均可实现。

一些敏感性分析可在研究计划书中事先确定，但许多适合进行敏感性分析的问题仅能在系统评价过程中（确定所分析研究的个体特点时）确定。系统评价中敏感性分析的最佳报告方式尽量使用汇总表，没有必要对所做的每个敏感性分析都制作一个森林图。

六、发表偏倚

（一）常见偏倚的分类

所谓偏倚指在资料的收集、分析、解释和发表过程中任何可能导致结论系统地偏离真实结果的情况。一般可以把 Meta 分析过程中的偏倚分为 3 类：①文献检索过程中产生的偏倚包括发表偏倚、语种偏倚、地域偏倚、文献数据库偏倚、多重发表偏倚、查找性偏倚等；②文献选择过程中产生的偏倚包括选择者偏倚、纳入和排除标准偏倚、无法获取全文偏倚等；③数据提取过程中产生的偏倚包括提取者偏倚、质量评价偏倚、数据录入偏倚、结果报告偏倚等。

（二）发表偏倚的原因

在所有偏倚中，发表偏倚的控制较为困难且影响程度较大，因此发表偏倚的识别和处理显得尤为重要。发表偏倚是指有统计学意义的研究结果比无统计学意义的研究更容易投稿和发表。阳性研究结果发表的机会更多、发表的速度更快、发表刊物的影响因子更高。常见的原因包括：①某些杂志倾向于发表阳性结果的论文，而一定程度上忽略了研究的质量；②有一些阴性结果可能违背了经费提供方的利益，被搁浅不发表；③作者个人也是产生发表偏倚的重要因素，如撰稿时对阳性结果感兴趣、对阴性结果缺乏撰写的热情，投稿时考虑杂志的权威性、影响因子、一稿多投，或者作为多中心研究的参研单位，同时报告各自部分结果，造成多重发表偏倚等；④其他，如文化背景、多中心试验与否、各国文献收录标准不同等，均可引起发表偏倚。

控制发表偏倚的办法就是尽量收集与当前系统评价/Meta 分析主题相关的全部资料，包括所有发表和未发表的研究报告、会议论文摘要、各种简报和学位论文等，但即使具备全面的检索策略和方法，也不可能完全纳入所有相关研究。目前最有希望控制发表偏倚的措施是对所有临床研究进行登记、注册，并建立相应的数据库。

（三）发表偏倚的识别

1. 漏斗图的原理和不对称原因　漏斗图是最常见的识别发表偏倚或其他偏倚的方法，其以单项研究估计得来的干预效应为横轴，以每项研究的样本量或精确度为纵轴，作散点图形。随着研究样本量增加，干预措施疗效估计值的精确度增加。因此，小样本研究的疗效估计值在漏斗图底部更分散，而较大样本的研究则分布得较窄。一般情况下，漏斗图等同于发表偏倚，但造成漏斗图不对称的原因还包括低质量小样本、研究间异质性等。

以《Cochrane 手册 5.1.0 版》的漏斗图为例，在没有偏倚的情况下，图像中的点应聚集成一个大致对称的（倒置的）漏斗（图 6－5）。若存在偏倚，如由于疗效无统计学意义的

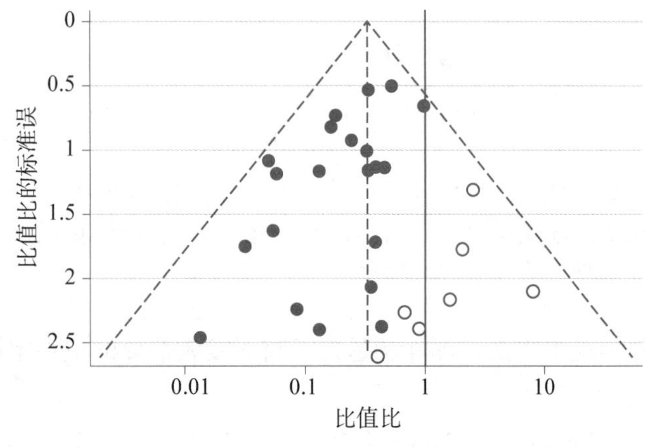

图 6－5　对称漏斗图

（资料来源：李静，张鸣明.《Cochrane 干预措施系统评价手册》中文翻译版[Z]. 四川大学华西医院中国 Cochrane 中心，2014.）

小样本研究尚未发表，将使漏斗图外观不对称，图形底角有空（图 6－6）。由于低质量小样本研究导致的偏倚（表示低质量研究的空心圆圈应该像图 6－3 一样出现在右下角，但实际出现在左下角）引起的漏斗图不对称（图 6－7）。这种情况下，Meta 分析计算出的效果可能会高估干预措施疗效。不对称越明显，越有可能存在实质的偏倚。

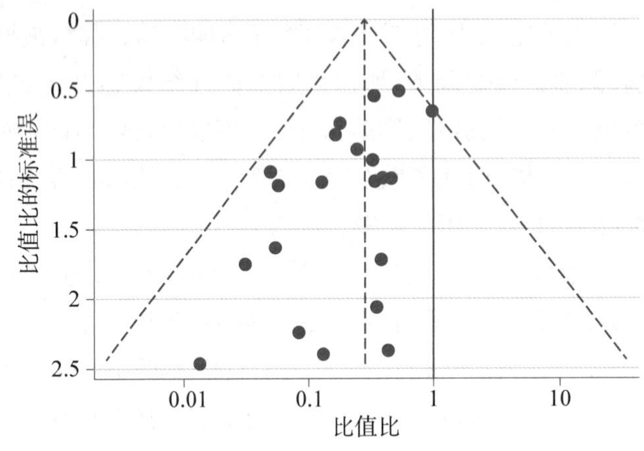

图 6－6　不对称漏斗图：报告偏倚引起

（资料来源：李静，张鸣明.《Cochrane 干预措施系统评价手册》中文翻译版[Z]. 四川大学华西医院中国 Cochrane 中心，2014.）

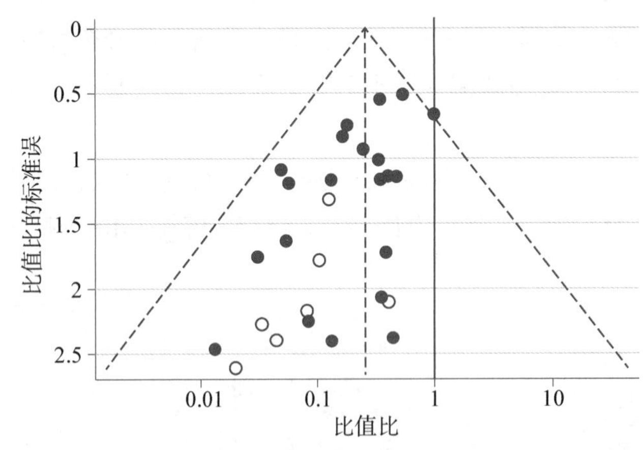

图 6－7　不对称漏斗图：由低质量小样本研究导致的偏倚

（资料来源：李静，张鸣明.《Cochrane 干预措施系统评价手册》中文翻译版[Z]. 四川大学华西医院中国 Cochrane 中心，2014.）

2. 漏斗图不对称检验方法　漏斗图是判断有无发表偏倚的主观定性方法，可适当结合定量统计方法进行分析。

（1）线性回归法（Egger 法）：Egger 法由 Egger 及其同事开发，采用自然对数值来测量漏斗图的不对称性，具体方法为应用标准正态离差（standard normal deviate，SND）对效应估计值的精确度作回归分析。在连续性变量资料中，SND 的定义为样本均数除以标准误(SE);在分类变量中,SND 的定义为比值比(*OR*)除以标准误。如果存在不对称性,小样本实验显示的效应将系统地偏离大样本实验,回归线将不通过起点。其截距(intercept)a 代表不对称的程度,偏离 0 距离越大,不对称的程度就越显著。但如果研究数量少于 20 份,两种检验方法的敏感性均较差,相比而言,后者敏感性更高。

(2) 改良线性回归法(Harbord 法):Harbord 法由 Harbord 提出,主要针对二分类结果的对照试验,基于计分检验(score test)的统计量 *Z* 值及其方差对传统的 Egger 线性回归法做修正,可以避免 Egger 法所增加的Ⅰ类错误的风险。模拟试验显示在研究间异质性较小或无异质性时有较好的统计性能,如果存在异质性时则应探索异质性来源;不建议将此法应用于组间样本量大小非常不平衡的队列研究,而 Egger 法则对此种情况较合适。

(3) 修正 Macaskill 检验方法(Peters 法):由 Peters 等提出的检验方法是基于 Macaskill 等提出的检验方法的修正,是将干预效应量与样本量倒数并以平均事件发生率方差作为权重的线性回归分析,当合并效应量为 lnORs 时可作为 Egger 法的替代策略。

新近由 Rücker 等提出的一种基于将观测风险进行正弦转换的方法(Rücker 法),应用范围比较困难,但结果解释相对较为困难。

3. 漏斗图不对称检验方法的选择　对于所有类型的结局指标:①建议当 Meta 分析纳入至少 10 个研究时方可使用漏斗图不对称检验,因为如果纳入研究过少,检验效能将过低,将无法区别机遇和真正的不对称;②如果所有研究的样本量近似(干预措施疗效估计值的标准误相似),不宜采用漏斗图不对称检验;③如果检验发现漏斗图有明显的不对称,则须对此进行解释;④发表偏倚只是引起漏斗图不对称的原因之一;⑤由于这些检验法的检验效能往往相对较低,甚至在某种检验法不能给出漏斗图不对称的证据时,仍然无法排除偏倚(包括发表偏倚)。

对于连续型数据:以均数差为效应指标,可选用 Egger 法;如果是以标化均数差为效应指标,目前没有足够的研究做参考和推荐。

对于二分类数据:若测量结局以 *OR* 为效应指标,可选用 Harbord 法和 Peters 法。如果研究间存在异质性,方差分量>0.1,则选用 Rücker 反正弦法;如果研究间不存在异质性,方差分量<0.1,则 Harbord 法、Peters 法、Rücker 反正弦法均可选用。若测量结局以 *RR*、*RD* 为效应指标,目前没有足够的研究做参考和推荐。

Stata 的 metabias 指令、metabias6 指令以及 R 软件的 Meta 和 metafor 等扩展包均可进行漏斗图不对称检验。

七、撰写报告

Meta 分析的总结报告可参考《系统评价和 Meta 分析优先报条目:PRISMA 声明》(Preferred Reporting Items for Systematic Reviews and Meta-analyses, PRISMA)或

IMRAD 通用格式，即 I(introduction)前言/引言、M(method)方法、R(results)结果和 D(discussion)讨论。引言部分，概括 Meta 分析的必要性，如文献报道结果有分歧、干预效应不明确、某一知识有缺陷、进行 Meta 分析更新等。方法则是需要囊括文献的纳入和排除标准、检索和选择文献、文献质量评价、数据提取和分析方法等。结果需要报告的内容包括文献筛选结果、纳入文献的临床特征、文献质量评价结果、潜在偏倚、干预效应，必要时报告亚组分析、敏感性分析、发表偏倚等。在讨论部分，应遵循清晰性、逻辑性的原则，建议先简要介绍 Meta 分析的主要发现，阐述异质性及其效应尺度影响、偏倚的识别与控制、亚组分析结果的解释、Meta 分析结果的实际意义等，分析局限性(包括偏倚问题、Meta 分析结论的不稳健性，与纳入数据的相关性等)。最后下结论，说明对目前实践特别是将来研究的意义。另外，Meta 分析应根据相关研究的进展，进行不断更新。

第三节 Meta 分析相关软件介绍

随着 Meta 分析的发展和普及，Meta 分析软件也不断更新迭代。目前在临床医学领域的 Meta 分析中使用的计算机软件主要分为频率学方法和贝叶斯方法的统计软件，常用的软件包括 RevMan、Stata、R、WinBUGS 等。

一、频率学方法的 Meta 分析软件

(一) 专用软件

1. RevMan(review manager)免费软件　RevMan 是 Cochrane 协作网提供给评价者准备、制作和维护更新 Cochrane 系统评价/Meta 分析而设计的专用软件，由北欧 Cochrane 中心负责更新，可应用于 Windows、Linux 和 Mac 等操作系统，目前最新版本是 5.4.1(2020 年 9 月发布)。该软件不仅可以协助完成 Meta 分析的计算过程，还可以帮助了解 Meta 分析的架构并学习系统评价的方法，最后把完成的系统评价制作成易于通过电子转换的文件以标准统一的格式发送到 Cochrane 系统评价数据库(Cochrane database of systematic reviews, CDSR)内，便于电子文档的出版更新及修改完善。另外，RevMan 可与 GRADEprofile 软件相互导入进行证据等级的分级，是目前医学领域使用相对广泛的 Meta 分析软件，内置有干预措施系统评价、诊断性试验准确性系统评价、方法学系统评价和系统评价汇总评价 4 类功能模块，能够输入中文，最新版 RevMan 软件可制作风险偏倚评估工具表、PRISMA 文献检索流程图、证据结果总结表、绘制森林图及漏斗图等。Cochrane 图书馆、《中国循证医学杂志》等指定其为系统评价/Meta 分析的必用软件。可通过以下网址进行下载使用：Download and installation RevMan 5 | Cochrane Training。

2. OpenMeta-analyst 免费软件　OpenMeta-analyst 前身为 Meta-analyst，是由 Tufts 循证实践中心受美国卫生保健和质量管理局（Agency for Healthcare Research and Quality，AHRQ）委托编制，目前最新版本已命名为 OpenMeta[Analyst]，界面友好、易于操作，功能比较强大，可提供经典 Meta 分析（二分类数据、连续性数据）、诊断性试验 Meta 分析、亚组分析、Meta 回归、影响性分析、累积 Meta 分析等；可以针对单个比例进行 Meta 分析。目前有 Windows 和 Mac 两个操作系统的版本，Windows 有 Win7，Win8，Win10 的 3 个版本，均为 64 位，并今后只更新 Win10 版本；Mac 系统支持 Mac OSX Yosemite（10.10）。下载地址：http://www.cebm.brown.edu/openmeta/download.html。

3. OpenMEE 免费软件　OpenMEE 是一种用于生态与进化学领域的 Meta 分析软件，界面友好、操作简单。其操作界面与 OpenMeta[Analyst]软件很相似，功能方面除了 OpenMeta[Analyst]软件能够实现的 Meta 分析外，还可计算效应量、进行效应量转换、发表偏倚检验等。目前最新版本仅支持 Mac OSX El Capitan（10.11）和 Windows 8（64）操作系统。下载地址：http://www.cebm.brown.edu/openmee/download.html。

4. CMA（comprehensive meta-analysis）商业软件　CMA 由 Biostat 公司研发，主要受 NIH 资助，目前最新版本为 2.1 版。其工作界面是通常的电子表格界面，计算结果迅速而准确，使用简单，可以进行亚组分析、敏感性分析、Meta 回归等，主要用于二分类数据、连续性数据、时间事件数据的 Meta 分析，也可以对单臂研究的数据进行合并。

（二）通用软件

1. Stata 商业软件　Stata 软件是基于 C 语言的一款功能强大而又小巧玲珑的统计分析软件，最初由美国计算机资源中心研制，现为 Stata 公司的产品，最新版本为 16.0。Meta 分析通过 Stata 的 meta.ado 模块完成，包括 metan、metareg、metabias 等常用指令，可完成二分类变量、连续性变量、诊断试验、单纯 P 值、单组率、剂量反应关系、生存资料的 Meta 分析，也可完成 Meta 回归分析、累积 Meta 分析、网络 Meta 分析等分析方法，还可进行 Begg 检验、Egger 检验；可绘制 Meta 分析相关的精美图像，如森林图、漏斗图和拉贝图，也可排除单个研究进行敏感性分析。另外，Stata 软件的许多高级统计模块均是程序文件（ADO 文件），允许用户自行修改、添加和发布 ADO 文件，用户可随时到 Stata 网站或其他个人网站上搜索并下载所需的程序安装包并使用。

2. R 软件　R 软件是属于 GNU 系统的一个自由、免费、源代码开发的软件，由奥克兰大学的志愿者开发，目前由 R 核心开发小组维护，更新较快，最新版本为 4.1.2 版（2021 年 11 月发布）。R 软件具备完整的数据处理、计算和作图功能。其特色包括：有效的数据存储和处理、有用一整套数组和矩阵运算工具、完整连贯的统计分析工具、优秀的统计绘图功能，以及完善、间接、高效的编程语言。它的部分统计功能整合在 R 语言底层，大多数功能也可以程序包的形式提供。目前常用的程序包有 metafor、meta、rmeta 等，扩展的程序包使大部分终端用户可以通过搜索扩展包，无论是经典还是高级 Meta 分析都可在 R 软件中完美实现，堪称 Meta 分析软件中的“全才”。

3. SAS 商业软件　SAS(statistical analysis system)是一个模块化、集成化的大型应用软件系统，由数十个专用模块构成，功能包括数据访问、数据存储及管理、应用开发、图形处理、数据分析、报告编制、运筹学方法、计量经济学和预测等。在数据处理方法和统计分析领域，被誉为国际上的标准软件和最具权威的优秀统计软件包，如在美国 FDA 的新药评审中，新药试验结果的统计分析只能用 SAS 进行，其他软件的计算结果一律无效。大多数情况下，使用 SAS 自带的程序步骤(如 Proc Mixed、Proc Nlmixed、Proc Glimmix、Proc MCMC 等)来实现各种类型的 Meta 分析。其设计主要针对专业用户，虽同是编程软件，但在易用性方面，SAS 不如 R 和 Stata 软件，因此对于非统计人员来说，掌握较为困难。

（三）其他软件

另外，MetaXL、MetaEasy、Met-Essentials 等免费软件均是 Microsoft Excel 插件，可以实现多种 Meta 分析、绘制图形等功能。

二、贝叶斯方法的 Meta 分析软件

1. WinBUGS/OpenBUGS 免费软件　贝叶斯分析的常用软件为 WinBUGS 和 OpenBUGS，前者目前的版本为 1.43 版本，目前已停止更新；OpenBUGS 是 WinBUGS 的开源版本，以马尔科夫链蒙特卡洛(markov chain monte carlo, MCMC)方法为基础，将所有未知或不确定的参数都视为随机变量，并对此种类型的概率模型进行求解。广泛地应用于医学、经济学、生命科学、心理学、社会科学等多个领域。目前已经更新到 OpenBUGS 3.2.3 版本，可以从其官网 https://download.freedownloadmanager.org/Windows-PC/Openbugs/FREE.html 上免费下载使用。

2. JAGS(just another gibbs sampler)免费软件　目前最新版本为 JAGS 4.3.0 (2017 年 6 月发布)，有 Windows 和 Mac 两个操作系统的版本。亦采用 MCMC 算法拟合贝叶斯分层模型(bayesian hierarchical models)，但比 BUGS 的功能更为强大。该软件可由 rjags 等包在 R 软件中灵活调用。下载地址：https://sourceforge.net/projects/mcmc-jags/files/。

3. Stan 免费软件　是一款统计建模和高性能统计计算的顶尖平台，适用于如 Linux、Mac、Window 等操作系统。该软件广泛应用于社会学、生物学、物理学、工程学和商业等领域的建模、数据分析和预测等，可由 R、Python、shell、MATLAB、Julia、Stata 等软件调用。下载地址：https://mc-stan.org/users/interfaces/，用户需要分别下载与享受统计软件相对应的程序。

此外，一些通用软件(如 Stata、R、SAS 等)均自带贝叶斯分析模型；Stata 和 R 软件通过各自的扩展包调用贝叶斯分析软件(如 WinBUGS/OpenBUGS)进行贝叶斯 Meta 分析。

第四节　干预性研究 Meta 分析的实例分析

以 RevMan 软件为例，通过“有氧运动对缓解乳腺癌患者癌因性疲乏发生率效果 Meta 分析”的案例模拟数据库，介绍干预性研究 Meta 分析的实施和分析步骤。模拟案例中 P-乳腺癌康复期患者，I-定期有氧运动（如慢跑、骑车、健身操等），C-常规护理，O-癌因性疲乏的发生率。本案例为二分类数据，共纳入 16 篇相关研究。

经过系统的文献查询和严格的文献质量评价后，进行相关数据的提取，一般包括：①基本信息。纳入研究的作者、发表年限、期刊名称、研究题目等；本次研究的研究题目、评价者姓名及评价日期等。②研究要素。P：研究对象的年龄、性别、种族、总样本量、各分组样本量、纳入和排除标准等；I 和 C：干预组和对照组的具体措施；O：结局指标及其定义，包括测量方法、量表名称、测量时间点、测量单位等，同时判断是有益还是有害指标；S：研究类型以及研究方案、研究时限、随机方法等。③研究结果。纳入研究的相关最终结果，包括入组人数、最终人数、事件数、结局数据（二分类资料、连续性资料及效应量）。

1. 新建系统评价　打开 RevMan 软件，点击“new”按钮，新建系统评价，主要分为 5 个类型，包括“Intervention review”“Diagnostic test accuracy review”“Methodology review”“Overview of reviews”“Flexible review”。本案例选择“Intervention review”（图 6-8）。

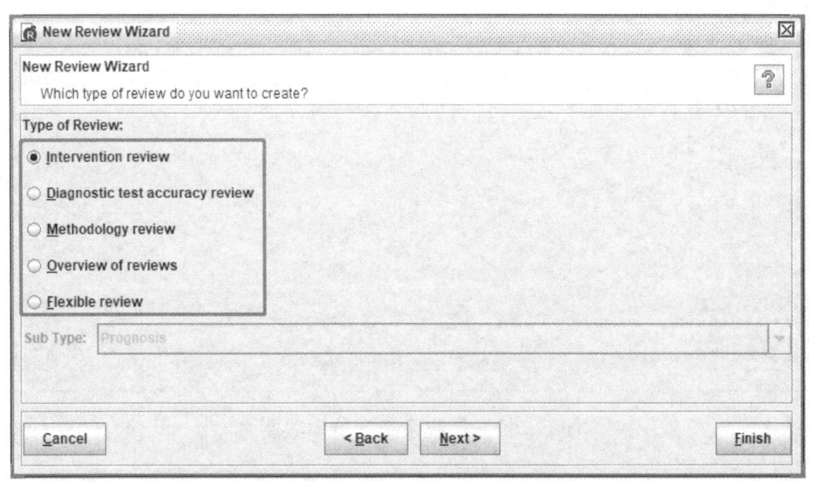

图 6-8　新建系统评价向导图 1

2. 系统评价命名　RevMan 提供 3 种命名模板，包括“intervention for health problem”、“intervention A versus intervention B for health problem”和“intervention for

health problem in participant group/location"等，也可自定义。本案例选择第一个模板"有氧运动 for 乳腺癌患者癌因性疲乏"(图 6-9)。

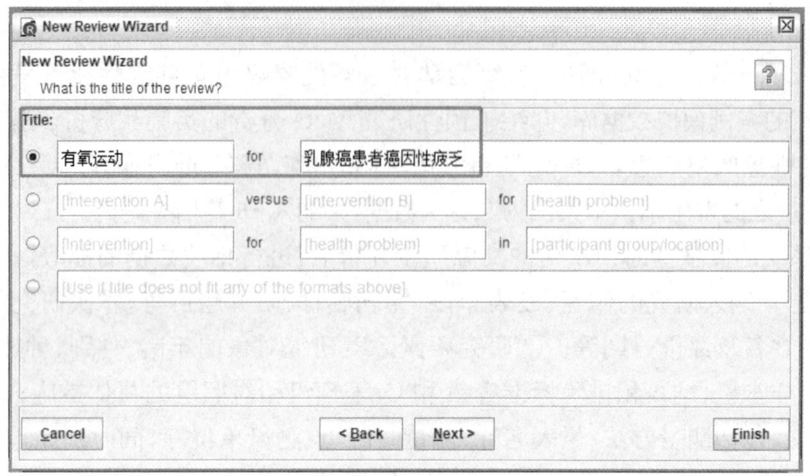

图 6-9　新建系统评价向导图 2

3. 系统评价的阶段选择　如果正在开展 Cochrane Review 的计划阶段，选择"Protocol"，部分 RevMan 功能处于锁定状态，如森林图等。本案例属于 Meta 分析阶段，选择"Full review"(图 6-10)。

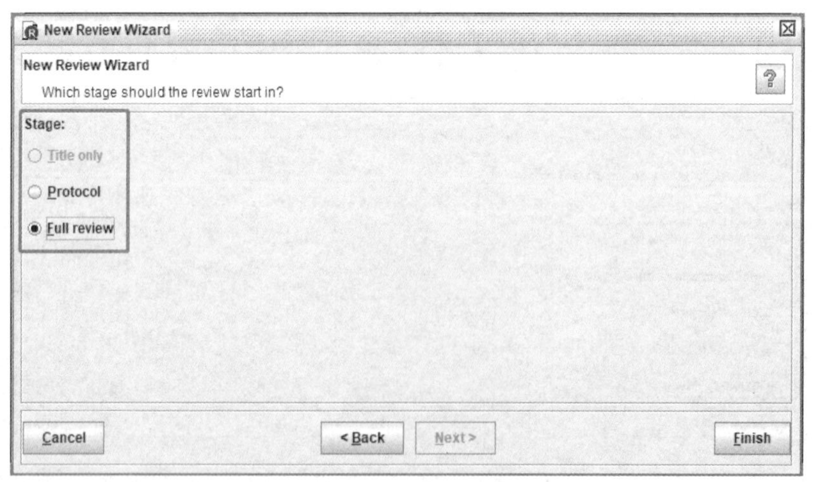

图 6-10　新建系统评价向导图 3

4. 主界面介绍　左侧部分为 RevMan 的大纲区域，包括修改系统评价基本信息、撰写系统评价大纲(初学者参考)、表格(填写风险偏倚和证据总结表)、管理纳入文献和相关文献信息、数据和分析(数据录入和 Meta 分析)、图片(管理筛选研究流程图和偏倚风险图)、其他。中间部分为系统评价相关内容区域，右上角包括设置(properties)、备注

(notes)帮助(help)、使用指导(guidance)(图 6－11、图 6－12)。

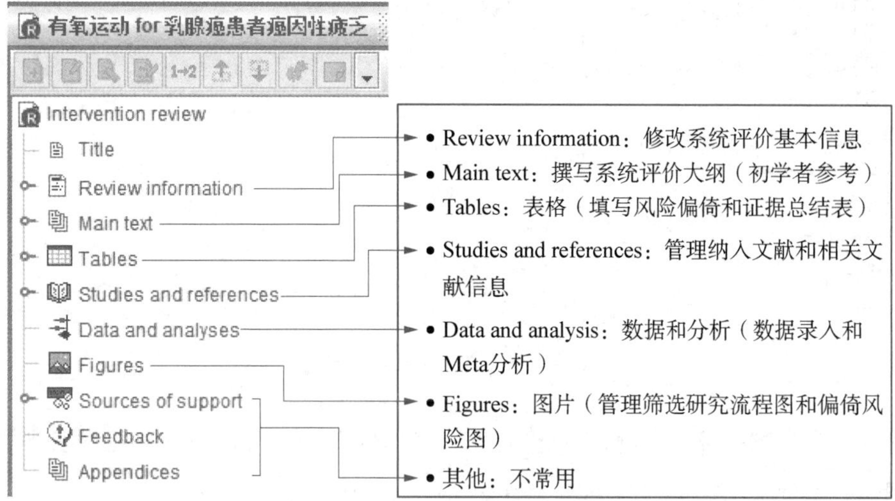

图 6－11　主界面介绍图 1

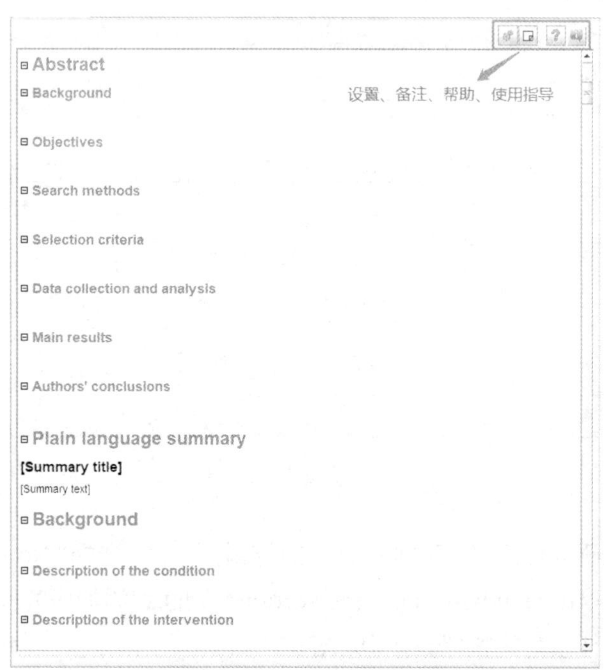

图 6－12　主界面介绍图 2

5. 添加研究　在大纲区，连续打开"Studies and reference"和"References to studies"，右单击"Included studies"，选择"Add Study"。进入向导界面，填写每一篇研究的"Study ID"，一般格式为"第一作者，年限"，如"zhang，2019"(图 6－13)。

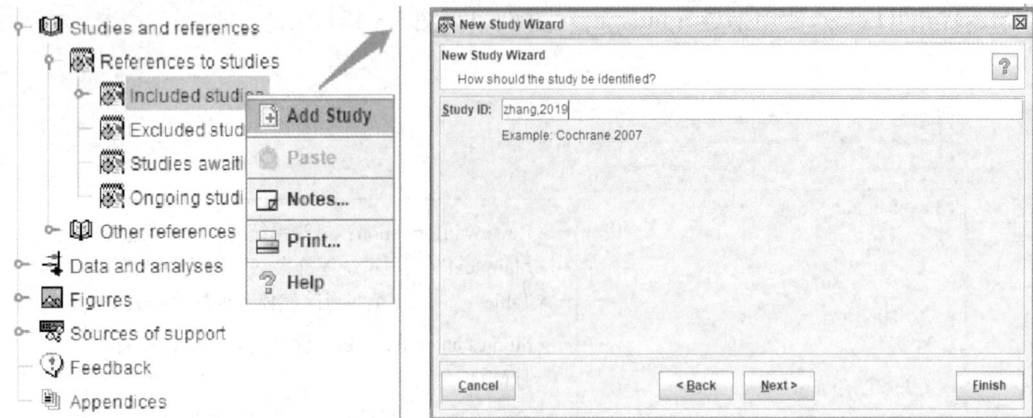

图 6－13　添加研究向导图 1

进入研究文献的发表情况，默认选择第一项“Published data only”（已发表数据），发表年限默认来源于“Study ID”（图 6－14）。

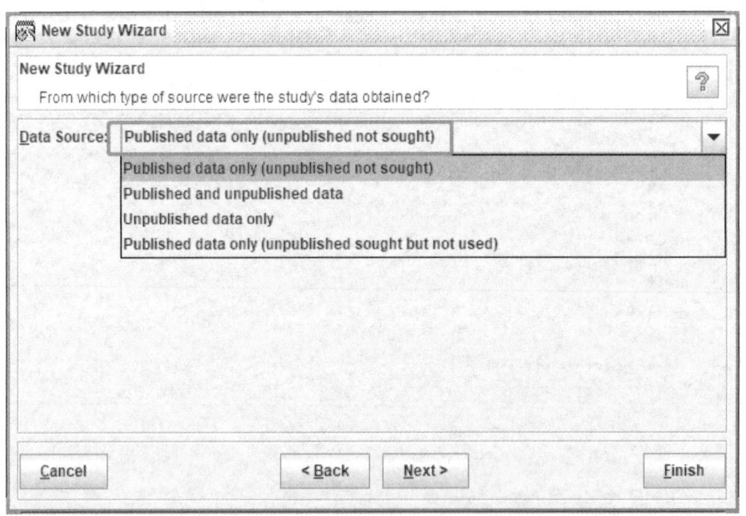

图 6－14　添加研究向导图 2

根据需求添加研究标识，包括 DOI 等。向导最后一步，选择“Nothing”，则添加研究结束；选择“Add another study in the same section”，则回到添加研究向导第一步，依次将所纳入文献信息进行填写完整（图 6－15、图 6－16）。

6. 数据录入　“Data and analysis”为系统评价的核心，共分为 3 级：①第一级（comparison）代表一个对比（干预组 vs 对照组）；②第二级（outcome）代表用什么表示对比的结果（结局指标）；③第三级（subgroup）亚组分析时使用。大纲区选择“Data and analysis”右单击“Add Comparison”，新建一个对比，进入新建对比向导命名“新对比”，本案例命名为“有氧运动 vs 常规护理”（图 6－17）。

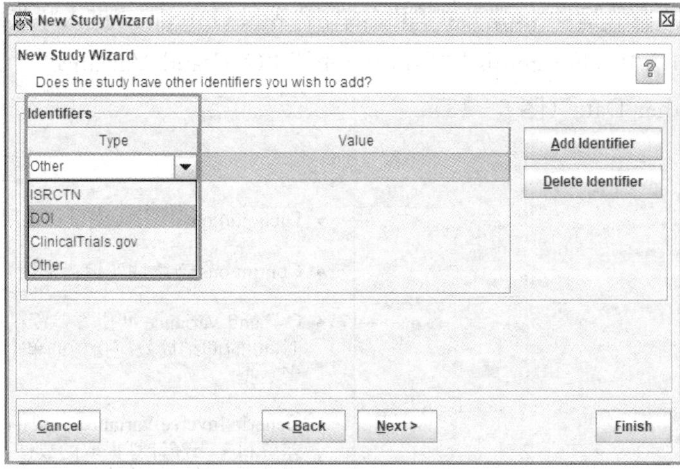

图 6 - 15　添加研究向导图 3

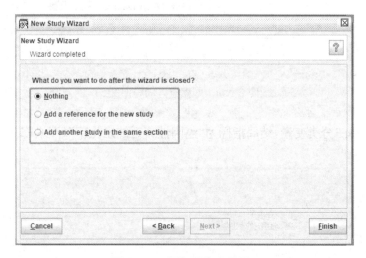

图 6 - 16　添加研究向导图 4

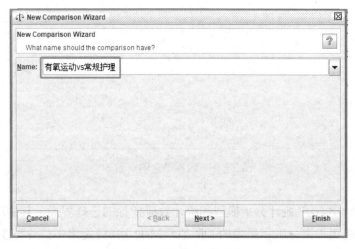

图 6 - 17　数据录入向导图 1

选择新对比“有氧运动 vs 常规护理”右单击“Add Outcome”进入添加结局指标向导。结局指标选项包括“Dichotomous” “Continuous” “O-E and Variance” “Generic Inverse Variance”和“Other Data”(图 6 - 18)。

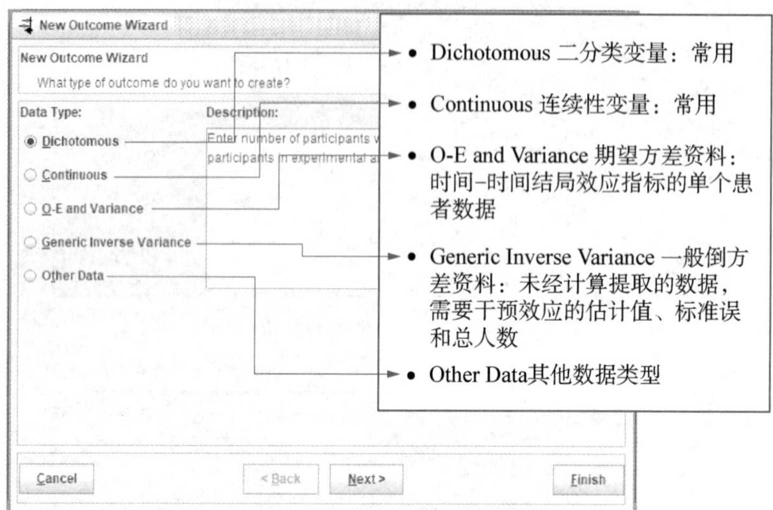

图 6 - 18　数据录入向导图 2

本案例选择二分类变量，结局指标为“癌因性疲乏的发生率”(图 6 - 19)。

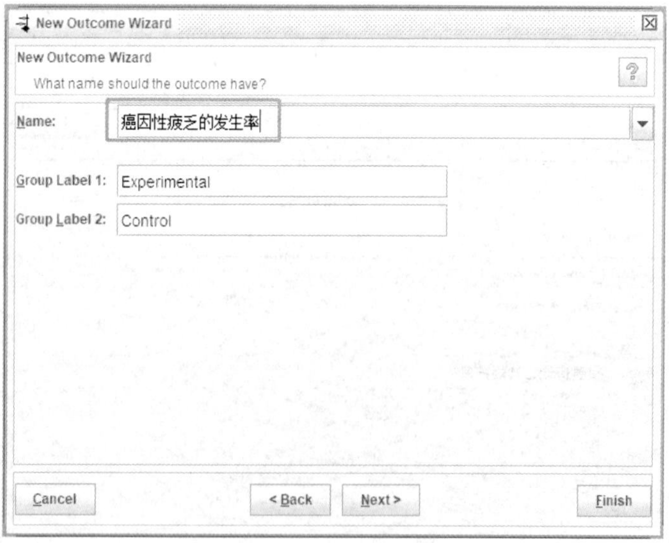

图 6 - 19　数据录入向导图 3

进入对统计学方法、统计分析模型和统计效应指标的选择界面。其中统计学方法包括 Peto 法(只能用于二分类变量中的 *OR* 值)、M-H 法(只能用于二分类变量，是二分类变量的默认选择)和 I-V 法(连续性变量和二分类变量均可使用)。统计分析模型包括

FE(固定效应模型)：$P>0.1$ 或 $I^2<50\%$时可使用、RE(随机效应模型)：估计更保守。二分类资料统计效应指标包括比值比(*OR*)：可用于所有二分类变量的研究、相对危险度(*RR*)：仅用于队列研究和 RCT、率差(*RD*)：仅用于队列研究和 RCT。连续性资料统计效应指标包括均数差(*MD*)：用于合并效应量单位及其测量方法一致的情况；SMD(标准化均数差)：用于合并效应量单位或其测量方法不一致的情况(SMD 为均数差值除以平均标准差，消除了单位的影响)。本案例选择 M-H 法、随机效应模型(可能存在异质性)和 *OR* 值(图 6－20、图 6－21)。

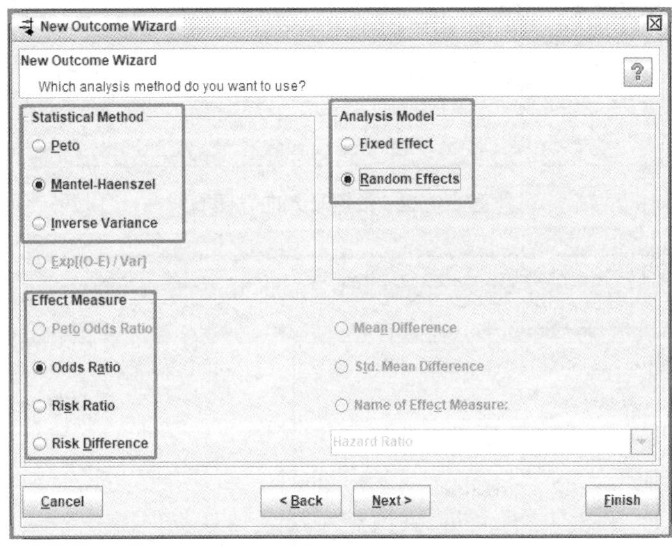

图 6－20　数据录入向导图 4

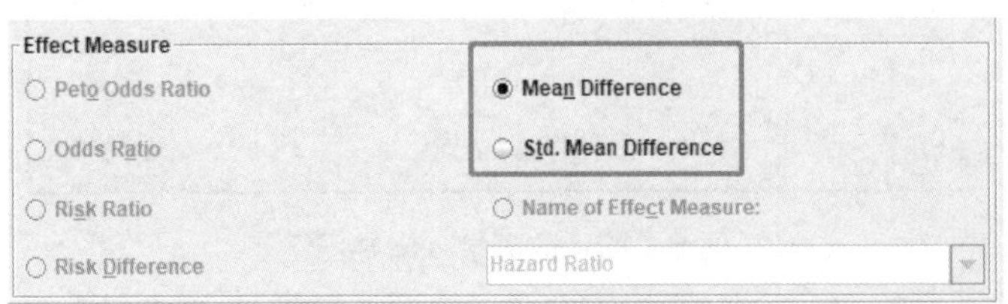

图 6－21　数据录入向导图 5

进入是否显示亚组选择、研究可信区间、总可信区间选择，一般默认，不更改(图 6－22)。

森林图相关选项，包括森林图的标签及尺度(默认森林图左边是干预组，右边是对照组，标签可根据干预组和对照组更改，尺度一般为 100)、研究的排序方法(一般默认选择"Study ID"排序，也可选择根据年份、权重、效应值等进行排序)(图 6－23)。

选择结局指标"癌因性疲乏的发生率"右单击"Add Study Data"打开添加研究数据界面，按 Crtl 键或 Shift 键，选择该结局指标涉及的所有研究，点击"Finish"(图 6－24)。

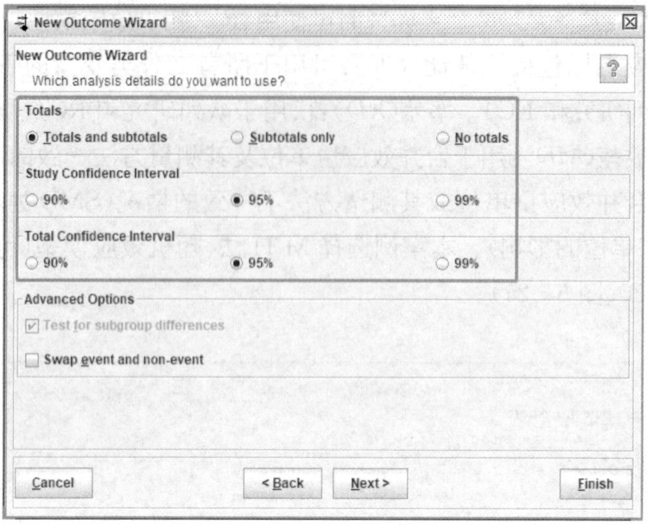

图 6－22　数据录入向导图 6

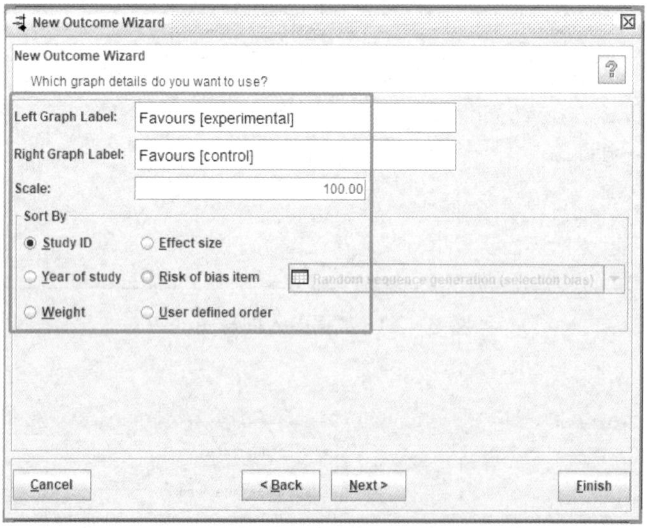

图 6－23　数据录入向导图 7

打开 Excel 表中整理的相关基本信息和结局指标，包括作者、年限、干预组事件数、总数，对照组事件数、总数，可直接将 Excel 表中的数据进行复制粘贴至 RavMan 的数据库内（图 6－25、图 6－26）。随后，得出相应的结果，包括权重、*OR* 值、总 *OR* 值、合并后的总人数和总事件数、异质性检验结果（I^2 统计量、*Q* 统计量）、95%*CI*、*P* 值、森林图、漏斗图效应等。查看总体效应量的统计检验结果，本案例 $P<0.001$，说明经 Meta 分析可知有氧运动组的乳腺癌癌因性疲乏发生率和常规护理组相比是有统计学差异的，再结合森林图中合并量 *OR*＝0.2，其 95%*CI*（0.12，0.32）均小于 1，有氧运动对癌因性疲乏有保护作用（图 6－27）。漏斗图所示，本案例纳入的相关文献未发生明显的发表偏倚（图 6－28）。

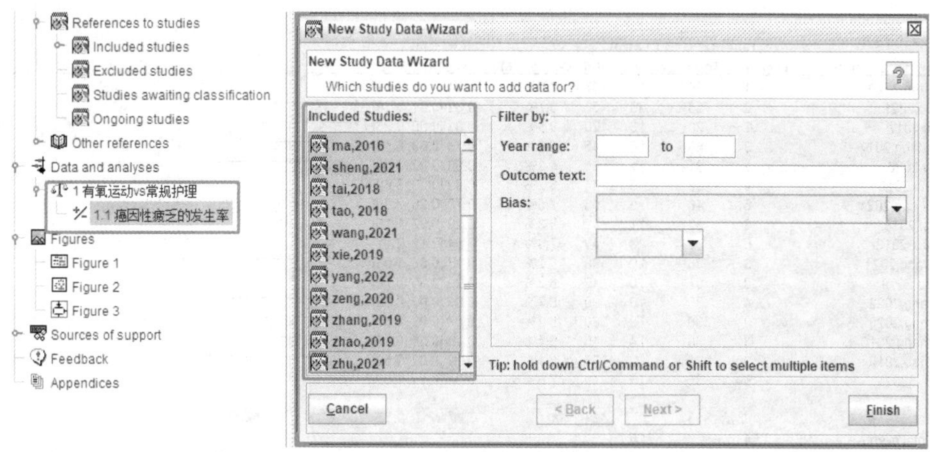

图 6－24　数据录入向导图 8

A	B	C	D	E	F
study	year	E-events	E-total	C-events	C-total
chen	2020	4	95	11	97
du	2021	2	55	33	53
fu	2017	1	20	13	20
huang	2017	3	45	16	45
lu	2020	2	31	11	25
ma	2016	4	38	5	44
sheng	2021	6	46	9	56
tai	2018	3	32	11	42
tao	2018	5	38	8	42
wang	2021	3	36	10	38
xie	2019	3	51	10	42
yang	2022	4	30	19	30
zeng	2020	3	30	18	30
zhang	2019	3	36	14	45
zhao	2019	2	35	13	35
zhu	2021	6	35	15	40

图 6－25　Excel 表中 Meta 分析二分类数据的整理

Text of Review　1.1 癌因性疲乏的发生率

Comparison: 1 有氧运动vs常规护理, Outcome: 1.1 癌因性疲乏的发生率

Study or Subgroup	Experimental		Control		Weight	Odds Ratio
	Events	Total	Events	Total		M-H, Random, 95% CI
chen,2020	4	95	11	97	7.2%	0.34 [0.11, 1.12]
du,2021	2	55	33	53	5.7%	0.02 [0.01, 0.10]
fu,2017	1	20	13	20	3.6%	0.03 [0.00, 0.26]
huang,2017	3	45	16	45	6.5%	0.13 [0.03, 0.49]
lu,2020	2	31	11	25	5.3%	0.09 [0.02, 0.45]
ma,2016	4	38	5	44	6.2%	0.92 [0.23, 3.69]
sheng,2021	6	46	9	56	7.5%	0.78 [0.26, 2.39]
tai,2018	3	32	11	42	6.3%	0.29 [0.07, 1.15]
tao, 2018	5	38	8	42	7.0%	0.64 [0.19, 2.17]
wang,2021	3	36	10	38	6.2%	0.25 [0.06, 1.02]
xie,2019	3	51	10	42	6.3%	0.20 [0.05, 0.78]
yang,2022	4	30	19	30	6.7%	0.09 [0.02, 0.32]
zeng,2020	3	30	18	30	6.2%	0.07 [0.02, 0.30]
zhang,2019	3	36	14	45	6.4%	0.20 [0.05, 0.77]
zhao,2019	2	35	13	35	5.4%	0.10 [0.02, 0.50]
zhu,2021	6	35	15	40	7.6%	0.34 [0.12, 1.02]
Total (95% CI)		653		684	100.0%	0.20 [0.12, 0.32]
Total events	54		216			
Heterogeneity: Tau² = 0.56; Chi² = 32.57, df = 15 (P = 0.005); I² = 54%						
Test for overall effect: Z = 6.35 (P < 0.00001)						

图 6－26　Meta 分析相关数据

Study or Subgroup	Experimental Events	Experimental Total	Control Events	Control Total	Weight	Odds Ratio M-H, Random, 95% CI
chen,2020	4	95	11	97	7.2%	0.34 [0.11, 1.12]
du,2021	2	55	33	53	5.7%	0.02 [0.01, 0.10]
fu,2017	1	20	13	20	3.6%	0.03 [0.00, 0.26]
huang,2017	3	45	16	45	6.5%	0.13 [0.03, 0.49]
lu,2020	2	31	11	25	5.3%	0.09 [0.02, 0.45]
ma,2016	4	38	5	44	6.2%	0.92 [0.23, 3.69]
sheng,2021	6	46	9	56	7.5%	0.78 [0.26, 2.39]
tai,2018	3	32	11	42	6.3%	0.29 [0.07, 1.15]
tao, 2018	5	38	8	42	7.0%	0.64 [0.19, 2.17]
wang,2021	3	36	10	38	6.2%	0.25 [0.06, 1.02]
xie,2019	3	51	10	42	6.3%	0.20 [0.05, 0.78]
yang,2022	4	30	19	30	6.7%	0.09 [0.02, 0.32]
zeng,2020	3	30	18	30	6.2%	0.07 [0.02, 0.30]
zhang,2019	3	36	14	45	6.4%	0.20 [0.05, 0.77]
zhao,2019	2	35	13	35	5.4%	0.10 [0.02, 0.50]
zhu,2021	6	35	15	40	7.6%	0.34 [0.12, 1.02]
Total (95% CI)		**653**		**684**	**100.0%**	**0.20 [0.12, 0.32]**
Total events	54		216			

Heterogeneity: Tau² = 0.56; Chi² = 32.57, df = 15 (P = 0.005); I² = 54%

Test for overall effect: Z = 6.35 (P < 0.00001)

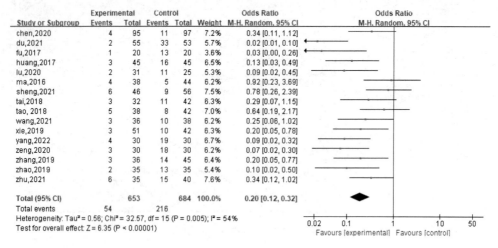

图 6－27 森林图

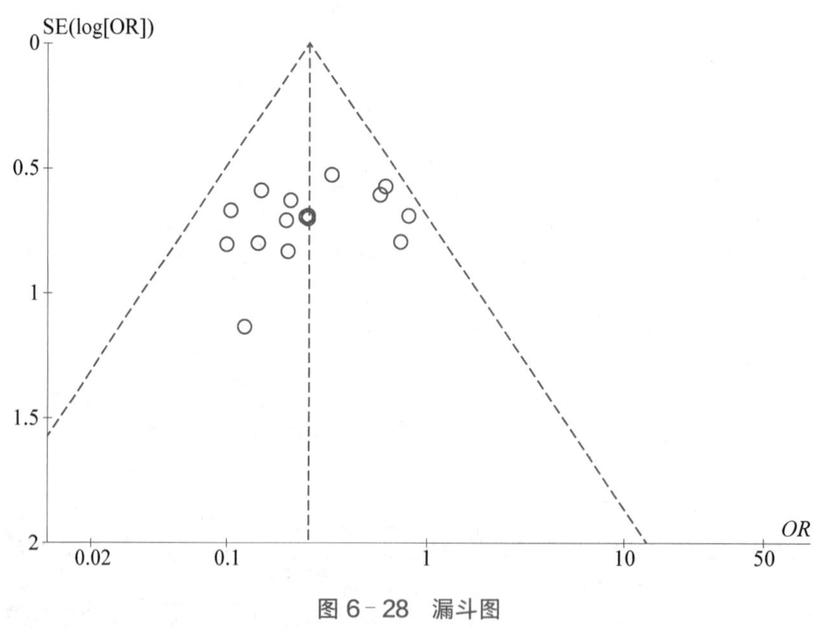

图 6－28 漏斗图

7. 图形的制作　在大纲区，右单击“Figures”，选择“Add figure”，进入添加图形向导。RevMan 中的可制作的图表包括“Forest plot”“Funnel plot”“Risk of bias graph”“Risk of bias summery”“Study flow diagram-PRISMA template”“Flow diagram-blank”和“Other figure”。另外，RevMan 软件中所生成的图形，可双击所生成图形，即可将该图形进行“保存”或“复制”。图形保存的常用格式有：①pdf 格式，清晰度较高；②png 格式，可用来直接插入 word 中；③部分期刊要求图形为 tif 格式，此处可保存为 eps 格式(矢量图)，再用“Adobe illustrator”或“Adobe photoshop”编辑导出为 tif 格式(图 6－29)。

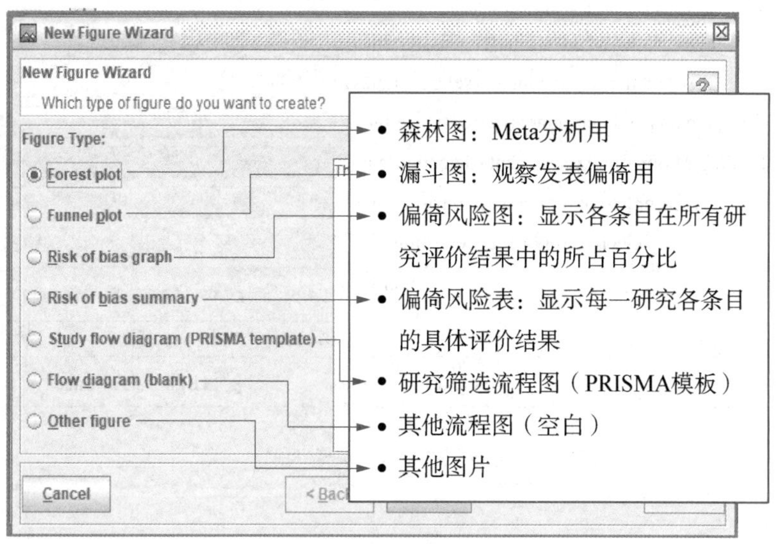

图 6-29 添加图片向导图

8. 偏倚风险评估 RevMan 对偏倚风险评估的工具是 Risk of Bias(ROB)量表，每一篇研究都有 7 个评价条目，每个评价条目分"low risk"、"Unclear"和"High risk"3 个等级。在大纲区选择 Tables 中"Characteristics of included studies"，针对每篇文献的评价条目进行相应风险等级的评价。在"Support for judgment"中填写支持评价判断的原因。注意，如果评价等级是"Unclear"，判断原因中需有字符，否则 ROB 量表中该条目不显示(图 6-30)。

⊟ Risk of bias table

Bias	Authors' judgement	Support for judgement
Random sequence generation (selection bias)	Low risk	Computer generated random sequences
Allocation concealment (selection bias)	Unclear risk	no mention
Blinding of participants and personnel (performance bias)	Low risk	
Blinding of outcome assessment (detection bias)	Low risk	
Incomplete outcome data (attrition bias)	Low risk	
Selective reporting (reporting bias)	High risk	
Other bias	Unclear risk	unkown

图 6-30 ROB 量表

选择 figures 中的"Risk of bias graph"，既生成每个评价条目中各类风险等级所占的百分比；选择"Risk of bias summery"，既生成所有纳入研究每一项偏倚风险条目评价的汇总情况(图 6-31、图 6-32)。

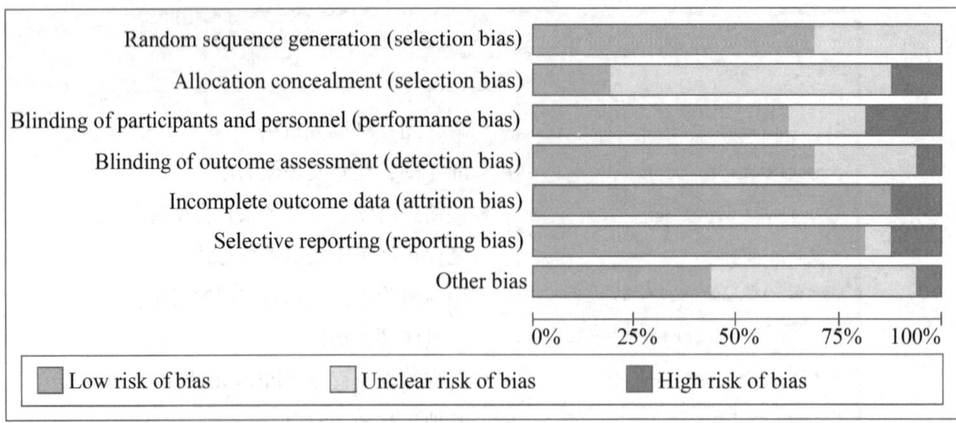

图 6-31　偏倚风险汇总

	Random sequence generation (selection bias)	Allocation concealment (selection bias)	Blinding of participants and personnel (performance bias)	Blinding of outcome assessment (detection bias)	Incomplete outcome data (attrition bias)	Selective reporting (reporting bias)	Other bias
chen,2020	+	+	+	?	+	+	+
du,2021	?	?	+	+	+	+	?
fu,2017	+	?	−	+	+	+	?
huang,2017	+	?	+	?	+	+	+
lu,2020	+	?	+	+	+	−	?
ma,2016	+	+	?	+	−	?	+
sheng,2021	?	−	?	+	+	+	?
tai,2018	?	?	+	+	+	−	?
tao, 2018	+	?	+	?	+	+	+
wang,2021	+	+	+	−	+	+	?
xie,2019	+	−	?	+	+	+	−
yang,2022	+	?	+	+	+	+	?
zeng,2020	?	?	+	+	+	+	+
zhang,2019	+	?	−	?	+	+	+
zhao,2019	?	?	+	+	−	+	+
zhu,2021	+	?	−	+	+	+	?

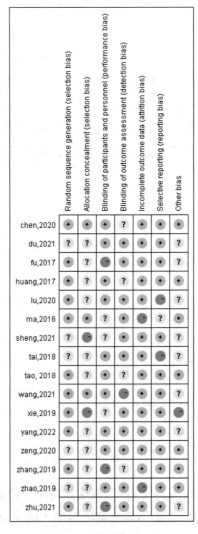

图 6-32　偏倚风险汇总

9. 亚组分析　当 Meta 分析中出现异质性过大的情况下，首先考虑的异质性可能来源包括，如不同的研究人群、干预剂量不同、干预持续的周期不同等因素。例如，本案例的异质性可能来源于有氧运动的具体方式不同，则可以将骑车、慢跑分别设置为亚组进行分析。右单击自行设置的结局指标，选择“Introduce Subgroup”，再右单击选择“Rename Subgroup”进行亚组命名。RevMan 软件默认进入 Meta 分析的所有研究分布在第一个新增的亚组目录(骑车)下，按 Ctrl＋将属于第 2 个亚组的研究拖曳到该亚组目录(慢跑)下。经亚组分析后，本案例不同亚组间的统计学异质性明显减小(图 6－33、图 6－34)。

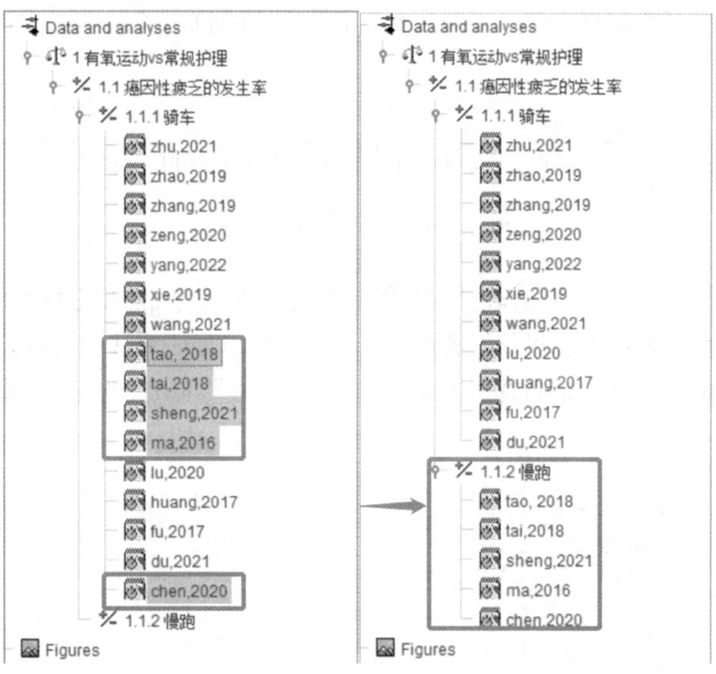

图 6－33　亚组分析的分组

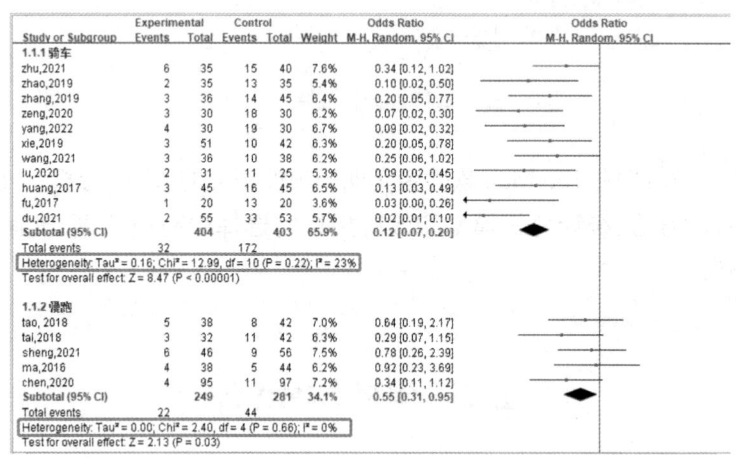

Study or Subgroup	Experimental Events	Experimental Total	Control Events	Control Total	Weight	Odds Ratio M-H, Random, 95% CI
1.1.1 骑车						
zhu,2021	6	35	15	40	7.6%	0.34 [0.12, 1.02]
zhao,2019	2	35	13	35	5.4%	0.10 [0.02, 0.50]
zhang,2019	3	36	14	45	6.4%	0.20 [0.05, 0.77]
zeng,2020	3	30	18	30	6.2%	0.07 [0.02, 0.30]
yang,2022	4	30	19	30	6.7%	0.09 [0.02, 0.32]
xie,2019	3	51	10	42	6.3%	0.20 [0.05, 0.78]
wang,2021	3	36	10	38	6.2%	0.25 [0.06, 1.02]
lu,2020	2	31	11	25	5.3%	0.09 [0.02, 0.45]
huang,2017	3	45	16	45	6.5%	0.13 [0.03, 0.49]
fu,2017	1	20	13	20	3.6%	0.03 [0.00, 0.26]
du,2021	2	55	33	53	5.7%	0.02 [0.01, 0.10]
Subtotal (95% CI)		**404**		**403**	**65.9%**	**0.12 [0.07, 0.20]**
Total events	32		172			
Heterogeneity: Tau² = 0.16; Chi² = 12.99, df = 10 (P = 0.22); I² = 23%						
Test for overall effect: Z = 8.47 (P < 0.00001)						
1.1.2 慢跑						
tao, 2018	5	38	8	42	7.0%	0.64 [0.19, 2.17]
tai,2018	3	32	11	42	6.3%	0.29 [0.07, 1.15]
sheng,2021	6	46	9	56	7.5%	0.78 [0.26, 2.39]
ma,2016	4	38	5	44	6.2%	0.92 [0.23, 3.69]
chen,2020	4	95	11	97	7.2%	0.34 [0.11, 1.12]
Subtotal (95% CI)		**249**		**281**	**34.1%**	**0.55 [0.31, 0.95]**
Total events	22		44			
Heterogeneity: Tau² = 0.00; Chi² = 2.40, df = 4 (P = 0.66); I² = 0%						
Test for overall effect: Z = 2.13 (P = 0.03)						

图 6－34　亚组分析的森林图

10. 异质性检验　异质性主要分为临床异质性、方法学异质性和统计学异质性，前两者主要根据专业知识判断，统计学异质性可以使用软件进行计算，而 RevMen 软件可以实现的统计学异质性检验包括 Q 统计量、I^2 统计量、森林图和漏斗图。其中森林图和漏斗图虽然比较直观，但不一定客观，仍需结合 Q 统计量、I^2 统计量综合判断。Q 统计量通过 P 值判断：如果 $P>0.1$，一般认为无统计学异质性；若 $P\leqslant 0.1$，则认为有统计学异质性。I^2 统计量通过 I^2 值判断：I^2 在 0～40%，轻度异质性(异质性不重要)；30%～60%，可能存在中度异质性；50%～90%，可能存在实质性异质性；75%～100%，存在很大的异质性。本案例纳入的 16 篇研究，根据 P 值和 I^2 值判断，存在一定的统计学异质性，并经过亚组分析探索异质性可能来源于不同的有氧运动方法(图 6－35)。

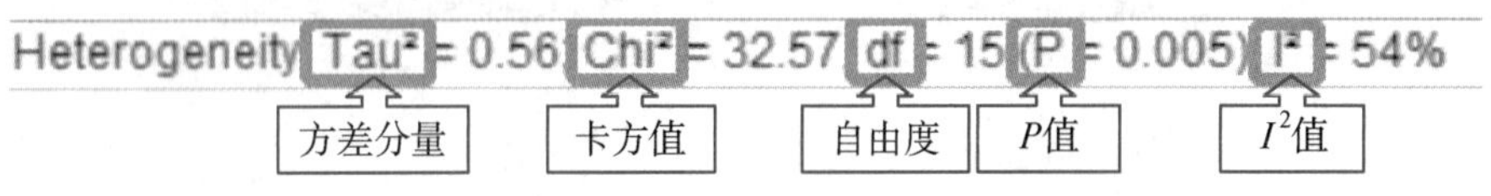

图 6－35　统计学异质性检验

11. 敏感性分析　RevMen 软件中可以实现去除单项研究法和选择不同统计模型分析法(随机或固定效应模型)进行敏感性分析。在去除单项研究法中，在勾选栏中将认为研究质量相对较差的研究或者逐一去除"√"，观察统计学异质性的变化(图 6－36)。

1.1.2 慢跑
chen,2020
ma,2016
sheng,2021
tai,2018
tao, 2018
Subtotal (95% CI)
Total events
Heterogeneity: Tau² = 0.00; Chi² = 1.77, df = 3 (P = 0.62); I² = 0%
Test for overall effect: Z = 2.27 (P = 0.02)

图 6－36　敏感性分析去除单项研究法

以上是二分类数据在 RavMan 软件中实现干预性研究的 Meta 分析。连续性数据在数据类型、统计学方法、统计分析模型和效应指标的选择中有所不同，其他步骤基本一致，不在此赘述。

第五节　网络 Meta 分析

系统评价和 Meta 分析常常用于比较干预措施的有效性和安全性。但是由于多种干预措施的利弊很难在一个随机对照临床试验同时进行评估；而传统的 Meta 分析在评估效果时即便是纳入了很多个原始研究，每次分析也只能针对某两个干预措施的效果进行比较，这两类研究方法都不能满足实际决策的需要，因为在选择干预措施前，常常需要同时权衡各种干预措施之间的利弊。因此网络 Meta 分析（network Meta-analysis, NMA）的出现有助于对当前的干预措施进行筛选，定量遴选出最有效、安全的干预措施，以提高卫生服务保健质量和决策能力。

一、基本概念

基于严格设计随机对照研究直接比较的系统评价/Meta 分析已被公认为是评价干预措施效果的最高级别证据，称为传统系统评价/Meta 分析。然而在临床实践中，会经常碰到许多不同干预措施的效果差异尚无直接比较研究的证据，或虽有直接比较研究证据，但相关研究数量较少或质量较低。当直接研究证据缺乏时，可通过对比共同对照措施进行间接比较，直接研究证据不足时，可合并直接证据和间接证据增加证据的可信性，而这种合成间接证据与直接证据进行多种不同干预措施中任意两两比较，并根据测量结局（如有效性和安全性）的优劣进行排序的方法称为网络 Meta 分析。

网络 Meta 分析是传统 Meta 分析的扩展，可以同时比较 3 个或者 3 个以上的干预措施的效果。国际药物经济学和结果研究协会的报告指出网络 Meta 分析包括间接干预比较（indirect treatment comparison, ITC）和混合治疗比较（mixed treatment comparison, MTC）或多处理比较 Meta 分析（multiple treatments Meta-analysis, MTM）。假设干预措施 A 分别与干预措施 B 和 C 间有直接比较，而干预措施 B 和 C 间没有进行直接比较，但可以通过干预措施 A 作为中间媒介，间接计算所得 B 与 C 在疗效和完全性方面是否存在“真正”的差异，即 ITC，也称为校正间接比较（adjusted indirect comparison, AIC），即是最初用 NMA 统计分析的 Bucher 法。MTC 是对间接比较的一种扩展，可对直接比较和间接比较进行合并，并同时分析多种干预措施相互比较的效果；多处理比较的 Meta 分析强调 2 种以上干预措施进行比较的 Meta 分析。

二、基本原理和基本假设

假设 NMA 证据网中共含有 S 个研究，T 个干预措施，N 种直接配对比较，干预措施 k 相对于干预措施 c（其中 k, c=1, 2, …, T）的相对效应为 μkc，那么在进行 NMA 时并不需要计算所有 μkc，只需要估计基本参数 μt（t=1, 2, …, T−1），它表示（T−1）个干预措施与另外一个共同参照措施之间比较的效应。具体方法是：通过选择 T 个干预措施中某一个为参照（如 A），则每个 μt 代表干预措施 t 相对于 A 的效应（t=1, 2, …, T; t≠A），所以 $\mu t=\mu tA$, NMA 需要根据 S 个研究估计所有 μtA，因此，不含有参照 A 的其他两两比较（功能参数）的合并效应则可以通过一致性等式获得：$\mu kc=\mu kA-\mu cA=\mu k-$

μc。要使这个等式成立，要求证据网中的研究满足同质性、相似性和一致性 3 个前提假设。①同质性：指不同研究之间具有相似的临床特点和方法学特点，不同研究的效应估计值在统计学上没有系统性差异。临床特点或方法学特点是指可能影响效应估计值的因素（即效应修饰因子）。在 NMA 中，随机效应模型是对反映配对比较间异质性方差估计的假设，如假设所有不同配对比较间异质性相同或不同。②相似性：包括临床相似性和方法学相似性。临床相似性指 A vs C 和 B vs C 的两组试验中研究对象、干预措施和结局测量等的相似性；方法学相似性指两组试验质量的相似性。目前相似性假设没有公认的方法来检验，但在进行网络 Meta 分析之前，一定要评估用于比较的干预措施之间纳入研究的基本特征，如患者的种族、年龄、性别分布、疾病严重程度，因为这些特征往往就是效应修饰因子，在不同干预措施比较的研究间一定要相似，即分布要均衡。需要注意的是：相似性与同质性并没有必然的联系，即在不满足同质性假设的情况下，相似性假设依然可能满足，反之亦然。③一致性：指直接与间接比较结果的相似度，包括方向一致性和大小一致性，是网络 Meta 分析最重要的假设，只有网络中不同比较的干预效应符合一致性假设（即来自直接证据和间接证据是等价的）才能实现网络 Meta 分析。如果某种比较（如 A vs B）既有直接证据（如 A vs B）又有间接证据（如 A vs B 可以通过 A vs C 和 B vs C 获得，亦可通过 A vs D 和 B vs D 获得），那么就可以比较直接证据和间接证据之间的差异大小。如果两者没有系统性差异，那么则认为符合一致性假设，可以对这两类证据进行合并。如果出现不一致性，则提示直接比较和间接比较证据在某些临床特征上有差异，或者存在方法学上缺陷，或两种原因同时存在。此时需探讨出现不一致性的可能原因并考虑是否要对这两种证据进行合并。

NMA 中同质性假设和一致性假设是两个非常重要的假设。基于同质性假设衍生出固定效应模型和随机效应模型，基于一致性假设衍生出一致性模型（consistency model）和不一致性模型（inconsistency model），这些不同的模型体现在结构模型中。在实际应用中，可以结合数据特点、模型特点及拟合数据的不同模型拟合优度来选择。

三、主要统计模型

最初 NMA 的统计方法即前文提到的 Bucher 法，后来逐渐发展形成层次模型、Meta 回归模型和多元 Meta 分析模型（multivariate meta-analysis model）等，其共同特点是围绕一致性假设等将待估计参数最小化，这些模型只是构建的角度不同，实际上是等效的。在实践中可以通过贝叶斯软件（常用 WinBUGS 软件）和频率学（常用 Stata、R、SAS 等通用软件）来拟合。

（一）贝叶斯分析方法

NMA 许多技术及相关统计软件，最初开发时均是基于贝叶斯方法。层次模型（hierarchical models）是 NMA 最常用的数据分析模型，易于扩展，可用于臂水平数据（arm-level data）和对比水平数据（contrast-level data）的分析，是目前众多贝叶斯 NMA

的基础，核心是广义线性模型(generalized linear model, GLM)，可以通过不同的连接函数拟合服从二项分布、正态分布、泊松分布等指数分布的数据。传统的 Meta 分析的数据可看成仅有两个水平的层次结构模型(图 6-37)，即研究水平(水平 2)及研究对象个体(水平 1)。研究对象(水平 1)模型为：$\hat{\theta}_{ij}=\theta_j+\varepsilon_{ij}$，研究水平(水平 2)模型为：$\theta_j=\mu+\zeta_j$，综合模型为：$\hat{\theta}_{ij}=\mu+\zeta_j+\varepsilon_{ij}$；其中 $\hat{\theta}_{ij}$ 为效应值，μ 为合并的效应值，ε_{ij} 为研究内误差项，ζ_j 为研究间误差项。当存在某一类水平时，可以将上述模型拓展为三水平模型(图 6-37)，即类水平(水平 3)、研究水平(水平 2)及研究对象水平(水平 1)。研究对象(水平 1)模型为：$\hat{\theta}_{ijk}=\theta_{jk}+\varepsilon_{ijk}$，研究水平(水平 2)模型为：$\theta_{jk}=\kappa_k+\zeta_{(2)jk}$，类水平(水平 3)模型为：$k_k=\mu_0+\zeta_{(3)k}$，综合模型为 $\hat{\theta}_{ijk}=\mu_0+\zeta_{(2)jk}+\zeta_{(3)k}+\varepsilon_{ijk}$；其中 $\hat{\theta}_{ijk}$ 为第 κ 类第 j 个干预措施第 i 个个体的效应值，κ_k 为类 κ 评价效应值，μ_0 为总的平均效应值，ε_{ijk} 为研究内误差项，$\zeta_{(2)jk}$ 和 $\zeta_{(3)k}$ 分别为水平 2 级水平 3 的残差项。贝叶斯层次模型可对上述模型进行建模，假设数据为连续性变量，则三个水平贝叶斯模型为 $\hat{\theta}_{ijk}\sim\text{Normal}(\theta_{jk},\ \sigma^2)$，$\theta_{jk}\sim\text{Normal}(\kappa_k,\ \tau_j^2)$，$\kappa_k\sim\text{Normal}(\mu,\ \tau_k^2)$，$\mu\sim\text{Normal}(0,\ 10-4)$，$\tau_j\sim\text{Uniform}(0,\ 5)$，$\tau_k\sim\text{Uniform}(0,\ 5)$。

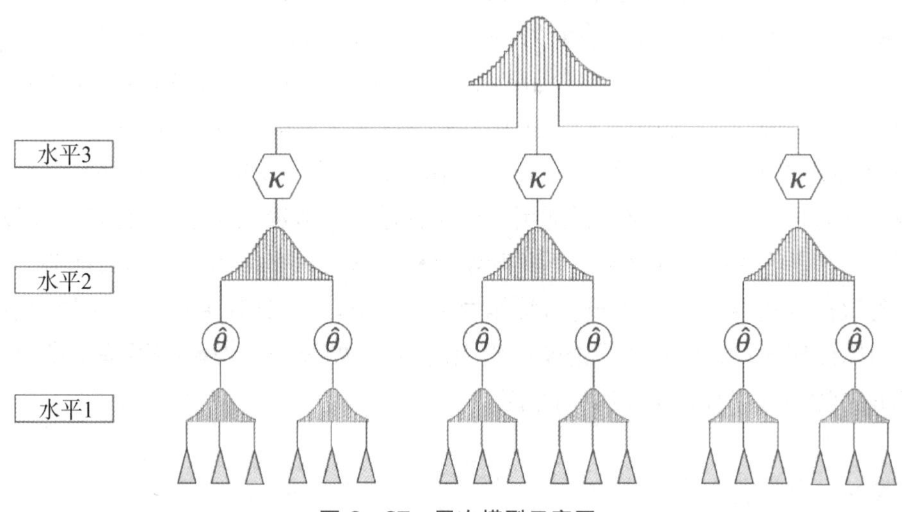

图 6-37　层次模型示意图

(资料来源：董圣杰，张天嵩，武珊珊，等. 网络 Meta 分析研究进展系列(四)：贝叶斯层次网络 Meta 分析[J]. 中国循证心血管医学杂志，2020，12(9)：1032—1038.)

(二) 频率学分析方法

在网络 Meta 分析中，频率学分析方法的估计和推断是基于最大似然等算法。频率学分析框架是观察数据在假设参数值的样本分布下的概率，得到的参数估计比贝叶斯方法更间接。近年来涌现的 Meta 回归、多元 Meta 分析等 NMA 模型和方法等，均可由频率学框架实现，且具有计算速度快、不需要为参数指定先验、可避免蒙特卡洛误差分析、通用软件可以实现等优点，也得到广泛应用。张天嵩、孙凤等研究者对以下模型进行了概括和说明。

1. Meta 回归模型 Meta 回归模型是将不同干预比较处理为协变量，该模型为无截距模型，所估计回归系数为不同比较与基本参照的网络 Meta 分析合并效应量。假设整个网络中含有 T 个干预措施，研究 i 均为两臂研究，其观察效应为 y_i，基本参数合并效应量为 μ_t，随机项为 δ_i，随机误差为 ε_i，协变量为 x_{it}，则有：$y_i = \mu_1 x_{i1} + \cdots + \mu_{(T-1)} x_{i(T-1)} + \delta_i + \varepsilon_i$。协变量 x_{it} 可取值 -1、0 或 1。如果研究 i 中比较干预措施 A 和 t(t=1, 2, …, T-1)，则 $x_{it}=1$，其他协变量设为 0；如果研究 i 中比较干预措施 k 和 c，则有 $x_{iC}=1$ 和 $x_{ik}=-1$，其他协变量为 0。在网络中，所有 S 项研究的协变量 t 的值称为设计矩阵 X，为一具有 S 行、T-1 列的矩阵，其元素为 1、-1 和 0。

2. 多元 Meta 分析模型 多元 Meta 分析模型通过基本比较处理不同测量结局和采用经典多重测量结局 Meta 分析实现，因此需要每项研究有一个共同的参照干预措施，如果某些研究不含共同对照，可通过数据填补策略处理。

假设整个网络中含有 T 个干预措施，研究 i 均为两臂研究，其观察效应为 y_i，设 $T-1$ 个基本参数 μ_t 表示 tA 间比较的效应，为每个研究中的系列子集，随机项为 δ_i，随机误差为 ε_i；如果某些研究中不含参照干预措施 A，可采用数据填补技术给予臂 A 一个极小的数据信息，NMA 中所有比较均可通过基本对比来表达，每个研究中报告一个或多个测量结局 $y_{itA}=y_{it}$，则一致性模型为 $(y_i 1 \cdots y_{i(T-1)}) = (\mu_1 \cdots \mu_{i(T-1)}) + (\delta_1 \cdots \delta_{i(T-1)}) + (\varepsilon_1 \cdots \varepsilon_{i(T-1)})$。该模型适合任意测量结局，如 MD、SMD、ln RR、ln OR 等。可以看出，对于比较组不含 A 的研究，通过数据填补变为至少含有三臂的研究，因此在每个研究中不同干预措施间的 $(\delta_1 \cdots \delta_{i(T-1)})$ 和 $(\varepsilon_1 \cdots \varepsilon_{i(T-1)})$ 满足方差-协方差的多元正态分布。

频率学分析方法的一个优点是适用于统计领域的大多数应用程序，也就是多数使用者更容易理解所产生的相应结果。而贝叶斯分析方法在很多场景下更具有优势。因此，有学者建议在实践中选择其中一种方法作为主要分析，然后选择另一种方法作为敏感性分析。可以比较两种分析方法是否能得出相同结论，如果一致说明结果是可靠的，如有分歧，则需要深入挖掘和解释可能的原因。

四、效应尺度选择与常用软件

与传统 Meta 分析相同，根据测量结局的不同，NMA 的数据类型一般也分为二分类数据、连续型数据、有序数据、计数数据和时间事件数据五大类，其中二分类数据是 NMA 中最常用的数据类型。二分类数据效应量选择比值比、危险比、危险差，连续型数据效应量选择均数差、标化均数差、均数比，时间事件数据效应量选择风险比，计数数据效应量选择率比。目前尚无明确的选择效应量的理论原则可供参考。建议在进行 NMA 时，可以基于各种因素合理选择效应量：①测量结局数据类型；②干预效应的可交换性及可加性，在进行 Meta 分析时，效应尺度假设观测到的干预效应是线性可加并假设在研究间是可交换的；③科学依据，如获益危险比(RRb)和损害危险比(RRh)可能提供不同量级和方向的结果，再如在合并不同基线风险的研究时，选择 *RR*、*OR* 和 *RD* 等不同效应量可能会影响干预排序等；④直接比较的研究间异质性，如 RD 比 RR、OR 更容易出现异质性等；⑤必要时可选择不同效应量，作为敏感性分析。

决定进行网络 Meta 分析后，需要根据效应量、数据类型、证据类型选择合适的统计框架和策略，再选择合适的统计软件（表 6－3）。目前常用 NMA 软件或程序包括以下几种。

表 6－3　网络 Meta 分析模型及常用软件

模型或方法	软　件	扩展包或指令
Bucher 法（逐步策略）	R 软件	Meta 包、metafor 包、rmeta 包
	Stata 软件	indirect 指令
	WinBUGS、OpenBUGS	/
Meta 回归模型	R 软件	nlme 包、metafor 包
	Stata 软件	metareg 指令
	WinBUGS、OpenBUGS	/
多元 Meta 分析模型	R 软件	mvmeta 包、metafor 包、nmaINLA 包
	Stata 软件	mvmeta 指令、network 组指令
	WinBUGS、OpenBUGS	/
基于图形原理（图论）法	R 软件	netmeta 包
层次模型	WinBUGS、OpenBUGS	/
	ADDIS/GeMTC	/
	R 软件	gemtc 包、pcnetmeta 包、bnma 包
	SAS 软件	genmod 程序、glimmix 程序、MCMC 程序
两步法线性模型	WinBUGS、OpenBUGS	/
	Stata 软件	mvmeta 指令
	SAS 软件	mvmeta 指令

（一）贝叶斯统计软件

WinBUGS 是贝叶斯统计方法最常用的软件，OpenBUGS 软件是 WinBUGS 的开源版本，两者均可进行贝叶斯网络 Meta 分析。理论上可适用于任何数据类型、拟合各种模型，但绘图功能相对欠缺。

SAS 自带贝叶斯分析模块，采用 Proc MCMC 程序可直接进行贝叶斯网络 Meta 分析。R 软件可通过 gemtc、pcnetmeta、mcnet、nmaINLA 等扩展包，调用 WinBUGS 或 OpenBUGS 实现贝叶斯 NMA，特别是 gemtc 包可用于多种数据类型的分析，绘制多种图形。基于 JAVA 等开发的 ADDIS/GeMTC 包也可实现贝叶斯 NMA。另外还包括名为 MetaXL 的 Microsoft Excel 的插件，即可用于传统 Meta 分析，也可支持 NMA 功能（4.0 以后的版本）。

（二）频率学统计软件

SAS、Stata、R 软件是最常用于的实现频率学 NMA 的软件，功能强大，具有良好的扩展性。

SAS 自带的程序，如 Proc Mixed、Proc Nlmixed、Proc GlimmiX 等，可用来实现 NMA，拟合多种模型，但该软件操作以编程为主，非统计专业人员掌握较困难。

Stata 是功能强大又小巧的统计分析软件，如 mvmeta、network 组指令可以实现频率学 NMA，可拟合多元 Meta 分析模型、Meta 回归模型、两步法线性模型等，并能绘制精美相关图形。其中 mvmeta 功能强大，但在数据预处理、模型参数设置、结果图示化等方面，需要一定的数学及统计学技能，初学者不易掌握；network 组指令提供了数据准备、数据分析、绘制相关图形、干预措施效果排序等功能，特别是最新版本可通过调用 mvmeta 指令或 WinBUGS 软件等实现频率学及贝叶斯 NMA，分别拟合，操作方便，建议使用 network 组指令。这两个指令均可在联网情况下，在 Stata 指令输入窗口键入指令：net from http://www. homepages. ucl. ac. uk/～rmjwiww/stata/，按提示完成安装。

R 软件的 netmeta、mvmeta、metafor、meta、nlme 等扩展包均可以实现频率学 NMA，用于拟合基于图形原理、多元 Meta 分析、Meta 回归等模型为基础的 NMA。

五、不一致性检验

NMA 的核心是在众多不同来源的数据中获得一致的证据，并以此支撑一致的决策。当直接比较的证据和间接比较差异较大，或甚至方向相反，那么得到的网状估计只不过是强行将它们平均化后趋于零效应，没有实际的意义。这种情况下，提前检测不一致性(inconsistency)变得至关重要，也是进行 NMA 的重要步骤之一。不一致性包括两种含义：①设计不一致性(design inconsistency)，是指来自某特定设计某个干预效应的直接证据不等于另一个设计；②环路不一致性(loop inconsistency)，是指针对特定的成对比较的干预效应，直接比较结果不等于间接比较的结果。目前，NMA 不一致性检验发展的模型和方法主要分为整体检验和局域检验两类。整体检验是对整个网络证据结构潜在的不一致性进行评估，包括 Lumley 模型、Lu-Ades 模型、设计干预交互模型、比较模型拟合度等；局域检验是对证据结构中某个特殊的比较组合的一致性进行评估，包括特定环路策略(loop-specific approach)、复合检验(composite test)、分割节点策略(node-splitting model)、回算法(back-calculation method)等。此外，还有如两步法策略(two-stage approach)、净热矩阵(net-heat matrix)、Q 统计量等。

需要注意的是，不一致性检测统计上的检测结果只能提供一个参考，例如，$P<0.05$ 说明很可能存在不一致性，但 $P>0.05$ 并不代表不存在不一致性，也可能是统计功效不足等其他原因。又如，当直接比较和间接比较估计的方向一样，但因为效应强度不同而导致不一致性，这种情况也并非意味着最终结果不可靠，只不过可能更保守而已。或如，直接比较对网状估计值的贡献比例很大(>80%)，这样的情况下就算间接比较存在不一致，但影响也不会很大。因此，对于统计上的不一致而言，具体情况还应具体分析。但如果确实存在实质性的不一致，此时也可以考虑仅用更为可靠的直接比较结果进行决策，而放弃使用 NMA 的结果。

六、发表偏倚的调整

同传统的 Meta 分析一样，发表偏倚也是影响 NMA 结果真实性的重要偏倚来源，需对此进行识别与处理。一般情况下，通过漏斗图或统计学检验来判断是否存在发表偏倚。如果怀疑存在发表偏倚，可进一步通过模型进行调整，并解释其潜在影响。

（一）校正比较漏斗图

校正比较漏斗图（comparison-adjusted funnel plot）是将经典漏斗图扩展应用到 NMA 中，评价干预网络中是否存在小样本效应。由于 NMA 涉及多种干预措施的比较，不同干预之间比较的相对效应本身就有可能存在差异，因此需要在漏斗图上对所比较的干预进行合理的调整。在绘图时，需要计算不同比较的研究效应估计量：图的横轴表示某研究中某个配对比较的效应量与所有同类比较的合并效应量之差；纵轴则与经典漏斗图相同，一般为效应量的标准误，如果没有小样本效应则校正比较漏斗图将围绕着零位线对称。

在绘制校正比较漏斗图时，首先必须对所有干预措施进行编号排序，排序可基于某种小规模研究效应假设进行的。比如，假设某种新型干预措施可能出现小规模研究效应，那么可以按照措施的新旧对所有比较的干预措施进行编号排序。若按某种假设的条件排序后，所得到的漏斗图未呈现明显的不对称，此时也不能完全排除发表偏倚的可能性，因为有可能一开始的假设本身就不成立所致，在解释时应审慎。另外，目前关于 NMA 发表偏倚的评估多采用校正比较漏斗图，但该方法仅能根据漏斗图是否对称来定性判断是否存在发表偏倚，无法定量评估发表偏倚的大小，且具有一定主观性。

（二）Copas 选择模型

Copas 选择模型最初由 Copas 及其同事于 2001 年提出，用于传统 Meta 分析中发表偏倚的修正。Mavridis 等 2014 年提出了针对包含多臂研究的有闭合环证据体 NMA 的 Copas 选择模型，该模型基于一致性假设，将纳入分析的研究看作一个有偏的样本，通过引入"发表倾向"这一潜变量来模拟 NMA 中研究的选择过程，通过指定不同的概率组合进行敏感度分析，以评估是否存在发表偏倚及发表偏倚对结果的影响大小和方向。该扩展的 Copas 选择模型将设计×干预交互效应考虑在内，NMA 中每个研究被发表的概率除了与研究本身的效应值和标准误相关外，还与研究设计密切相关。

此外，Copas 选择模型的实现基于贝叶斯框架，具有以下几点优势：首先，频率学框架采用似然比检验效应值与标准误之间的关联，以评价是否存在发表偏倚，但多数 Meta 分析纳入研究的数目较少，因而统计学检验的把握度不足。该模型通过 MCMC 获得每个参数的后验分布及 95%CI，以进行贝叶斯推断，弥补了上述频率学框架的不足；②该模型还可评价发表概率、异质性因子、效应值、累积排序概率图下面积、排序及相关系数等各参数的不确定性，以评估发表偏倚的大小，类似于敏感度分析，衡量估计结果的稳定性；③研究被发表的概率除与效应值、标准误及设计因素相关外，还可能与其他因素如资助类型等有关，该模型可将相关因素作为协变量引入进行探讨。

七、干预措施的疗效排序

针对同一研究问题的不同干预措施，NMA 能够对其效果优劣和安全性高低进行排序。对于某一测量指标的干预措施排序可应用排序概率和多维标图法实现，对于多个测量指标则可基于构建干预措施与效果群组进行综合评估。常用的效果排序方法如下。

（一）排序概率图

排序概率图（rankogram）是以柱状图或曲线图形式表述各干预的排序概率，可直观排序情况。当干预措施间差异较大时，可通过排序概率图快速预判最优或最劣干预措施。排序概率图的优势在于可提供干预措施排序的初步判断，但较高排序概率的干预措施不一定是最有效的，仍有许多不确定因素可干扰排序，如可信区间的宽度。所以如果单纯以排序概率判断干预的优劣，可能会得出错误的结论。

排序概率表（rank probabilities）是由行数与列数等于总干预数的表格组成，首行为排序，首列为干预措施，表格中的数据为排序概率，即干预措施排列再第 n 位的概率。

累积排序概率图的原理：针对研究的测量结局评估每个干预措施 k 再 j 次序的“排序”概率为 $p_{k,j}$，对于竞争性干预措施，可以通过累积排序概率进行分级以明确干预措施 k 在首个 j 位置的排序。累积排序概率图根据累积概率制作出各干预措施的累积排序概率图，横坐标为排序，纵坐标为可能性。

（二）累积排序概率图下面积

累积排序概率图下面积（surface under the cumulative ranking，SUCRA）为汇总累积排序概率的指标，SUCRA 值介于 0～1，当 SUCRA 为 1 时提示干预措施绝对有效，而为 0 时则提示干预措施绝对无效。根据 SUCRA 值的大小可进行干预措施优劣的排序。但当疗效评估尺度不一致时，使用 SUCRA 可导致错误的结论。

需注意的是，要谨慎使用和解释基于统计软件获得的干预措施排序结果，有可能某干预措施样本小，统计效能较低，使得排序结果不稳定。

八、实施步骤及实例分析

以 Stata 软件为例，通过模拟数据库，阐述 NMA 的实施和分析步骤。安装相关软件包指令：ssc install network、search network 或 help network 等。

经过系统的查阅文献和严格的文献质量评价后，对纳入的文献进行前期数据提取（同系统评价/Meta 分析），一般包括纳入研究的基本信息，如作者、题目、年限、期刊名称等；以及研究对象的基本资料，如年龄、性别、诊断、病程等；用于分析的主要数据内容，包括干预措施(频次、剂量、持续时间等)、样本量、结局指标、研究的偏倚风险信息等。

模拟案例:P-乳腺癌腋窝淋巴结清扫术后发生上肢淋巴水肿的患者;I-治疗乳腺癌上肢淋巴水肿的干预措施:1-常规护理(routine care, RC),2-手法淋巴引流(manual lymphatic drainage, Mld),3-压力治疗(stress therapy, St),4-抗阻力运动(resistance exercise, Re);C-对照组为常规护理-1;O-淋巴水肿治疗有效率。本案例为二分类数据,共纳入 24 篇相关研究。

1. 数据整理　可将数据整理在 excel 表内,二分类数据的格式包括研究(study)、干预措施(intervention)、阳性事件发生数(d)、样本量(n)(图 6-38)。

	A	B	C	D
1	study	intervention	d	n
2	1	1	9	140
3	1	3	23	140
4	1	4	10	138
5	2	2	12	78
6	2	3	13	85
7	2	4	29	170
8	3	1	70	702
9	3	2	77	694
10	4	1	18	672
11	4	2	21	535
12	5	1	8	116
13	5	2	19	146
14	6	1	75	732
15	6	3	363	714
16	7	1	2	106
17	7	3	9	205
18	8	1	58	546
19	8	3	237	1562
20	9	1	0	33
21	9	3	9	48
22	10	1	3	100
23	10	3	31	98
24	11	1	2	31
25	11	3	26	95
26	12	1	6	39
27	12	3	17	77
28	13	1	95	1107
29	13	3	134	1031
30	14	1	15	188
31	14	3	35	504
32	15	1	78	584
33	15	3	73	675
34	16	1	69	1177
35	16	3	54	888
36	17	1	64	642
37	17	3	108	762
38	18	1	6	62
39	18	3	8	90
40	19	1	22	234
41	19	3	34	240
42	20	1	0	20
43	20	4	10	20
44	21	2	20	50
45	21	3	16	48
46	22	2	7	66
47	22	4	32	128
48	23	3	12	76
49	23	4	20	74
50	24	3	9	56
51	24	4	3	26

图 6-38　Excel 表中网络 Meta 分析二分类数据的整理

2. 根据原始数据格式导入数据　如 excel、文本、SPSS 等格式(图 6-39、图 6-40)。

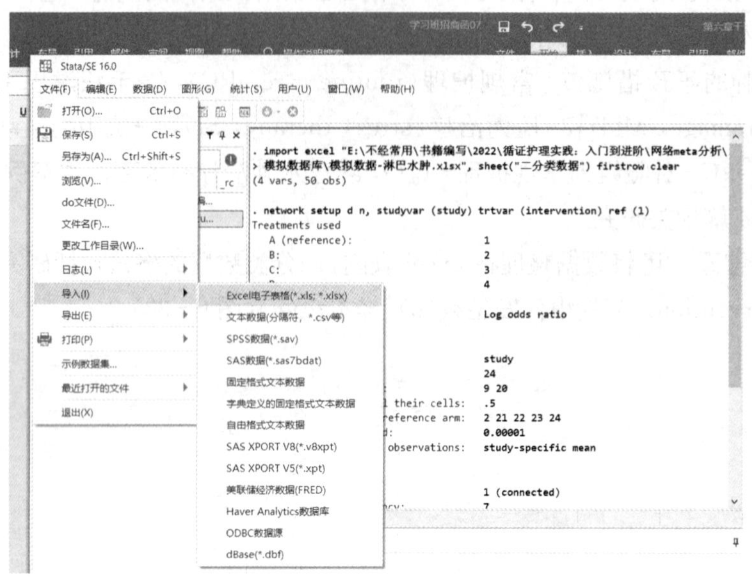

图 6-39 数据导入步骤 1

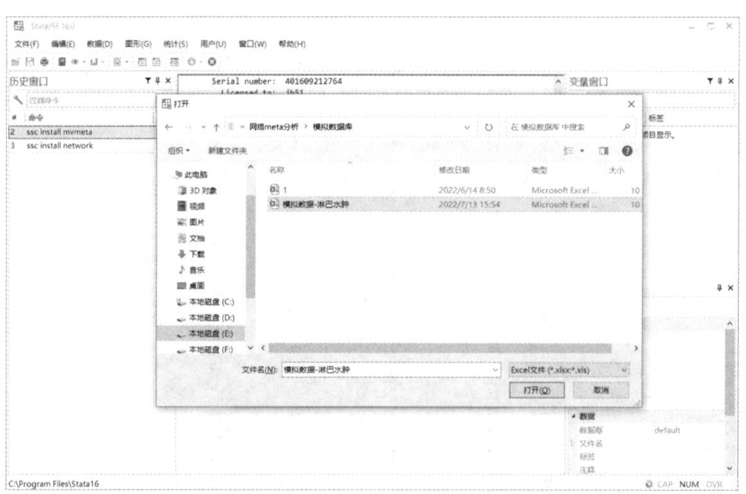

图 6-40 数据导入步骤 2

3. 定义变量名 选择“将第一行作为变量名”(图 6-41)。

4. 数据预处理 指令“network setup”用于对数据进行预处理，包括校正 0 事件、数据填补、计算方差和协方差等。本案例输入的指令：network setup d n, studyvar (study) trtvar (intervention) ref (1)，其中 d、n、study、intervention 等变量名称根据研究者研究数据的变量进行调整。“ref”是指定一项干预措施作为对照。结果显示：本案例共纳入 24 项研究，4 项干预措施，以第 1 项干预措施为参照，logOR 值为效应指标，第 9 和 20 项研究出现了 0 事件数，软件自动进行了校正，并进行了缺失数据的填补等(图 6-42)。

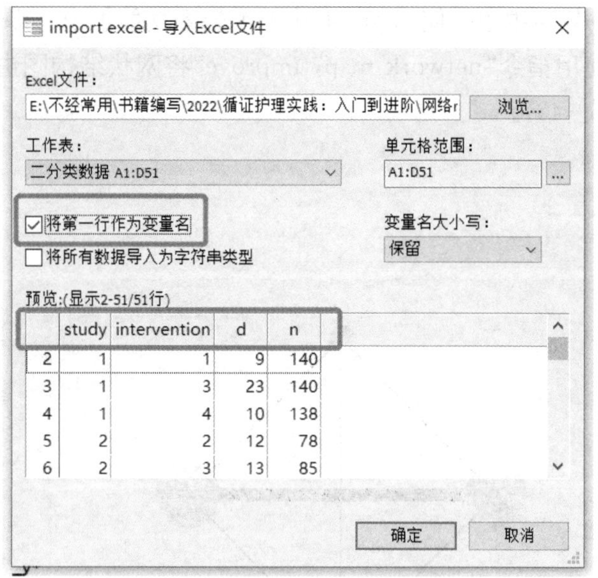

图 6-41　数据导入步骤 3

```
. import excel "E:\不经常用\书籍编写\2022\循证护理实践：入门到进阶\网络meta分析\
> 模拟数据库\模拟数据-淋巴水肿.xlsx", sheet("二分类数据") firstrow clear
(4 vars, 50 obs)

. network setup d n, studyvar (study) trtvar (intervention) ref (1)
Treatments used
   A (reference):                     1
   B:                                 2
   C:                                 3
   D:                                 4

Measure                               Log odds ratio

Studies
   ID variable:                       study
   Number used:                       24
   IDs with zero cells:               9 20
   - count added to all their cells:  .5
   IDs with augmented reference arm:  2 21 22 23 24
   - observations added:              0.00001
   - mean in augmented observations:  study-specific mean

Network information
   Components:                        1 (connected)
   D.f. for inconsistency:            7
   D.f. for heterogeneity:            16

Current data
   Data format:                       augmented
   Design variable:                   _design
   Estimate variables:                _y*
   Variance variables:                _S*
   Command to list the data:          list study _y* _S*, noo sepby(_design)
```

图 6-42　数据预处理

5. 绘制网状结构图　指令“network map”，蓝色圆形的大小代表每项干预措施总样本量的大小，黑色线条粗细代表两个干预措施之间比较的研究数的多少。结果显示：本案例的 4 项干预措施间均有相互的直接比较，形成一个具有“臂”和“环”的网状证据体。其中干预措施 1 和 3 的总体样本量最大，且两者间比较的研究数也是最多，其次是 3 和

4，以此类推。Stata 软件中也可使用 graph 中的编辑器功能加上标题和图形美化。如果干预措施较多，可使用指令“network map，improve”将网状结构图进行自动调整，形成最简洁的图形(图 6－43)。

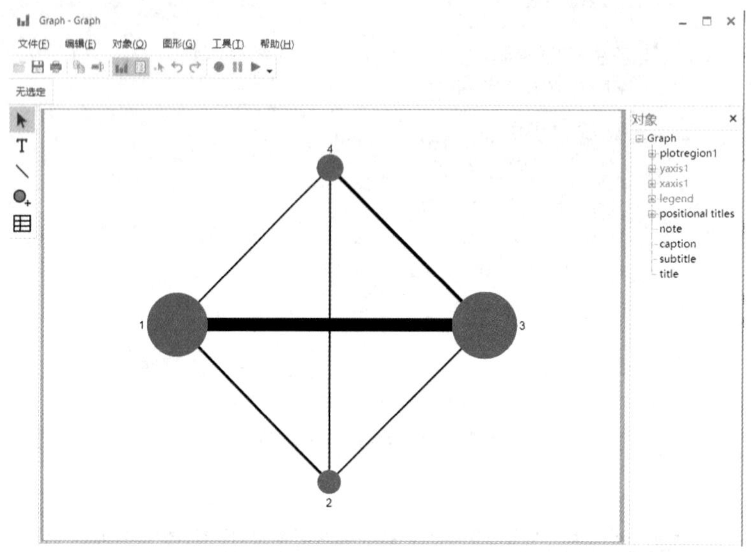

图 6－43　网络结构图

6. 拟合不一致性模型　输入指令“network meta inconsistency”。结果显示：在不一致性模型下计算本案例干预措施 B、C、D 与干预措施 A 比较的结果，包括效应值、95% *CI*、标准误等。假设各类干预措施比较间的效应值都等于 0，*P*＞0.05，即在不一致性模型下，显示各个设计效应之间不存在显著的不一致性(图 6－44、图 6－45)(注：结果显示中的干预措施 A、B、C、D 分别对应本案例自拟的干预措施 1、2、3、4)。

```
Multivariate meta-analysis
Variance-covariance matrix = proportional .5*I(3)+.5*J(3,3,1)
Method = reml                                Number of dimensions    =     3
Restricted log likelihood = -61.040032       Number of observations  =    24
```

		Coef.	Std. Err.	z	P>|z|	[95% Conf.	Interval]
_y_B							
	_cons	.380971	.4606484	0.83	0.408	-.5218832	1.283825
_y_C							
	des_ACD	.3811973	.8692546	0.44	0.661	-1.32251	2.084905
	des_BC	-.576807	.9866616	-0.58	0.559	-2.510628	1.357014
	des_BCD	-.2960936	.9928317	-0.30	0.766	-2.242008	1.649821
	_cons	.6700957	.2284069	2.93	0.003	.2224265	1.117765
_y_D							
	des_AD	3.585044	1.879133	1.91	0.056	-.0979889	7.268078
	des_BCD	.3757272	1.282241	0.29	0.770	-2.137418	2.888873
	des_BD	1.285458	1.305969	0.98	0.325	-1.274194	3.845109
	des_CD	.794378	1.108657	0.72	0.474	-1.378549	2.967305
	_cons	.1285276	.8713329	0.15	0.883	-1.579254	1.836309

图 6－44　拟合不一致性模型 1

```
Estimated between-studies SDs and correlation matrix

              SD         _y_B        _y_C        _y_D
_y_B   .72983821           1           .           .
_y_C   .72983821          .5           1           .
_y_D   .72983821          .5          .5           1

Testing for inconsistency:
 ( 1)  [_y_C]des_ACD = 0
 ( 2)  [_y_D]des_AD = 0
 ( 3)  [_y_C]des_BC = 0
 ( 4)  [_y_C]des_BCD = 0
 ( 5)  [_y_D]des_BCD = 0
 ( 6)  [_y_D]des_BD = 0
 ( 7)  [_y_D]des_CD = 0

           chi2(  7) =    5.80
         Prob > chi2 =    0.5631
mvmeta command stored as F9; test command stored as F8
```

图 6－45 拟合不一致性模型 2

7. 拟合一致性模型 输入指令“network meta consistency”。在一致性模型下计算本案例干预措施 B、C、D 与干预措施 A 比较的结果(图 6－46)。

```
Method = reml                                 Number of dimensions    =    3
Restricted log likelihood = -70.475383        Number of observations  =   24

              Coef.   Std. Err.      z    P>|z|     [95% Conf. Interval]

_y_B
      _cons  .4506172  .3291872   1.37   0.171    -.1945779   1.095812

_y_C
      _cons  .6775823  .1963722   3.45   0.001     .2926999   1.062465

_y_D
      _cons  .8503032  .3746177   2.27   0.023      .116066    1.58454

Estimated between-studies SDs and correlation matrix

            SD        _y_B       _y_C       _y_D
_y_B  .67190556          1          .          .
_y_C  .67190556         .5          1          .
_y_D  .67190556         .5         .5          1

mvmeta command stored as F9

.
```

图 6－46 拟合一致性模型

8. 绘制效应值表格 为进一步比较各干预措施间的两两比较,进行效应值表格的绘制,输入指令“netleague”,相关结果保存在数据集的最后,点开“数据编辑(浏览)”,即可查看效应值表格。如果需要直接显示结果,则输入指令“nokeep”。对各类干预措施进行标注,则使用指令“lab”;同时,需要各组干预措施根据需要在显示时进行排序,可使用指令“sort”。将效应值由 log*OR* 值转化成 *OR* 值，则使用指令“eform”。指令“export”则是将效应值表格导出各类格式，并可定义输出文件的路径(如“C:\netleague. xlsx”)。本案例中，4 项干预措施分别是：常规护理，手法淋巴引流，压力治疗，抗阻力运动。输入指令“netleague, lab (Routine_care Manual_lymphatic_drainage Stress_therapy Resistance_exercise) nokeep eform”。结果显示，4 项干预措施分别进行两两比较的效应 *OR* 值和 95%*CI*(图 6-47)。

_Routine_care_	_Manual_lymphatic_drainage_	_Stress_therapy_	_Resistance_exercise_
Routine_care	1.57 (0.82,2.99)	1.97 (1.34,2.89)	2.34 (1.12,4.88)
0.64 (0.33,1.21)	Manual_lymphatic_drainage	1.25 (0.65,2.44)	1.49 (0.67,3.30)
0.51 (0.35,0.75)	0.80 (0.41,1.55)	Stress_therapy	1.19 (0.59,2.38)
0.43 (0.21,0.89)	0.67 (0.30,1.48)	0.84 (0.42,1.68)	Resistance_exercise

图 6-47　效应值表

9. 疗效排序　NMA 中，需要对各类干预措施的疗效进行排序，使用的指令为“network rank”。如果发生例数越多代表疗效越好，那么添加指令“max”；反之，指令为“min”。另外，指令“zero”限定以 0 为参照，“all”则是需要每个位次的排序，“reps”迭代次数，“gen(prob)”生成概率指标。在本案例中输入指令“network rank max, zero all reps (5000) gen (prob)”。结果显示，第 4 项干预措施排第一名的概率是最大的，有 62.9%的概率是最有效的干预措施(图 6-48)。

```
. network rank max, zero all reps (5000) gen (prob)
Command is: mvmeta, noest pbest(max  in 1, zero id(study) all reps(5000) gen(prob) s
> tripprefix(_y_) zeroname(A) rename(A = 1, B = 2, C = 3, D = 4))

Estimated probabilities (%) of each treatment having each rank
- assuming the maximum parameter is the best
- using 5000 draws
- allowing for parameter uncertainty
```

Rank	Treatment 1	2	3	4
Best	0.0	8.8	28.3	62.9
2nd	0.3	22.9	51.1	25.7
3rd	9.1	59.8	20.6	10.5
Worst	90.6	8.4	0.0	0.9

```
mvmeta command is stored in F9
```

图 6-48　疗效排序表

10. 排序概率图/累积排序概率图　只用指令“rankog”在疗效排序的基础上，绘制概率图/累积概率图。本案例中输入指令“sucra prob*, rankog lab (Routine_care Manual_lymphatic_drainage Stress_therapy Resistance_exercise)”，图形显示每项干预措施在不同排名名次中的概率。指令“sucra prob*, lab (Routine_care Manual_lymphatic_drainage Stress_therapy Resistance_exercise)”的累积排序概率图显示每项干预措施从

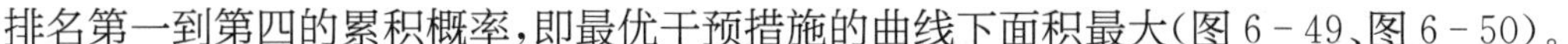

排名第一到第四的累积概率，即最优干预措施的曲线下面积最大(图 6-49、图 6-50)。

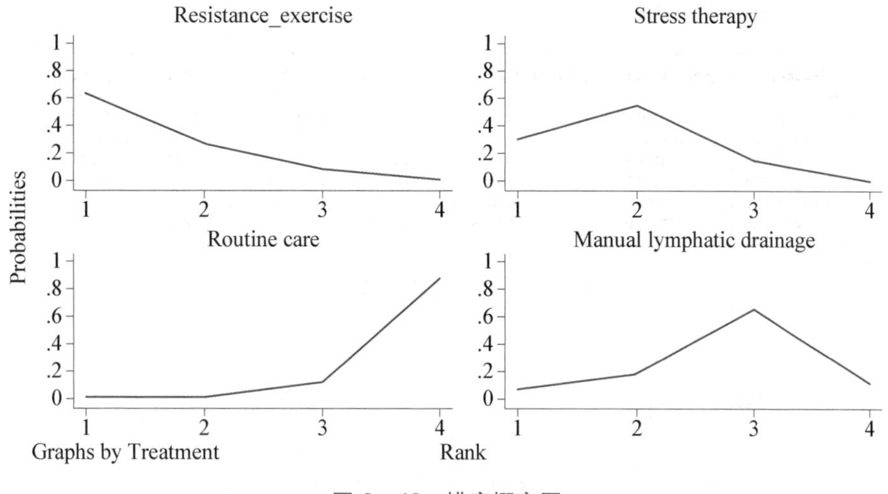

图 6-49　排序概率图

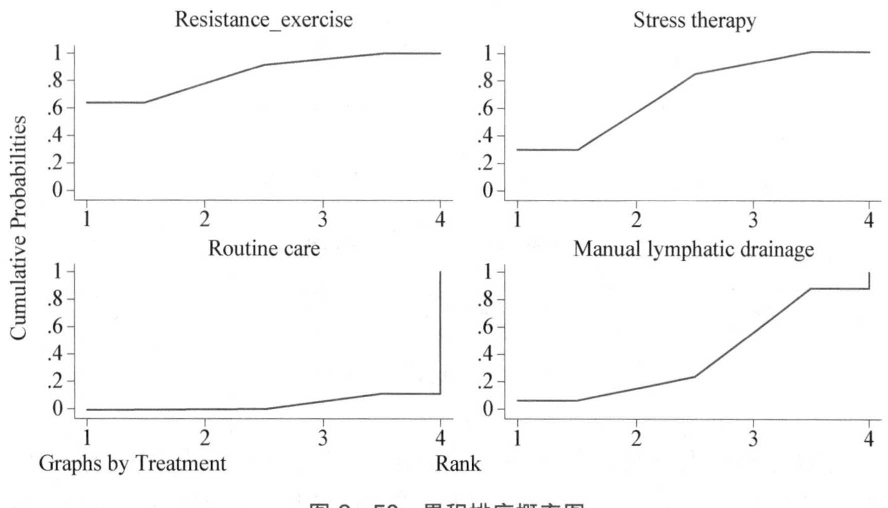

图 6-50　累积排序概率图

11. 异质性检验　使用指令“intervalplot”绘制预测区间图进行异质性检验；指令“null(1)”在图形中增加 1 作为参考线；指令“pred”为增加预测区间。输入命令“intervalplot, pred null(1) lab (Routine_care Manual_lymphatic_drainage Stress_therapy Resistance_exercise) eform”，图形显示：常规护理分别与其他 3 项干预措施(手法引流、压力治疗、抗阻力运动)间的比较，及其他 3 项干预措施间的两两比较，效应值为 *OR* 值。红色线条为随机效应模型的计算结果(95%PrI)，黑色线条为固定效应模型计算结果(95%*CI*)，两者进行比较，根据其结果是否有变化(是否均跨越了参考线 1，或均未跨越参考线 1)来判断两者之间是否存在异质性。如图所示，St vs Rc、Re vs Rc 这两组的比较可能存在异质性(图 6-51、图 6-52)。

```
. intervalplot, pred null(1) lab (Rc Mld St Re) eform

The intervalplot command assumes that the saved results from mvmeta or network meta commands have
> been derived from the current dataset
```

_Comparison	_Effect_Size	_Standard_Error	_LCI	_UCI	_LPrI	_UPrI
Mld vs Rc	.4506172	.3291872	-.1945779	1.095812	-1.127972	2.029207
St vs Rc	.6775823	.1963722	.2926999	1.062465	-.7993174	2.154482
Re vs Rc	.8503032	.3746177	.116066	1.58454	-.7727409	2.473347
St vs Mld	.2269651	.3383291	-.4361477	.8900779	-1.360205	1.814135
Re vs Mld	.399686	.4056453	-.3953641	1.194736	-1.256224	2.055596
Re vs St	.1727209	.3534954	-.5201175	.8655592	-1.429095	1.774537

图 6-51　异质性检验两两比较

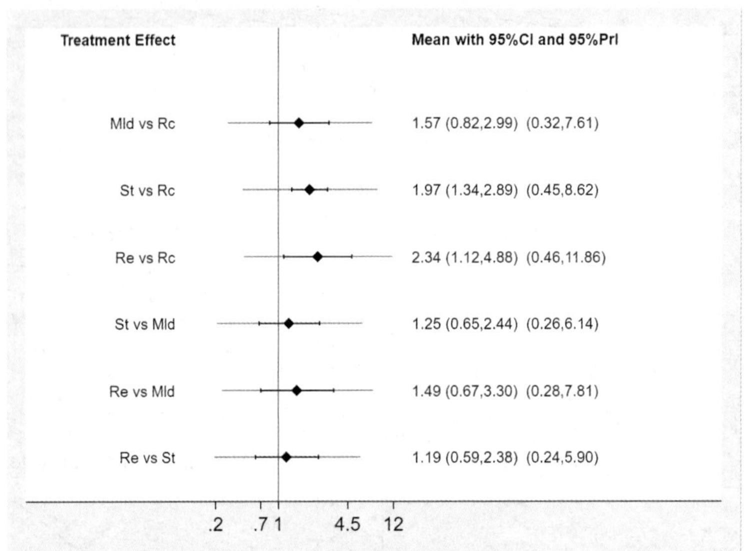

图 6-52　预测区间图

12. 节点拆分法　使用指令“network sidesplit all”进行不一致性检验。4 种干预措施间直接和间接两两比较的效应值和标准误，还包括直接比较和间接比较是否存在差异。结果显示，不同干预措施两两间直接比较和间接比较不存在差异，不存在显著的不一致性(图 6-53)。

```
. network sidesplit all

Side   Direct                   Indirect                 Difference
       Coef.       Std. Err.    Coef.       Std. Err.    Coef.       Std. Err.   P>|z|
A B     .3788553    .441789     .5597008    .5225145    -.1808455    .6836942   0.791
A C     .6927427    .2103321    .5798113    .6341536     .1129314    .664393    0.865
A D     .8584131    .7575416    .8554584    .4401325     .0029547    .8737816   0.997
B C    -.1477921    .5689706    .4392625    .4279633    -.5870546    .7117595   0.409
B D     .5589857    .5656944    .225258     .601971      .3337276    .8262663   0.686
C D    -.0967968    .4077137    .9708282    .7017562   -1.067625     .8101023   0.188
```

图 6-53　节点拆分法

13. 绘制校正比较漏斗图　首先需要使用指令“network convert pairs”将数据转换成比较对格式，使用指令“bycomp”可将图形中的圆点显示成不同颜色，指令“lfit”可在图形中添加回归线，回归线倾向于竖直，说明漏斗图对称；回归线接近水平，说明存在一定的发表偏倚。输入指令“netfunnel _y _stderr _t1 _t2, random bycomp add (lfit _stderr_ES_CEN) noalpha”，如图所示，本案例漏斗图相对比较对称(图 6 - 54)。

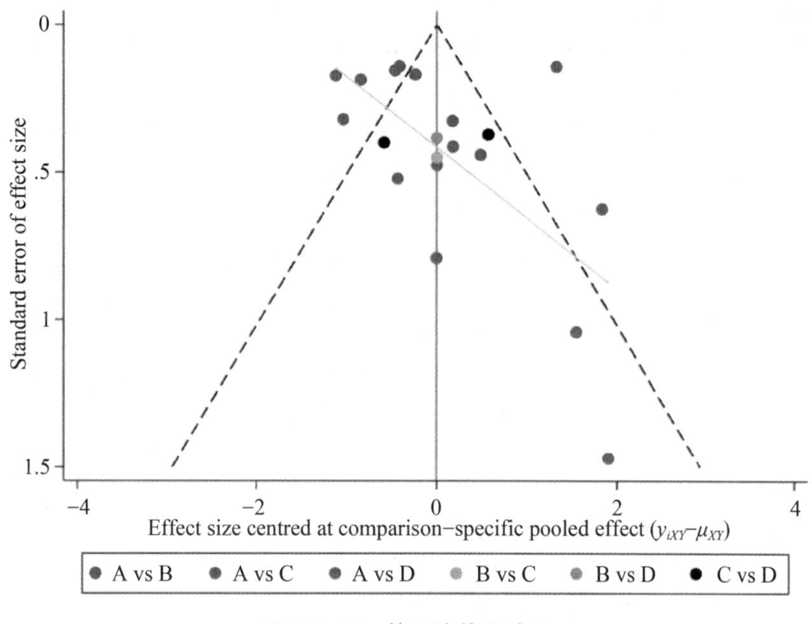

图 6 - 54　校正比较漏斗图

与二分类数据整理不同的是：①连续性数据的整理内容包括研究(study)、干预措施(intervention)、平均值(mean)、标准差(*SD*)、样本量(*n*)；②数据预处理的指令中的变量也跟着有所变化，如“network setup mean sd n, studyvar (study) trtvar (intervention) ref (1)”。除此之外的 NMA 相关分析和绘图指令均与二分类数据一致，不在此赘述。随着统计方法的不断研发和发展，NMA 已经可以应用在个体参与者数据、剂量数据、“真实世界”观察性研究的证据等方面，可允许对多种形式汇总数据进行推断，例如基于目标人群执行校准的 NMA、多结局的多元 NMA、重复测量(多个时间点)数据的 NMA、证据网络断续的网络 NMA、生存数据的网络 NMA、诊断性试验准确性评价的网络 NMA 等。

(张晓菊)

参考文献

[1] 董圣杰，张天嵩，武珊珊，等. 网络 Meta 分析研究进展系列(四)：贝叶斯层次网络 Meta 分析[J]. 中国循证心血管医学杂志，2020，12(9)：1032 - 1038.

[2] 李静，张鸣明.《Cochrane 干预措施系统评价手册》中文翻译版[Z]. 四川大学华西医院中国

Cochrane 中心,2014.

[3] 李立明,詹思延,叶冬青,等. 流行病学[M]. 8 版. 北京:人民卫生出版社,2020.

[4] 武珊珊,杨智荣,董圣杰,等. 网络 Meta 分析研究进展系列(六):网络 Meta 分析发表偏倚的调整[J]. 中国循证心血管医学杂志,2020,12(11):1287 - 1290.

[5] 张天嵩,李博,钟文昭. 实用循证医学方法学[M]. 3 版. 长沙:中南大学出版社,2021.

[6] 张天嵩,孙凤,董圣杰,等. 网络 Meta 分析研究进展系列(二):网络 Meta 分析统计模型及模型拟合软件选择[J]. 中国循证心血管医学杂志,2020,12(7):769 - 793.

[7] GLASS G V. Primary, Secondary, and Meta-Analysis of Researchl [J]. Educational Researcher, 1976,5(10):3 - 8.

[8] MAVRIDIS D, WELTON N J, SUTTON A, et al. A selection model for accounting for publication bias in a full network meta-analysis [J]. Stat Med, 2014,33(30):5399 - 5412.

第七章 其他类型的系统评价及实例分析

除了针对干预性研究的系统评价外，对其他不同类型的研究也可开展系统评价。本章主要介绍其他几种常见类型的系统评价，包括发生率研究、病因和风险类研究、诊断性研究、心理测量学研究以及混合性研究的系统评价。当相似主题的系统评价数量增加时，还可开展对系统评价的再评价。另外，当缺乏研究类文献时，在多元主义理念指导下，文本、专家意见和政策类文献也可进行系统评价。本章将具体分析上述类型系统评价的基本概念、步骤和方法，并通过案例进行阐释。

第一节 发生率研究的系统评价

一、概述

确定结局并进行量化是科学研究的内容之一，其中，率(rate)考量的是人群中一段时间内事件发生的频率或强度。发生率的系统评价是系统评价大家庭中的一个特别主题，通常我们开展此类系统评价的作用多在于对期望开展研究的领域进行背景和趋势分析，以产生现阶段的研究假设，帮助制订合理的干预措施。

发生率本身是一个相对广义的概念，不同的领域和不同的研究视角，对于发生率会有更具体的表述。一种是累积发生率，计算公式同比例，用于描述某一时期内某事件发生的频率，如当医生考虑制订某疾病的治疗和预防措施时，会希望先了解该类疾病的发病率来确定研究是否值得开展和作出怎样的研究假设；当决策制订者制订决策时，如推荐女性接种 HPV 疫苗来预防宫颈癌，除了需要做有效性评价，还需要对不良反应进行评价，此时，不良反应的发生率是干预措施弊端的所需证据。作为护士，我们会更关注患者的症状的发生情况，如 ICU 患者获得性衰弱的发生率、压力性损伤的发生率等。另一种意义的发生率是发生密度，分子是事件数，分母是时间，用于描述事件在观察时期内发生的速率或强度，比如，院内感染较为重要的监测指标中心静脉导管相关性血流感染发生率，实则是发生密度。

多种研究设计都可以获得有关发生率的结局指标。其中随机对照研究是说明因果关系的最佳证据，是使偏倚风险最小化的最有效方法，因此许多系统评价制作者会将纳入研究的类型限定在随机对照研究，但于此处还应多加思考的是，对于我们所期望获取的发生率，其可信可靠的结果所来源的研究究竟是哪里？例如，对于 ICU 患者获得性衰弱而言，由于伦理或临床情境的限制，最佳的研究往往是非随机对照研究或者一个大样本量、实施良好、随访时间长的纵向队列研究，而非随机对照研究。

随机对照试验、描述性研究中的横断面研究、队列研究等常见研究的设计及特点见本书第四章。需要注意的是，在发生率研究系统评价中讨论前瞻性队列所得结果时，要重点考虑混杂因素的影响。在讨论回顾性队列所得结果的偏倚风险时，也要注意该种研究由于研究者在选择研究对象和随访过程中的控制措施和基线测量的质量受限以及受自然因素的影响，通过回顾获得的数据可能不完整、不确切。

二、步骤和方法

系统评价和 Meta 分析的每一个环节都有可能产生偏倚，从而影响系统评价的结果。因此制作过程遵循严格的方法学，成文撰写遵守标准报告规范是产生高质量系统评价的基石，对于观察性研究系统评价的报告规范有病因学观察性研究的系统评价和 Meta 分析制作指南(Conducting Systematic Reviews and Mate-analysis of Observational Studies of Etiology, COSMOS-E)，以及 MOOSE (Meta-analysis of Observational Studies in Epidemiology)声明。本节将根据 MOOSE 声明，从标准报告角度来探讨发生率系统评价在制作时应遵循的步骤和方法。

(一) 确立研究问题，撰写研究背景

发病率的系统评价解决的问题较专一，但在确立研究问题时仍应明确系统评价所报告的发生率的准确定义，系统评价中对其有怎样的假设，所关注的研究人群的类型怎样，该发生率是基于怎样的干预措施或暴露因素得出。报告时应着眼于研究问题的重要性及不确定性，介绍发生率所描述的事件(疾病或症状)的基本概念，基于广大的视角反映拟研究的问题在地域、人种、文化、年龄等不同背景中存在的差异，当前的研究现状和存在的问题。并用一句话表明进行系统评价制作的主要目的。

(二) 制订工作指南，撰写系统评价计划书

明确系统评价进行的每个步骤，包括如何组建团队、如何分工、如何设定时间节点和追踪研究进展等。计划书中的主要内容包括研究背景、目的和方法，其中方法学部分是重点，需要包括研究纳入与排除的标准、研究的检索策略、研究选择、既定研究类型的偏倚风险评估方法、数据提取与汇总分析的方法。计划书与系统评价内容的最大区别在于计划书没有结果、讨论、结论和摘要等，且计划书须发表在系统评价全文发表之前。

(三) 确定纳入和排除的标准

一般来说,需要从研究对象、结局指标和研究类型来确定发病率系统评价的纳入和排除的标准。

1. 研究对象 即系统评价中发生该事件的人群的主要特征,包括年龄、性别,发生了怎样的事件(如果是疾病应有诊断标准,如果是症状应有对该症状的标准描述),处于怎样的场所。

2. 研究设计类型 系统评价的研究设计类型选择原则是根据研究目的,选择能够回答所关注问题的研究设计类型,并优选当前方法学质量较高的研究设计类型。对于发生率的系统评价而言,随机对照研究、非随机对照研究、队列研究、横断面研究都能够回答研究问题,但需要注意随机对照研究、非随机对照研究的实验组和对照组对于事件发生率的报告是基于不同的干预场景,横断面研究的报告不能反映最终的临床结局,故发生率的系统评价所纳入的最佳研究是大样本、长时间观察的队列研究,在纳入其他队列研究时,需就研究设计讨论结果存在的偏倚。

3. 结局指标 发生率的系统评价所关注的结局较为专一,即该事件的发生率,需注意纳入的文献应有统一可衡量的结局指标测量方法,需要明确结局测量的时间和由谁进行结局指标的测量。

(四) 进行文献检索

对于何人可以进行文献检索,在系统评价制作的指南中并没有明确的规定,但为了全面系统地收集系统评价问题相关的临床研究,建议在文献检索团队中纳入图书馆情报工作人员。

系统检索的原则是全面、客观和可重复。文献检索应包括计算机检索和人工检索。计算机检索即为使用各种数据库进行在线检索,检索时需要明确时间范围、检索的数据库、专业相关学会网站,使用的检索软件的名称和版本。为了尽可能全面收集文献还会在计算机检索的基础上进行人工检索,包括联系作者,使用手工检索如从计算机检索获得文献的参考文献列表,检索研究问题相关的杂志,检索研究注册机构中正在进行的相关临床研究目录和未发表的灰色文献(会议论文、学位论文)。

对于发生率的系统评价,具体的检索步骤包括:

(1) 明确检索问题和需求,将问题转化为 POS(研究对象 population,结局指标 outcome,研究类型 study)。

(2) 明确检索来源,考虑与可能收录研究问题相关的原始研究数据库,通常应考虑综合性的数据库资源和专业数据库资源以及人工检索的相关资源。

(3) 确定检索词,原则上包括与问题相关的主题词以及其同义、相近的自由词,对于同一概念的几种表示方式(对于词根相同的可以使用截词符,否则需要同时列出),外文检索时应选用外文文献的习惯用语,不应按中文习惯直译。

(4) 制订检索策略,通过主题词与自由词检索相结合的方式,充分利用布尔逻辑算符、位置算符、截词符、限制符等检索词的组配方法,主题词及其下位词的扩展检索方法进行检索。检索策略的制订通常不会一蹴而就，需要通过预检索，根据初步检出结果的数量与检索目的的匹配情况进行调整、修正或限定范围来优化检索策略。此外，还应就着不同数据库功能做相应调整和更新。

(5) 实施检索，导出结果，当文献量较大时需要借助文献管理工具(如 Endnote 和 NoteExpress)对题录进行浏览、去重完成初步筛选。之后通过纳入和排除的标准进一步进行筛选评价。

(五) 阐明研究方法

描述检索文献是否符合研究问题，数据整理和编码的基本原则(如有完善的临床编码规则或便于编码)，数据分类和编码的记录(如多个文献评价者、盲法及文献评价者之间的一致性)，混杂的评估(如入选研究中病例和对照的可比性)，评价研究质量，包括对质量评价者采用盲法，对研究结果的可能预测值进行分层分析或者回归分析；评价研究异质性，详细介绍统计分析模型，以便能重复该研究(如详细描述采用的固定效应模型或者随机效应模型，采用该研究模型分析研究结果的理由，剂量反应关系模型，或者累积 Meta 分析)，提供合适的统计图表。

(六) 呈现研究结果进行讨论

报告研究结果，尽量通过列表描述纳入研究的描述性信息，研究结果的敏感度分析(如亚组分析)，研究结果统计学稳健性的指标。讨论应包括与偏倚相关的问题，包括发表偏倚、混杂因素和文献质量。偏倚可能发生在原始研究中(由于研究设计中的缺陷往往会扭曲数据中关联的大小或方向)或选择纳入研究的方式。

发表偏倚，即根据研究结果的规模(通常较大)和方向选择性发表研究，对观察性研究的 Meta 分析的有效性构成特别威胁。全面的文献质量评价有助于理解观察性研究本身的一些变化。可使用漏斗图来帮助检测发表偏倚。

此外，还应包括对观察结果的其他可能解释；对未来研究的启发；披露研究资助资金来源。

三、实例分析

本节选择了 2022 年发表于《中国循证儿科杂志》第 2 期中的一篇系统评价《轻度新生儿缺氧缺血性脑病神经系统发育结局的系统评价/Meta 分析》作为范例解析，该文对轻度新生儿缺氧缺血性脑病中远期的神经系统联合伤残的发生率进行了系统评价。

该系统评价制作的背景为，新生儿缺氧缺血性脑病(hypoxic ischemic encephalopathy, HIE)仍是世界范围内新生儿严重残疾和死亡的重要原因。随着对 HIE 认识的不断深入，目前亚低温治疗是公认有效的 HIE 治疗方法，但该方法的适用人群为中重度 HIE 患儿，对于不符合当下治疗标准的轻度 HIE 患儿，他(她)们临床结局如何？是否可能受益于亚低温治疗？又或是继续夯实现有治疗标准？

本节用此文为范例对发生率研究的系统评价的方法学做进一步的阐述。

（一）研究背景

1. 定义研究问题　对研究问题的关键词进行了定义：新生儿缺氧缺血性脑病（HIE）：指足月和近足月新生儿由于围产期缺氧导致的急性脑损害，临床上表现出一系列神经功能异常。

2. 陈述研究问题假设　清楚提出了研究假设：基于现有证据亚低温治疗仍仅适用于中重度 HIE 患儿。而对于 HIE 的临床分级，标准并不完全一致，在 6h 时间窗内识别和定义 HIE 患儿分度具有挑战，且亚低温治疗的临床试验也并未针对轻度 HIE 患儿设计。这部分不符合当下治疗标准的 HIE 患儿结局如何？是否可能受益于亚低温治疗？

3. 确定研究结局　明确表示研究的主要结局和次要结局。

（1）主要结局指标：神经系统伤残联合发生率，包括死亡率或任意各神经系统后遗症发生率。

（2）次要结局：各神经系统后遗症发生，如脑瘫、发育迟缓、智力缺陷、失明和/或听力缺陷；亚低温治疗相关不良反应，如需要治疗的心律失常、血小板减少、低血压、凝血功能障碍、脓毒症、肺动脉高压等。

4. 暴露/干预措施　明确了暴露因素即轻度 HIE 的诊断。

（1）基于 Sarnat 标准的轻度 HIE：出现以下任意一项：①意识水平：兴奋、易激惹；②神经肌肉控制：肌张力正常，姿势轻度远端弯曲，牵张反射过于活跃，表现出节段性肌阵挛；③复杂反射：吸吮反射弱，拥抱反射强、阈值低，眼前庭反射正常，紧张性颈反射轻度；④自主神经功能（广义交感神经）：瞳孔扩大，心动过速，支气管和唾液分泌物少，胃肠蠕动正常或减少；⑤未发生抽搐；⑥清醒脑电图正常。

（2）基于改良 Sarnat 标准的轻度 HIE：出现以下任意一项：①意识水平：兴奋、易激惹；②自主活动：频繁对称；③自主神经系统（广义交感神经）：瞳孔扩大，心动过速，胃肠蠕动正常或减少；④简单反射：吸吮反射弱，拥抱反射强，紧张性颈反射轻度；⑤嗅觉反应强；⑥腱反射活跃；⑦神经肌肉控制：肌张力正常，姿势正常或轻度远端弯曲，中枢张力正常。

5. 研究设计类型　阐述了纳入的研究类型：包括队列研究，随机对照研究。

6. 研究人群　明确了研究对象：胎龄≥35 周，诊断为缺氧缺血性脑病患儿。

（二）文献检索的策略

1. 文献检索的资格　该文中未有相关表述。需要明确表述文献检索人员及其检索资质（如是否有图书馆工作人员的加入）。

2. 文献检索策略　至少需要提供对于 1 个数据库的检索策略。如此可增加系统评价制作的透明度和可重复性。还需明确每个资料数据库的最后检索时间，便于审核系统评价的完整性、促进更新。

该文对于中英文检索分别提供了 Pubmed 和 SinoMed 的检索策略，包括使用的过滤器和限定条件。

下面是以 Pubmed 为例的英文检索式：

#1 "Infant"[MeSH Terms] OR "infant, newborn"[MeSH Terms] OR "newborn infant*"[Title/Abstract] OR "newborn*"[Title/Abstract] OR "neonate*"[Title/Abstract] OR "infant"[Title/Abstract]

#2 "hypoxia ischemia, brain"[MeSH Terms] OR "brain hypoxia ischemia*"[Title/Abstract] OR "brain ischemia hypoxia*"[Title/Abstract] OR "brain ischemia hypoxia*"[Title/Abstract] OR "brain hypoxia ischemia*"[Title/Abstract] OR "hypoxic ischemic encephalopath*"[Title/Abstract] OR "anoxic ischemic encephalopath*"[Title/Abstract] OR "cerebral hypoxia ischemia*"[Title/Abstract] OR "brain anoxia ischemia*"[Title/Abstract] OR "brain ischemia anoxia*"[Title/Abstract] OR "brain ischemia anoxia*"[Title/Abstract] OR "brain anoxia ischemia*"[Title/Abstract] OR "cerebral anoxia ischemia*"[Title/Abstract] OR "cerebral ischemia anoxia*"[Title/Abstract] OR "cerebral ischemia anoxia*"[Title/Abstract] OR "cerebral anoxia ischemia*"[Title/Abstract]

#3 "hypothermia, induced/therapeutic use"[MeSH Terms] OR "hypothermia, induced/therapy"[MeSH Terms] OR "Therapeutic Hypothermia"[Title/Abstract] OR "targeted temperature management*"[Title/Abstract] OR "Induced Hypothermia treatment"[Title/Abstract] OR "Hypothermia"[Title/Abstract] OR "Induced Hypothermia"[Title/Abstract]

#4 "hyperbaric oxygenation/therapeutic use"[MeSH Terms] OR "hyperbaric oxygenation/therapy"[MeSH Terms] OR "hyperbaric oxygen therap*"[Title/Abstract] OR "hyperbaric oxygenation therap*"[Title/Abstract] OR "hyperbaric oxygen*"[Title/Abstract]

#5 "stem cell transplantation/therapeutic use"[MeSH Terms] OR "stem cell transplantation/therapy"[MeSH Terms] OR "stem cell transplantation therap*"[Title/Abstract] OR "stem cell transplantation"[Title/Abstract]

#6 "erythropoietin/therapeutic use"[MeSH Terms] OR "erythropoietin therap*"[Title/Abstract]

#7 "magnesium sulfate therap*"[Title/Abstract] OR "magnesium sulfate"[Title/Abstract]

#8 (("Epitomax"[Title/Abstract] OR "mcn 4853"[Title/Abstract] OR "mcn 4853"[Title/Abstract] OR "McN4853"[Title/Abstract] OR "USL255"[Title/Abstract] OR "Topamax"[Title/Abstract] OR ("2"[All Fields] AND "3 - 4"[All Fields] AND "5 bis o"[All Fields] AND "1-methylethylidene"[All Fields] AND "beta dfructopyranose"[All Fields])) AND "sulfamate"[Title/Abstract]) OR ("Epitomax"[Title/Abstract] OR "mcn 4853"[Title/Abstract] OR "mcn 4853"[Title/Abstract] OR "McN4853"[Title/Abstract] OR "USL255"[Title/Abstract] OR "Topamax"

[Title/Abstract]) OR "topiramate"[Title/Abstract] OR "topiramate/therapeutic use" [MeSH Terms]

#9 "melatonin/therapeutic use"[MeSH Terms] OR "melatonin"[Title/Abstract] OR "melatonin therap* "[Title/Abstract]

#10 "Uribenz"[Title/Abstract] OR "Allural"[Title/Abstract] OR "Apulonga" [Title/Abstract] OR "Apurin"[Title/Abstract] OR "Atisuril"[Title/Abstract] OR " Bleminol"[Title/Abstract] OR "Caplenal"[Title/Abstract] OR "Cellidrin"[Title/Abstract] OR "Embarin"[Title/Abstract] OR "Suspendol"[Title/Abstract] OR " Foligan"[Title/Abstract] OR "Hamarin"[Title/Abstract] OR "Lopurin"[Title/Abstract] OR "Lysuron"[Title/Abstract] OR "Milurit"[Title/Abstract] OR " Milurite"[Title/Abstract] OR "Uripurinol"[Title/Abstract] OR "Urosin"[Title/Abstract] OR "Urtias"[Title/Abstract] OR "Zyloprim"[Title/Abstract] OR "Zyloric" [Title/Abstract] OR "Purinol"[Title/Abstract] OR "Progout"[Title/Abstract] OR " Remid" [Title/Abstract] OR " allopurinol" [Title/Abstract] OR " allopurinol/therapeutic use"[MeSH Terms]

#11 "Xenon"[MeSH Terms] OR "Xenon"[Title/Abstract]疝气

#12 " naloxone/therapeutic use" [MeSH Terms] OR ((((("Nalone" [Title/Abstract] OR ("Naloxon"[All Fields] AND "Curamed"[Title/Abstract]) OR (" Curamed"[All Fields] AND "Naloxon"[Title/Abstract]) OR ("Naloxon"[All Fields] AND " Ratiopharm" [Title/Abstract]) OR ((" Naloxone" [MeSH Terms] OR " Naloxone" [All Fields]) AND " Abello" [Title/Abstract]) OR " Abello" [Title/Abstract] OR " Naloxone" [Title/Abstract] OR " naloxone hydrochloride" [Title/Abstract] OR "hydrochloride naloxone"[Title/Abstract] OR (("Naloxone"[MeSH Terms] OR " Naloxone" [All Fields] OR (" Naloxone" [All Fields] AND " Hydrochloride"[All Fields]) OR " naloxone hydrochloride" [All Fields]) AND " Dihydride"[Title/Abstract]) OR (("Dihydride"[All Fields] OR "dihydrides"[All Fields]) AND "naloxone hydrochloride"[Title/Abstract]) OR (("hydrochlorid"[All Fields] OR "Hydrochloride"[All Fields] OR "hydrochlorides"[All Fields]) AND (" Dihydride"[All Fields] OR " dihydrides"[All Fields]) AND " Naloxone"[Title/Abstract]) OR ("Naloxone"[MeSH Terms] OR "Naloxone"[All Fields] OR (" Naloxone" [All Fields] AND " Hydrochloride" [All Fields]) OR " naloxone hydrochloride"[All Fields])) AND ("5"[All Fields] AND ("beta"[Journal] OR "beta" [All Fields]) AND "9"[All Fields] AND ("alpha"[All Fields] OR "alpha s"[All Fields] OR "alphas"[All Fields]) AND "13"[All Fields] AND ("alpha"[All Fields] OR "alpha s"[All Fields] OR "alphas"[All Fields]) AND "14"[All Fields] AND (" alpha"[All Fields] OR "alpha s"[All Fields] OR "alphas"[All Fields])) AND "isomer"

[Title/Abstract]) OR ("Naloxone"[MeSH Terms] OR "Naloxone"[All Fields])) AND ("5"[All Fields] AND ("beta"[Journal] OR "beta"[All Fields]) AND "9"[All Fields] AND ("alpha"[All Fields] OR "alpha s"[All Fields] OR "alphas"[All Fields]) AND "13"[All Fields] AND ("alpha"[All Fields] OR "alpha s"[All Fields] OR "alphas"[All Fields]) AND "14"[All Fields] AND ("alpha"[All Fields] OR "alpha s"[All Fields] OR "alphas"[All Fields])) AND "isomer"[Title/Abstract]) OR "Narcan"[Title/Abstract] OR "Narcanti"[Title/Abstract] OR "MRZ-2593"[Title/Abstract] OR "MRZ-2593"[Title/Abstract] OR "MRZ2593"[Title/Abstract] OR (("Naloxone"[MeSH Terms] OR "Naloxone"[All Fields] OR "MRZ-2593"[All Fields]) AND "Br"[Title/Abstract]) OR (("Naloxone"[MeSH Terms] OR "Naloxone"[All Fields]) AND "Hydrobromide"[Title/Abstract]) OR "hydrobromide naloxone"[Title/Abstract])

#13 (#1 AND #2)OR #3 OR #4 OR #5 OR #6 OR #7 OR #7 OR #8 OR #9 OR #10 OR #11 OR #12

#14 limit to English language

#15 limit to human

3. 尽可能获取所有文献的努力　表明了在检索的基础上还纳入了在全文阅读筛选文献过程中的参考文献以及所检索数据库提示的高度相关文献。

还需要明确说明是否为尽可能多的获取所有文献联系过作者，检索过灰色文献等。

4. 检索的数据库和档案库　明确了所有检索或查询的数据库。其中英文数据库：Pubmed、Embase、Cochrane、CINAHL；中文数据库：中国生物医学文献服务系统(SinoMed)。

还应补充检索相关专业学会网站、组织机构。

5. 采用检索软件及其版本号，包括使用的特殊功能　需要明确说明在检索过程中采用了怎样的检索软件及相关的版本号，以及是否使用过特殊功能。该文未就此作出明确表述。

6. 手工检索(如已有文献的参考文献清单)　明确说明手工检索了参考文献和检索数据库提示的高度相关文献，但需要补充列出哪些文献是手工检索所得。

7. 列出纳入和排除的文献，以及判断标准　明确了文献筛选过程使用的方法，包括初筛和二筛的排除标准。

(1) 初筛排除标准：会议摘要、述评、致编辑的信、专家笔谈、综述、病例(系列)报告、完全不符合本文主题的文献。

(2) 二筛排除标准：满足以下条件之一：①新生儿合并有先天畸形；②亚低温治疗开始时间超过出生后 12 h，治疗时，患儿体核温度不在 33～35℃，未持续治疗至 72 h；③未报告主要结局指标；④远期随访＜18 月龄(其中，亚低温叠加治疗的随访时间＜12 月龄)；⑤不能提取结局相关数据。

还需要说明参与筛选的研究人员数量，是否独立筛选。也没有说明筛选过程中是否使用了自动化工具。

对于缺失信息的研究，未说明是否努力联系过作者来确认数据。

8. 处理非中文或英文文献的方法　该文未有任何说明。

应在文中表述对于非中文或英文文献做了怎样的处理，如不纳入，或请专业人员翻译全文后纳入等。

（三）研究方法

1. 描述检索文献是否符合研究问题　基于 PICO 框架说明了研究问题，阐述清晰，能够说明系统评价的范围及使用的方法是否解决了主要研究问题。

需要注意的是，在 PRISMA 2020 中已不再限定于用 PICO 框架解释研究问题，只要能够清晰阐述即可。

2. 数据整理和编码的基本原则　明确了数据提取使用的方法，包括提取数据的研究人员数量，但据文中所示进行数据提取的研究人员只为 1 人，另 1 人审核，应至少有 2 人背对背进行数据提取，并有相关数据复核人员 1 人，还需要说明数据审核人员的职责任务。

3. 数据分类和编码的记录　该文未有说明。

应清楚阐述如何进行数据分类和编码记录的标准。

4. 评价研究质量　明确说明了文献质量评价由 2 人完成，采用 NOS 量表对观察性研究进行偏倚风险评价，ROB 2.0 对平行设计 RCT 进行偏倚风险评价，出现分歧由第 3 人研判，通过讨论解决分歧。

还需要进一步说明 2 人分工，是否采用盲法。

5. 评价研究异质性　明确说明：对于异质性采用 I^2 检验，$I^2>50\%$选用随机效应模型，$I^2\leqslant 50\%$选用固定效应模型。对 10 篇以上文献进行发表偏倚分析。

6. 详细介绍统计分析模型　概述了采用 Revman5.4 和 R 语言对提取的数据进行 Meta 整合，还需详细描述何种情况下采用的固定效应模型或者随机效应模型：一是不根据异质性大小选择效应模型，二是优先选择随机效应模型，三是小于 5 篇文献的 Meta 分析采用固定效应模型，四是如文献中有超过 70%权重的文献应选择固定效应模型。

（四）研究结果

1. 列表、绘图描述入选各研究和汇总研究结果　（1）以图和表的形式详细报告了文献检索的结果，详细报告了纳入文献的一般特征，包括发表日期、研究开展的国家、样本量、研究类型、研究特征、受试者特征、干预措施等。说明并报告，所纳入的文献中有 21 篇文献以二分类变量报告神经系统伤残，5 篇文献以连续变量报告神经系统伤残。用流程图绘制阐述了每个步骤中排除和纳入的文献数量以及纳入和排除的原因。

（2）明确描述了评价偏倚风险的工具：使用 NOS 对观察性研究进行偏倚风险评价，ROB 2.0 对平行设计 RCT 进行偏倚风险评价估。以表格形式详细报告了每个条目的评估标准，以及该条目的评估结果。

（3）以表格和森林图的形式呈现了每个研究，每个组别的分析结果，并呈现了发生率和 95%*CI*。

（4）描述了使用 GRADE 对每个结局的证据体进行评价的结果，RCT 研究起始为高质量证据，队列研究和病例系列报告起始为低质量证据。分别从局限性、不一致性、间接性、精确性和发表偏倚方面行降级因素分析，分为无（不降级）、严重（降 1 级）、非常严重（降 2 级）和极严重（降 3 级）。从效应量的程度、剂量-效应关系以及合理的残余混杂降低效应 3 个方面进行升级考虑。

2. 研究结果的敏感度分析　明确进行了不同的亚组分析：分别按照年龄（18 月龄至 3 岁亚组（14 篇文献）和>3 岁亚组）和治疗方式（亚低温治疗亚组和非亚低温治疗亚组）进行分组分析。

3. 研究结果统计学稳健性的指标

（1）报告了通过随机效应模型进行发生率的 Meta 分析合并研究数据，计算了 95%*CI*。

（2）采用森林图呈现研究结果和评估异质性。

（3）采用 Egger's 检验和漏斗图报告了评估观察到的数据是否存在发表偏倚（纳入文献 10 个及以上的结局的发表偏倚）。

（五）讨论和结论

1. 定量地评价偏倚（如发表偏倚）　文中对此部分的表述过于简单，没有就自己的结果与其他相似系统评价的结果进行比较，以探索出现不同结果的原因。

2. 解释排除标准的合理性（如排除非英文文献）　该文未就此做解释。应对排除标准设立的合理性进行进一步讨论。

3. 评价入选研究的质量　文中充分讨论了 GRADE 结果的证据质量，但还需要对局限性、证据的完整性和适用性，研究过程中与其他已有研究的差异进行讨论。此外，还需要讨论观察此结果的其他可能原因，并就结果做适当的外推讨论。

4. 为以后该问题的研究提供指导意见　概述了应统一轻度 HIE 的标准定义，不同随访阶段的神经系统伤残标准评估工具和伤残认定标准，开展轻度 HIE 人群的亚低温治疗随机对照试验，关注远期随访结局应纳入该领域的需求清单中。

5. 公布研究资助来源　该文未有表示。应在文中对是否有基金或资金资助系统评价进行公开且清楚的表述。

第二节　病因和风险类研究的系统评价

一、概述

由于研究方法、研究人群、研究时间等的限制，并不是所有的研究都适合进行干预性研究。因此，对研究对象或研究环境不能进行干预或影响的观察性研究成为干预性研究最好的替代方式。病因学研究关注的是暴露与疾病或健康相关结局之间的关联，潜在的可致病的暴露称为危险因素。“暴露(exposure)”有“接触”“受到”等含义，常指接触某些致病因子或具备某些特征，或处于某些诊疗措施下。暴露可以是危险因素，也可以是保护性危险因素，可能以各种形式存在，例如性别、年龄、疾病状态、生活习惯等。在2014年发表约8 000篇系统评价中，1/3是关于病因、预后或诊断的基于观察性研究的系统评价。因此，对于观察性研究的系统评价已经越来越受到研究者的关注。

（一）研究设计

观察性研究也称为非实验性研究(non-experimental study)，指没有加入研究者的任何干预措施，允许事件自然发展的研究过程；是应用观察法客观地记录某些现象的现状及相关特征，以评估潜在的有害暴露对个体健康或公共卫生的影响、描述疾病或治疗模式的现状、分析某种治疗不良反应(如罕见或远期不良反应)、确定疾病致病因素的一类研究。

观察性研究分为描述性研究和分析性研究两大类。本篇主要介绍分析性研究，其中病例对照研究和队列研究为分析性研究的主要研究类型。

1. 病例对照研究(case-control study)　病例对照研究是选择一组患所研究疾病或发生事件的患者作为病例组，无此疾病或事件但具可比性的个体作为对照组，通过查询病史、询问患者等方式，调查发病前两组人群对某个(些)因素的暴露情况，通过比较两组暴露水平的差异，以推断该研究疾病与暴露因素之间的关系。病例对照研究的特点如下：①疾病或事件的发生客观存在，不受研究者的人为干预；②研究在疾病或事件发生后完成；③研究对象按疾病是否发生分为病例组和对照组；④属于回顾性研究，由果到因；⑤探索疾病或事件与多种因素的关系；⑥只能了解暴露率和暴露水平，不能计算发病率。

其基本机制：研究对象按照疾病或事件是否发生分为病例组和对照组，通过各种方法观察各种相关因素，以探索病例组和对照组在各种因素下的暴露风险。若两组间有统计学意义，则说明因素与疾病或事件之间存在统计学关联；当在校正各种偏倚风险对研究结果的影响之后，可以推断某个(或某些)暴露因素是疾病或事件的危险因素。其研究的方法是先确定“结果”(如肺癌、糖尿病和高血压等)，再确定与之相关的成因。最经典案例为研究肺癌与吸烟的相关性。

病例对照研究的缺陷：不能提供所有的绝对的风险。病例对照研究只能推断出某一因素或某些风险可能造成更大的致病或死亡风险，且不能计算出何种程度的风险会造成何种程度的致病或死亡风险。因此在实施病例对照研究时，须抛弃预设想法，因预设想法可能会混淆对研究结果的解释；不要被研究过程所误导，即便有任何具有说服力的过程出现，但也要还原假设该过程与其他因素的相互反应；怀有质疑精神，质疑研究的因素的重要性，及考虑其他因素的意义。

2. 队列研究(cohort study)　队列研究又称为群组研究、追踪研究等，是将一组研究对象按是否暴露于某一因素分为暴露组与非暴露组，然后在一定时间内随访观察不同组别之间所研究疾病或事件的发病率、治愈率或死亡率的差异，以研究疾病或事件与暴露因素之间的关系。队列研究的特点：①在研究开始之前，研究对象均没有研究的测量结局，需经过一段时间后才会出现结局；②随访过程中，研究者通过观察，发现暴露因素与疾病或事件的动态变化；③研究设计中必须有暴露组和对照组，暴露状况是客观存在，按暴露分组，不能随机分配；④是由因及果的过程，探索暴露与疾病或事件的关系。

队列研究分为前瞻性队列研究（prospective cohort study）、回顾性队列研究（retrospective cohort study）和双向队列研究（ambispective cohort study）。前瞻性队列研究是从“现在”开始，根据暴露水平分组，随访观察一段时间后，在观察终点测量结局发生情况；回顾性队列研究是根据已有的病史记录，回顾过去某段时间内，根据研究对象的暴露水平及分组，回溯至“现在”并分析现在各组研究对象结局的发生情况；双向队列兼顾回顾性队列研究和前瞻性队列研究的特点，回顾性队列研究追溯到现在，再对研究随想前瞻性地观察一段时间。

队列研究的缺陷：回顾性队列研究方案实施简单，但偏倚较大；前瞻性队列研究科学性强，但费时、费力。

3. 巢式病例对照研究（nested case control study，NCCS） 巢式病例对照研究又称嵌入式病例对照研究，也称队列内病例对照研究，在全队列内套用病例对照设计。1982 年正式提出巢式病例对照研究，是将队列研究和病例对照研究相结合的一种研究方法。其研究对象是在队列研究的基础上确定的，将队列中的病例作为病例组，在研究队列中的非病例组随机匹配 1 个或多个对照，成为对照组；后续研究方法和分析方法同配对病例对照研究。NCCS 的特点：①暴露资料在疾病诊断前收集，选择偏倚和信息偏倚小；②病例与对照来自统一队列，可比性好；③样本量小于队列研究，节约人力、物力和时间；④因果论证强度高。

（二）病因和风险类研究的系统评价中的文献类型

（1）病因和风险类研究的系统评价纳入的文献主要仍以病例对照研究和队列研究为主，虽然在横断面调查类文章中可能也会有相关因素数据的呈现，但因果论证强度低，一般不会纳入此类文章。

（2）对于上述两类研究，在文章中的数据类型可能仅为最终的 *ARR*、*IRR* 或 *RR*，*OR* 等类型呈现，在进行 Meta 整合时因无法提取事件发生数/总件数而无法进行 Meta 整合，因此当面对此类数据时，需要相关软件进行数据转换，并明确数据的意义才可以进行整合，不可随意对数据进行转换整合，以免造成结局数据对临床的误导。

（3）如果在纳入的文献中，存在同时纳入病例对照研究（回顾性/前瞻性）、队列研究或巢式病例对照研究等情况时，需考虑是否需要进行亚组分析以分析异质性。

（三）小结

系统评价和 Meta 分析都是基于原始研究才能开展，全面充分了解原始研究的特点才能更好地开展系统评价，并对系统评价的结果做出正确解读。本节通过对常见的病因及风险类研究的相关定义、研究机制及其优缺点进行介绍，以期为后续开展此类研究的系统评价打下基础，做好铺垫。

二、步骤和方法

RCT 的系统评价和报告规范已经广泛应用于全球，且有专业的系统评价网站作为指导、评估和评价系统评价的正确性和完整性。观察性研究的系统评价报告规范也已发表近 20 年，但至今仍未发布其制作指南，且对于研究设计问题缺少统一的指导意见。2019 年发表了病因学观察性研究的系统评价和 COSMOS－E，从系统评价的各个方面进行的指导。本节将从研究问题的提出、定义暴露和结局、评估偏倚风险及统计分析，进行详细介绍。

（一）系统评价前准备

1. 裁剪研究问题　观察性研究系统评价需要明确研究问题。鉴于对清晰性和可行性的考虑，选题可以从宽泛逐渐缩小范围。观察性研究与 RCT 研究的系统评价相比，前者的研究问题可能需要反复调整。在问题构建好之后，研究者应当锁定关键文献以确定目前已经开展了哪些类型的研究。在确定问题阶段需要确定 2 个目标：一是明确在最新的系统评价里已经回答的问题；二是对目前的研究问题需要哪些调整、如何改进及进一步完善，使之成为明确主题的系统评价。

2. 定义人群、暴露、比较和结局　与大众熟知的 PICO 不同，病因和风险类研究系统评价的结构化研究问题是“PECO”，即研究人群（population）、暴露（exposure）、对照（contrast）和结局（outcome）。在某些文献中，也会将“暴露”因素用“因素（factor，F）”来表示，其原理是相同的。研究人群应当为目标人群，即结局适用人群，可以是一般人群或限制性人群。研究人群必须明确，以便可以对暴露-结局作出明确推断。在风险类研究中，应当纳入在随访开始之前没有出现研究结局的人群，但是在基于人群的研究中往往难以实现。因此，该类研究存在较高的偏倚风险。

暴露和结局的定义必须明确。在观察性研究中，暴露的定义和测量方法，比如经济状况、饮食情况、运动情况等，需要注意不同文献之间这些主题是否具有可比性。与暴露相同，结局也需要有明确的定义和测量，这是非常重要的。结局指标（如消化系统疾病、癌症、心血管系统疾病等）或是与健康状态相关的结局（如肥胖、生活质量等），在不同文献中，其定义和测量方式可能会有不同，在纳入这些因素时需要考虑结局之间是否具有可比性。因此，在进行病因和风险类研究的系统评价时需要非常明确地制订暴露和结局的定义和相关指标。在明确相关定义和指标时，需要根据实际情况做出调整，以确定暴露的可适用性。

3. 考虑混杂和偏倚风险　混杂因素是影响观察性研究真实性最重要的因素。混杂因素是指与研究因素和研究疾病均有关，若在比较的人群中分布不均，可以影响与疾病间真正有联系的因素。它有 3 个特点：①必须是所研究疾病的独立危险因子；②必须与研究因素(暴露)有关；③一定不是研究因素与研究疾病因果链上的中间变量。例如，在吸烟与肺癌这个例子中，年龄即为混杂因素，若两组间年龄分布不均，则可能会导致吸烟与肺癌之间的错误推断；例如，在研究高血压与死亡的相关性时，糖尿病即为混杂因素。在研究开始时，需要研究人员明确哪些因素可能会成为混杂因素。除外混杂因素，研究人员还需考虑预先存在的各类混杂和偏倚，以确定可能存在影响真实性的相关因素。

4. 制订研究方案　每个系统评价都应有详细的研究方案，其内容包括背景和原理、研究问题、暴露、结局和对照的定义、可能影响研究结果的潜在混杂因素和偏倚、研究入选标准、文献检索策略、数据提取、偏倚风险的评估和研究敏感性、统计方法、分析计划、证据评价方法等。当然并不是所有的研究方案在制订的时候都是完美的，可能需要根据预试验和文献的范围来进行修订。但研究人员不应根据研究结果来变更方案，而是应该根据所获得研究数量和研究类型来进行修订。为了提高研究的透明度，方便编辑、同行评审员或其他研究人员进行比较，可以在相关网站上进行注册，如系统评价的国际前瞻性登记注册网站(international prospective register of systematic reviews, PROSPERO)或 Cochrane Library。

(二) 检索相关研究

合格的检索包括如下几个要求：①检索多个数据库，如 Medline、Embase、Web of Science 等，并综合检索结果；②寻求信息学家或与图书管理员进行合作，共同制订和修订检索策略；③考虑采用多种检索方法，比如追踪重要论文的引用论文或数据库联想功能；④是否检索灰色文献，或未被数据库收录的研究。目前，尚无有效的系统检索策略来识别流行病学研究，信息学家的介入可能会部分解决这一难题。研究人员不仅需要检索暴露与结局相关的研究，还需要关注阴性暴露和结局对照的研究，暴露和结局生态学和时间趋势以及基础科研相关研究。生态学和时间趋势研究的暴露因素与结果，以及基础类研究。

进行检索之后，首先应根据题目和摘要进行初步筛选，剔除明显与主题不相关的文献；进入下一步筛选的文献需要通读全文进行筛选。但对于风险类文献，即便有明确的入选标准也可能会存在困难。例如，需要开展“关于儿童静脉导管相关性血栓危险因素的系统评价”时，在纳入的文献中包含青年成人(young adult)和儿童的混合数据，而儿童数据无法单独提取。因此，研究人员需要在文章中挖掘儿童数据，或联系原作者获取数据。

对于是否根据研究设计和方法学质量来纳入研究尚存有争议。如果研究设计与高偏倚风险明确相关，则可以排除此类研究。但在偏倚风险评价中，在很多条目的评价中是比较主观的，如果采用一刀切的方式，可能会导致某些文献的流失，错失对重要异质性的分析。需要记录和报告文献排除的原因，增加文献筛选过程的透明度，研究人员应记录筛选过程，并在文献纳入和排除流程图上进行描述。目前已有专用软件完成文献筛选过程(http://systematricreviewtools.com)。研究筛选需要 2 位研究人员独立完成，当有争议时通常为引入第 3 人进行讨论决定。

（三）数据提取

每个系统评价需要制作数据提取表，对所纳入的研究进行核心数据的提取，包括如下内容：①文献基本信息，如研究年份，研究国家及作者；②研究设计类型；③风险偏倚评估；④暴露和结局以及相关定义；⑤研究对象的特征；⑥数据结果，如每组样本量及结局数量；⑦效应估计，调整或未调整混杂后的结局指标。数据提取表是非常重要的研究佐证，它记录了研究人员对每个纳入研究的深入分析，以便为后续的分析提供支持。

与RCT类文献相比，病因和风险类文献的数据提取可能会存在较多问题。通常，该类文献中数据结果的呈现方式为*RR*、*OR*、ARR，或IRR，较难在文献中提取到事件数；因此，面对此类数据需要在专业的统计学软件中进行数据转换。另外，为了控制混杂，很多研究会采用各种方法进行调整。因此，调整前后的估计值可以深入分析混杂因素的重要性，需要重点关注。

（四）评价质量和偏倚

对纳入研究进行评价是系统评价非常重要的环节，尤其是混杂因素或偏倚会影响研究真实性的风险类研究。此过程中需要要识别研究质量和偏倚风险的区别，可能一项高质量的研究会存在较高的偏倚风险。研究的敏感性是指发现真实效应的能力，即研究结果是否能够真实反映暴露与结局之间的关系。

对于偏倚风险的评价需要注意：①不同的系统评价问题和研究设计应当定义相关领域的偏倚，相关领域的偏倚风险包括混杂偏倚，选择研究对象产生的偏倚，暴露或结局测量的偏倚，数据缺失导致的偏倚，选择研究或选择性报告结局导致的偏倚；②应对偏倚风险给出明确的定性评估，如低风险、中风险或高风险，或存在问题（some concerns）；③采用风险偏倚工具有助于判断偏倚，如Cochrane发布的偏倚风险工具（cochrane risk of bias assessment tool for non-randomized studies of interventions，ROBIN－Ⅰ）或ROBIN－Ⅱ；④不同的结局必须分别评估偏倚风险，因为不同的结局其偏倚风险不同；⑤评估的结果必须进行记录；⑥避免总分制，应根据各种偏倚风险评估工具进行评估。

（五）探讨异质性

了解研究间的异质性可以对系统评价有整体性的把握，并且决定是否进行流行病学的合并分析。在设计或分析阶段对异质性来源进行探讨是病因学观察性研究系统评价的组成部分。异质性的分析可以通过亚组分析和Meta回归，异质性来源的探讨可针对森林图和漏斗图进行分析。

（六）是否进行Meta分析

通过分析偏倚风险和异质性来源，来考虑是否进行数据合并或亚组分析，同时说明不进行数据合并的原因。无论合并与否，都应考虑研究的种类、敏感性和偏倚风险，而不仅仅基于异质性的统计测量指标。在没有统计异质性的情况下，合并有偏倚的研究结果会得出可能有相同偏倚的结果；另外，虽然存在统计学异质性，但如果研究的偏倚风险较低，则合并的研究也是合理的。记录了异质性和偏倚风险的系统评价，其提供的证据信息也是非常有价值的。

（七）统计学分析

在进行 Meta 分析时，需要确定是采用固定效应模型还是随机效应模型。固定效应模型的前提假设是所有研究有相同的真实效应，效应的点估计之间的差异是由抽样误差造成的。随机效应模型假设真实效应在研究之间是不同的。统计学异质性存在的情况下，两种模型的效应估计有所不同，与固定效应模型相比，样本量较小的研究在随机效应模型中得到的权重更高，由于将研究间的变异考虑在内，随机效应的置信区间更宽。不存在统计学异质性的情况下，随机效应模型和固定效应模型估计的结果相同。

在观察性研究中，不同的文献会采用不同的指标来反映相同的暴露和结局之间的关联。当结局为二分类变量时，可能采用风险比、发病率比、相对危险度、优势比等；当结局指标为连续性变量时，可能采用均值差或标化均值差。需要考虑概念和技术层面的问题，是否忽略指标间的差异进行合并，例如，*RR* 和 *IRR*、*ARR* 直接可以进行合并等。

（八）结果综合和讨论

讨论不能只看统计学效应量，应联合研究质量、偏倚风险和统计学数据给出综合判断。可以根据 GRADE 系统中证据升降级标准进行考量，以推断有多少把握认为效应值和推荐决策之间关系，包括偏倚风险、不一致性、不精确性、间接性和发表偏倚等方面。还应考虑研究结果在临床和公共卫生方面的重要性，应明确病因学的推断不一定能够转化为干预措施的推荐。

系统评价的优势在于，其可以对某一领域进行全面系统的概述，并能确定证据与真实世界的差距。病因和风险类研究的系统评价因纳入研究类型的局限性，在作为证据体出现时，需要全面考量该证据推荐的等级，并且需要指出在未来的研究中需要避免的陷阱和不足。

三、实例分析

《儿科中心静脉导管相关性血栓发生的系统评价》发表在 2020 年《中国循证儿科杂志》第 15 卷第 6 期中。儿科中心静脉导管相关性血栓目前没有可靠的评估工具，临床通过静脉造影或静脉超声进行评估费时费力，还需要借助临床辅助科室才可进行判断。在这样的背景下制订了这篇系统评价，通过系统评价在儿科领域导致中心静脉导管相关性血栓形成的相关因素，为后续预测模型的构建奠定基础。

本节通过对《儿科中心静脉导管相关性血栓发生系统评价和 Meta 分析》进行实战分析，以基于 COSMOS-E 指南为框架介绍此类型系统评价的撰写方法，对病因和风险类研究系统评价的方法学进行进一步阐述。

（一）系统评价前准备

组建团队

作者在讨论中说明，该系统评价为《儿科静脉若干关键问题指南》中的一个选题。是由专业指南团队进行了方案制订、检索文献及统计分析等。

> 原文表述：
>
> 本文是中华医学会儿科学分会与复旦大学附属儿科医院护理部、临床指南制作和评价中心制订《儿科静脉输液若干关键问题指南》中的选题之一。

（二）裁剪研究问题

在前言中，对深静脉血栓发生在成人的危险因素进行了阐述，但是在儿童中并没有相关系统评价。因此，该研究开展儿童中心静脉导管相关性血栓危险因素的研究显得非常重要。

> 原文表述：
>
> 成人中心静脉(central vascuiar access device，CVAD)相关性血栓的发生率为2%～42%，儿童为12%～44%。成人研究中，对导致脑部肿瘤手术、脊柱手术及卵巢癌等患者发生CVAD相关性血栓的危险因素均发表了相关的系统评价和Meta分析。但是，在儿童领域仅对抗凝药物预防CVAD相关性血栓的发生有相关研究，没有对导致儿童发生CVAD相关性血栓的危险因素的研究。

（三）定义人群、暴露、比较和结局

对研究对象进行明确定义，明确为住院置入CVAD的新生儿至青少年人群；暴露的定义，在文中针对每一因素都有明确的定义（在表7－1下有明确的注释），在原文中使用的是F(factor)来界定暴露因素；结局是CVAD相关性血栓及其不良反应。另外，在本文中对随访时间也有较为明确的限制。

> 原文表述：
>
> 研究对象(P)——同时满足以下条件：①置入CVAD的住院的新生儿至青少年人群，②排除使用CVAD行肾脏替代治疗的儿科人群。
>
> 因素(F)——导致儿童发生CVAD相关性血栓的影响因素(包括但不限于：年龄、性别、体重、置管类型、置管部位、置管留置时间、导管维护、管道材质、置管技术、凝血功能异常、血液疾病、肿瘤性疾病、危重先天性心脏病、危重症儿童、创伤等疾病、化疗药物、手术、使用凝血药物、血栓史)。
>
> 结局(O)——主要结局指标：CVAD相关性血栓；次要结局指标：CVAD相关性血栓后不良事件(肺栓塞等)。
>
> 随访时间(T)——置入CVAD后至发生CVAD相关性血栓时间。
>
> 研究类型(S)——病例队列研究和病例对照研究。

表 7-1　CVAD 相关性静脉血栓纳入文献的一般特征

发表时间	国家	研究中心数	研究类型	住院科室	导管类型	置管数量	发生率/%	特异症状性血栓发生事件数	无症状性血栓发生事件数	CVAD 置管至发生相关性血栓的观察时间	危险因素2)
2008[9]	加拿大	1	回顾队列	血液肿瘤	CVAD1)	525	10.7	46	9	置管至导管移除	④，⑥，⑯
2006[23]	美国	1	回顾队列	肿瘤	隧道式导管	444	4.7	5	16	置管至导管移除	④，⑦
2016[18]	美国	1	回顾队列	PICU	CVAD	175	30.3	未报告	未报告	置管后 28 d；或转出 PICU 当日或死亡前	②，⑦，⑫～⑭，⑯
2012[17]	美国	1	巢式病例对照	PICU	CVAD	164	25	3	38	置管至出院当日	⑤，⑩
2013[20]	美国	3	前瞻队列	PICU	CVAD	101	15.8	0	16	置管至导管移除；置管后 28 d 导管仍然保留；从 ICU 转出；或死亡	②，⑦，⑫，⑬，⑯
2019[24]	美国	1	回顾队列	儿科	CVAD	376	5.1	未报告	未报告	置管至导管移除：影像学诊断为导管相关性血栓	①，③，⑦，⑧，⑪
2005[25]	北美、欧洲	14	前瞻队列	儿科	CVAD	158	13.2	6	15	置管后 1 个月；导管移除；至研究结束（30 + 14 d）导管仍保留	②，⑦，⑫
2016[26]	加拿大	1	回顾队列	儿科	CVAD	147	17	未报告	未报告	置管至导管移除	⑥，⑦，⑪
2019[19]	澳大利亚	1	前瞻队列	PICU	CVAD	146	21.9	1	31	置管后 2 年	②，⑨
2018[27]	法国	1	回顾队列	血液肿瘤	隧道式导管	295	6.1	未报告	未报告	置管至导管移除	①，⑥，⑯
2016[28]	西班牙	1	前瞻队列	儿科	PICC	265	8.3	未报告	未报告	置管至导管移除	④，⑤，⑦，⑫
2010[29]	以色列	3	前瞻队列	肿瘤	CVAD	418	3.3	未报告	未报告	置管至观察组最后 1 例导管移除；死亡	①
2020[22]	中国	1	前瞻队列	PICU	非隧道式	338	25.7	13	74	置管至导管移除	①，⑫，⑮
1998[21]	加拿大	1	前瞻队列	PICU	CVAD	93	18.3	7	10	置管至管道移除	②，⑯

注：1）包含所有中心静脉导管类型。2）危险因素包括：①导管类型（包括 PICC）、非隧道式导管、隧道式导管）；②置管部位（颈内静脉、锁骨下静脉和股静脉）；③单腔管；④导管功能障碍；⑤导管留置时间：本研究中指 CVAD 留置每增加 1 d 发生 CRT 的风险；⑥急性白血病：包括急性淋巴细胞性白血病和急性髓性细胞性白血病；⑦脓毒症：由感染引起的全身炎症反应综合征，临床上证实有细菌存在或有高度可疑感染灶；⑧血栓史：本次入院置管前有既往诊断深静脉血栓的病史记录；⑨心脏骤停；⑩单心室：先天性心脏畸形，患儿仅有 1 个心室；⑪使用门冬酰胺酶；⑫使用肠外营养；⑬输注血制品；⑭手术；⑮糖皮质激素；⑯年龄。

（四）考虑混杂因素和偏倚

文中没有对混杂因素的描述。本研究结局为导致导管相关性血栓发生的危险因素，针对危险因素，作者对 PFCO 有严格的设定，已经排除了关于混杂的影响。

（五）制订研究方案

根据 COSMOS-E 的要求，在系统评价中应提供系统评价的注册信息，即可以在相关注册网站获取到研究方案。但在本文中没有提供系统评价的相关注册详细，因此如果作者在后续更新该系统评价时，可以完善系统评价的注册，以便同行审议。

（六）检索相关研究

该研究选择的数据库有 Ovid-Medline、Embase、Cochrane Library、中国知网和中国生物医学文献数据库，及数据库提示高度相关的文献。以 Ovid-Medline 为例，检索词包括了 central venous catheter，CVC，PICC，PORT，thrombosis，thrombolish，deep venous thromboembolism 等，有详细的中英文检索策略。

> 原文表述：
>
> 1.3　文献检索策略
>
> 1.3.1　检索数据库和检索时间　系统检索英文数据库：OVID-MEDLINE、EMBASE、Cochrane Library；中文数据库：中国知网（CNKI）和中国生物医学文献服务系统（CBM）。检索时间为：建库至 2020 年 11 月 16 日。
>
> 1.3.2　英文文献检索词和检索式　以 OVID-MEDLINE 为例（因本节篇幅，不一一赘述，详细内容可查看原文）。
>
> 1.3.4　其他文献来源　阅读筛选文献过程中的参考文献或阅读筛选文献的数据库提示高度相关的文献，如果符合本文 PFOTS 亦纳入。

（七）研究筛选

作者描述了纳排文献的标准和筛选过程，有文献筛选流程图。纳入的研究类型为队列研究、病例对照研究和巢式病例对照研究。排除标准中也制订的非常明确

> 原文表述：
>
> 1.4　文献筛选原则　系统检索文献后，ENDNOTE 软件进行查重，查重后通过阅读文章题目和摘要进行初筛：排除综述、致编辑信、会议摘要、病例（系列）报告、干预性研究、全文非中英文文献、完全不符合本文主题的文献。阅读全文二筛排除：①非中心静脉导管导致的静脉血栓（如医院获得性血栓、多因素导致的深静脉血栓等）的文献；②不能提取 CVAD 相关性血栓预测模型的病例组和对照组数据的文献；③不能提取、计算或转化为 *OR*、*RR* 及 95%*CI* 的文献；或不可转化或计算出 LogOR 及 SE；④文献中包含成人和儿童数据，但不能提取儿童数据。

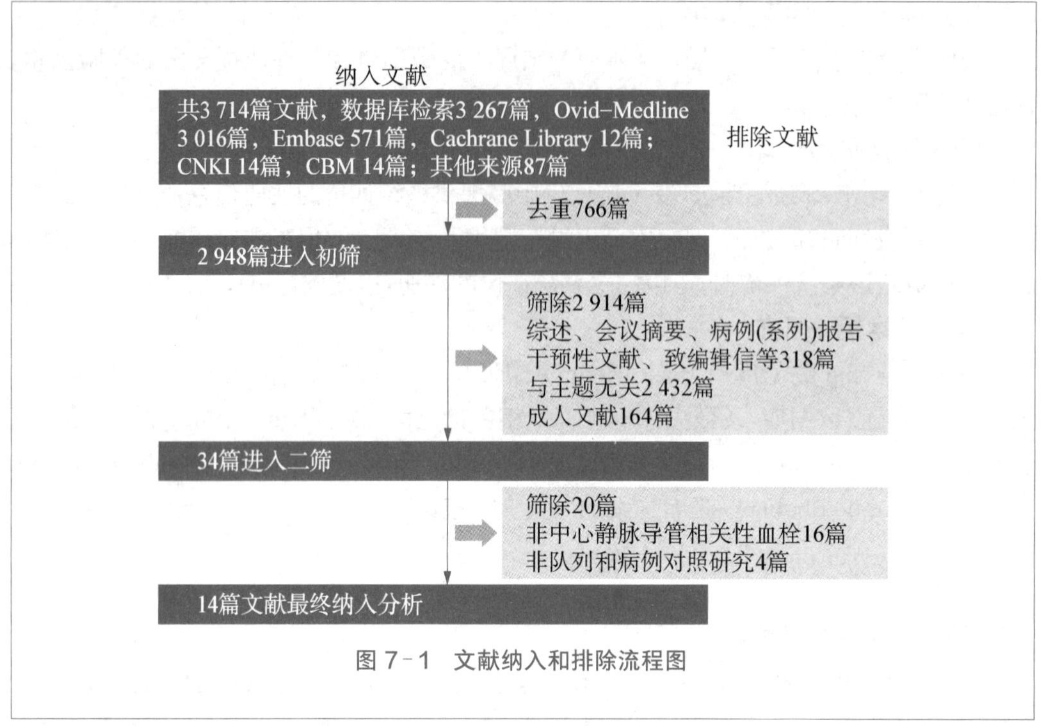

图 7-1　文献纳入和排除流程图

（八）数据提取

文中明确为一人独立提取数据，一人审核数据，包括发表时间、国家、研究中心数、研究类型、住院科室、导管类型、置管数量、发生率、特异症状性血栓发生事件数、无症状性血栓发生事件数，随访时间及危险因素。

> 原文表述：
>
> 1.5　资料提取　由王文超完成，张崇凡审核。提取内容包括：发表时间、国家、研究中心数量、住院科室、CVAD 相关性血栓发生事件数、特异症状性血栓发生事件数、无症状性血栓发生事件数、CVAD 置管数、导管类型（非隧道式导管、隧道式导管及完全置入式静脉输液港）、CVAD 置管至发生 CVAD 相关性血栓的时间、CVAD 相关性血栓影响因素。

（九）提取效应估计和标准误评价质量和偏倚

在表 2 中，提取了调整后的效应估计值 *RR*、可信区间和 *P* 值。

作者对病例研究和队列研究采用 NOS 进行评估，并且对每个条目都做了具体的分值说明

> 原文表述：
>
> 1.6　文献质量评价　由王文超、王颖雯完成，出现分歧由张崇凡审核。采用 NOS

量表对文献进行风险偏倚评价(表 7-2)。8~9 颗星为低偏倚风险,6~7 颗星为中等偏倚风险,5 及以下颗星为高偏倚风险。

表 7-2 NOS 量表评价队列研究偏倚风险

队列研究	研究人群的选择			可比性		结局			得分
	A	B	C	D	E	F	G	H	
2008[9]	1	1	0	1	1	0	0	0	4
2006[23]	1	1	0	0	1	0	0	0	3
2016[18]	1	1	1	0	1	1	0	0	5
2013[20]	1	1	1	1	2	1	0	1	8
2019[24]	1	1	0	0	2	0	1	1	6
2005[25]	1	1	1	1	2	1	1	0	8
2016[26]	1	1	0	1	1	1	1	0	6
2019[19]	1	1	0	0	2	1	1	0	6
2018[27]	1	1	0	0	2	0	0	0	4
2016[28]	1	1	1	0	2	1	1	1	8
2010[29]	1	1	1	0	1	0	0	0	4
2020[22]	0	0	1	1	2	1	1	0	6
1998[21]	0	1	1	1	1	0	1	1	6

注:A:暴露组的代表性,B:非暴露的选择,C:暴露因素的确定,D:研究起始无要观察的结局指标,E:暴露与非暴露的可比性,F:结局评价是否充分,G:随访时间是否足以出现结果,H:两组随访完整或失访率

作者在讨论部分,通过 I^2, Cochrane's Q 及临床原因分析异质性。

原文表述:

CVAD 置管的不一致性因素众多,主要体现在年龄、导管留置时间、疾病种类、导管型号、导管类型、操作人员水平、操作方法、护理方式等方面。

(十) Meta 分析是否合并分析

作者针对不同因素分别进行合并分析(表 7-3),在本研究类型中,大多数的结局指标以 1~7 篇文献不等,在合并数据时也严格遵循前述合并数据方式。

原文表述(限于本节篇幅,仅展示部分内容)。

表 7-3　儿科 CVAD 发生 CVAD 相关性血栓危险因素的 Meta 分析结果

因素	文献数量	n/N 或 OR(95% CI)		异质性检验 I^2(%)/P	RR (95% CI)	P
		CVAD 相关性血栓	非 CVAD 相关性血栓			
CVAD						
类型						
非隧道式导管	3[22,25,27]	82/509	44/282	80/0.01	0.37 (0.21～0.63)	<0.01
经外周静脉置入中心静脉导管	6	0.96 (0.26～3.58)[26] 1.27 (0.43～3.78)[25] 0.62 (0.20～1.92)[24] 5.60 (1.20～26.14)[27] 7.03 (1.46～33.85)[29] 4.49 (2.03～9.93)[22]		64/0.02	2.16 (0.96～4.87)	0.06
隧道式导管	4[24～27]	14/241	63/750	88/0.01	0.74 (0.41～1.34)	0.32
置管部位						
股静脉	4	1.83 (0.51～6.50)[21] 3.82 (1.26～11.53)[25] 0.55 (0.16～1.86)[20] 2.75 (1.11～6.79)[19]		51/0.11	1.99 (1.55～3.44)	<0.01

(十一) 统计学分析

1. 观察性研究中的固定效应模型和随机效应模型　表 7-3 Meta 分析汇总表中，1～7 项研究都进行 Meta 整合。作者根据 I^2 值选择相应的效应模型。

原文表述：

1.8 统计学方法 采用 Revman5.3 软件对提取数据进行 Meta 整合。对纳入文献进行异质性和检验，若 $I^2 \leqslant 50\%$，则表示研究结果之间不存在异质性，采用固定效应模型；若 $I^2 > 50\%$，且文献数量≥5 篇，则采用随机效应模型；若 $I^2 > 50\%$，且文献数量<5 篇，采用固定效应模型。

2. 研究间异质性的统计测量漏斗图对称性 文中明确 $I^2 \leqslant 50\%$，表示研究结果之间不存在异质性。由于该文中纳入的不同因素在 Meta 整合时，文献数量在 1～7 篇不等，不符合进行漏斗图分析的条件。

3. 合并不同类型的指标结果解释和讨论 表 3 中队列和病例对照研究的结果有合并分析存在。作者对结果进行了充分全面的讨论，并且在文中有对证据的评级说明；作者从不同层面分析结果来源及后续对临床的影响，以得出客观的结论。

原文表述：详见讨论部分(仅展示部分)

仅股静脉置管、管腔数量和脓毒症局限性评价中无降级；其余降 1 级有 8 个因素，降 2 级有 4 个因素等。

本文 CVAD 的管道类型中非隧道式导管为保护性因素，白血病、脓毒症状态都为危险因素等，在文中都进行了分析。

该研究目的在于探索导致导管相关性血栓发生的危险因素，以期形成导管相关性血栓预防的干预措施，从临床意义来看，具有较强的实用性和有效性。从方法学来看，该文涵盖了病因学观察性研究系统评价的关键要素，条理清晰，分析方法合理，偏倚风险评价内容清晰，研究结果丰富，讨论全面深入。当然在这篇文章中也存在许多不足，如系统评价的注册问题等，希望研究人员在实施系统评价时能够越来越规范，与国际接轨，符合国际发表系统评价的标准。

第三节 诊断性研究的系统评价

一、概述

在疾病诊断的过程中，医生会通过各种检查手段，结合诊疗经验，细致的思考、分析，以及医疗临床研究中获得的证据来首先将患者与无病的人区别开来(即是否得病)，再将患有某种疾病的患者与患有其他疾病的患者鉴别出来(得何种疾病)，这一过程即是运用诊断性试验的过程。但是，需要注意的是在临床实践中，将正常人与典型病例区分开来的诊断试验并无甚用处，诊断性试验的真正价值在于识别出处于疾病发展早期的、目标疾病的患者。

所谓诊断性试验（diagnostic test）是指应用实验室检查（生物化学、免疫学、微生物学、病理学等）、影像诊断（超声波、CT、X 线、磁共振等）、仪器检查（心电图、脑电图、核素扫描、内镜等）、临床采集到的症状和体征以及问卷量表等手段，对就诊患者进行检查，从检查结果对疾病和患者的健康问题进行诊断和鉴别诊断的试验。诊断性研究（diagnostic study）又称诊断准确性研究（diagnostic accuracy study）是研究对疾病进行诊断的试验方法，包括对各种实验室检查、影像学检查以及放射性核素、内镜等诊断方法的研究。护理研究中各类风险预测工具研制的研究也属于该类研究。

在文献阅读时往往发现，如果就某个疾病诊断或鉴别诊断的方法进行文献检索，会发现对同一问题有多个研究者在进行研究，但由于诊断标准的不统一以及不同研究对象的不同抽样误差，使得对于诊断性试验的评价指标有一定的差异，对诊断性研究进行 Meta 分析的意义也在于此。

（一）相关定义

1. 金标准（gold standard） 是在当前现有情况下，可依据此标准明确识别患者与非患者的已有的最佳、最权威的方法。

2. 灵敏度和特异度 灵敏度（sensitivity）可用来衡量某种试验检测出有病的能力，是将实际有病的人正确地判定为真阳性的比例，又称为真阳性率（true positive rate）。特异度（specificity）是衡量试验正确地判定无病者的能力，是将实际无病的人正确地判定为真阴性的比例，又称为真阴性率（true negative rate）。

3. 预测值 根据某一诊断性试验的结果来判断受试者的患病概率称为预测值（predictive value）。在诊断性试验结果阳性的受试者中，“金标准”证实有病的病例（真阳性）所占的比例称为阳性预测值（positive predictive value，PPV）；在诊断性试验结果为阴性的受试者中，“金标准”证实无病的病例（真阴性）所占的比例称为阴性预测值（negative predictive value，NPV）。假阳性率也称误诊率或一类错误，是指将正常人错误地判定为有病的比例，特异度越高，误诊越少，理想的试验假阳性率应为 0；假阴性率也称漏诊率或二类错误，是指将患者错误地判定为无病的比例，灵敏度越高，漏诊越少，理想的试验假阴性率应为 0。

4. 准确度（accuracy） 是指某项诊断性试验的全部真阳性者和真阴性者占受试对象总和的比例，反映了诊断性试验结果与“金标准”试验结果一致或符合的程度。准确度越高，诊断性试验的误诊和漏诊比例越低。

5. 似然比（likelihood ratio） 是指患者中出现某种试验结果的概率与非患者中出现相应结果的概率之比，用来说明患者出现该结果的概念是非患者的倍数，代表的是一个诊断性试验区分有病和无病的能力大小。它是诊断性试验综合评价的理想指标，综合了灵敏度和特异度的临床意义。对于结果为二分类的试验，似然比分为阳性似然比和阴性似然比。阳性似然比是指真阳性率与假阳性率之比，说明患者中某种试验出现阳性结果的机会是非患者的倍数;比值越大说明患病的概率越大,试验结果的诊断价值越高。阴性似然比是假阴性率与真阴性率之比,说明患者中某种试验出现阴性结果的机会是非患者的倍数;比值越小,试验结果的价值越高。

6. 综合受试者工作特征(symmetric receiver operator characteristic, SROC)曲线 是针对同一检测指标的多个不同试验进行 Meta 分析,根据它们的比数比的权重,拟合 SROC 曲线综合评价诊断性试验的准确性,从 SROC 曲线上可以得到每项研究的灵敏度和特异度。SROC 的另一个可选合并统计量是曲线下面积(the area under the curve, AUC),它也不依赖于诊断阈值:良好的诊断性试验 AUC 接近于 1;而不佳诊断性试验 AUC 接近于 0.5,如果 AUC=0.5,则表示该诊断性试验不具备诊断能力;<0.5 在实际的诊断性试验中是不存在的。

(二) 研究设计

诊断性研究开展的前提是有可获得的"金标准"。诊断性研究是一种观察性研究。研究对象是该检验方法将要应用的临床人群,通常为高度怀疑某病的患者人群。诊断性研究要求有一定的样本量,样本量的估算参照配对计数资料的样本量估算公式计算。让研究对象同时接受待评价的方法和"金标准"方法,研究过程应施盲,减少主观偏倚。诊断性研究的评价方法见表 7-4。

表 7-4 诊断性研究评价四格表

		"金标准"	
		阳性(有病)	阴性(无病)
待评价的方法	阳性	a	b
	阴性	c	d

诊断性研究的评价指标及计算方法为:

敏感性 $=\frac{a}{a+c}$;特异性 $=\frac{d}{b+d}$;漏诊率 $=1-$敏感性 $=\frac{c}{a+c}$;误诊率 $=1-$特异性 $=\frac{b}{b+d}$

阳性预测值 $=\frac{a}{a+b}$;阴性预测值 $=\frac{d}{c+b}$;阳性似然比 = 敏感性 / 特异性;阴性似然比 = 漏诊率 / 误诊率

对于评价预后的诊断性研究则需要队列设计。在基线时完成检验,然后随访研究对象以观察谁发生了研究结局。用以评价检验是否能够预测预后。如果研究结局罕见且检验成本昂贵时,可选择巢式病例对照设计。

还需注意的是,尽管将检验结果判断为阳性或阴性是最简单的,但是许多检验的结果是分类、有序或连续的变量。为了利用在检验中得到的所有信息,研究者在通常情况下应该报告检验的有序或连续结果,而不是将其二分为"正常"或"异常"。

二、步骤和方法

PRISMA-DTA(preferred reporting items for a systematic review and meta-analysis of diagnostic test accuracy studies)工作组于 2018 年发布了诊断试验准确性研究的报告规范，包括 12 个条目，为规范报告诊断性试验的系统评价和 Meta 分析提供了结构化的框架和建议。2021 年 PRISMA-DTA 工作组又发布了报告规范清单和详细说明。2022 年 Cochrane Traning 在线发布了由 Cochrane 筛查和诊断试验方法小组制作的诊断性研究系统评价手册第 2 版，本节将结合报告规范和制作手册介绍该类型系统评价的制作步骤和方法。

（一）确立研究问题

研究问题的提出应基于临床问题的必要性和制作系统评价的必要性两方面展开。考虑该诊断性试验的已知原理、科学性以及临床背景包括指标测试的预期用途和临床作用。确定临床问题后，推荐使用 PITS 来构建该临床问题 P(population)为人群(研究问题所针对的诊断试验对象)；I(index test)为待评价试验(包括作比较的试验)；T(target condition)为目标疾病；S(study design)为研究设计。研究对象、诊断性试验的检验指标以及目标条件需要清晰表述。

（二）确定纳入和排除标准

需要从研究对象特征，包括年龄、性别、处于怎样的场景、有怎样的症状和体征，目标疾病，待评价的试验，诊断参考标准和研究类型来确定纳入和排除标准。例如，纳入的所有研究对象都接受了检测研究，排除对照组为健康人群的研究；纳入研究的发表年份；语言或文献类型等。

（三）进行文献检索

文献检索的原则同前，需包括检索数据来源、检索方式、检索策略、检索时限、补充检索等要素。建议列出实施文献检索的人员和数量，并建议图书馆情报工作人员参与整个文献检索的过程。在诊断性试验系统评价的检索中，除外常用数据库(如 Pubmed、EMbase)资源，尤其需要重视对诊断性研究数据库的选择，如诊断测试索引数据库(MEDION)、DARE 数据库(database of abstracts of reviews of effects-via the Cochrane Library)，HTA 数据库(health technology assessment database via the Cochrane Library)。根据主题和检索数据库的特征制订检索策略，选择主题词检索组配自由词进行检索，在主题词检索时应充分考虑上位词和下位词之间的隶属关系。同时考虑是否对检索策略使用任何限定条件或过滤器，如语言、文献检索年限范围等。为了避免证据漏检，增强文献实用价值，研究者除了要全面检索数据库外，还应当进行手工检索，如追踪参考文献、专业杂志等。

（四）文献筛选和数据提取

文献筛选和提取一般由 2 名研究者背靠背独立进行，若有争论应讨论解决，若无法达成一致则交由第 3 名研究者判断。建议采用文献管理工具对文献进行管理，筛选过程通常分为初筛和全文筛选，初筛是通过阅读文章标题和摘要进行，之后对初筛保留的文献进行全文筛选，最后纳入符合纳入标准的文献。每一步筛选过程，包括排除的数量和原因，均应切实准确的记录。

数据提取时基本指标(如基本信息、研究人群等)应遵循系统评价数据提取的总体原则，其他关键特征(包括研究对象的特征、临床环境、研究设计、目标条件定义、试验指标、参考标准、样本量)根据研究目的可作相应调整，此外为方便之后的文献偏倚风险评价，建议将偏倚风险工具 QUADAS－2 中所涉及的相关条目内容也作为数据提取的内容。当纳入研究为随机设计研究时，可按研究的方式输出四格表内容。

(五) 文献偏倚风险评估

诊断性研究的偏倚风险评估工具一般采用 QUADAS-C。QUADAS-C 由 4 个部分组成，包括病例选择、待评价试验、“金标准”、病例流程和待评价试验与“金标准”之间的时间间隔。最终每个领域偏倚风险的评价结果为“高”、“低”或“不清楚”。

(六) 数据分析与结果综合

双变量模型和 HSROC 模型是目前常用的准确性评估模型。可将不同待评价试验的类型作为协变量纳入模型中，以汇总估计或综合 SROC 曲线的形状和位置与协变量的关联。发表偏倚检测可以使用 Deeks 检验和剪补法。干预性研究系统评价中的统计异质性指标通常不适用于诊断性研究的系统评价，但目前替代指标亦未形成共识，因此尚需报告异质性来源的探索性结果，如亚组分析和多元回归。如果是比较试验的准确性，则应报告准确性差异的相对值、绝对值、置信区间和统计检验结果。如果敏感性分析的结果不够稳健，也应说明。

结果综合时应该报告纳入的研究数量、研究对象数量(包括患有目标疾病研究对象的数量)以及。对于未能纳入定量分析的研究可进行定性描述。如果纳入的研究使用多个“金标准”，应进行详细说明。需要注意的是纳入研究数量很少、研究对象数量有限的系统评价产生的准确性估计可能不精确，与单个原始研究相比，增加的研究价值有限，需谨慎处理。

应提供主要待检试验的评估结果，阳性阈值的定义，报告每项研究中的四格表数据。如果未进 Meta 分析，则应描述所有纳入研究的准确性结果，如描述估计范围。进行了 Meta 分析，则应描述准确度的合并估计和精确度，如置信区间、预测区间或贝叶斯可信区间，报告每个待检试验合并估计值所涉及的研究数量和样本量。

(七) 讨论和结论

讨论时应总结主要发现，包括证据强度。应分析系统评价制作流程和纳入证据的优势和局限性。纳入证据的局限性包括偏倚风险、数据不可及、准确性估计的异质性、结果不精确(研究数量少或样本量小)，检索不完整或研究结果的低适用性(纳入研究中病例存在高度选择)。研究的局限性可能导致合并估计值不能反映待检试验真正的准确性，或者限制其在临床实践中的适用性。

结论应能够体现系统评价和证据的局限性，并说明诊断性研究的预期用途。如果目前的研究证据不足以得出结论，应该明确说明，同时陈述误诊率和漏诊率及可能的后果，有助于解释诊断性研究的临床意义和不同诊断试验间的差异。

三、实例分析

由于诊断性试验涉及的实验室检查、影像诊断和仪器检查并非护理领域的专业范畴，而临床采集到的症状和体征以及对应的问卷量表的准确性研究又缺乏“金标准”。因此，在护理领域少有典型的诊断性研究的系统评价。对此，本节选择了医疗领域的内容作为解析的范文——2020 年发表在中国循证儿科杂志 15 卷第 6 期的《新生儿胆道闭锁筛查和诊断系统评价和 Meta 分析》，以 PRISMA-DTA 为框架介绍此类型系统评价的撰写方法，对诊断性研究的系统评价的方法学作进一步的阐述。

该文的研究背景是胆道闭锁（biliary atresia，BA），胆道闭锁是小儿外科领域中最重要的消化外科疾病之一，最初表现为新生儿进行性加重的梗阻性黄疸，随着胆汁淤积加重，患儿逐渐出现肝纤维化、肝衰竭表现，若未经及时诊治，多在 2 岁以内死亡，且以亚洲国家报道的病例为多。由于新生儿黄疸病因众多，如果能在其中快速、准确的筛查和诊断出 BA，可改善患儿的预后。

目前新生儿 BA 筛查手段主要有大便比色卡和足跟血质谱胆红素检测，BA 术前诊断方法主要为肝穿刺病理活检和十二指肠引流液检查，实验室血清标志物为基质金属蛋白酶-7（MMP-7）、γ-谷氨酰转肽酶（GGT）。

（一）标题和摘要

1. 标题　文章标题为“新生儿胆道闭锁筛查和诊断系统评价和 Meta 分析”，明确了其目标疾病为胆道闭锁的诊断性研究的系统评价和 Meta 分析，也表明了研究对象为新生儿人群，但还需在标题中进一步明确待检试验和诊断“金标准”。

2. 摘要　清晰阐述了需要诊断的目标疾病为胆道闭锁，待检筛查试验为大便比色卡和足跟血质谱胆红素检测，待检诊断试验为肝穿刺病理活检、十二指肠引流液检查、基质金属蛋白酶-7（MMP-7）、γ-谷氨酰转肽酶（GGT），说明了待检试验在筛查和诊断胆道闭锁的价值。摘要中还简要表述了主要检索的数据库和检索日期，说明了评估文献偏倚风险和适用性的方法，纳入研究的数量。报告了诊断准确性分析的结果。简要总结了证据的优势和局限性。

还需要再进一步概述研究的纳排的标准，应用场景以及数据合并的方法。纳入研究类型以及研究对象的相关特征。

（二）研究背景

1. 诊断试验的原理　该文中缺少此部分的表述。应在文中对 BA 筛查和诊断的原理进行简要但充分的表述。

2. 待测试验的临床意义　清晰说明了待测试验的临床意义。

BA 临床表现为新生儿期进行性加重的梗阻性黄疸，随着肝内胆汁淤积的加重，患儿逐渐出现肝纤维化、肝衰竭表现，若未经及时诊治，多数患儿在 2 岁以内死亡。由于新生儿黄疸病因众多，快速、准确地诊断和治疗 BA 可改善患儿的预后。

目前新生儿 BA 筛查手段主要有大便比色卡和足跟血质谱胆红素检测，BA 术前诊断方法主要为肝穿刺病理活检和十二指肠引流液检查,实验室血清标志物为 MMP－7、GGT。需要对其筛查和诊断的准确性进行系统评价及 Meta 分析。

3. 研究目的　报告了系统评价的目的是明确新生儿 BA 中目前常用的 2 项筛查和 4 项诊断指标的价值。

(三) 研究方法

1. 系统评价的研究方案和注册　该文中缺少此部分的表述。需要说明是否存在可获取的研究方案,以及该研究是否注册。

2. 文献检索

(1) 文中明确了诊断的“金标准”:BA 诊断的“金标准”为术中胆道造影,造影剂注入但肝内胆管始终不显影;术中造影剂无法注入胆道,且肝脏及肝门纤维块病理符合胆道闭锁病理学特征。

(2) 文中明确了文献检索策略:其中英文数据库:Pubmed、Embase、Medline;中文数据库:中国生物医学文献服务系统(SinoMed)。说明了检索的起止时间,中英文检索词,手工检索了符合指南选题的系统评价中的参考文献。但还需要检索诊断性研究专业数据库,以及列出至少 1 个数据库的检索策略。

3. 文献筛选　明确了文献筛选的原则:包括初筛和再筛标准。

(1) 初筛标准为排除无摘要的论文,会议论文述评,讲座,专家笔谈,传统综述(不包括系统评价和 Meta 分析),以动物或细胞为研究对象的文献,≤3 例的病例报告,明显与胆道闭锁指南选题无关的文献。

(2) 再筛标准为无法获取全文,选题不相关,非诊断准确性研究,纳入人群不合理,未明确“金标准”,重复文献,会议论文,传统综述,述评,≤3 例的病例报告,不能提取诊断准确性研究四格表数据。

4. 数据收集　明确了进行数据提取的人员,写明了各自的职责。

由姜璟璒提取大便比色卡、足跟血质谱胆红素检测、MMP－7 文献数据,汤悦提取 GGT、十二指肠引流液检查文献数据,朱叶提取肝穿刺活检文献数据;BA 临床实践指南工作组集体审核。

提取内容包括:文题;发表年份;国家;研究的纳入和排除标准;研究场所。诊断“金标准”。待测指标:①大便比色卡,大便比色卡版本、收集时间、随访方式、观察人员、回收率;②足跟血质谱胆红素检测:胆红素及其筛查截断值,Kasai 手术及患儿月龄;③肝穿刺活检,标本类型、病理医生资质,主要观察指标(6 项):肝内胆管增生、肝门部纤维化、肝外胆管梗阻、胆栓、炎症细胞浸润和胆管板形态;④十二指肠引流液(3 项),引流液颜色、留置管位置、是否同位素显像及强度;⑤MMP－7,患儿特征、检测标本类型、诊断试剂盒种类、诊断截断值;⑥GGT,检测时间、试剂盒。提取诊断四格表的数据。

5. 偏倚风险评价　明确采用 QUADAS－2 进行文献的偏倚风险和临床适用性评价,写明了有上述人员对其提取数据的文献进行单人评价,并由 BA 临床实践指南工作组集体审核偏倚风险评价的结果。

6. 诊断准确性测量　明确说明：采用 STATA 14 及 Revman 5.3 软件进行统计分析。计算(SROC)曲线分析，计算曲线下面积(AUC)、合并后的敏感度、特异度、阳性似然比、阴性似然比、诊断比值比(DOR)。

7. 结果合并　明确说明结果合并的数据处理方法。

(1) 采用合并受试者工作特征(SROC)曲线分析，计算曲线下面积(AUC)、合并后的敏感度、特异度、阳性似然比、阴性似然比、诊断比值比(DOR)，所有结果均用 95%CI 表示。

(2) 说明了异质性检验的方法：采用 I^2 检验，I^2＞50%认为存在异质性。

(3) 说明了如何进行文献发表偏倚分析：对研究结局为 10 篇以上的文献行发表偏倚分析，采用 Deeks 法检验。

(四) 研究结果

1. 文献检索结果　共筛选出与影像诊断相关的文献 308 篇，清晰说明了文献的筛选过程，最终新生儿 BA 筛查：大便比色卡和足跟血质谱胆红素检测分别有 5 篇和 1 篇文献进入本文分析；新生儿 BA 术前诊断：肝穿刺活检和十二指肠引流液检查分别为 10 篇和 8 篇文献进入。有文献筛选流程图(文中图 1，略)。

2. 纳入文献特征　以列表的形式详细报告了文献检索的结果，详细报告了纳入文献的一般特征，包括发表日期、研究开展的国家、样本量、研究类型、研究特征、观察指标、随访方式、病理医生资质等。详见文中表 1～表 5(略)。

3. 文献偏倚风险和适用性评价　明确描述了评价偏倚风险的工具：以图文结合的形式详细报告了每个领域的评估标准，以及该条目的评估结果(图 7-2)。

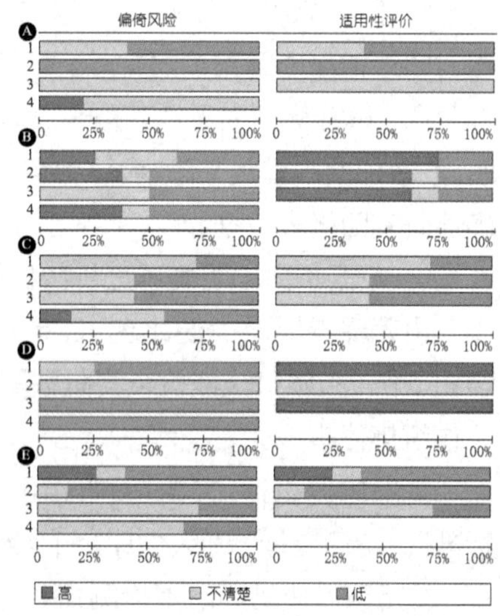

图 7-2　文献偏倚风险和适用性评价

4. 合并的结果　明确报告了合并后敏感度，数据拟合 SROC 曲线，阳性似然比，阴性似然比，报告了 95%CI。报告了 Deeks 发表偏倚检验，异质性检验结果 I^2。

但应进一步报告纳入的每项研究中的四格表数据。

(五) 讨论和结论

1. 总结证据　明确总结了主要发现，包括证据强度。

本文针对大便比色卡目前的临床应用，对已发表的文献进行系统评价及 Meta 分析，结果提示大便比色卡具有良好的特异度(100%，95%CI 100%～100%)，敏感度(84%，95%CI 76%～90%)尚不够理想。大便比色卡成本低，是目前理想的筛查手段。

本研究纳入的 1 篇文献提示采用足跟血质谱筛查 BA 敏感度(100%，95%CI：56.1%～100%)，特异度 99.9%，95%CI：99.9%～99.9%)。其敏感度置信区间较大，提示本研究研究结果尚不稳健。

肝穿刺活检合并后敏感度（96%，95%*CI*：91%～98%），特异度（96%，95%*CI*：92%～97%），拟合 SROC 曲线后 AUC 为（0.98，95%*CI*：0.97%～0.99%），具有很高的诊断价值。

相较 GGT，MMP－7 诊断 BA 的灵敏度、特异度更高。本文 Meta 分析纳入文献质量好，临床应用风险小，具有良好的诊断效用。

2. 研究局限性　详细分析了系统评价制作过程和纳入证据的局限性。

（1）大便比色卡研究中，不同比色卡的设计形式、回收时间等可能会对阳性与阴性的判别造成影响；GGT、MMP－7 的研究中，接受检测的人群、检测时的年龄、采血的方式、检测试剂、检测方法不同，均可导致结果存在差异；十二指肠引流液不同研究对阳性结果的判别方法（肉眼判断或检测引流液中标志物的水平）存在较大差异，从而引入了异质性；肝穿刺活检中，活检的方法、病理科医生的主观判断对结果的影响较大。此外，研究中纳入的 BA 和非 BA 的比例存在差异，尤其是大便比色卡筛查，纳入的人群较大，放大了大便比色卡的诊断特异性，在合并结果时会导致偏倚。

（2）欠缺部分在于对纳入证据的局限性还应探讨统计学方面的研究敏感度和特异度差别，方法学方面的非连续病例、"金标准"选择、病例是否进展存在高偏倚风险，

3. 结论　清晰表述了此项研究的结论：2 项筛查和 4 项诊断指标对新生儿胆道闭锁的诊断的价值。

鉴于大便比色卡的筛查的无创性、便捷性和经济性，新生儿期采用大便比色卡行 BA 筛查有较好的筛查效应。新生儿足跟血质谱胆红素检测胆道闭锁仍需更大范围的临床研究；血清学标志物 MMP－7、肝穿刺活检及十二指肠引流液检查均具有诊断价值，但 MMP－7 检测方法较为精准快捷；GGT 诊断 BA 的价值有限，其截断值仍需进一步探究。

（六）其他

还需要进一步说明的为：是否有研究资助。此项为本文所欠缺的。

第四节　心理测量学研究的系统评价

患者报告结局（patient reported outcomes，PROs）是来自患者对其自身健康状况的直接测量。护理领域存在大量指标是无法通过客观测量而获得，为适应此现状，医学工作者们提出了患者报告结局测量工具（patient reported outcome measures，PROMs），但现有的测量工具质量不一，研究者很难判断应用的测量工具是否为最佳选择，如何选择最佳的测量工具成为了一个重要的研究问题。因此，对 PROMs 展开高质量的心理测量学研究的系统评价至关重要。

由荷兰、美国和西班牙等研究机构的心理测量学专家组成的 COSMIN（consensus-based standards for the selection of health measurement instruments，COSMIN）指导委

员会提出了基于共识选择健康测量工具的标准 COSMIN，详细阐述了如何制作规范的心理测量学研究的系统评价，并形成最终推荐意见，以指导临床实践者与研究者选择最佳工具。

一、基本概念

（一）PROMs 测量属性的定义

COSMIN 将 PROMs 测量属性分为 3 个维度，即信度、效度和反应度。其中信度维度包括稳定性、内部一致性与测量误差；效度维度包括内容效度、构念效度与效标效度。各测量属性的分类和相互关系见图 7-3，相关定义见表 7-5。其中可解释性并非测量属性，但它是测量工具的一个重要特征。

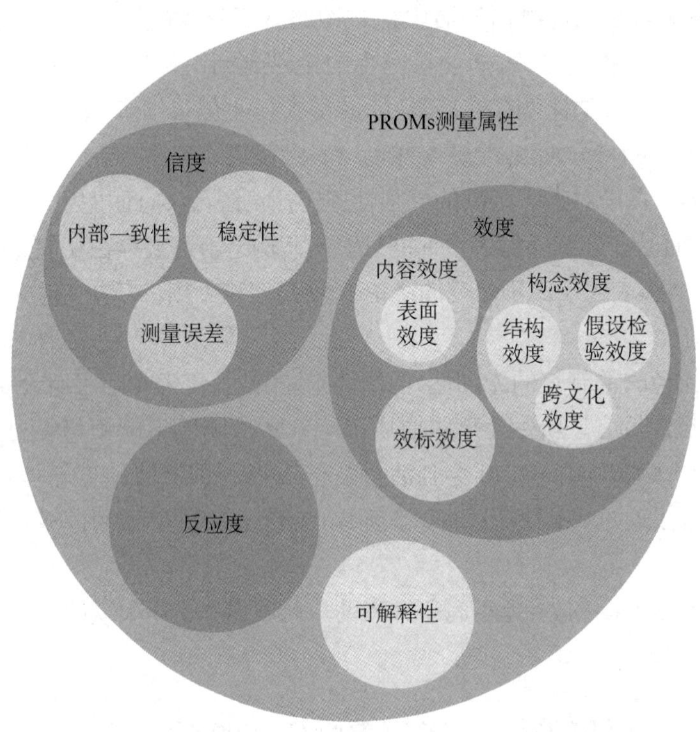

图 7-3 PROMs 测量属性的分类和相互关系

表 7-5 PROMs 测量属性的分类和定义

条目属性	定义
信度（reliability）	PROMs 不受测量误差影响的程度
稳定性（reliability，extended definition）	同一受试者采用相同方法进行测量所得到的结果一致性程度。稳定性包括： （1）重测信度：在不同时间内进行测量； （2）评定者间信度：在不同评定者间同一场合下的测量； （3）评定者内信度。在同一评定者不同场合下的测量

（续表）

条目属性	定　义
内部一致性(internal consistency)	PROMs 各条目之间关联的程度
测量误差(measurement error)	真实变异之外其他变异产生的原因,如系统误差和随机误差
效度(validity)	PROMs 准确测量所测构念的程度
内容效度(content validity)	PROMs 内容与所测构念之间的吻合程度
表面效度(face validity)	PROMs 条目表面上反映所测构念的程度
构念效度(construct validity)	PROMs 得分与所制订假设之间的吻合程度
结构效度(structural validity)	PROMs 维度与所测构念维度的吻合程度
假设检验(hypotheses testing)	PROMs 得分与所制订假设之间的吻合程度,假设可分为:(1) 聚合/区分效度:与其他测量工具的关系的假设;(2) 已知组别效度:不同亚组间差异的假设
跨文化效度/测量不变形(cross-cultural validity)	在不同文化群体中进行测量,PROMs 得分的一致程度
效标效度(criterion validity)	PROMs 测量结果反映“金标准”的程度
反应度(responsiveness)	PROMs 所测构念随时间变化的能力
可解释性(interpretability)	PROMs 定量分数(或分数变化)被赋予定性意义的能力

（二）相关概念辨析

不同学者对于心理测量学相关概念的定义和翻译有着较大差异,其中与护理领域研究最为相关的是陈祎婷、彭健和沈蓝君等于 2021 年对 COSMIN 中心理测量学属性的定义和翻译。本节将沿用其对 COSMIN 中涉及心理测量学相关概念的定义和翻译。

1. 构念效度的翻译　陈祎婷等将“construct”译作“构念”。“construct”译法繁多,其中“构念”强调建造、创造、人为,且包含了结构(structure)这层意思,又与“结构效度(structure validity)”相区分,故将“construct validity”译作“构念效度”。

2. 构念效度与结构效度的区分　构念效度指研究者在 PROMs 真实反映所测构念的前提下可制订假设,此时 PROMs 得分与所制订假设的吻合程度。构念效度包含结构效度、假设检验与跨文化效度/测量不变性 3 种测量属性。构念效度包含结构效度,范围更广。而结构效度仅指 PROMs 维度与所测构念维度的吻合程度,仅反应 PROMs 总体结构是否适合所测构念。

3. 假设检验的含义　假设检验是验证构念效度的一种方法,是指 PROMs 得分与所制订假设之间的吻合程度。假设越具体,被检验的假设越多,就有越多证据证明测量工具的构念效度。评估构念效度的假设包括两类:与其他测量工具的关系假设(即聚合/区分效度),与不同亚组间差异的假设(即已知组别效度)。

4. 信度与稳定性　信度与稳定性的原文均为“reliability”,但信度的内涵更广泛,是指 PROMs 不受测量误差影响的程度,其中包含稳定性、内部一致性与测量误差。稳定性是信度的下属测量属性,指对同一受试者采用同样方法重复测量时所得结果的一致性程度,包含重测信度、评定者间信度与评定者(或受试者)内信度。

二、步骤和方法

本节将介绍基于 COSMIN 的心理测量学研究的系统评价方法。COSMIN 将 PROMs 系统评价的制作分为 3 个阶段，10 项步骤（表 7－6）。

表 7－6 COSMIN 系统评价流程

阶 段	步 骤
阶段一：进行文献检索	1. 明确系统评价的目的 2. 制订纳入和排除的标准 3. 实施文献检索 4. 获取与筛选文献
阶段二：评价测量属性 （1）应用 COSMIN 偏倚风险清单评价每项研究的偏倚风险 （2）应用 COSMIN 质量准则评价 PROMs 测量属性质量 （3）运用 GRADE 系统形成推荐等级	5. 评价内容效度 6. 评价内部结构 （1）结构效度 （2）内部一致性跨文化效度/测量不变形 7. 评价其余测量属性 （1）稳定性 （2）测量误差 （3）效标效度 （4）假设检验（构念效度） （5）反应度
阶段三：选择 PROMs	8. 描述可解释性和适用性 9 形成 PROMs 推荐意见 10. 报告系统评价

阶段一为进行文献检索，含步骤 1～4，内容是明确系统评价目的、制订纳入和排除的标准、实施文献检索和获取与筛选文献。阶段二为评价 PROMs 测量属性，含步骤 5～7，每个步骤均可分 3 部分：①应用 COSMIN 偏倚风险清单评价每项研究的偏倚风险。②应用 COSMIN 质量准则评价 PROMs 测量属性质量。③汇总 PROMs 测量属性的评价结果，运用 GRADE 系统形成推荐等级。阶段三为选择 PROMs，含步骤 8～10，内容是描述可解释性和适用性、形成 PROMs 推荐意见及报告系统评价。

（一）阶段一：进行文献检索

1. 步骤 1：明确系统评价的目的　制作 PROMs 系统评价时需按照 PCTM 模型确定 4 个关键要素：

（1）P 为研究对象或特定人群（population），主要描述目标人群是什么。

（2）C 为构念（construct），主要描述所需要评估的变量。

（3）T 为工具的类型（type of instrument），描述工具的类型，如患者自我报告工具、第三方测量工具等。

（4）M 为所评价的心理测量学属性（measurement properties），如信度、效度或反应度等。

PCTM 问题构建实例

某项系统评价拟评价 HIV 特异性健康相关生活质量量表的心理测量学属性。将临床问题转化为结构化的 PCTM 问题：

P(population)：HIV 阳性患者；

C(construct)：健康相关生活质量；

T(type of instrument)：患者自我报告工具；

M(measurement properties)：所有心理测量学属性，包括内容效度、结构效度、内部一致性、跨文化效度、信度、测量误差、效标效度、假设检验和反应度。

2. 步骤 2：制订纳入和排除的标准

纳入和排除标准的制订需要根据 PCTM 结构进行思考。

(1) P(population)：研究样本能代表目标人群。

(2) C(construct)：PROMs 须符合研究者关注的构念。

(3) T(type of instrument)：研究是否与 PROMs 有关。是否纳入他人评价工具？是否纳入单条目工具？是否纳入完整量表中的分量表？

(4) M(measurement properties)：研究目的是 PROMs 测量属性评价或 PROMs 研发与可解释性说明等。

排除标准则需要考虑是否纳入以下类型研究：①将 PROMs 作为结果测量工具（如横断面调查性研究仅在方法中报告内部一致性和效度）；②作为另一种 PROMs 的效度检验标准的研究。

3. 步骤 3：实施文献检索

检索词应包括相关主题词与自由词，并含 4 个关键要素（所测构念、目标人群、类型与测量属性）。检索时需使用 Terwee 等开发的用于检索 PROMs 的过滤器。整体的检索框架如下：

检索框架：

#1　construct search

#2　population search

#3　instrument search

#4　#1 AND #2 AND #3 AND measurement properties filter

#5　#4 NOT exclusion filter

PubMed/MEDLINE 所使用的过滤器见表 7-7。

表 7-7 COSMIN 在 PubMed/MEDLINE 中的过滤器

过滤器	检索式
measurement properties filter	(instrumentation[sh] OR methods[sh] OR "Validation Studies"[pt] OR "Comparative Study"[pt] OR "psychometrics"[MeSH] OR psychometr* [tiab] OR clinimetr* [tw] OR clinometr* [tw] OR "outcome assessment (health care)" [MeSH] OR "outcome assessment"[tiab] OR "outcome measure* "[tw] OR "observer variation"[MeSH] OR "observer variation"[tiab] OR "Health Status Indicators"[Mesh] OR "reproducibility of results"[MeSH] OR reproducib* [tiab] OR "discriminant analysis"[MeSH] OR reliab* [tiab] OR unreliab* [tiab] OR valid* [tiab] OR "coefficient of variation"[tiab] OR coefficient[tiab] OR homogeneity[tiab] OR homogeneous[tiab] OR "internal consistency"[tiab] OR (cronbach* [tiab] AND (alpha[tiab] OR alphas[tiab])) OR (item[tiab] AND (correlation* [tiab] OR selection* [tiab] OR reduction* [tiab])) OR agreement [tw] OR precision[tw] OR imprecision[tw] OR "precise values"[tw] OR test-retest[tiab] OR (test[tiab] AND retest[tiab]) OR (reliab* [tiab] AND (test [tiab] OR retest[tiab])) OR stability[tiab] OR interrater[tiab] OR inter-rater [tiab] OR intrarater[tiab] OR intra-rater[tiab] OR intertester[tiab] OR inter-tester[tiab] OR intratester[tiab] OR intra-tester[tiab] OR interobserver[tiab] OR inter-observer[tiab] OR intraobserver[tiab] OR intra-observer[tiab] OR intertechnician[tiab] OR inter-technician[tiab] OR intratechnician[tiab] OR intra-technician [tiab] OR interexaminer [tiab] OR inter-examiner [tiab] OR intraexaminer[tiab] OR intra-examiner[tiab] OR interassay[tiab] OR inter-assay [tiab] OR intraassay[tiab] OR intra-assay[tiab] OR interindividual[tiab] OR inter-individual[tiab] OR intraindividual[tiab] OR intra-individual[tiab] OR interparticipant[tiab] OR inter-participant[tiab] OR intraparticipant[tiab] OR intra-participant[tiab] OR kappa[tiab] OR kappa's[tiab] OR kappas[tiab] OR repeatab* [tw] OR ((replicab* [tw] OR repeated[tw]) AND (measure[tw] OR measures[tw] OR findings[tw] OR result[tw] OR results[tw] OR test[tw] OR tests[tw])) OR generaliza* [tiab] OR generalisa* [tiab] OR concordance[tiab] OR (intraclass[tiab] AND correlation* [tiab]) OR discriminative[tiab] OR "known group"[tiab] OR "factor analysis"[tiab] OR "factor analyses"[tiab] OR "factor structure"[tiab] OR "factor structures"[tiab] OR dimension* [tiab] OR subscale* [tiab] OR (multitrait[tiab] AND scaling[tiab] AND (analysis[tiab] OR analyses[tiab])) OR "item discriminant"[tiab] OR "interscale correlation* " [tiab] OR error[tiab] OR errors[tiab] OR "individual variability"[tiab] OR "interval variability"[tiab] OR "rate variability"[tiab] OR (variability[tiab] AND (analysis[tiab] OR values[tiab])) OR (uncertainty[tiab] AND (measurement [tiab] OR measuring[tiab])) OR "standard error of measurement"[tiab] OR sensitiv* [tiab] OR responsive* [tiab] OR (limit [tiab] AND detection [tiab]) OR "minimal detectable concentration"[tiab] OR interpretab* [tiab] OR

(续表)

过滤器	检 索 式
	((minimal[tiab] OR minimally[tiab] OR clinical[tiab] OR clinically[tiab]) AND (important[tiab] OR significant[tiab] OR detectable[tiab]) AND (change[tiab] OR difference[tiab])) OR (small* [tiab] AND (real[tiab] OR detectable[tiab]) AND (change[tiab] OR difference[tiab])) OR "meaningful change"[tiab] OR "ceiling effect"[tiab] OR "floor effect"[tiab] OR "Item response model"[tiab] OR IRT[tiab] OR Rasch[tiab] OR "Differential item functioning"[tiab] OR DIF [tiab] OR "computer adaptive testing"[tiab] OR "item bank"[tiab] OR "cross-cultural equivalence"[tiab])
Exclusion filter	("addresses"[Publication Type] OR "biography"[Publication Type] OR "case reports"[Publication Type] OR "comment"[Publication Type] OR "directory" [Publication Type] OR "editorial"[Publication Type] OR "festschrift" [Publication Type] OR "interview"[Publication Type] OR "lectures"[Publication Type] OR "legal cases"[Publication Type] OR "legislation"[Publication Type] OR "letter"[Publication Type] OR "news"[Publication Type] OR "newspaper article" [Publication Type] OR "patient education handout"[Publication Type] OR "popular works"[Publication Type] OR "congresses"[Publication Type] OR "consensus development conference"[Publication Type] OR "consensus development conference, nih"[Publication Type] OR "practice guideline"[Publication Type]) NOT ("animals"[MeSH Terms] NOT "humans"[MeSH Terms])

4. 步骤 4:获取与筛选文献 检索完成后,需 2 人独立筛选文献,若 2 名研究者无法达成共识,则咨询第 3 人。为确保纳入尽可能全的文献,可采用追溯参考文献及咨询专家的方式。此外,应呈现筛选流程图(同 PRISMA)。

(二) 阶段二:评价 PROMs 测量属性

由于某些测量属性的重要性(如内容效度)及各测量属性间可能存在相关性(如结构效度部分解释内部一致性系数),COSMIN 推荐先评内容效度,再评价内部结构,最后评其他测量属性。每种测量属性评价包括 3 部分:①应用 COSMIN 偏倚风险清单评价每项研究的偏倚风险。②应用 COSMIN 质量准则评价 PROMs 每种测量属性的证据质量。③汇总 PROMs 测量属性评价结果,用 GRADE 系统形成推荐等级。

首先,应用"COSMIN 偏倚风险清单"评价每项研究的偏倚风险。COSMIN 偏倚风险清单分为内容效度、内部结构和其他测量属性 3 个部分,共 10 个框目(PROM 的开发、内容效度、结构效度、内部一致性、跨文化效度/测量不变性、稳定性、测量误差、效标效度、假设检验和反应度)。清单对每项研究的偏倚风险进行评价,采用"很好(very good)""良好(adequate)""模糊(doubtful)"和"不良(inadequate)"4 级评分,并以最低几分原则来确定。

其次,应用"COSMIN 质量准则"评价 PROMs 每种篇文章中 PROMs 测量属性的证据质量。测量属性质量指测量属性需与对照"COSMIN 质量准则"进行比较(表 7-8)。

每项准则可被评为“充分(＋)”“不足(－)”或“不确定(?)”。例如，在内部一致性中Cronbach’s alpha 系数≥0.70，则表明内部一致性良好。完成纳入研究的偏倚风险评价后，由2位研究者独立提取研究中涉及的PROMs数据信息，包括样本特征、测量属性结果、可解释性与适用性等。PROMs某一测量属性的所有数据信息汇总称为该测量属性的证据，应用COSMIN质量准则(quality criteria)评价该证据质量，获得各测量属性的证据质量。

表7-8 COSMIN质量准则

测量属性	评级	评价准则
结构效度	+	CTT CFA：CFI 或 TLI 或类似标准＞0.95 或 RMSEA＜0.06 或 SRMR＜0.08 IRT/Rasch • 同时满足不违反单维性，CFI 或 TLI 或类似标准＞0.95 或 RMSEA＜0.06 或 SRMR＜0.08； • 同时满足不违反局部独立性，控制主导因素后条目间的残差相关性＜0.20 或 Q3's＜0.37； • 同时满足不违反单调性，有充足的图示说明或条目可扩展性＞0.30； • 同时满足具有良好模型拟合度： ◇ IRT：χ^2＞0.01 ◇ Rasch：0.5≤加权与非加权均方拟合(infit and outfit mean squares)≤1.5 或者 -2＜标准化 Z 值＜2
	?	CTT 部分信息未满足“+”的要求 IRT/Rasch 未报到模型拟合度
	-	未满足“+”的要求
内部一致性	+	至少有低等级证据对 PROMs 的结构效度进行说明，以及每个单维度量表或分量表的 Cronbach's alpha 系数≥0.70
	?	为满足“至少有低等级证据对 PROMs 的结构效度进行说明”
	-	为满足“+”的要求
稳定性	+	ICC 或加权 Kappa 值≥0.70
	?	未报告 ICC 或加权 Kappa 值
	-	ICC 或加权 Kappa 值＜0.70
测量误差	+	SDC 或 LoA＜MIC
	?	未报到 MIC
	-	SDC 或 LoA＞MIC
假设检验效度	+	结果与假设一致
	?	(经评价小组认定)研究无明确假设
	-	结果与假设不一致

（续表）

测量属性	评级	评价准则
跨文化效度/测量不变形	+	分组变量（如年龄、性别及语言）对多组因子分析结果未造成显著差异，或在分组因素方面未发现显著 DIF(McFadden's $R^2<0.02$)
	?	无多组因子分析或未进行 DIF 分析
	−	发现分组变量中存在显著差异或发现 DIF
效标效度	+	与“金标准”的相关性≥0.70 或 AUC≥0.70
	?	未报告与“金标准”的相关性或 AUC
	−	与“金标准”的相关性<0.70 或 AUC<0.70
反应度	+	结果与假设一致或 AUC≥0.7
	?	研究无明确假设
	−	结果与假设不一致或 AUC<0.70

最后，用改良的 GRADE 方法对上述证据质量评级，反映证据质量的确信程度（表 7-9）。COSMIN 改良了传统 GRADE 系统，以偏倚风险、不一致性、不精确性（不适用于内容效度评级）和间接性 4 个因素对每种测量属性的证据质量进行评级。改良的 GRADE 系统假设初始证据质量均为高等级，当存在偏倚风险、不一致、不精确或间接性时，降低证据推荐等级（高>中>低>极低）。等级评价由 2 位研究员独立完成，必要时询问第 3 人意见。证据结果需进行定量合成与定性总结，制成结果总结表，以便在特定人群与情境下选择最佳 PROMs。

表 7-9 改良 GRADE 系统

降级因素	评价结果	评价指标
偏倚风险	−0 级 无	存在多篇研究时，均为“良好”及以上评价 只有一篇研究时，改评价为“很好”
	−1 级 严重	多篇研究为“模糊”评价 只有一篇研究时，评价为“良好”
	−2 级 非常严重	多篇研究为“不良”评价 只有一篇研究时，评价为“模糊”
	−3 级 极端严重	只有一篇研究是，评价为“不良”
不一致性	−0 级 无	根据专业判断
	−1 级 严重	
	−2 级 非常严重	
不精确性	−0 级 无	总样本量 $n>100$
	−1 级 严重	总样本量 $n=50\sim100$
	−2 级 非常严重	总样本量 $n<50$
间接性	−0 级 无	根据专业判断
	−1 级 严重	
	−2 级 非常严重	

5. 步骤5：评价内容效度　内容效度是指PROMs的内容与所测构念的吻合程度。内容效度是最重要的测量属性，因须先弄清PROMs条目内容在所测构念与目标人群条件下是否相关、全面且可理解。内容效度评价依靠研究者主观判断。若有高质量证据证明某PROMs内容效度不良，则跳过步骤6～8，直接在步骤9中提出推荐意见。

6. 步骤6：评价内部结构　COSMIN将结构效度、内部一致性、跨文化效度/测量不变性归为内部结构，这些测量属性关注PROMs各条目质量及条目间的相互关系，对于解释条目如何构成PROMs非常重要。COSMIN建议在评估内容效度后直接评价内部结构。此外，步骤6仅适用基于"反应模型"的PROMs，"反应模型(reflective model)"指PROMs所有条目都是某一潜在构念的表现形式，条目间高度相关且可互换。另一种量表构建方式是"形成模型(formative model)"，在该模型中，条目共同形成构念，条目间无需相互关联。若某PROMs不基于"反应模型"，则跳过步骤6。

7. 步骤7：评价其他测量属性　其他测量属性包括稳定性、测量误差、效标效度、假设检验和反应度。与内部结构不同，这些测量属性反映PROMs整体质量，而非条目质量。

评价测量误差时，评价者需获得SDC、LoA及MIC信息。MIC应由基于锚定法的纵向研究确定，若无足够信息判断SDC或LoA是否小于MIC，应仅报告SDC或LoA，不对证据质量评级。关于假设检验和反应度，建议研究者自己制订假设并对结果进行评估。假设根据研究目的制定，包括预期关系，如审查的PROMs与用于比较的PROMs间的关系，及相关关系的预期方向和大小。同组假设下纳入研究的结果均可进行比较，若超过75%的研究结果符合假设，可认为结果与假设一致，评为"充分"。

(三) 阶段三：选择PROMs

8. 步骤8：描述可解释性和适用性　可解释性指PROMs的定量分数(或分数变化)被赋予定性意义的能力。适用性指PROMs在限制时间或资金条件下是否易于使用，如完成时间、资金花费、内容长度、回答形式与难易度等。其非测量属性，但是选择最佳PROMs的重要考虑因素之一。

9. 步骤9：形成PROMs推荐建议　针对研究人群与目的，研究者需提出在该领域选择最佳PROMs的建议，COSMIN将PROMs分为3类：

(1) A类PROMs内容效度"充分"(任何等级证据)，且内部一致性充分(至少为低质量证据)；A类被推荐使用，用此类PROMs的研究结果是可信的。

(2) B类PROMs不属于A类或C类；B类被认为有可应用的潜力，但需进一步的研究评价。若目前只有B类PROMs，在更佳证据出现前，内容效度最好的B类PROMs被推荐使用。

(3) C类PROMs有高质量证据证明其测量属性"不充分"。C类不建议使用。

最终推荐意见应说明将PROMs归于某类的原因，并提出未来研究建议。

10. 步骤10：撰写系统评价报告　COSMIN建议系统评价应报告：

(1) 检索策略与结果、筛选过程与流程图。

(2) 纳入 PROMs 的信息,如 PROMs 名称、所测构念、测量属性、语言版本、研究对象、使用情境、(分)量表数、条目数、回答选项、回忆期、可解释性与适用性。

(3) 纳入研究的人群信息,如地域、语言、疾病特征、目标人群及样本量等。

(4) 每项 PROMs 测量属性研究的偏倚风险。

(5) 最终推荐意见以结果总结表形式呈现,内容包含测量属性的质量评价(充分、不足或不确定)与证据质量等级(高、中、低或极低)。研究讨论部分应提出最佳 PROMs 并给予意见,此外还建议公开检索策略。

三、实例分析

本节将以于 Huan Wen 等发表在 *Health and Quality of Life Outcomes* 上的"Psychometric properties of self-reported measures of health-related quality of life in people living with HIV: a systematic review"一文为例,列举心理测量学研究的系统评价的过程(资料来源:WEN H, YANG Z, ZHU Z, et al. Psychometric properties of self-reported measures of health-related quality of life in people living with HIV: a systematic review [J]. Health Qual Life Outcomes. 2022;20(1):5.)。

(一) 研究背景

随着抗逆转录病毒治疗(ART)的引入,HIV/AIDS 患者的预期寿命得到了延长。然而,HIV、ART、其他传染病和慢性疾病合并症都对 HIV/AIDS 患者的健康相关生活质量(HRQoL)构成了挑战。目前许多针对 HIV/AIDS 人群的疾病特异性和非特异性的 HRQoL 患者报告测量工具已经得到验证。其中 HIV/AIDS 特异性健康相关生活质量量表包括 WHOQoL-HIV-BREF、Multidimensional Quality of Life Questionnaire for Persons with HIV/AIDS (MQoL-HIV), HIV Disease Quality of Life 31-Item Instrument (HIV-QL31), 和 Patient-Reported Outcomes Quality of Life-HIV instrument (PROQoL-HIV)。HIV/AIDS 非特异性健康相关生活质量量表包括 Short Form Health Survey (SF - 12 和 SF - 36), EuroQol-5 Dimensions (EQ - 5D), World Health Organization Quality of Life assessment (WHOQoL), Medical Outcomes Study HealthSurvey (MOS), Missoula-Vitas Quality-of-Life Index(MVQOLI)。但由于这些量表在不同人群和场景下所报告的心理测量学属性不同,工具效能的研究结果也不尽相同,无法为临床实践及未来研究提供明确的关于使用何种工具测量健康相关生活质量的结论。因此,本研究采用心理测量学研究的系统评价,评价在 HIV/AIDS 人群中使用的健康相关生活质量工具的心理测量属性,为选择有效的评估工具提供依据。

【分析】

作者一开始就介绍了存在大量疾病特异性和非特异性的工具,指出了目前研究没有形成一个推荐指导临床和研究使用何种量表测量健康相关生活质量。为解决这一问题,作者通过心理测量学研究的系统评价,探讨应推荐使用哪些工具来测量 HIV/AIDS 人群中的健康相关生活质量。文章选题意义重大。

（二）资料与方法

1. 文献检索　检索数据库包括 PubMed，MEDLINE（Ovid），EMBASE（Ovid），CINAHL（EBSCO）、Web of Science、ProQuest Dissertations and Theses、CochraneLibrary（Wiley）、知网和万方。检索 1996—2020 年，中、英文文献，包括未公开出版、发行和刊登的灰色文献，中文检索词包括：HIV/AIDS、HIV、AIDS、艾滋病、生活质量；英文检索策略是“HIV” OR “Acquired Immunodeficiency Syndrome”] AND “Quality of Life”) combined with ([HIV OR AIDS OR “acquired immunodeficiency syndrome”] AND “quality of life” AND “COSMIN search filter”)。并通过手工检索和文献追溯以尽量避免漏检。

【分析】

本文采用电子检索形式检索文献，检索工具较全面，检索词丰富、合适、并利用 COSMIN 推荐的检索过滤器优化检索测量，并以附件的形式详细报告每个数据库的检索策略和检索结果，做到了清晰、透明、可重复。

2. 纳入和排除的标准　本研究的纳入标准包括：①研究对象为 HIV 阳性成年人（≥18 岁）的研究；②任何类型的自我报告测量的工具，包括但不限于旨在测量 HIV/AIDS 人群中 HRQoL 的自我管理问卷和量表；③研究类型为报告心理测量学结果的验证性研究或旨在构建 PROM 的开发性研究；④以英文或中文发表的研究。排除标准包括以下内容：①研究目标仅为报告健康相关生活质量水平或将健康相关生活质量作为变量之一的研究；②提供心理测量属性间接证据的研究（例如，将一个 PROM 与另一个工具进行比较）。

【分析】

文中明确规定了文献纳入和排除的标准，涉及研究对象、所研究的构念、工具的类型、心理测量学属性等方面，清晰、完整、具有操作性。

3. 文献筛选　将数据库中检索到的所有参考文献导入 Endnote X8。剔除重复内容后，由 2 名研究人员独立筛选标题、摘要和全文，以评估研究是否符合纳入标准，如遇分歧双方讨论解决或交由第 3 人裁定。在全文筛选阶段排除研究的原因被记录下来。

【点评】

文献筛选流程清晰，并根据 PRISMA 的要求记录全文筛选阶段排除的原因。

4. 文献质量评价　由 2 名评价员应用“COSMIN 偏倚风险清单”评价每项研究的偏倚风险。COSMIN 偏倚风险清单分为内容效度、内部结构和其他测量属性 3 个部分，共 10 个框目（PROM 的开发、内容效度、结构效度、内部一致性、跨文化效度/测量不变性、稳定性、测量误差、效标效度、假设检验和反应度）。清单对每项研究的偏倚风险进行评价，采用“很好（very good）”“良好（adequate）”“模糊（doubtful）”和“不良（inadequate）”4 级评分，并以最低几分原则来确定。

【点评】

本文采用的“COSMIN 偏倚风险清单”对纳入文献进行文献质量评价。所选评价工具选用恰当，并详细给出了文献质量、工具测量属性和证据体的分级标准。

5. 内容提取、测量属性评价和综合　2 位研究人员独立提取文献信息，包括作者、出版年份、国家/语言、研究设计、目标人群、样本量、测量领域、工具条目数量和工具得分范围。提取工具的心理学属性，包括构念效度、内部一致性、跨文化效度/翻译、校标效度和稳定性。

使用“COSMIN 质量准则”来总结和评价每项研究的心理测量特性，包括结构效度、内部一致性、可靠性、测量误差、结构效度的假设检验、跨文化效度/测量不变性、校标效度和反应度。每个测量属性都被评为充分(＋)、不充分(－)或不确定(?)。当数据综合起来，且每项研究的评分一致时，测量特性的总体评分被评为充分(＋)和不充分(－)。如果每项研究的评级都是充分(＋)，则测量属性的总体评级被评为充分(＋)。如果每项研究的评分都不充分(－)，则测量特性的总体评分被评为不充分(－)。由于不同语言版本造成的差异性，我们使用定性描述的方法来总结每个测量属性的结果。如果每项研究的评级不一致，我们就探讨结果造成不一致的理由(如不同的语言版本)。如果解释是合理的，我们就对亚组分析的结果进行评级。如果解释是不合理的，则测量属性的综合评级被评为不一致(±)。如果没有信息来支持该评级，则综合评级被评为不确定(?)。

【点评】

对心理测量学研究进行内容提取时，不仅应提取研究的一般信息、研究对象、量表信息等，更要关注测量工具的心理测量学属性，包括结构效度、内部一致性、可靠性、测量误差、结构效度的假设检验、跨文化效度/测量不变性、校标效度和反应度。本系统评价采用“COSMIN 质量准则”评价文章中每篇文章中工具的测量属性的证据质量。作者明确指出因不同语言版本造成的差异性，采用定性描述的方法对各心理测量学属性进行描述。

6. 证据体可信度的评价　应用改良的 GRADE 方法对证据可信度进行评级，反映证据质量的确信程度。COSMIN 改良了传统 GRADE 系统，以偏倚风险、不一致性、不精确性(不适用于内容效度评级)和间接性 4 个因素对每种测量属性的证据质量进行评级。改良的 GRADE 系统假设初始证据质量均为高等级，当存在偏倚风险、不一致、不精确或间接性时，降低证据推荐等级(高＞中＞低＞极低)。等级评价由 2 位研究员独立完成，必要时询问第 3 人意见。

【点评】

采用改良的 GRADE 方法评价系统评价合并后所有工具每个测量属性证据质量的可信程度。从偏倚风险、不一致性、不精确性和间接性 4 个方面进行评价。

(三) 结果

1. 文献检索和纳入研究的特征　初步检索到 10 097 篇相关文献，经过逐项阅读文献题目、摘要或全文，排除重复发表、综述、不符合纳入标准的研究，最终 49 篇文献纳入本系统评价。其中共报告 30 个 PROMs 测量 HIV/AIDS 人群中的健康相关生活质量。在纳入的 69 篇文章中，54 篇为英文，15 篇为中文。其他文献基本信息见表 7 - 10。

表 7 - 10　文献基本信息表

References	PROM	Country	PROM language	Study design	Target population	Sample size	Year of development/ validation	Measurement domain	Number of items	Total score range
Akinboro et al. [63]	WHOQOL-BREF *Nigerian version*	Nigeria	Nigerian	Cross-sectional study	PLWH, mean age: 38.5±9.7 Male: 144, Female: 347	491	Between July 2010 and January 2011	Physical health; psychological health; level of independence; social relationships; environmental health; spirituality, religion and personal beliefs	31	NR
Ahmed et al. [56]	WHOQOL-HIV-BREF *Urdu version*	Pakistan	Urdu	Cross-sectional study	PLWH, age: < 25 years: 30; 25–50 years: 104, > 50 years: 48 Male: 134, Female: 48	182	NR	Physical health; psychological health; level of independence; social relationships; environmental health; spirituality, religion and personal beliefs	31	(−2)−2
Brown et al. [70]	PozQoL	Australia	English	Cross-sectional study	PLWH, age: 18–34: 34, 35–49: 157 50–64: 208, 65+: 66 Male: 378, Female: 14 Participants who either did not answer the question or indicated some other gender: 73	465	Between March 22 and May 31, 2017	Health concerns, psychological, social, functional	64	1–5

【分析】

在结果的第一部分，作者报告了纳入研究的基本特征，并用表格清晰呈现。对于文献检索与筛选过程，使用文献筛选的流程图呈现，更加清晰、透明、可重复。

2. 文献质量评价　表 7 - 11 显示的是纳入研究的文献质量评价结果。所有的研究都被认为具有足够的方法学质量，可以进一步研究。效度/测量不变性、效标效度（59 项研究）、稳定性（49 项研究），假设检验（18 项研究）和反应度（62 项研究）检索到的信息有限。既往研究没有对测量误差和可解释性进行报告。

表 7 - 11　文献质量评价

References	PROM	Measurement property: methodological quality per study										
		PROM development	Relevance	Comprehensiveness	Comprehensibility	Construct validity	Internal consistency	Cross-cultural validity\ measurement invariance	Criterion validity	Reliability	Hypothesis testing for construct validity	Responsiveness
Ahmed e t al [56]	WHO-QOL-HIV-BREF *Urdu version*	Inadequate	NR	NR	NR	Inadequate	Very good	NR	NR	Doubtful	Very good	NR
Connell and Skevington [51]	WHO-QOL-HIV-BREF	Inadequate	NR	NR	NR	Very good	Very good	NR	Very good	NR	Very good	NR
De Boer et al. [14]	HOPES *Dutch and English versions*	Inadequate	NR	NR	NR	Inadequate	Very good	NR	NR	NR	Very good	NR
Duracinsky et al. [12]	PROQoL-HIV *English, Brazilian, Cambodia, Chinese, French, Senegalese, and Thai versions*	Inadequate	NR	NR	NR	Adequate	Very good	NR	Very good	Doubtful	Very good	NR

【分析】

在结果的第二部分，作者报告了纳入研究的文献质量。这篇系统评价将文献质量评价中内容效度的相关性、全面性和可理解性分开报道，使得内容效度的结果更加清晰。

3. 测量属性评价和综合　表 7 - 12 列出了从纳入的 30 个 PROMs 的心理测量学属性的参数。15 个 PROMs 的内容效度评价为不充分(—)。31 个 PROMs 的构念效度被评为不充分(—)。4 个 PROMs 的内部一致性被评为不充分(—)。由于作者团队认为不用语言版本的工具之间存在一些差异，因此没有定量综合所有心理测量学属性，而是对每个语言版本开展亚组分析。

表 7 - 12　测量属性的评价

PROM	References	Construct validity (CFI)	Internal consistency (Cronbach's alpha)	Reliability (ICC)	Measurement error	Hypothesis testing for construct validity	Cross-cultural validity\ measurement invariance	Criterion validity	Responsiveness
WHOQOL-HIV	WHOQOL-HIV Group [13]	NR	+(0.87-0.94)	NR	NR	?	NR	–	NR
WHOQOL-HIV *French version*	Reychler et al. [48]	–	+(0.94)	–(0.42-0.74)	NR	?	NR	NR	NR
WHOQOL-HIV *Italian version*	Starce et al. [49]	NR	+(0.53-0.89)	NR	NR	?	+	NR	NR
WHOQOL-HIV-BREF	Connell and Skevington [51]	+(0.97)	+(0.74-0.82)	NR	NR	+	NR	–	NR
WHOQOL-HIV-BREF *Thai version*	Meemon et al. [50]	–	+(0.91)	NR	NR	+	NR	NR	NR
WHOQOL-HIV-BREF *Portuguese version*	Pereira et al. [52]	+(0.97)	+(0.65-0.86)	NR	NR	+	NR	NR	NR
WHOQOL-HIV BREF *Persian version*	Salehi et al. [53]	–	+(0.87)	NR	NR	NR	NR	NR	NR

【分析】

结果的第三部分报告了工具测量属性的评价结果，本研究由于语言版本异质性的原因没有进行定量综合。这是这类系统评价不进行定量综合常见的原因。

4. 证据体可信度评价　表 7 - 13 显示了疾病特异性和非特异性 PROMs 在每个心理测量学属性上的证据体可信度评价。根据心理测量属性的质量，有 5 个 PROMs 被强烈推荐，包括 MOS-HIV、WHOQoL-HIV-BREF、SF - 36、MQoL-HIV 和 WHOQoL-HIV。在 MOS-HIV 的 7 个语言版本中，有 6 个内部一致性被评为“高”，一个被评为“中等”，有 3 个版本的跨文化效度被评为“高”。在 8 个版本的 WHOQoL-HIV-BREF 中，5 个版本的内部一致性被评为“高”，一个被评为“中等”。总的来说，被评为“高”的 MOS-HIV 研究多于 WHOQoL-HIV-BREF 的研究，而被评为“非常低”的 WHOQoL-HIV-BREF 的研究多于 MOS-HIV 的研究。

表 7-13 证据体可信度评价结果

Recommendation	PROM	Version	Measurement property: methodological quality per study											
			Relevance	Comprehensiveness	Comprehensibility	Construct validity	Internal consistency	Cross-cultural validity/ measurement invariance	Criterion validity	Reliability	Hypothesis testing for construct validity	Responsiveness	Measurement error	Interpretability
Strongly recom-mended	MOS-HIV	MOS-HIV	NR	NR	NR	Very low	High	NR	NR	NR	High	NR	NR	NR
		MOS-HIV *Greek version*	NR	NR	NR	Moder-ate	High	High	NR	NR	NR	NR	NR	NR
		MOS-HIV *Chinese version*	NR	NR	NR	Moder-ate	Moderate	NR	High	Moder-ate	High	NR	NR	NR
		MOS-HIV *Ugandan version*	Low	Low	Low	High	High	High	NR	Very low	Moderate	NR	NR	NR
		MOS-HIV *English and Chinese versions*	NR	NR	NR	NR	High	NR	NR	NR	High	NR	NR	NR
		MOS-HIV *Italian version*	NR	NR	NR	Moder-ate	High	NR	NR	NR	High	NR	NR	NR
		MOS-HIV *Korean version*	NR	NR	NR	Moder-ate	High	High	NR	NR	High	High	NR	NR
		MOS-HIV *Shona version*	Low	Low	Low	Very low	High	Very low	NR	NR	Very low	NR	NR	NR
	WHO-QOL-HIV-BREF	WHO-QOL-HIV-BREF	NR	NR	NR	High	High	NR	High	NR	High	NR	NR	NR

【分析】

结果的第四部分报告了证据体的可信度结果。本研究分别报道各心理测量学属性的证据体等级，未直接形成 PROMs 的证据体等级，目前 COSMIN 的方法学暂不支持形成工具的证据体等级，读者需根据自身研究情境和需求，选择合适的工具。本文仅对推荐等级进行了划分。建议未来研究也需要对 PROMs 可解释性和适用性进行详细描述。

（四）讨论

本系统评价总结了 30 个 HIV/AIDS 人群的健康相关生活质量 PROMs 的心理测量属性，并评估了每个 PROM 所提供证据的确定性。这是第一个较为全面总结了 HIV/AIDS 人群的健康相关生活质量 PROMs 的所有心理测量特性的系统评价。这些结果可以为研究人员和医护人员提供定量证据，以便在未来的科学研究和临床实践中选择合适的测量工具测量 HIV/AIDS 人群的健康相关生活质量。

系统评价结果发现，与所有疾病特异性和非特异性的 PROMs 相比，MOS-HIV 具有最好的心理测量属性的工具。MOS-HIV 是全球广泛使用的测量 HIV/AIDS 人群的健康相关生活质量特异性工具。我们总共检索到 14 项验证新研究，评估了 8 种不同语言版本的 MOS-HIV 的心理测量特性。其中只有一个版本的内部一致性被评为“中等”，其余均为“高”。MOS-HIV 还具有良好的结构效度、校标效度，以及假设检验效度。总的来说，根据 GRADE 系统，专家组将 MOS-HIV 列为强烈推荐。

【分析】

在文中讨论部分，作者分析了 MOS-HIV 量表被强推荐的原因，以及量表中存在的局限性和潜在偏倚的可能性。建议在讨论中加强可解释性和适用性的阐述。并基于此，给出研究结论和推荐意见。

第五节　混合性研究的系统评价

混合性系统评价(mix method systematic review, MMSR)是一种将定量和定性方法结合起来的系统评价,旨在提供更全面、更综合的证据,以帮助临床和政策决策。混合性系统评价的目的是通过使用多种方法来更全面地了解某一领域的最佳证据。混合性系统评价的一个关键优势在于,它能够提供比单一方法系统评价更加完整的证据,并且能最大限度地提高系统评价结果的全面性。

混合性系统评价的概念基础是由两种研究范式提供的,即实证主义和建构主义。实证主义是一种以定量方法为基础的研究方法,涉及流行率/发病率或描述性研究,或者研究变量之间的关联或因果关系的分析性研究。建构主义是一种以定性方法为基础的研究方法,强调主观意见和观点的重要性。混合性系统评价旨在将实证主义范式中的客观数据与建构主义范式中的主观意见和观点结合起来,以提供更全面和更综合的证据。

2014 年,JBI 混合性系统评价方法学小组根据 Sandelowski 等描述的混合性系统评价的方法为混合性系统评价制订了方法学指南。2020 年 JBI 方法学小组再次对混合性系统评价方法学指南进行更新。本节主要分析混合性系统评价的具体步骤和方法。

一、基本概念

1. 资料转化　为了使定性和定量资料得到整合,一种方法是将资料转换为相互兼容的格式。资料转换(data transformation)可以通过将定性资料转换为定量资料(即定量化)或将定量资料转换为定性资料(即定性化)来实现。定量化是一个过程中定性资料被分配数字值。文献中描述的方法包括内容分析、贝叶斯分析和布尔分析。定性化指的是将定量数据转换为主题、类别、分类法或叙述。这可以通过主题分析、批判性解释性整合、Meta 整合和现实主义整合来完成。两者各有其优点和劣势。

2. 研究结果的整合　将定量资料与定性资料在转换后结合,或将定量证据和定性证据在不进行转换的情况下结合。整合(integration)指的是整合定量和定性的证据,原始研究层面上的资料整合称为综合。文献表明,进行整合有许多方法;下面介绍了其中一些方法。

(1) 资料转换后的整合。

定量方法:当定性资料被定量化时,使用此类整合方法。常用方法包括内容分析和投票计数。在内容分析中,在整合之前先明确提炼主题或类别,然后将所有提取的资料(即定量资料和定量化的定性资料)按照这些类别或主题进行编码。然后,创建频率计数表以确定主要发现。投票计数包括 2 个步骤:首先,将包含的研究结果分类为产生正向结果、负向结果和无差异结果(即不是正向也不是负向)的结果;其次,计算分配给每种分类的主要研究的数量。拥有最多计数的分类即为“最终类别”，因此根据投票计数方法提供最具说服力的证据。

定性方法：当定量数据被定性化时，使用此类整合方法。到目前为止，这种整合中最常见方法是主题合成。在主题合成中，提取的资料被编码，然后将代码分组，形成特定的主题。主题合成可用于构建理论或概念框架。在某些情况下，理论或概念框架也可被用于构建研究的先验主题，以指导提取的资料按照先验主题的分类组织起来。

（2）定量和定性综合之后的整合：通常用于将定量证据综合与定性证据综合相结合的方法，具体包括现实主义整合、叙述性汇总、主题性整合或框架性整合。现实主义整合是一种理论驱动的方法，旨在解开干预在特定情境或环境中的工作方式，即“在什么情况下对谁有效”。叙述性汇总是指从简单地记录和描述发现到包含评论和更高级别抽象的反思，以解释复杂过程。主题性整合使用编码，将类似的代码分组，并开发描述性主题，以生成概括性的结果。框架性整合是指将预先识别主题与定量和定性研究发现相映射。

3. 综合　原始研究层面上的资料整合称为综合。可以是定量综合或定性综合。定量综合是指将从定量研究（包括混合方法研究的定量部分的资料）中提取的资料进行结合的过程，从而产生定量证据。定性综合是指将从定性研究（包括混合方法研究的定性部分的资料）中提取的资料进行结合的过程，从而产生定性证据。

4. 综合的顺序　指的是定量综合和定性综合是同时发生（即同时综合）还是连续发生（即顺序综合，其中一种证据的综合结果为另一种证据的综合提供信息）。

综合的顺序可以是同期的或顺序的。“同期法”是混合性系统评价中使用的主要方法（95%的混合性系统评价中），而“顺序法”仅在极少数混合性系统评价中应用（5%）。在同期整合法中，资料综合同时发生。这可以在两个不同阶段发生；取决于所使用的同时综合的类型。在第一种情况下，合成发生在资料层面，当定量、定性和混合性研究同时提取，资料被转换并以平行方式分析时。在第二种情况下，定量证据（来自定量研究和混合方法研究的定量部分的数据）分别被合成，定性证据（来自定性研究和混合方法研究的定性部分的资料）也是如此，然后它们被整合在一起。

混合性系统评价定性和定量整合的设计包括同期整合法（convergent integrated）、同期分离法（convergent segregated）和顺序整合法（sequential）。表 7－14 提供了混合性系统评价的方法学汇总。

表 7－14　混合性系统评价的方法学方法汇总

综述设计	描述	整合方法
同期整合法	涉及资料转换，使评估人员能够结合定量和定性资料	内容分析 投票计数 主题性整合

（续表）

综述设计	描述	整合方法
同期分离法	独立综合定量资料和定性资料，然后整合两种类型的证据	现实主义整合 叙述性汇总 主题性整合 框架性整合
顺序整合法	一种资料的综合发生在另一种资料的综合之后或由另一种资料的综合派生	定量证据和定性证据的整合可能会发生，也可能不会发生

二、步骤和方法

在JBI的混合性系统评价方法中，研究设计可以是同期的（综合发生在同时）或顺序的（综合发生在连续）。但是，由于顺序方法的使用很少，因此本节只针对JBI混合性系统评价中的同期方法。同期设计可以分为2种方法：同期整合法（涉及资料转换，结合定量和定性资料）和同期分离法（涉及独立综合定量资料和定性资料，从而生成定量证据和定性证据，然后将它们结合在一起）。本节将基于混合性系统评价的制作过程，描述混合性系统评价的方法。

（一）步骤1：确定系统评价问题

研究者需要考虑系统评价问题是否可以通过定量和定性研究来解决，或者系统评价的重点是特定现象的不同方面或维度。如果评价问题可以通过定量和定性研究设计来解决，应该采用同期整合法；如果评价的重点是特定现象的不同方面或维度，应采用同期分离法。以下是两种不同类型的混合方法系统评价的问题。

案例1

青少年哮喘自我管理的障碍和促进因素是什么？

这里的重点是障碍和促进因素，可以通过对该领域所有定性研究（例如，通过对哮喘青少年自我管理体验的质性研究）以及定量研究（例如，通过作为横断面研究的一部分进行的哮喘青少年自我管理行为的现况调查）的混合性整合回答该问题。

由于此问题可以同时通过定量和定性研究来回答，因此它将遵循同期整合法进行综合。

上述案例建议采用同期整合法，结合定量研究（包括混合方法研究的定量部分的资料）和定性研究（包括混合方法研究的定性部分的资料）中提取的资料，并涉及资料转换。

建议将定量资料“定性化”，因为对定量资料进行编码的误差较小，而对定性资料赋数值的误差较大。“定性化”指的是从定量研究中提取资料，并将其转化或转换为“文本描述”，以便与定性资料进行整合。

案例 2

基于正念的干预对护士有什么影响？护士认为基于正念的干预的益处和挑战是什么？

这里的两个问题都与同一现象有关，即针对护士的基于正念的干预，但它们涉及与其相关的两个不同方面。即，这些干预对护士的影响，以及护士如何体验或看待它们。通过定量研究（例如，通过随机对照研究验证护士参加基于正念的干预对其焦虑和抑郁情绪的影响）可以回答有效性问题，通过定性研究（例如，通过质性研究访谈接受基于正念干预护士的体验）可以回答体验和看法问题。”。

在第二个案例中，定量综合的结果显示，经过治疗后焦虑和抑郁显著减少，而定性综合则突出了诸如幸福感和工作表现等方面的改善。在这个案例中，定性综合突出了定量综合没有考虑或覆盖的因素，从而为干预提供了更强的支持，并提出了未来研究的建议。因此该研究问题建议采用同期分离法。

（二）制定纳入和排除的标准

纳入和排除标准这一部分需要详细说明将研究纳入系统评论的依据，应尽可能明确和清晰。包含标准应合理、可靠且有根据。这些标准将在选择过程中使用，以决定是否将研究纳入评论。判断纳入和排除条件可以基于构建混合性研究评价问题的模式，如 PICO、PICo、PIRD、CoCoPop 和 PEO 模式。制订混合性研究评价纳入和排除标准需要根据研究目的，采用以上任意一种或多种模式，也可以对模式中的要素进行组合使用。混合性系统评价纳入研究的类型可以包括定量研究、定性研究和混合性研究。

（三）实施文献检索和筛选

检索过程与其他类型系统评价类似。检索词应包括相关主题词与自由词，并包含循证问题构建中的关键要素。检索应基于全面性原则，尽可能广泛地收集信息来源。必须列出要检索的数据库和平台名，并提供一个主要数据库的完整检索策略，作为附录呈现。检索完成后，需 2 人独立筛选文献，若 2 名研究者无法达成共识，则咨询更具权威性的第 3 人。为确保纳入尽可能所有的文献，可采用追溯参考文献及咨询专家的方式。此外，应呈现筛选流程图。

（四）文献质量评价

对于混合性系统评价而言，可根据纳入研究类型使用相关的定性和定量研究的质量评价工具。评价工具的来源应在文中进行引用。文献质量评价由 2 位研究者独立完成，必要时咨询更具权威性的第 3 人意见。

（五）内容提取

1. 对于采用同期整合法的系统评价　对于遵循同期整合方法的系统评价，定量和定性信息需要按照以下方法进行提取：

(1) 定量研究通常包括描述性或分析性研究，提供关于效应量和统计学意义的信息。对于描述性研究，提取的数据可能包括研究结果的特征。对于分析性研究，在研究变量之间的关系时，资料提取应包括与循证问题相关的所有关系(效应量及统计显著/非显著的结果)。变量/结果未达到统计学意义在该类系统评价中是重要的，因为它们可以在与其他定量或定性研究结果整合和汇总时验证或突出文献中的不一致之处。

(2) 对于定性研究，提取与循证问题相关的主题或子主题，并可使用插图形式呈现。应根据研究结论与支持资料的一致性为每个结论分配可信度水平。可信度分为 3 个水平：①U(unequivocal，毫无疑问)：指无可辩驳的事实结论、直接报告/观察到的结论；②C(credible，可信)：指文中解释性观点，并有资料和理论框架支持的可信的结论；③NS(not supported，不受支持)：指研究结论缺乏资料支持的情况或资料不包括在综合性结果中。

2. 对于采用同期分离法的系统评价　对于采用同期分离法的系统评价，定量和定性信息需要按照以下方法进行提取：

(1) 定量部分：由 2 名研究员独立从纳入研究的定量结果和混合性研究中的定量部分中提取资料。提取的资料将包括有关人口学特征、研究方法、干预措施和对系统评价目标有重要意义的结果的特定细节。

(2) 定性部分：由 2 名研究员独立从纳入研究的定性结果和混合性研究中的定性部分中提取资料。提取的资料将包括有关人口学特征、背景、文化、地理位置、研究方法和与系统评价目标相关的感兴趣的现象的特定细节。提取并分配可信度及其说明。

（六）内容分析

1. 对于采用同期整合法的系统评价　同期整合法的内容分析原则是先将定量数据转化为定性资料，再对定性资料进行整合。第一步：在资料提取之后，定量数据将被转换为定性资料。系统评价中应该描述如何将提取的定量数据转换为定性资料，例如，如何将定量结果转换为文本描述或叙述性文本。第二步：将所有定性结果进行整合。这将涉及将转化的定性资料与定性资料整合在一起。整合的资料根据意义的相似性进行分类和合并，以形成整合后的结果。

2. 对于采用同期分离法的系统评价　同期分离法的内容分析原则是分别进行定量和定性研究的综合，再将定量和定性结论进行整合。

(1) 定量综合：数据进行 Meta 分析并汇集在一起。效应量将被表示为 OR/RR 值(二分类结局指标)或加权(或标准化)均属差(连续变量结局指标)，并计算其 95%CI。将使用卡方和 I^2 对异质性进行统计评估。使用随机效应或固定效应进行统计分析。必要时进行亚组分析和敏感性分析。如果不适宜采用 Meta 分析，则将结果以定性描述的方式呈现，包括采用表格和图表以帮助数据呈现。如果在 Meta 分析中包括 10 个或更多研究，将生成漏斗图(Egger 检验、Begg 检验、Harbord 检验)以评估发表偏倚。

(2) 定性综合：以 Meta 整合汇集研究结果。通过合并意义相似的结果，以生成一组综合后的结果。如果不能开展整合，则将以叙述性描述的形式呈现结果。

(3) 定量证据和定性证据的整合：这将涉及将定量证据和定性证据采用定性的方式进行整合，包括现实主义整合、叙述性汇总、主题性整合或框架性整合。如果不能进行整合，则将以叙述性描述的形式呈现结果。

三、实例分析

本节将以于 Lorelli Nowell 等发表在 *Journal of advanced nursing* 上的 Mixed methods systematic review exploring mentorship outcomes in nursing academia 一文为例，列举混合性系统评价的过程(资料来源：NOWELL L, NORRIS J M, MRKLAS K, et al. Mixed methods systematic review exploring mentorship outcomes in nursing academia [J]. J Advanc Nurs, 2017, 73(3): 527 - 544)。

(一) 研究背景

世界卫生组织报告指出导师制是培训、维持和维护护理学界劳动力的重要方面。在护理学界中，导师制为新的护理学界教师提供了有结构的指导，并可能防止潜在的护理领导人过早离开职业领域。Wyte-Lake 等开展的系统评价研究总结了解决护理学界人手短缺的策略，并建议为新的护理教师配置导师，以提高他们在提供指导的情况下的留任率。在护理学界，为新的护理学界教师配备导师是一个相对较新的现象，但这种形式已在商业、医学和教育领域中广泛开展。更具既往研究结果与未接受导师的人相比，在商业环境中采用导师制指导的新入职人员的工作满意度和职业发展机会增加(工作满意度，平均效应大小为 0.387，$P<0.05$；职业发展，平均效应大小 0.485，$P<0.05$)。在医学学术发展中，导师对个人发展、职业指导、职业选择、研究产出、招聘和留任均有积极影响。教育领域中的系统评价结果显示教师的社会化、职业定向和职业成果与其导师有直接关联。然而，在护理领域中，现有文献中对于为教师配置导师所形成的影响缺乏总结。因此，本系统评价评估了目前护理领域配置导师的相关证据，并为未来护理领域导师制的应用提供证据。这项混合性系统评价的目的是确定和评估护理领域配置导师的相关证据的内容、强度和质量。

【分析】

作者在背景部分介绍了既往研究中对于导师制所带来的定量和定性的改变，并说明了该研究问题在护理学领域中缺乏总结。为解决这一问题，作者通过混合性系统评价，探索护理领域配置导师的相关证据的内容和强度。文章选题有积极的意义。

(二) 资料与方法

1. 文献检索　系统性检索了电子数据库(MEDLINE、CINAHL、EMBASE、ERIC

和 PsycINFO)，没有对研究设计、出版年份、发表状态或语言进行限制。检索时限为从建立到 2015 年 11 月 2 日。在 MEDLINE 中使用了以下检索策略，包括主题词、自由词和通配符，并根据其他数据库的索引系统进行了修改：mentor*、nursing、nurs*、nursing faculty、faculty、university、instructor、college、academic、educator。在电子数据库(ProQuest Dissertations and Theses、Index to Theses)搜索灰色文献。对所有符合纳入标准的研究的参考文献进行了手动搜索。联系了来自新墨西哥大学导师研究所的专家，以获取潜在灰色文献的进一步信息。

【分析】

本文采用系统性文献检索，检索工具较全面，检索词丰富、合适，并以附件的形式详细报告每个数据库的检索策略和检索结果，做到了清晰、透明、可重复。

2. 纳入和排除的标准　本系统评价按照 Higgins 和 Green(2011)结构化的 PICO(人群-干预-对照-结果)原则进行，该声明适用于定量和定性系统评价。下表罗列本系统评价的文献纳入和排除的标准(表 7－15)。

表 7－15　纳入和排除标准汇总

PICOS	内容	纳入标准	排除标准
人群	护理学教师	在注册护理教育课程中授课的护理教师，包括护理导师、护理教师、护理研究人员和护理学者	护理学专业本科生、注册护士、针对在职临床护士授课的护理教育者
干预	导师制	对指导性干预内容和性质进行描述	无
对照	无	无	无
结果	所有报告的结果	所有报告的结果	无
研究设计	所有研究设计	定量、定性和混合性研究	非研究

【分析】

文中明确规定了文献纳入和排除的标准，涉及研究对象、研究干预、对照、结果和研究设计等方面，清晰、完整、具有操作性。

3. 文献筛选　共检索到 3 001 篇引文，并使用 EndNote v7 进行文献整理。2 位文献质量评价者(LN, JN)独立筛选了所有确定的研究，并通过讨论解决了分歧。阅读标题和摘要筛选前，2 位研究员在 50 个随机研究中进行了测试，以确保纳入和排除的一致性和可靠性。2 位研究员的一致性指数 Kappa＝0.9。在全文筛选前，2 位研究员都接受了全文筛选的培训，并在 10 项随机样本中测试了一致性和可靠性(Kappa＝1.0)。采用 PRISMA 流程图呈现整个文献筛选过程。

【点评】

文献筛选流程清晰，并采用测试确保 2 位研究员纳入和排除的一致性。根据 PRISMA 的要求记录全文筛选阶段排除研究的原因。

4. 文献质量评价　2位审查者(LN、JN)独立使用JBI文献质量评价工具对方法学质量进行评估。使用 JBI Meta-Analysis of Statistics Assessment and Review Instrument (MAStARI)中定量研究的质量评价工具对定量研究进行质量评价，使用 JBI Qualitative Assessment and Review Instrument (QARI)中质性研究质量评价工具对质性研究进行质量评价汇总。一些混合性研究涵盖了使用不同方法(如调查、采访和焦点小组)，对于这些研究，采用适用的文献质量评价工具对每个研究部分单独进行评估。

【点评】

本文针对不同类型研究采用合适的工具对纳入文献进行文献质量评价。作者应列出质量评价工具的具体名称，而非列出文献质量评价的软件名称。

5. 内容提取　2位研究者(LN、JN)使用标准化工具提取资料。在提取资料之前，研究者接受了内容提取的培训。一位审查者独立确认另一位审查者的资料提取内容，通过讨论解决了分歧。一些文章涵盖了多个子研究的报告，且其中只有一个子研究与本系统评价主题有关，在这种情况下，提取的资料仅限于符合系统评价包含/排除标准的资料。在资料提取时，同一研究发表多篇文章的资料被合并。所提取的详细内容见附录。

【点评】

本文阐述了内容提取的过程和内容，并对处理同一研究多篇文章的情况进行了阐述。

6. 内容分析　2位审查者(LN、JN)进行资料综合。考虑到研究的目标、研究设计和影响的度量方式大为不同，所以使用同期整合的方式，将定量和混合研究转换为定性结果，然后使用Crandell等(2011)描述的贝叶斯方法将定性结果与表格形式的定性叙述综合汇集。在这一过程中，将视为概念相似的结果映射到先验框架中的主题，然后为每个概念进行资料编码。将这些资料输入矩阵，其中单个概念在行中，研究在列中。当一项研究不涉及某个变量时，该单元格留空。对定量和定性资料给予平等的重视。资料矩阵使研究者能够探索定量、定性和混合性研究如何为当前研究结果作出贡献，同时突出当前证据的缺口。根据系统评价的结果，研究团队(DW、JN、KM、LN)对框架进行了修改，以最大程度获取研究中所有相关结果。

【点评】

本系统评价采用同期整合，先将定量和混合研究转换为定性结果，再将定性结果进行整合。由于本系统评价是基于JBI方法学进行内容分析，因此对于定性内容提取和资料可信度分析可以更加具体。

(三) 结果

1. 文献检索和纳入研究的特征　共纳入34项研究，其中有18篇期刊论文和19篇学位论文；其中3项研究是重复出版的论文和期刊文章。在我们的检索中，没有发现非英文文献。表2提供了15项描述性调查研究、15项定性研究和4项混合方法研究的详细信息(表2略)。

【点评】

在结果的第一部分,作者报告了纳入研究的基本特征,并用表格清晰呈现。对于文献检索与筛选过程,使用文献筛选的流程图呈现,过程清晰、透明、可重复。

2. 文献质量评价　研究质量差异很大,方法、研究设计和报告方式的多样性使得对包括在内的研究进行有意义的比较变得困难。由于缺乏方法学严谨性,有18项研究被排除在外(补充信息文件S1)。总的来看,定性研究的质量为中等到高质量,而定量研究的质量较差,仅包括横断面描述性调查。混合方法研究的质量也有所不同,通常混合性研究中的一部分研究的质量比另一部分高。定性资料分析方法常常描述不清晰或者仅仅根据问题所提出的主题来对资料进行分析,而没有提供对可能导致的偏倚情况的具体描述。大多数定量研究使用未经验证的问卷,很难评估所使用的问卷是否有效或可靠。在一些研究中,使用了不合适的统计分析,样本量不足以满足统计效能,因此所有结果都受到二类错误的影响。总的来说,定量研究的方法学质量不佳。

【分析】

本文的文献质量的结果在方法学部分,作者报告了纳入研究的文献质量,但并没有具体报告低质量文献所对应的参考文献。总体阐述比较笼统。作者删除了低质量文献,只呈现中高质量文献,造成结果具有较大偏倚。一般只删除不符合原PICOs的文献,而不是低质量的文献。

3. 主要结果　表3(略)显示整合后的主题,包括行为、职业、态度、关系和动机成果。本研究还识别出一个新主题:“希望成为他人的导师”,并将该主题添加到了之前的概念框架中。以下主题被包含在之前的框架中,但未被包含在本研究中:招聘、感知就业机会、工作参与度、抱负、职业承诺和与健康相关结果。

【分析】

本研究报告了整合后的六大主题,并进一步修正本文的分析框架。研究结果通过表格的形式展示,分析内容合理。缺点是该系统评价基于JBI混合性系统评价的方法学,但并未对定性资料来源的可信程度进行评价。

(四) 讨论

这项混合性系统评价旨在综合和批判性评估护理学领域中导师制的现有证据。对34项符合纳入条件的研究分析发现,导师制对高等护理教育中的教师有着积极影响;然而,许多研究的质量较差,无法得出有力结论。这些资料不足以建议导师制对所确定的成果的因果关系。系统评价发现,在护理学院中缺乏关于导师制的干预性研究。学术环境要求护理导师承担极其复杂的角色。指导是一种多层面的现象,可能在培训和维护护理教师队伍中起到关键作用。本系统评价为指导护理学院中导师制的发展提供了初步的证据。本系统评价还强调了该领域需要更高质量的研究设计的必要性,以加强证据的可信度。提出的指导相关的行为、职业、态度、关系和动机成果的框架可能有助于指导未来护理学院中导师制的设计。

【分析】

在文中讨论部分，作者首先讨论了纳入文献的质量对结果的影响。作者进一步分析了导师制对护理教师可能造成的正向结果，以及所形成的概念框架的现实意义。建议在讨论中加强可解释性和适用性的阐述。并基于此，给出研究结论和推荐意见。

第六节 文本类证据的系统评价

基于研究的证据在临床决策过程中起着重要作用。医疗专业人员作出的每一个决定都应基于最佳证据、临床经验和患者偏好。最佳证据通常被理解为定量研究的统计学结果。在过去的30年中，质性研究的结果也被视为科学证据。然而，在缺乏严格的高质量研究得出的证据的情况下，有什么其他选择？在缺乏量性和质性研究的情况下，最佳可用证据是什么？

公开发布的叙述、专家意见、政策在基于证据的医疗中起着重要的作用，因为这类文献可以作为缺乏研究证据情况下的一种补充。虽然专家意见和专家共识不是“好”的科学产物，但它们是通过具有在科学方法中接受过培训的专业人员的认知过程而得出的经验证据。在高质量证据缺失的情况下，不应将专家意见视为非证据。

叙述(narrative)、专家意见(expert opinion)或政策(policy)类证据(也称为文本类证据(textual evidence))来自专家意见、共识、政策、讨论、评论和假设。这些证据出现在各种期刊、杂志、专著和报告中。在基于证据的实践中使用专家意见可以“使读者了解建议提出该意见的背景和基础，并能对意见的有效性作出自己的判断”。一般情况下一位专家意见不如专家组共识有效。

基于证据的临床实践关注于使用最新证据或知识进行干预。在许多领域，很多措施无法完全通过单独的量性/质性研究得出结论。许多临床护理领域中的措施都是由高年资实践者默认知识形成，这种知识来自他们的临床经验或实践时的讨论。目前的基于证据的临床实践认识到需要使用多种类型的知识/证据来指导实践，因此已制订了全面的系统评论方法，旨在探索干预的有效性(“知道用什么干预”类型的证据)以及与主观人类经验、文化、价值观、伦理、卫生政策或实践过程中开展的讨论形成的证据(“知道如何干预”类型的证据)。

基于多元主义证据观的理念，本节将主要介绍文本、专家意见和政策类文献系统评价的基本概念和制作方法。

一、基本概念

1. 文本类证据的来源　“文本”的概念因文本语言学和话语分析的理论方法的巨大差异而不同，同样，不同社会科学家对理论方法的理解和利用，以及分析文本的行为也是不同的。文本可以被定义为“所记载的传递信息的事件”，在这种情况下，我们谈论的是与健康和护理相关的讨论、辩论或意见。不同的流派具有特定的语言特征，履行特定的功能，并受特定的生成规则的约束。

护理领域内的非研究文本通常是医疗保健消费者或医疗保健提供者发表的叙述或“故事”；基于专家意见的文章；政府或机构政策和/或报告；未发表的（或灰色）文献；讨论性质的论文；专业组织、媒体、共识指南或立场论文。临床专业人员通常会把这些文本作为知识来源以指导实践，特别是在没有研究证据的情况下。因此，“文本”这个术语特指除研究以外的资料化的医疗决策信息来源，主要体现在以下来源中：叙述类文本、专家意见和政策。

2. 叙述类文本　叙述类文本（narrative）被定义为“口头或书面形式的连续事件记录”。叙述类文本通常指医疗卫生保健领域内的事件记述或故事讲述。例如，住院患者病史中的现病史、病程录、重症监护记录等。从系统评价的角度来看，这种类型的资料与患者、医疗专业人员或其他相关企业的利益相关者的经验记录有关，这些记录符合系统评价所研究的主题。叙述者提出了一系列事件或行动的描述，可能涉及一个或多个人，这种描述可能是真实或虚构的故事。Paley 和 Eva 的研究区分了“故事”和“叙述”这 2 个术语，认为“故事是情节和人物的结合，其旨在从读者那里引发特定的情感反应”；而“叙述”指事件序列和因果关系。他们认为，不要把“故事”的情感力量与“叙述”的客观准确性混淆。

叙述类文本被定义为报告的事件序列，而不是非医学话语的广泛术语。叙述类文本是一个或多个真实或虚构事件的记述，将这些事件序列联系起来，并对它们进行因果声明。叙述不同于故事，故事也是事件序列的记述，但故事还有其他组成部分，以引发特定的效果。这有时会分散读者的注意力，甚至会被误认为是因果关系的隐性声明。

在循证医学中，重要的叙述性资料来源包括：经典的疾病叙述、关于临床实践者与患者接触的叙述、通过书面（如日记）或其他媒体记录的回忆等。叙述类文本在我们对健康和疾病的理解中一直扮演着重要的角色。关于患者、护理经验以及患者从疾病中康复的故事和叙述一直在社区和医学专业中分享。叙述类文本一直是知识或证据的来源，与随机对照试验的“金标准”相比，它们提供了意义、背景和其他视角，并可以将大规模随机对照研究的证据与这些知识有机地桥接起来，以应用于单个患者。

Paley 和 Eva 对于将叙述类文本作为证据进行评估的见解是有价值的。重要的是，他们将“故事”作为“情节和角色的编织，将从读者那里引起某种情感反应”与“叙述”和“事件序列及因果联系”的贡献区分开来。在考虑叙述类文本作为证据时，“叙述警惕性”是叙述的核心概念。叙述性是文本具有的一种特性，它由一系列元素构成，“叙述警惕性”的存在与高叙述性相关，其缺失与低叙述性相关。他们提出了一个“叙述性阶梯”（图 7-4），从简单记述一两个事件到更复杂的事件关联。

8…以可能引起观众情感反应的方式呈现
7…形成的解释与他们面临的问题有关
6…叙述来自遇到某种困难或有问题的人物
5…一个或多个人物在描述的事件中起到重要作用
4…因果关系使某个事件得以解释
3…两个或更多事件，其中一些必须是存在因果关系
2…至少记述两个事件
1…记述一个或多个事件

图 7-4　叙述性阶梯

位于阶梯的高层，并且包含叙述性阶梯上的 4～8 特征的描述应视为故事。虽然所有故事都是叙述性的，但并非所有叙述性都是故事。这种类型的数据源可能主要来源于灰色文献中，并可从印刷出版物或患者团体、专业协会或行业网站上获得，还可以来源于带有视频或音频的资料、博客等。

3. 专家意见　专家意见(expert opinion)指专家对某事的观点或判断，不一定基于正式的经验性证据，可以是一位专家就医疗保健问题的建议。在医疗保健中，专家意见的常见来源是专业期刊的观点类文章。例如，发表于 2017 年《中国循证医学杂志》上"构建数据化和可信的证据生态系统：首届全球循证高峰论坛报道"，就属于专家意见类文献。

来自专家意见的证据与来自随机对照试验的证据的区别在于种类而不是程度。基于证据的实践包括将最佳可用证据与临床判断或经验以及患者的偏好和价值观相结合，但临床医学普遍并没有明确承认专家意见本身作为证据的价值。尽管意见不是"好"科学的产物，但它大部分是出于经验得出的，并通过实践者的认知过程进行内化。这并不是要否认来自严格研究得出的优质证据，而是说在其缺失时，不应将专家意见视为非证据。

4. 政策　政策(policy)指在卫生保健领域给出行动指导的政策文件或沟通工具。政策通常在公共、组织或临床水平上以政策、指导方针、标准、规范、流程或声明的形式出现，通常是由专家组、专业团体或政府部门推出。例如，国家卫生健康委员会 2022 年发布的《全国护理事业发展规划(2021—2025 年)》。另外，专业团体发布的团体标准(standard)和专业共识(consensus)也属于该类文献，例如，中华护理学会 2021 年发布的《成人鼻肠管的留置与维护》团体标准(T/CNAS 20-2021)、2019 年发布的《临床静脉导管维护操作专家共识》。

这类资料往往可在政府部门、消费者团体、专业协会或行业/提供商团体的网站上找到。"政策"这个术语在不同的国家、机构、组织中使用方式不同，甚至有时在机构和组织内部使用方式也不同，但所有优秀政策都具有一些核心特征：①它阐述原则问题；②它专注于行动，阐明应该由谁做什么；③它是一个权威性声明，由有权力进行声明的人、团体、组织或机构发布。

国家、省、区域和地方层面的政策制定往往与政治、专业和财政问题密切相关，并且对证据的依赖并不总是显而易见的。所有层面的政策和指导文件通常在其发展过程中涉及关键利益相关者，包括患者、临床专家和卫生服务管理人员。一些政策和指导方针在使用证据方面非常严谨，许多政策和指导方针，尽管考虑了现有的外部证据，但依旧还需要考虑多数参与政策制定者的意见。政策和指导方针构建者可能会委托智库或学术机构进行严谨的系统评价，并利用这些临床证据来制定政策，但大部分的政策来源并非是基于研究结果的；因此，对共识指南或政策声明进行综合性研究的情况越来越多。

政策和指导方针是复杂的，可能适用于各种背景下的整个人口，并且需要考虑实施相关的问题。因此，证据的概念通常专注于最佳可用的证据，而不是最佳可能实现的证据。既往一篇关于向决策者和管理者提供系统评价证据方法的论文认为，系统评价的作者越希望结论支持临床决策，就越需要考虑证据的使用背景，并且要考虑不同类型的"证据"，包括量性和质性资料、原始研究资料和其他类型的资料。

二、步骤和方法

（一）确定系统评价问题

对于文本、专家意见和政策类文献开展系统评价，通常使用 PICo 模式[P(population 人群)、I(phenomena of interest 感兴趣的干预/现象类型)和 Co(context 背景)]结构化循证问题。系统评价问题应指定明确的证据的类型（文本证据）、人群、感兴趣的干预或现象和研究问题的背景。

案例 1

在我国 ICU 中使用物理约束的文本类证据（患者或卫生保健实践者的叙述、专家意见或政策）是什么？

P：ICU 患者；

I：ICU 中使用物理约束；

Co：我国 ICU 中；

证据类型：患者或卫生保健实践者的叙述类文本、专家意见或政策。

（二）制订纳入和排除的标准

制订文本类文献的纳入和排除标准需要考虑两方面内容：PICo 特征和证据类型。PICo 特征的纳入和排除涉及人群、感兴趣的干预/现象类型和背景。纳入和排除的证据类型需要明确文本类证据的类型，通常包括实践者叙述、专家意见和/或政策。研究者需要使用 PICo 框架构建关于文本和专家意见系统评价的明确且有意义的纳入和排除标准。纳入和排除标准必须提供关于每个元素的概念和操作性定义，和其他细节，以使研究者在决定是否纳入排除文献时能够作出可靠决策。

（三）实施文献检索和筛选

检索过程与其他类型系统评价类似。检索词应包括相关主题词与自由词，并包含循证问题构建中的关键要素。检索应基于全面性原则，尽可能广泛地收集信息来源。必须列出要检索的数据库和平台名，并提供一个主要数据库的完整搜索策略，作为附录呈现。检索完成后，需 2 人独立筛选文献，若 2 名研究者无法达成共识，则咨询更具权威性的第 3 人。为确保纳入尽可能所有的文献，可采用追溯参考文献及咨询专家的方式。此外，应呈现筛选流程图。

文本类系统评价检索方面与其他系统评价不同之处在于证据来源主要来自灰色文献。文本类系统评价的纳入文本主要以叙述、专家意见和政策组成。叙述类证据主要是以与感兴趣的主题相关的患者、卫生专业人员或其他利益相关者的病程记录、护理记录、患者体验等形式出现。主要是灰色文献，可在专业协会或行业协会、患者团体的网站中找到。专家意见类证据常见来源是学院/学术机构的网站和专业期刊中的意见文章。政策类证据主要来源于政府部门、新闻媒体、患者团体、专业协会或行业协会的网站。

（四）文献质量评价

文本类证据的文献质量评价，评价的是意见内容、来源的可信度、提出意见的动机，并考虑全局背景和其他备选或补充观点。因此，在这种情况下，有效性与所说内容、来源及其可信度和逻辑有关；并考虑了正在发挥作用的明显和隐蔽动机。可采用 JBI 2022 版最新更新的文本和专家意见文献质量评价工具，不同文本类证据文献质量评价的条目略有差异，具体见表 7 - 16。

表 7 - 16　文本、专家意见、政策类文献的质量评价工具（JBI，2022）

叙述类文本：
1. 叙述的来源是否是可信？来源是否合适？
2. 所用文本与其上下文之间的逻辑关系是否清楚？
3. 叙述是否使用逻辑顺序呈现事件，以便读者能够理解其展开方式？
4. 作为叙述的读者，你是否得出与叙述者相似的结论？
5. 结论是否从叙述中得出？
6. 你是否认为这是一个叙述？
专家意见：
1. 是否清晰描述专家意见的来源？
2. 专家意见是否来源于在该专业领域中是否有影响力的专家？
3. 相关人群的利益是否是专家意见的核心关注点？
4. 专家意见是否展示了支持得出该结论的论点？
5. 专家意见是否对现有文献的进行引用？
6. 专家意见是否对与既往文献不一致的地方进行说明？

（续表）

政策/共识指南
1. 政策/共识指南的开发者(以及任何归属/附属关系)是否明确?
2. 政策/共识指南的开发者在专业领域中是否具有影响力?
3. 利益关联人是否参与了政策/共识指南的制订,得出的结论是否能代表其服务对象的观点?
4. 是否承认并回应因利益冲突而产生的偏倚?
5. 是否描述了收集和总结证据的过程?
6. 与现有文献/证据不一致的地方是否进行了合理的说明?
7. 是否描述了用于制订推荐意见的方法?

文献质量评价由 2 位研究者独立完成,必要时询问第 3 人意见。评估者应该以叙述或表格的形式报告每一条质量评估的结果。这个阶段的评估应视为对每个文本类文献质量进行复杂、深刻、批判性、系统性、彻底地检查,为资料综合奠定坚实的基础。

(五) 内容提取

建议由 2 名研究者独立进行文本资料提取,如果出现分歧由 2 人进行讨论或由第 3 人介入。可以考虑选择一种标准化提取表格进行数据提取。内容提取分为两步。

1. 第一步:提取基本信息　系统评价提取的基本信息内容包括:文本类型、文本类证据的目标对象、背景、表明的立场、文本结论、研究者结论、对评论问题和特定目标具有重要意义的任何结果的具体细节。

文本类型:正在提取的文本证据类型,例如叙述类文本、专家意见、共识指南、会议报告、政策报告或从专业组织的网页访问的报告。

目标对象:文本类证据所涉及的相关对象

背景:文本证据制订的地理、文化和社会背景。地理背景如养老院、医院或农村。文化背景是出版物设置中的文化特征,如但不限于:时期、民族群体、年龄群体或社会经济群体。录入背景信息时,应尽可能具体。

表明的立场:专家的陈述,和/或总结出版物的主要内容。

文本结论:描述出版物的主要发现,并评估论证呈现和逻辑的清晰度。描述是否提供其他证据来支持文本证据的假设和结论。

研究者结论:研究者描述文本类证据的优点和缺点。

2. 第二步:提取文本类证据的结论　内容提取的第二阶段是从文本中提取作者的结论,并根据内容评价可信度水平。可信度分为 3 个水平:①U(unequivocal,毫无疑问):指无可辩驳的事实结论、直接报告/观察到的结论;②C(credible,可信):指那些虽然是文中解释性观点,但有资料和理论框架支持的可信的结论;③NS(not supported,不受支持):指研究结论不受资料支持的情况或资料不包括在资料综合中。

在此过程中提取的是作者/发言者陈述的特定结论以及证明论点或结论依据的文本。结论是嵌入论文中的主要意见陈述。因此,研究者需要仔细反复阅读文本以识别结论,并应将作者的结论作为逐字陈述提取出来。

（六）内容综合

在对3种不同类型的文本进行批判性评估和资料提取后，将根据临床问题的性质对结论进行内容综合。如果系统评论中包含3种不同类型的文本，则研究团队将决定是将这些文本分别以其单独的文本类型呈现，还是将它们综合在一起。这应在方法中进行阐明。文本类证据的内容综合可以采用Meta整合的方法，具体方法请参见第九章第二节——质性研究的Meta整合。

（七）证据的确定性评价

对于文本和专家意见系统评价，可以采用ConQual方法评价文本类证据的确定性。具体评价方法请参见第十章第三节“质性研究的证据分级（ConQual评价）”。

三、实例分析

本节将以于Santos等2022年发表在*International Journal of Artificial Intelligence in Education*上的The Introduction of Artificial Intelligence in Diagnostic Radiology Curricula：a Text and Opinion Systematic Review一文为例，列举文本和专家意见系统评价的过程（资料来源：SANTOS G N M，DA SILVA H E C，FIGUEIREDO P T S，et al. The Introduction of artificial intelligence in diagnostic radiology curricula：a text and opinion systematic review [J]. Internat J Artific Intellig Education，2022：1-30）。

（一）背景

随着人工智能在放射学方面研究的数量日益增多，以及人工智能工具在日常工作中的初步应用，本文旨在探讨和评估人工智能在健康科学领域中诊断放射学教育课程中的实施。虽然大量文献涉及人工智能在临床放射学实践中的应用，但尚未有关于放射科医生使用人工智能的可能性和挑战的研究。因此，有必要利用从先前经验和专家意见中得出的证据。本系统评价可能为计划、开发和实施人工智能在诊断放射学教育中的应用提供重要的启示。本系统评价的目的是总结当前有关人工智能在诊断放射学教学方面的证据和专家意见，以及总结在放射学本科和研究生教育中应用这种新技术的可能性、优势和挑战。关注的问题是：人工智能在诊断放射学教育中的教学可能性、优势和挑战是什么？

【分析】

作者在背景部分介绍了既往研究中缺乏关于放射科医生中使用人工智能的可能性和挑战的研究。作者通过文本和专家意见系统评价，总结先前经验和专家意见中得出的证据。立题依据及选用此类系统评价的理由阐述清晰。

（二）资料与方法

1. 文献检索　检索Cochrane、Embase、ERIC、Lilacs、Liv-ivo、PubMed、Scopus和Web of Science和灰色文献Open Grey、Proquest和Google Scholar中的文献（检索

式详见附录Ⅰ)。检索时间范围是 2021 年 7 月 26 日—2021 年 9 月 12 日。还手动检索了文章的参考文献列表。

【分析】

本文采用系统性文献检索,检索较全面,检索词丰富、合适,并以附件的形式详细报告每个数据库的检索策略和检索结果,做到了清晰、透明、可重复。但文中对检索日期的表述存在歧义,应描述数据库文献检索发表时间的范围,而非开展检索的日期范围。

2. 纳入和排除的标准　本文按照 PICo 模式确定纳入和排除的标准。人群(参与者类型):本系统评价考虑了有关医学各领域本科和研究生诊断放射学教育的文本和专家意见。感兴趣的现象:纳入研究重点是教授、教育机构和参与诊断放射学教育的卫生专业人员对将人工智能纳入学习者课程、实践训练、理论教学或内容发展中的经验和思考。背景:人工智能在诊断放射学中的应用正在快速增长,可能会改变放射学的实践方式。在将人工智能纳入课程之前,教育中的人工智能使用需要适当的监管和研究。文献类型:本系统评价纳入综述、信函、文本、专家意见、专家共识、讨论论文和指南。

【分析】

文中根据 PICo 模式明确规定了文献纳入和排除的标准,涉及对象、感兴趣的现象、背景和文献类型等方面,清晰、完整、具有操作性。

3. 文献筛选　使用文献管理软件(Mendeley®, Elsevier)对下载题录进行管理,并剔除重复。文献筛选分为两个步骤。在第一阶段,2 名研究者(GNMS, HECS)独立筛选了所有题录的标题和摘要,剔除不符合纳入标准的题录。在第二阶段,研究者将阅读全文进行筛选。使用 Rayyan QCRI 在线应用软件(https://rayyan.qcri.org)完成。第一阶段或第二阶段中的任何分歧都由 2 名作者之间达成共识或由第 3 名研究者(PTSF)进行判断。

【点评】

文献筛选流程清晰。重点描述了进行文献筛选中所使用的软件。该段落中没有明确指出本文是根据 PRISMA 的要求分阶段进行文献筛选,也未对多名研究者筛选的一致性进行测试。

4. 文献质量评价　2 名研究者采用 JBI2015 版文本和专家意见文献质量评价清单、JBI 病例报告的文献质量评价清单、JBI 病例系列的文献质量评价清单对纳入研究进行文献质量评价。2 名研究者独立进行批判性评估。任何分歧都由共识或与第 3 位作者的讨论解决。

【点评】

本文针对不同类型研究采用合适的工具对纳入文献进行文献质量评价,文献质量评价过程正确。

5. 内容提取　提取关键信息包括作者、出版年份、国家、人群、背景、使用 AI 的潜在可能、挑战和结论。对于经验报告,提取信息包含作者、出版年份、国家、人群、干预、经验、结果和结论。

【点评】

本文阐述了内容提取的过程和内容,并对不同类型证据不同的提取内容进行了阐述。本系统评价没有对定性内容的资料可信度的提取方法进行阐述。

6. 内容分析　无。

【点评】

本系统评价未对文本证据进行整合和分析，导致总体结果聚焦在内容描述上。

（三）结果

1. 文献筛选结果　通过数据库共找到了 2 301 条题录，经去重后剩余 1 399 条题录。还通过其他来源（灰色文献和参考文献检查）确定了 515 条题录。根据标题和摘要筛选，共有 40 篇文献进行了全文分析。最终，有 17 篇文献符合纳入标准。未符合纳入标准的全文及其原因列在附录 2 中。PRISMA 流程图参见图 1（略）。

【点评】文献筛选过程清晰、透明、可重复。并采用 PRISMA 2020 版流程图报告检索过程。

2. 纳入研究的特征　所有的文献均在 2018—2021 年期间发表。主题均主要集中在执业证书前的培训/教育上。包括 8 项批判性综述，4 篇专家意见，1 篇杂志评论和 4 篇经验报告。

【点评】

本系统评价根据 PICo 模式研究的发表时间、研究目的、人群、背景和研究类型。以表格和文字的形式呈现。

3. 文献质量评价　使用 JBI 文本和专家意见文献质量评价工具评估 17 篇文本类论文的方法学质量。总体评估结果显示，作者的意见在专业领域中具有立场，他们的中心重点是相关人群的利益，观点有文献支持。没有发现观点与文献不一致的情况，但在一篇文章中没有明确标明意见的来源。

【分析】

本文对 17 篇文本类证据论文进行文献质量评价，评价方法正确，结果阐述合理。

4. 主要结果　3 份报告是关于将人工智能和机器学习纳入课程的试点研究，其中 1 份是一项专家意见。2 份报告描述了通过网络研讨会/讲座的开展人工智能和机器学习教学。在第一项文献中，39%的受众是非放射科医生，他们表示对进一步使用人工智能的兴趣和潜力。在放射科医生中，80%是住院医生，表明他们对有关即将发生的变化的有着更多信息的需求。第二项文献表明，放射科住院医生对人工智能的兴趣和满意度很高，并且在学习班之后认识到了人工智能的核心原则。

【分析】

结果通过表格的形式展示，分析内容合理。缺点在于本文基于 JBI 文本和专家意见系统评价的方法学，但并未对质性资料来源的可信程度进行评价。也没有 Meta 整合的过程。没有对证据的可信度进行 ConQual 评级。

（四）讨论

这是第一个探索在本科和研究生放射科课程中引入人工智能的文本和专家意见系统评价。结果表明，人工智能可以帮助放射科医生进行图像解释和非解释性任务，并且能够为放射科提供更加均衡的教学。然而，结果也表明，人工智能仍然需要足够的案例进行验证，放射学图像的数字化以及学习曲线的发展。何时以及在多大程度上需要人工智能教学仍不清楚。

【分析】

在文中讨论部分，作者分析了放射科课程中引入人工智能的潜在可能、挑战、障碍和现实意义。建议在讨论中加强可解释性和适用性的阐述。

第七节　系统评价再评价

一、概述

系统评价再评价（overviews of reviews，简称 overviews）指全面收集同一疾病或同一卫生保健领域问题的治疗或病因、诊断、预后等方面的相关系统评价，整合证据进行再评价的一种综合研究方法。因此，系统评价再评价是基于系统评价文献的二次研究。系统评价再评价曾有多种名称，如“overviews of reviews”、“umbrella reviews”或“overview of systematic reviews”等。至 2008 年第 17 届 Cochrane 年会后，英文“overviews of reviews”和中文“系统评价再评价”得到广泛认可。

系统评价再评价的产生与系统评价的快速发展密不可分。针对同一临床问题有多项研究结果发表时，系统评价提供了一种全新的生产证据的方法，以促进证据级别提高、知识转化、证据传播和应用，其理念和方法被广为接受。自 1983 年 Furberg 发表了卫生保健领域的第一篇临床对照试验的系统评价“心肌梗塞后抗心律失常药物对病死率的效果”起，至今已 40 年。这一医学文献研究新范式随着循证医学的发展得到了广泛的发展，截止 2022 年 8 月 13 日，以“(((systematic review[Title/Abstract])) OR (meta-analysis[Title/Abstract])) OR (Meta-Analysis[Publication Type])”为检索词在 PubMed 数据库中共检索到了 365 057 条题录，以“(主题：系统评价(精确))OR(主题：Meta 分析(精确))”为检索词在中国知网共检索到了 98 741 条题录。然而，随着系统评价的大量涌现，同一主题的系统评价可能已经发表多篇，而多篇之间的结果也不完全一致，降低了对临床决策的帮助，由此系统评价再评价应运而生。系统评价再评价是针对临床和卫生保健问题，基于系统评价进行综合研究的一种方法，为证据使用者（如临床医护、政策决策者、患者等）提供更为集中的高质量证据。

系统评价再评价发展至今已有 20 多年历史。1999 年，英国埃克斯特大学 Ernst 等学者对用草药治疗抑郁、失眠、前列腺良性增生等老年人常见病的相关系统评价进行了再评价。2004 年，Cochrane 协作网成立了系统评价再评价工作组，正式开展系统评价再评价的方法学研究，并于 2008 年将系统评价再评价列入《Cochrane 手册（5.1.0 版）》，

RevMan5 软件中增加了相应模块。检索 Cochrane 图书馆发现，截至 2022 年 8 月 13 日已发表 131 篇系统评价再评价和 28 篇系统评价再评价计划书，所涉及的领域非常广泛，如骨科、呼吸系统疾病、公共卫生、中医、精神疾病、儿科、诊断等。可见，系统评价再评价在未来证据综合领域将会发挥较大的潜能。

二、作用和价值

系统评价再评价的核心是针对多个相关系统评价的证据进行综合研究，对比已发表的不同系统评价结果的异同点，深入剖析其结果一致性及相互矛盾的原因。系统评价再评价不是对所纳入系统评价的简单重复或罗列证据，而是针对特定的问题或现象进行凝练、总结同一主题系统评价的评价结果，其作用和价值主要体现在以下几个方面。

1. 对同一临床或健康问题不同干预措施的系统评价进行再评价　对多个系统评价进行再评价，有助于增加证据的强度、广度和深度，实用性强，有利于使用者决策参考。Bruschettini 等研究者于 2022 年针对“新生儿短暂性呼吸急促管理干预的系统评价”进行了再评价，共纳入 6 项 Cochrane 系统评价（18 项试验，1 134 名婴儿），评估的干预措施包括沙丁胺醇、肾上腺素、布地奈德、利尿剂、液体限制和无创呼吸支持，评价结果显示，沙丁胺醇可能减少呼吸急促的持续时间（低质量证据）。未找到任何系统评价将肾上腺素或皮质类固醇与安慰剂进行比较，并报告呼吸急促的持续时间，但有 1 项系统评价报告了一个类似的结局（呼吸频率正常化趋势），还发现肾上腺素和安慰剂之间没有差异（未报告效应量）。关于利尿剂相较于安慰剂的效果，证据非常不确定。在呼吸急促持续时间方面的证据非常不确定，如持续气道正压通气相较于氧疗自由流量的效果，鼻高频通气相较于持续气道正压通气的效果，以及经鼻间歇正压通气相较于持续气道正压通气的效果，均未得到确定的结果（极低质量证据）。

2. 对系统评价中不同结局指标进行再评价　系统评价应纳入临床决策中所需要的所有重要结局指标，然而部分系统评价所评价的结局指标可能不完善，或者重要结局指标在不同系统评价中分散报告。此时，需要对多个相关系统评价的结局指标进行再评价。朱金凤等于 2022 年开展了“脑卒中患者远程康复运动管理有效性及安全性的系统评价”的再评价，共纳入 14 篇系统评价（172 项试验，9663 名患者），采用 GRADE 系统对 67 条主要结局指标的证据质量进行评价，涉及改善患者运动功能、生活自理能力、平衡功能、生活质量等结局指标。结果显示，远程康复运动比传统康复有利于改善患者的运动功能（证据质量中低）；在改善日常生活自理能力、平衡功能和生活质量方面，证据尚不充分（证据质量中低）。

3. 对某一干预措施相关的多个系统评价进行再评价　临床上有一些干预措施常常可以对不同疾病或健康问题、不同人群进行干预，并发表了多个相关系统评价，因此可对涉及该干预措施的多个系统进行再评价。研究者 Smidt 等评价了运动疗法的相关系统评价，结果显示运动疗法对膝骨关节炎等 9 种疾病的疗效确切，对颈椎痛等 6 种疾病的证据不足，对急性下背部疼痛无效。

4. 从更广的范围对某一领域的相关系统评价进行概述 由于系统评价已针对某一具体医疗卫生问题进行系统、全面检索及科学、客观评价，系统评价再评价可宏观概述某个领域的多个相关系统评价证据，为证据使用者提供更全面综合的信息。在一项发表于2020年的"预防死产、流产和围产期死亡的产前干预的Cochrane系统评价"的再评价中，研究者从孕妇的营养、预防和管理感染、母亲的其他医疗保健问题以及在出生前检查胎儿等多个领域，进行相关系统评价的综合评价。结果显示，尽管大多数干预措施未能证明在减少死产或围产期死亡方面具有明显效果，但一些干预措施却显示出一定的益处，例如，能量/蛋白质均衡补充，助产士主导的护理模式，传统助产士的培训与不培训以及产前胎心监护。还观察到了用杀虫剂处理的抗疟疾蚊帐和基于社区的干预措施可能带来的益处，而减少产前检查的次数被证明是有害的。但是，不同环境下干预措施的有效性存在差异，需要进一步的高质量随机对照临床试验来评估产前预防干预措施的效果，以及哪种方法最有效地降低死产风险，尤其是中低收入国家的高质量试验研究。

5. 对卫生经济学领域系统评价进行再评价 面对日益增长的卫生需求，如何更高效地配置有限的医药卫生资源已成为卫生决策者面临的巨大挑战。运用经济学研究系统评价再评价的结果辅助公共卫生评估和政策制定的价值日益凸显。除疾病防治系统评价再评价外，病因学、诊断学及预后等多个领域也有相关系统评价再评价发表。

三、与其他类型系统评价的区别

系统评价再评价与系统评价、Meta分析或网络Meta分析的方法学类似，均属于综合证据的研究方法。制作过程中都要经过确立研究问题、制订文献纳入/排除标准、系统检索筛选文献、文献质量评价、数据分析等步骤。不同之处在于系统评价再评价是基于系统评价的综合研究方法，而系统评价、Meta分析或网络Meta分析是基于原始研究的证据综合方法。除此之外，这几类证据综合方法间仍存在重要的区别(表7-17)。

表7-17 系统评价再评价与其他类型系统评价/Meta分析/网络Meta分析的比较

条 目	系统评价再评价	系统评价	Meta分析	网络Meta分析
目的	基于多个系统评价的综合研究	基于多项相关原始研究的综合研究(定量、定性)	基于多项相关原始研究的定量综合研究	基于多项相关原始研究的定量综合研究
纳入研究	系统评价	原始研究，如RCTs等	原始研究，如RCTs等	原始研究，一般纳入RCTs
研究计划	有	有	有	有
文献纳入/排除标准	有	有	有	有

（续表）

条　目	系统评价再评价	系统评价	Meta 分析	网络 Meta 分析
检索方法	检索策略系统、全面，收集同一主题的相关系统评价	检索策略系统、全面，收集相关原始研究	检索策略系统、全面，收集相关原始研究	检索策略系统、全面，收集相关原始研究
质量评价	方法学质量/偏倚风险评价及证据质量评价	方法学质量/偏倚风险评价及证据质量评价	方法学质量/偏倚风险评价及证据质量评价	方法学质量/偏倚风险评价及证据质量评价
资料/数据分析	综合评价各纳入系统评价证据结果。条件适宜时可采用间接比较等分析方法	针对每一个重要结局指标定量或定性分析	针对每一个重要结局指标定量 Meta 分析	基于多项研究，分析 2 个以上干预措施间的间接比较结果或直接比较结果与间接比较结果的合并结果的 Meta 分析
结果	客观描述纳入系统评价的特征、质量评价结果及效应量等信息	客观描述纳入原始研究的特征、质量评价结果、效应量及发表偏倚等信息	客观描述纳入原始研究的特征、质量评价结果、效应量及发表偏倚等信息	客观描述纳入原始研究的特征、质量评价结果、效应量及发表偏倚等信息
结论	主要对相关信息进行客观陈述，获得当前研究现状下更为全面、客观的结论，并描述对未来研究的提示	综合考虑纳入原始研究质量、效应量等多方面内容，并描述对未来研究的启示	综合考虑纳入原始研究质量、效应量等多方面内容，并描述对未来研究的启示	提供与决策相关的信息和最新研究信息，描述对临床实践和未来研究的启示
报告规范	可参考 PRIO-harms 标准	按 PRISMA 规范报告	按 PRISMA 规范报告	按 PRISMA 规范报告

（资料来源：张天嵩，李博，钟文昭. 实用循证医学方法学[M]. 3 版. 长沙：中南大学出版社，2021.）

四、系统评价再评价的制作和实例分析

系统评价再评价的完整透明报告有助于判断其结论的可信度，其中干预措施的利害关系对于临床应用的选择及证据评价尤为重要。因此，为促进系统评价再评价中干预措施利害关系的完整透明报告，Bougioukas 等研发了系统评价再评价优先报告工具 PRIO-harms（preferred reporting items for overviews of systematic reviews including harms checklist）。本节将在 PRIO-harms 的基础上结合《Cochrane 手册（5. 1. 0 版）》相关要求，介绍系统评价再评价的制作和报告内容，并以“GRIITH R J，ALSWEILER J，MOORE A E，et al. Interventions to prevent women from developing gestational diabetes mellitus：an overview of Cochrane Reviews. Cochrane Database of Systematic Reviews 2020，Issue 6. CD012394”为例（以下简称 GDM-overview），进行相关内容的实例分析。

（一）确定研究问题

系统评价再评价的目的是更好地为决策者提供高质量的证据，因此选题应来源于临床实践，结合患者需求，同时需契合本学科发展的前沿，是相对比较重要且亟待解决的研究问题。另外，在确定研究问题前，还需考虑到：①所关注领域有至少有 2 个及以上的同一主题或相关领域的系统评价；②优先纳入整体质量较高的 Cochrane 系统评价，有助于提高系统评价再评价的证据强度；③结合实践对证据的需求，若所关注的研究问题已发表的系统评价较全面，系统评价再评价综合分析的结果和推荐意见则更全面，临床实用性更高。

妊娠糖尿病（gestational diabetes mellitus，GDM）的患病率正在上升，全世界约有15%的孕妇受到影响，对妇女及其婴儿而言，存在相关的短期和长期健康风险。患有 GDM 的妇女在怀孕期间更有可能出现包括高血压在内的并发症，需要引产。产妇以后患 2 型糖尿病的风险也会增加。患有 GDM 的妇女所生的婴儿更有可能因体重过大而导致出现产伤。一旦出生，婴儿有更高的风险发生呼吸困难、黄疸和低血糖，以及之后发生肥胖和糖尿病。例文 GDM-overview 研究采用系统评价再评价的视野和方法，旨在全面归纳、总结 Cochrane 系统评价中关于预防 GDM 干预措施效果的证据，为所有护理孕妇的医护人员、指南制订者、政策制定者、研究人员和有可能患 GDM 的孕妇及其家人提供重要资源。

（二）制订计划及平台注册

研究问题确定后，需制订详细的研究计划和具体步骤，包括拟定题目、制订纳排标准、检索策略和文献筛选方法、质量评价标准、资料提取方案、数据分析及处理方法等。同时，组建系统评价再评价的制作团队，包括研究者、方法学人员、检索专家、统计专家和临床人员等。

建议开展研究之前，可在 Cochrane 协作网或国际前瞻性系统评价注册平台（international prospective register of systematic reviews，PROSPERO）注册研究方案，以保护研究独创性，避免重复并减少报告偏倚的情况，也利于完成后的发表，但不接受已完成发表的系统评价再评价的注册。Cochrane 协作网审核周期长，可提供撰写指导。PROSPERO 审核周期短，但不提供撰写指导。

例文 GDM-overview 研究为 Cochrane 系统评价再评价，注册号：CD012394，注册时间：2019 年 5 月 14 日，发表时间：2020 年 6 月 11 日。

（三）制订文献纳入和排除的标准

以干预性研究为例，系统评价再评价的纳入标准按“PICOS”原则结构化研究问题，包括研究对象（participants）、干预措施（interventions）、对照措施（comparison）、结局指标（outcomes）及研究类型（type of studies），其中研究类型为系统评价。需要注意的是，Cochrane 系统评价再评价要求主要纳入 Cochrane 系统评价，其他期刊发表的系统评价再评价也可纳入除Cochrane以外的其他系统评价。

排除标准并非是指纳入标准的反面，而应是对纳入标准的补充限定，即描述符合纳入标准时，其他不满足要求的特殊情况。

根据PICOS原则，实例GDM-overview的纳入标准。

1. 研究对象　计划怀孕或正怀孕的非1型/2型糖尿病妇女。

2. 干预措施　饮食、运动、饮食结合运动、膳食补充剂（如益生菌、肌醇、维生素D和omega-3脂肪酸）、药物（如口服降糖药）、其他健康问题的管理。

3. 对照措施　标准护理或无干预（或安慰剂），以及其他措施。

4. 结局指标　妊娠期糖尿病（文献中作者或实验者的定义）。

5. 研究类型　Cochrane系统评价。

（四）文献检索和文献筛选

文献检索的方法和策略与系统评价类似，根据研究计划确定检索资源。需要指出的是Cochrane系统评价再评价在研究类型设定为只纳入Cochrane系统评价，则检索范围仅局限于Cochrane系统评价数据库（cochrane database of systematic reviews，CDSR）。拟发表在其他期刊的系统评价再评价，则检索范围更为广泛，还需检索包括PubMed，Embase及CBM等中英文数据库。同时，需要考虑查找灰色文献、Cochrane或PROSPERO已注册的系统评价等。

系统评价再评价筛选文献的要求与系统评价基本一致，要求至少2名评价员独立进行并交叉核对以保证纳入研究的准确性和可靠性。筛选时还应详细记录过程与相关信息，特别需注明排除研究的理由。另外，对研究人员应事先进行培训规范方法并进行预试验。

实例GDM-overview记录：由2名团队研究者独立实施文献检索、筛选和提取资料，遇到争议由第3人判定。

（五）资料提取方法

系统评价再评价应依据具体研究主题、内容和结局指标等预先设计数据提取表，以标准化数据提取项目、格式，便于准确提取相关信息，并可将系统评价的原始信息简明直观的展示出来。提取的信息主要包括纳入研究的基本信息、研究特征、研究方法和结局指标等。资料提取需至少2名研究团队成员按此标准独立、准确地提取并记录，对资料提取过程中所遇到的问题及缺失数据的处理等也应详细记录。若遇到不同意见可协商解决或由第3人判定，减少系统评价再评价过程中不必要的偏倚。

实例GDM-overview按照预先设计的数据提取表进行逐项提取，当系统评价中的信息缺失时，通过查阅原始研究，并与系统评价的作者联系以获得更多的细节信息。提取资料包括：题目、作者、检索日期、纳入研究数量、样本量（包括婴儿数量）、纳入研究的偏倚风险、干预措施和对照措施、相关结局指标、亚组分析和敏感性分析等其他重要方法学信息。

（六）纳入文献的质量评价

系统评价再评价的质量包括：①方法学质量/偏倚风险评价；②证据质量评价。质量评价需明确评价标准，由至少 2 名研究团队独立进行交叉核对，所使用的评价标准以及评价过程所遇到的问题及解决方案等信息应详细记录。遇争议时，协商决定或请第 3 人判定。

1. 方法学质量/偏倚风险评价　系统评价的质量评价主要评估系统评价的设计、实施过程及其如何对偏倚进行控制，通常包括资料收集、纳入和排除标准、方法学质量评价、数据分析等方面。目前应用较广泛的评价工具有 OQAQ（Oxman-Guyatt Overview Quality Assessment Questionnaire）、AMSTAR（the Assessment of Multiple Systematic Reviews）、AMSTAR－2、JBI 系统评价工具和 ROBIS（Risk of Bias in Systematic Review）等（详见本书第五章第三节“系统评价的质量评价和报告规范”）。

OQAQ 由 Oxman-Guyatt 于 1988 年提出，主要评价系统评价中容易产生偏倚的关键环节，如文献检索策略是否全面；如何减少文献筛选、数据提取和质量评价过程中产生的偏倚，对纳入研究的质量评价是否采取恰当的评价工具和方法；数据合并是否合适；研究结论是否客观等。该标准共包括 10 个条目，最后一条是对整个系统评价质量的总体评价。

AMSTAR 评价工具是荷兰 Vrije 大学医学研究中心和加拿大渥太华大学临床流行病学的专家在 OQAQ 的基础上研制而成，并于 2007 年发表。AMSTAR 量表共 11 个条目，分“是”、“否”、“不清楚”和“未采用”4 个标准。2017 年，AMSTAR 工作组对其进行修订，正式发表了 AMSTAR－2，共计 16 个条目。所有条目均参考了 Cochrane 协作网推荐的随机和非随机干预研究的偏倚风险评价工具，涉及系统评价的选题、设计、注册、数据提取、数据统计分析和讨论的全过程。

澳大利亚 JBI 循证卫生保健中心（2016）对系统评价论文的质量评价工具包含 11 个评价项目。评价者需对每个评价项目做出“是”、“否”、“不清楚”、“不适用”的判断，并最终经过小组讨论，决定该研究是纳入、排除，还是需获取进一步的信息。

英国布里斯托尔大学社会医学部于 2014 年研发了 ROBIS 工具，该工具不仅可用于评估包括干预性、诊断性、病因性、预后性等多种系统评价制作和结果解释过程中的偏倚风险，还可用于评价问题与其使用者要解决的实践问题的相关性。ROBIS 评价工具包括 3 个阶段：①评估相关性（根据情况选择）。相关问题评价结果分为“是”、“否”、“部分”和“不确定”。②确定系统评价制作过程中的偏倚风险程度。这一阶段主要确定系统评价制作过程中可能产生的偏倚，涉及 4 个领域，需要按顺序但不能孤立地评价每个领域。相关问题的回答以“是”“可能是”“可能否”“否”和“无信息”表示。最后判断该领域的偏倚风险程度时，分为“低”、“高”、“不确定”。如果所有相关问题的回答是“是”或“可能是”，则该领域偏倚风险程度为“低”；若有任一问题的回答是“可能否”或“否”，则偏倚风险程度为“高”；若提供的信息不足以判断，则偏倚风险程度为“不确定”。③判断偏倚风险。最后这一阶段是判断系统评价整体的偏倚风险。如果所有问题的回答是“是”或“可能是”，则系统评价偏倚风险程度为“低”；若有任一标志性问题的回答是“可能否”或“否”，则系统评价存在相关偏倚风险；若提供的信息不足以判断，则系统评价偏倚风险

“不确定”。使用者可以在其网站（http://www. bristol. ac. uk/population-health-sciences/projects/robis）获得工具清单和使用指导。

实例 GDM-overview 采用 ROBIS 评价纳入 Cochrane 系统评价的方法学质量，并在原文中详细阐述了 ROBIS 评价条目及评价结果。纳入的 11 篇系统评价中 10 篇在所有维度均为低风险。

2. 证据质量评价　Cochrane 协作网推荐使用 GRADE 评价体系针对每一重要结局评估证据的质量和报告分级，GRADE 评价系统将证据质量分为“高”“中”“低”和“极低”4 个等级，评价内容包括所纳入单个研究的偏倚风险、直接证据、异质性、效应量的精确性和发表偏倚的风险等。若纳入的系统评价本身已进行了证据质量评价，则应该对评价结果谨慎评估以确保原评价结果的正确性；若未进行质量评价，则应依据 GRADE 系统进行评价。

实例 GDM-overview 使用 GRADE 评价体系评价证据质量，原文中列出了具体的评价标准与方法，其中 1 篇系统评价未使用 GRADE 对证据进行分级，研究团队检索了该系统评价的原始文献，并进行证据质量的评价。

（七）数据分析及处理

系统评价再评价的资料分析依赖于所纳入系统评价的数据资料，可采用描述性的定性分析，也可采用以统计推断为主的定量分析。定性分析需要充分考虑临床实践，用便于证据使用者的方式进行表述，而非机械的陈列系统评价结果，如文字、图表等形式简洁、明了地归纳、总结。定量分析的目的在于从更大范围尝试进行数据合并或重新进行亚组分析（如不同的人群等），一般可采用直接比较结果。在缺乏直接比较证据的情况下，可开展间接比较分析，或合并直接比较结果与间接比较的结果。但是间接比较证据不如直接比较级别高，其获得的结论不如直接比较的可靠且分析过程受纳入系统评价资料的完整性限制，仅作为没有直接比较数据前提下的备选。

实例 GDM-overview 中针对 GDM 的干预措施种类较多，且对于 GDM 的诊断标准因不同国家和地域而不同，因此未进行定量合并，而是根据数据结果的分类以图表的形式进行阐述，包括：①明确的获益证据；②明确的损害证据；③明确的无影响或等效证据；④可能的获益；⑤可能的损害；⑥或未知的获益或损害。前三类代表 GRADE 中等或高质量的证据。评价结果显示运动或饮食干预的益处尚不明确（低质量证据）；饮食和运动干预可能会降低妊娠期糖尿病的风险（中等质量证据）；妊娠期补充 omega－3 脂肪酸与不补充相比对妊娠期糖尿病无影响（高质量证据）；补充肌醇或维生素 D 可能降低妊娠期糖尿病风险（低质量证据）；肥胖孕妇服用二甲双胍与安慰剂相比，可能降低妊娠期糖尿病风险（中等质量证据）；甲状腺疾病的普查相比基于风险的筛查对 GDM 的风险没有影响（1 项试验，4 516 名女性；中等质量证据）；两种不同的治疗母亲哮喘的方法效果尚不清楚（低质量证据）。

（八）报告条目及结果解释

系统评价再评价的结果部分包括描述文献筛选结果、纳入研究的基本特征、质量评价和预设的重要结局指标结果。文献筛选过程及记录按照PRISMA声明以流程图展示。实例GDM-overview最终共纳入11项Cochrane系统评价，包括71项原始研究和23 154名女性。

推荐PRIO-harms条目用于系统评价再评价的报告规范，PRIO-harms是在PRISMA条目上扩展而成，共计27个条目，56个亚条目和1个文献筛选流程图。实例GDM-overview具体评价条目内容及解析详见表7-18。

表7-18　系统评价再评价优先报告条目清单及实例分析

领域和主题	亚条目	条目清单	GDM-overview符合情况	解析说明（附原文页码、内容）
标题				
1. 标题	1a	题目中明确体现系统评价再评价	Y	P1：提及为an overview of Cochrane Reviews
	1b	题目中也可出现安全性、危害性、不良事件的相关表述	N	未出现安全性、毒性、不良反应、不良事件等词汇
摘要				
2. 结构式摘要	2a	提供结构式摘要。如果适用，应包括背景、目的、数据来源、文献选择标准、数据提取、质量评价、数据综合方法、结果、局限性、结论等	Y	P1～3：内容涵盖了背景、目的、数据来源、文献选择标准、数据提取、数据综合方法、结果、结论等，报告了系统评价方法学质量高，但GRADE评价证据质量较低
	2b	报告系统评价再评价和/或纳入系统评价中危害性分析的主要结果	N	未报告危害性分析的相关内容
背景				
3. 理论基础	3a	概述现有知识背景下系统评价再评价的基本原理和论述范围（广义或狭义）	YM	P4～6：描述系统评价再评价评估预防GDM干预措施的重要性和意义，但未阐述系统评价再评价的原理
	3b	公允报告干预措施潜在的利害关系	N	未报告相关干预措施的潜在利害关系
	3c1)	根据已发表文献判定哪些事件是不良事件，并提供明确的理由	N	未报告相关不良事件的定义和理由
4. 目的（PICOS）	4	以PICOS（研究对象、干预措施、对照措施、结局指标、研究类型）的形式明确说明研究问题	Y	P6：原文报告了依据PICOS原则的研究问题

（续表）

领域和主题	亚条目	条目清单	GDM-overview 符合情况	解析说明（附原文页码、内容）
方法				
5. 计划书与注册	5a	说明是否有计划书	Y	Cochrane review 会先发表 protocol，待全文发表后覆盖 protocol
	5b	如果已注册，应提供注册机构（如 PROSPERO 等）有效网址	Y	Cochrane 注册号：CD012394
6. 文献选择标准与结局指标	6a	详细说明按照研究设计、研究对象、干预措施、对照措施形式制订的文献选择标准	Y	P6：在研究目的和方法学部分阐述了 PICO 和文献纳入排除标准
	6b	报告（必要时定义）结局指标的具体数据，最好对主要和次要结局指标进行优先排序	YM	P7：定义结局指标为 GDM 发生率（以系统评价作者的定义为准），无其他次要指标
	6c	报告纳入不良事件作为（主要或次要）结局指标。如果适用，对其严重程度（如轻度、中度、重度、致命，可在附件中描述）进行分级	N	未将不良事件纳入结局指标
	6d2）	报告系统评价再评价纳入研究的特征（如语言限制、发表状态、发表时间）（参见条目）	Y	P6～7：阐述了数据提取内容中包括纳入研究的相关特征
7. 信息来源	7a	检索至少 2 个电子数据库	NA	仅纳入 Cochrane SR，故仅检索 Cochrane Library 数据库
	7b	报告补充检索的来源（如手工检索、追溯参考文献、相关综述和指南、注册的计划书、会议摘要和其他灰色文献）	NA	同上
	7c	报告末次检索时间和/或每个数据库的检索时限	Y	P6：原文明确描述"We searched the Cochrane Database of Systematic Reviews (6 August 2019)"
8. 检索策略 3）	8a	提供至少 1 个电子数据库的完整检索策略（算法），包括检索过程中使用的任何限制（如语言和时间限制，参见亚条目 6d 和 7c），以便可以重现检索结果	Y	P6：原文提供检索关键词和检索方法，并未对语言、时间作任何限制

（续表）

领域和主题	亚条目	条目清单	GDM-overview 符合情况	解析说明（附原文页码、内容）
	8b	报告其他用于识别已明确的不良事件的检索过程（如不良事件的算法或滤器、检索相关网站）	N	未报告
9. 数据管理与筛选过程	9a4)	报告系统评价再评价制作过程中用于记录和管理数据的软件	N	未报告
	9b	定义系统评价，并提供文献筛选过程及相关细节（如由至少2名研究者筛选文题、摘要或全文，多名评价者独立选择并交叉核对确定研究，最终以协商的方式解决分歧）	Y	P6：原文描述2名团队成员独立实施文献检索和筛选，遇到争议由第3人判定
	9c	报告重复研究的处理方法（包括纳入版本最新的、方法学最严谨的、纳入原始研究最多的系统评价）	N	P7：原文未阐述对重复研究的处理方法，但在偏倚风险评估中描述：如果个别研究被纳入两个或更多的Cochrane系统评价，作者会进行报告，以及系统评价作者对研究偏倚风险评估的差异性
10. 原始研究的补充检索	10	报告用于确定合格原始研究的补充检索（如检索更多数据库或更新补充检索）及相关细节	NA	未描述补充检索原始研究
11. 数据收集过程	11a	报告系统评价再评价的数据提取方法（如数据提取表、独立或重复提取、通过协商方式解决分歧）	Y	P6：原文描述2名团队成员独立实施数据提取，遇到争议由第3人判定
	11b	报告从研究人员处获取、确认或更新数据的过程（如联系纳入研究作者或从纳入系统评价中的原始研究获取数据）	YM	P6：针对Cochrane protocol或数据缺失时，查找原始研究或联系系统评价作者以获取相关数据
12. 数据条目	12	报告（必要时定义）影响研究结果的相关变量（如PICOS、纳入研究和研究对象的数量、剂量或频率、随访时间、结果、资金来源）及数据转换和简化方法	Y	P6～7：提取纳入研究数目、研究对象数量、潜在重要方法学信息、预先纳入的结局指标

（续表）

领域和主题	亚条目	条目清单	GDM-overview 符合情况	解析说明（附原文页码、内容）
13. 方法学与证据质量评价	13a	报告纳入系统评价的报告和/或方法学质量评价方法（如使用系统评价和Meta分析优先报告条目PRISMA声明或系统评价和Meta分析危害性优先报告条目PRISMA-harms声明、系统评价方法学质量评价工具AMSTAR或其修订版R-AMSTAR工具评价纳入系统评价的质量）	Y	P7：原文计划使用ROBIS评价工具进行方法学质量评价
	13b5）	报告纳入系统评价中原始研究的质量评价方法（如使用随机对照试验的评价工具Jadad量表或Cochrane偏倚风险评估工具ROB）	NA	纳入Cochrane SR，按handbook均会采用Cochrane偏倚风险评估工具ROB
	13c	报告证据质量的评价方法（如证据推荐分级的评估、制订与评价系统GRADE）	Y	P7：原文中描述了如何使用GRADE进行证据质量评价
	13d	描述质量评价的方法（如预实验、独立、重复）	YM	P7：原文描述了由2名团队成员独立进行质量评价，有争议时由第3人判定，但未提及预实验
14. Meta偏倚	14	说明预先计划的Meta偏倚评价方法（如发表偏倚或不同研究的选择性报告、系统评价偏倚风险评估工具ROBIS）	Y	P7：原文计划使用ROBIS评价工具进行偏倚风险评估
15. 数据综合	15a	报告数据的处理或综合方法（如定性描述、Meta分析、网状Meta分析）及相关细节（如数据提取或计算方法、异质性评价方法，如果进行定量合成，报告相应统计方法）	Y	P7～8："Data synthesis"详细描述为"We undertook a narrative description of the included Cochrane systematic reviews."
	15b	如果进行定量合成，报告使用的软件	NA	该研究未采用定量研究
	15c	报告纳入研究中是否存在未发生不良事件的情况及如何进行统计分析处理	N	未报告
	15d	描述拟进行的其他分析方法（如敏感性分析、亚组分析、Meta回归）	Y	根据纳入研究情况，拟实施亚组分析或敏感性分析

（续表）

领域和主题	亚条目	条目清单	GDM-overview 符合情况	解析说明（附原文页码、内容）
结果				
16. 系统评价与原始研究的选择	16a	提供选择系统评价的详细信息（如检索、初筛、纳入和排除系统评价的数量），补充纳入的原始研究，推荐使用流程图呈现系统评价再评价选择研究的过程	Y	P9：附有文献筛选流程图
	16b	流程图中单独呈现涉及不良结局指标的研究数量	N	无
	16c3）	列出阅读全文后排除的研究（列出参考文献）并提供排除原因	Y	P9：排除原因包括无对照组、停留在计划书、无 GDM 发生情况结局指标
17. 系统评价与原始研究的特征	17a3）	以表格形式呈现纳入系统评价的特征［如题目、作者、检索时间、PICOS、纳入研究的设计和数量、研究对象的数量和范围、干预的剂量或频率、随访时间（治疗持续时间）、系统评价的局限性、结果、结论］和补充纳入原始研究的特征	YM	P28～30：以表格形式呈现了纳入系统评价的相关特征，但未报告干预剂量、频次和持续时间
	17b	报告纳入系统评价使用的语言和发表状态限制	NA	Cochrane Library 数据库纳入的系统评价均为英语，以 protocol 和正式论文为主
18. 重复	18	呈现和/或讨论系统评价中原始研究的重复情况（至少报告以下 1 种）：重复研究的处理方法（如修正重叠区域）；列出引文矩阵 3）；给出索引出版物数量和/或讨论重复研究 6）	Y	P10：报告了有 2 篇系统评价纳入了同一篇原始研究，但偏倚风险评估不同
19. 方法学和证据质量评价的呈现	19	以文字或图表 3）形式呈现质量评价结果（参见亚条目 13a～c）：包括纳入系统评价的报告和/或方法学质量；报告系统评价纳入原始研究的质量（包括序列生成、分配隐藏、盲法、退出、偏倚等）及补充纳入原始研究的质量；证据质量	YM	P10～13：以文字和表格形式报告了纳入系统评价的证据 GRADE 分级，但未报告原始研究的方法学和证据质量评价

（续表）

领域和主题	亚条目	条目清单	GDM-overview 符合情况	解析说明（附原文页码、内容）
20. Meta 偏倚的呈现	20	报告 Meta 偏倚的评价结果（如发表偏倚、不同研究的选择性报告、ROBIS 工具评价结果）	Y	P7、P33～34：原文描述"Details of the ROBIS assessments we made can be found in Table 3"
21. 结果综合	21a	总结和报告系统评价再评价中利害关系的主要结果。如果进行定量合成，则以可信区间和异质性等报告综合结果	Y	按预定结局指标，报告了可及的结果，但纳入研究证据质量较低
	21b	如果进行其他分析（如敏感性分析、亚组分析、Meta 回归），应报告相应结果	NA	未实施其他分析
	21c	分别报告每种干预措施所致不良事件的结果	N	未报告
讨论				
22. 证据总结	22	提供主要结局的简要总结及每项主要结局指标的证据优势和局限性	Y	纳入的研究均报告了预先设定的结局指标，原文进行了相应总结和分析
23. 局限性	23a	讨论系统评价再评价或纳入研究（或两者）的局限性（如不同的文献选择标准、检索的局限性、语言限制、发表偏倚、选择偏倚）	N	未报告
	23b	报告危害性相关系统评价可能的局限性（如数据和信息缺失问题、危害性定义、罕见不良事件）	N	未报告
24. 结论	24a	提供与系统评价结果相符的一般性解释及对临床实践的影响；同等慎重考虑利害关系及在其他临床背景中的证据选择	Y	P15
	24b	对未来研究的启示	Y	P15
作者身份				
25. 作者贡献	25	报告作者贡献	Y	P15～16
26. 双重作者	26	局限性或利益声明部分报告双重作者	Y	P45
资金				
27. 资金及其他支持	27a	报告系统评价再评价（直接资助）或作者（间接资助）的资金支持和其他支持来源，或报告没有资金支持	Y	P46

（续表）

领域和主题	亚条目	条目清单	GDM-overview 符合情况	解析说明（附原文页码、内容）
	27b	提供系统评价再评价或作者的资助者或赞助商	Y	P46
	27c	如果存在资助，应报告系统评价再评价中资助者、赞助商和/或机构的作用	Y	P46

注：①主要适用于关注不良事件的系统评价再评价，可在方法学部分描述；②语言限制、发表状态和时间限制可在信息来源中报告，参见条目 7；③可以作为补充材料呈现在附件中；④用于管理和记录数据的软件可在数据收集过程报告，参见条目 11；⑤评价方法（如评价工具）可在条目 19 中报告；⑥索引出版物是指纳入系统评价中首次出现的原始研究。重复研究可在讨论部分描述。Y 代表符合（yes），N 代表不符合（no），YM 部分符合（unclear/inadequate information），NA 代表不适用（not applicable）。

（九）讨论与结论

讨论与结论必须以研究结果为依据，应高度凝练系统评价再评价所提供证据的科学性和实用性，关注对决策的影响和启示，避免重复描述结果。讨论部分主要涉及证据强度、质量、效应量，是否有其他证据支持研究结论，以及系统评价再评价制作过程的潜在偏倚等。还需要从研究人群的生物学、文化差异及依从性差异等方面进行分析，讨论证据的实用性。此外，研究的完整性、局限性等内容也应该在此进行说明。系统评价再评价的结论重在向读者呈现相关信息而非提供建议，需要指出研究对临床实践的指导意义、哪些关键问题尚未解决，为将来的研究提供指导。

实例 GDM-overview 研究结论如下：在 11 项系统评价中，没有任何预防 GDM 的干预措施有明确的利弊。运动和饮食结合、补充肌醇、补充维生素 D 和二甲双胍可能有助于降低 GDM 的风险，但还需要更多高质量的证据。补充 Omega－3 脂肪酸并全面筛查甲状腺功能不会改变 GDM 的风险。没有足够高质量的证据证明单纯饮食或运动、益生菌、维生素 D 加钙或其他维生素和矿物质、死产后妊娠干预以及妊娠期不同的哮喘管理策略对 GDM 风险的影响。

（十）定期更新

系统评价再评价也是需要定期更新，Cochrane 要求定期更新（如每 1～2 年）并发表于 Cochrane 图书馆，其他期刊发表的系统评价再评价并未作强制更新规定。

实例 GDM-overview 发表于 2020 年 6 月，尚未进行更新。

（顾　莺　朱　政　张晓菊）

参考文献

［1］陈祎婷，彭健，沈蓝君，等. COSMIN 方法介绍：结合一项系统评价实例进行解读［J］. 护理研究，2021，35(09)：1505－1510.

[2] 陈祎婷，彭健，沈蓝君，等. COSMIN 方法介绍：制作患者报告结局测量工具的系统评价[J]. 护士进修杂志，2021，36(08)：699-703.

[3] 丁泓帆，吴琼芳，杨楠，等. 评估系统评价偏倚风险的 ROBIS 工具实例解读[J]. 中国循证医学杂志，2016，16(1)：115-121.

[4] 高亚，刘明，杨珂璐，等. 系统评价报告规范：PRISMA 2020 与 PRISMA 2009 的对比分析与实例解读[J]. 中国循证医学杂志，2021，21(5)：606-616.

[5] 刘雅莉，袁金秋，杨克虎，等. 系统评价再评价的制作方法简介及相关资料分析[J]. 中国循证儿科杂志，2011，6(1)：58-64.

[6] 卢存存，杨丰文，柯立鑫，等. 系统评价再评价优先报告条目解读[J]. 中国循证儿科杂志，2018，13(3)：236-240.

[7] 陆瑶，杨秋玉，刘雅菲，等. 如何制作诊断试验准确性比较的系统评价与 Meta 分析[J]. 中国循证医学杂志，2022，22(11)：1339-1347.

[8] HULLEY S B, CUMMING S R, BROWNER W S, et al. 临床研究设计[M]. 彭晓霞，唐迅，译. 北京：北京大学出版社，2017：85-94，173-174.

[9] 沈蓝君，彭健，陈祎婷，等. COSMIN-RoB 清单中测量工具内容效度研究的偏倚风险清单解读[J]. 护士进修杂志，2021，36(22)：2078-2084.

[10] 沈蓝君，彭健，陈祎婷，等. COSMIN 方法介绍：评价患者报告结局测量工具内容效度的评分系统[J]. 循证护理，2021，7(05)：609-614.

[11] 汤悦，朱叶，姜璟璒，等. 新生儿胆道闭锁筛查和诊断系统评价和 Meta 分析[J]. 中国循证儿科杂志，2020，15(6)：411-418.

[12] SCHULZ K F, GRIMES D A. 临床研究基本概念[M]. 王吉耀，译. 北京：人民卫生出版社，2020：17-28.

[13] 王巍巍，杨智荣，田金徽，等. 诊断试验准确性研究系统评价和 Meta 分析摘要的报告规范(PRISMA-DTA for abstracts)解读[J]. 中国循证医学杂志，2021，21(10)：1235-1240.

[14] 王文超，王颖雯，康琼芳，等. 儿科中心静脉导管相关血栓发生的系统评价和 Meta 分析[J]. 中国循证儿科杂志，2020，15(6)：419-425.

[15] 王颖雯，王睁，程国强，等. 轻度新生儿缺氧缺血性脑病神经系统发育结局的系统评价/Meta 分析[J]. 中国循证儿科杂志，2022，17(2)：90-97.

[16] 杨克虎，刘雅莉，袁金秋，等. 发展和完善中的系统评价再评价[J]. 中国循证儿科杂志，2011，6(1)：54-57.

[17] 詹思延. 第一讲：如何报告系统综述和 Meta 分析——国际报告规范 QUOROM 和 MOOSE 解读[J]. 中国循证儿科杂志，2010，5(1)：60-63.

[18] 张天嵩，李博，钟文昭. 实用循证医学方法学[M]. 3 版. 长沙：中南大学出版社，2021：284-295，300-305，348-351.

[19] 朱金凤，张远星，王芳，等. 脑卒中患者远程康复运动管理有效性及安全性的系统评价再评价[J]. 中华护理杂志，2022，57(12)：1447-1455.

[20] BALSHEM H, HELFAND M, SCHUNEMANN H J, et al. GRADE guidelines：3. Rating the quality of evidence [J]. J Clin Epidemiol, 2011，64(4)：401-406.

[21] BRUSCHETTINI M, HASSAN K O, ROMANTSIK O, et al. Interventions for the management

of transient tachypnoea of the newborn-an overview of systematic reviews [J]. Cochrane Database Syst Rev, 2022,2(2):CD013563.

[22] COHEN J F, DEEKS J J, HOOFT L, et al. Preferred reporting items for journal and conference abstracts of systematic reviews and meta-analyses of diagnostic test accuracy studies (PRISMA-DTA for Abstracts): checklist, explanation, and elaboration [J]. BMJ, 2021,372:n265.

[23] DEKKERS O M, VANDENBROUCKE J P, CEVALLOS M, et al. COSMOS-E: Guidance on conducting systematic reviews and meta-analyses of observational studies of etiology [J]. PLoS Med, 2019,16(2):e1002742.

[24] GRIFFITH R J, ALSWEILER J, MOORE A E, et al. Interventions to prevent women from developing gestational diabetes mellitus: an overview of Cochrane Reviews [J]. Cochrane Database Syst Rev, 2020,6(6):CD012394.

[25] Cochrane training. Handbook for system reviews of diagnostic test accuracy version 2 [EB/OL]. (2022 - 02 - 04) [2023 - 03 - 09]. https://training. cochrane. org/handbook-diagnostictest-accuracy.

[26] HONG Q N, PLUYE P, BUJOLD M, et al. Convergent and sequential synthesis designs: implications for conducting and reporting systematic reviews of qualitative and quantitative evidence [J]. Syst Rev, 2017,6(1):1 - 14.

[27] HOWELL S M C, SHANAHAN B P. Conducting mixed methods research systematic methodological reviews: A review of practice and recommendations [J]. J Mix Method Res, 2021, 15(4):546 - 566.

[28] HOWELL S M C, SHANAHAN B P. Conducting mixed methods research systematic methodological reviews: A review of practice and recommendations [J]. J Mix Method Res, 2021, 15(4):546 - 566.

[29] The Universtiy of Adelaide. Updated critical appraisal tools for JBI systematic reviews of textual evidence: Narrative, expert opinion and policy [EB/OL]. (2023 - 09 - 29)[2024 - 03 - 07]. https://orca. cardiff. ac. uk/id/eprint/165110/1/Edwards% 20et% 20al _ textual% 20methods% 20poster_29-09-2023. pdf.

[30] LIBERATI A, ALTMAN D G, TETZLAFF J, et al. The PRISMA statement for reporting systematic reviews and Meta-analyses of studies that evaluate health care interventions: explanation and elaboration [J]. PLoS Med, 2009,6(7):e1000100.

[31] LIZARONDO L, STERN C, CARRIER J, et al. Chapter 8: Mixed methods systematic reviews. In: Aromataris E, Munn Z (Editors). [EB/OL]. (2020 - 03 - 05)[2022 - 06 - 17] https://synthesismanual. jbi. global.

[32] LIZARONDO L, STERN C, CARRIER J, et al. Chapter 8: Mixed methods systematic reviews. In: Aromataris E, Munn Z (Editors). JBI Manual for Evidence Synthesis. JBI, 2020 [EB/OL]. (2020 - 03 - 08)[2022 - 05 - 21] https://synthesismanual. jbi. global.

[33] MCARTHUR A, KLUGAROVA J, YAN H, et al. Chapter 4: Systematic reviews of text and opinion. In: Aromataris E, Munn Z (Editors). JBI Manual for Evidence Synthesis. [EB/OL]. (2020 - 04 - 13)[2022 - 05 - 06] https://synthesismanual. jbi. global.

[34] MCARTHUR A, KLUGÁROVÁ J, YAN H, et al. Innovations in the systematic review of text and opinion [J]. JBI Evid Implement, 2015,13(3):188 - 195.

[35] MCINNES M D F, MOHER D, THOMBS B D, et al. Preferred Reporting Items for a Systematic Review and Meta-analysis of Diagnostic Test Accuracy Studies: The PRISMA-DTA Statement [J]. JAMA, 2018,319(4):388 - 396.

[36] MUELLER M, D'ADDARIO M, EGGER M, et al. Methods to systematically review and Meta-analyse observational studies: a systematic scoping review of recommendations [J]. BMC Med Res Methodol, 2018,18:44.

[37] MUSTAFA R A, GARCIA C A C, BHATT M, et al. GRADE notes: How to use GRADE when there is "no" evidence? A case study of the expert evidence approach [J]. J Clin Epidemiol, 2021, 137:231 - 235.

[38] OTA E, DA SILVA L K, MIDDLETON P, et al. Antenatal interventions for preventing stillbirth, fetal loss and perinatal death: an overview of Cochrane systematic reviews [J]. Cochrane Database Syst Rev, 2020,12(12):CD009599.

[39] SALAMEH J P, BOSSUYT P M, MCGRATH T A, et al. Preferred reporting items for systematic review and meta-analysis of diagnostic test accuracy studies (PRISMA-DTA): explanation, elaboration, and checklist [J]. BMJ, 2020,370:m2632.

[40] SMIDT N, DE VET H C, BOUTER L M, et al. Effectiveness of exercise therapy: a best-evidence summary of systematic reviews [J]. Aust J Physiother, 2005,51(2):71 - 85.

[41] SNILSTVEIT B, OLIVER S, VOJTKOVA M. Narrative approaches to systematic review and synthesis of evidence for international development policy and practice [J]. J Dev Effect, 2012,4(3):409 - 429.

[42] STERN C, LIZARONDO L, CARRIER J, et al. Methodological guidance for the conduct of mixed methods systematic reviews [J]. JBI Evid Synth, 2020,18(10):2108 - 2118.

[43] STROUP D F, BERLIN J A, MORTON S C, et al. Meta-analysis of observational studies in epidemiology: a proposal for reporting. Meta-analysis Of Observational Studies in Epidemiology (MOOSE) group [J]. JAMA, 2000,283(15):2008 - 2012.

第八章 范围综述

近年来，范围综述（scoping review）作为基于循证实践的证据综合方法逐渐被学术界普遍应用，范围综述的方法学框架也正在不断的更新和发展，本章主要介绍范围综述的概念和方法，并应用实例分析范围综述的具体步骤。

第一节 概述

范围综述又称范畴综述、概括综述、概括性评价、绘图综述（mapping review）、范围研究（scoping study），是基于循证实践理念的证据综合方法。研究者通过范围综述描述某一研究主题的知识范畴，系统识别该领域的核心概念、研究进展、证据范围和性质，有助于发现已有知识的多元性，明确研究问题，论证研究计划的可行性和创新性，以及辨明后续的研究方向。

一、定义

目前尚没有统一、规范的范围综述的定义。Arksey 和 O'Malley 于 2005 年首次将范围综述定义为一种快速描述某一研究领域的核心概念、主要研究和现有证据的知识综合方法。随后，不同学者和组织对范围综述给出了不同的定义。Anderson 等认为范围综述关注于将知识背景化，以识别当前对该知识的理解状态；关注于识别人们知道和不知道的事物，然后在政策和实践背景下进行应用。Grant 和 Booth 认为范围综述用于初步评估现有研究文献的潜在规模和范围，旨在确定研究证据的性质及其范围（通常包括正在进行的研究）。加拿大卫生研究所将范围综述定义为一种探索性项目，它系统地绘制某一主题的可用文献，识别研究中的关键概念、理论、证据来源和研究空白。它通常是全面综合的初步阶段，在考虑到可行性时才进行。它需要系统地选择、收集和总结广泛主题领域的现有知识，以确定哪些领域有足够的证据进行全面的综合，或者哪些领域的证据不足，需要进一步的初步研究。Daudt 等认为范围综述是一种用来明确某一特定主题或研究领域的文献，从而为临床实践、政策制定和开展研究提供关键概念、研究趋势、证据来源与类型指导的研究方法。Colquhoun 等将范围综述定义为一种用于证据识别和知识综合的研究方法，即通过系统文献检索、筛选并综合已有知识来描述某一研究领域的核心概念、证据类型和不足之处，以解决探索性研究问题。澳大利亚 JBI 循证卫生保健中心于 2020 年对范围综述的定义进行了更新，认为范围综述是一种证据综合，旨在系统地识别和描述特定主题、领域、概念或问题相关证据的广度，通常不考虑特定背景内或跨特定背景的证据类型（原始研究、综述、非经验性文献）。范围综述可以澄清文献中的关键概念或定义，并明确与某一概念包括方法学研究相关的关键特征或因素。虽然不同学者对于范围综述的定义各异，但这些定义都强调了范围综述描述某一研究领域的范畴和宽度这一本质特征，指出了范围综述全面广泛覆盖所有可及文献的重要性。

二、方法学框架

自从 Arksey 和 O'Malley 于 2005 年提出范围综述这一概念后，范围综述的框架也经历了不断地发展。Arksey 和 O'malley 提出了 6 步骤的基本框架：①确定研究问题；②确定相关研究；③筛选文献；④提取数据；⑤收集、总结、报告研究结果；⑥向利益关联人寻求咨询与建议（非必需步骤）。Levac 等于 2010 年对这个框架进行了改进和扩展，进一步细化了范围综述每一步骤的要求。比如，他们建议在步骤一阐明研究目的和研究问题的关系；在步骤二考虑文献检索的可行性、广泛性和全面性间的平衡；在步骤三使用迭代法（iterative approach）筛选文献；在步骤四使用迭代法提取数据，融入量性总结和质性主题分析；在步骤五考虑研究结果对政策、实践和研究的启示；在步骤六，把咨询与建议作为研究方法的必要组成部分。Peter 等于 2020 年在 JBI 方法学的指导下再一次更新了范围综述的框架，明确指出这种类型的证据综合需要严格进行，做到方法学的透明化和严谨可信。更新后的框架包含 9 个步骤：①明确研究问题和研究目的；②制订文献纳入和排除标准；③制订检索策略；④检索文献；⑤筛选文献；⑥提取信息；⑦分析资料；⑧报告结果；⑨讨论和总结证据。此外，JBI 框架建议在正式开展范围综述之前制定研究计划，形成计划书（protocol）。3 种方法学框架的比较见表 8-1。

表 8-1　3 种方法学框架的比较

步骤	Arksey 和 O'malley 的框架(2005 年)	Levac 等的框架(2010 年)	JBI 框架(2020 年)
1	确定研究问题	研究问题的确立要考虑相关概念、目标人群和健康结局； 阐明研究目的和研究问题的关系； 设想预期结果（理论框架、建议等）	明确研究问题和研究目的

（续表）

步骤	Arksey 和 O'malley 的框架(2005 年)	Levac 等的框架(2010 年)	JBI 框架(2020 年)
2	确定相关研究	研究目的和研究问题应指导有关研究范围的决策； 组建一个具有专业背景和方法学专长的团队，确保研究的顺利进行； 考虑文献检索的可行性、广泛性和全面性间的平衡，必要时限制文献检索的范围，说明理由并将此作为潜在的局限性	根据研究问题和研究目的制订文献纳入和排除标准
3	筛选文献	用迭代法筛选文献； 提高筛选过程的透明性：团队在文献筛选初期就文献的纳入和排除标准进行讨论，之后定期讨论遇到的问题，逐渐完善检索策略；至少 2 名研究者独立筛选摘要和全文；结果不一致时咨询第 3 名研究者	制订检索策略
4	提取数据	团队共同决定提取哪些数据； 用迭代法提取数据； 正式提取数据前进行预试验； 融入量性总结和质性主题分析	检索文献
5	收集、总结、报告研究结果	拆分为更清晰的三步骤：总结结果；报告结果；讨论研究结果以及结果对政策、实践和研究的启示	筛选文献
6	向利益关联人寻求咨询与建议(非必需)	把寻求咨询与建议作为研究方法的必要组成部分； 咨询的步骤包括：清晰明确咨询的目的；展示初步研究结果；明确咨询的利益关联人的类型，他们的信息如何收集、分析、报告并整合入研究中；为利益关联人提供交流的机会	提取信息
7			分析资料
8			报告结果
9			讨论和总结证据

三、目的

范围综述的目的非常多样和丰富，主要可以归纳为 6 个方面。

1. 确定证据的类型　通过范围综述可以描述某一特定领域或主题现有证据的类型，有助于清晰了解研究进展。Chambers 等在 2011 年进行了一项范围综述，以确定目前的知识转化资源（以及对它们的任何评价）的使用、调整和结果呈现现状，以满足政策制定者的需要。根据预先确定的纳入标准，他们对一系列数据库、网站和会议摘要库进行了全面检索，确定了 20 种知识转化资源，并将其分为 3 种不同类型（概述、总结和政策摘要），以及 7 份已发表和未发表的评价报告。作者认为，证据综合形成的一系列资源可以帮助政策制定者转化和利用系统评价的结果，其中证据总结是最常见的类型。

2. 阐明关键概念和定义　通过范围综述可以阐明某一特定领域的概念、定义或理论框架，有助于发展某一概念的标准化定义。Schaink 等于 2012 年进行了一项范围综述，以调查“患者复杂性”的概念如何在现有文献中被定义、分类和理解。他们系统检索数据库，纳入符合标准的文献，分析结果后将“患者复杂性”分为 5 个维度，概述了如何描述复杂性，包括对该术语的不同定义和解释。研究结果有助于作者开发一个复杂性框架或模型以定义和理解患者的复杂性。

3. 了解研究开展情况　通过范围综述可以了解某一特定领域或主题的研究设计、研究开展情况，有助于深入探究所使用的研究方法，为今后形成标准化研究方法提供参考。Callary 等在 2015 年就评估某类髋关节置换术后髋关节磨损情况的研究进行方法学的范围综述，目的是确定原始研究中与髋关节磨损测量相关的数据是如何报道的，以及这些方法是否足够相似，以便进行不同研究间的比较。结果发现，评估髋关节磨损的方法在不同研究中存在很多不同，因此建议在未来研究中应加强测量方法和研究方法的标准化。

4. 识别关键特征或因素　通过范围综述可以识别与某一概念相关的关键特征或因素，有助于发展概念框架，增加对概念的理解或形成假设。2018 年，Harfield 等进行了一项范围综述，以确定原住民的初级卫生保健服务提供模式的特点。他们进行了系统检索、文献筛选和数据提取，将最终汇总的 1 000 多项结果归纳为 8 个关键因素（可获得的卫生服务、社区参与、文化适宜和技术熟练的劳动力、文化、持续质量改进、灵活的照护方法、整体卫生保健、自我决定和授权）。在此基础上形成了原住民获得初级保健服务的可行性框架，为形成最佳实践模式提供了依据。

5. 作为系统评价的基础　通过范围综述，研究者已经确定了研究问题，且针对较为广泛的主题进行了文献检索。在这一过程中，研究者对文献的纳入和排除标准、纳入文献的数量、目标人群、干预措施、结局指标等有了初步了解。这些措施可视为系统评价的第一步，为后续的系统评价打下基础。陈瑜等在 2022 年对 84 篇有关慢性心衰患者移动健康管理的相关研究进行范围综述，从移动健康管理依托的载体、移动健康管理的内容、评价指标等方面进行总结和分析，系统了解了该领域的研究进展，为下一步进行慢性心衰患者移动健康管理效果的系统评价奠定基础。

6. 识别并分析知识差距　范围综述是一种对新兴领域或主题进行快速证据综述的有用方法，对于识别和分析知识差距提供了有价值的参考，为今后的研究方向提供启示。

孙冉等于2022年进行的范围综述通过对64篇国外开业护士参与糖尿病患者健康管理的研究进行汇总和分析，认为开业护士作为初级卫生保健团队的重要成员，在糖尿病患者健康管理中的重要作用已得到证实，其服务内容涵盖实施健康教育、自我管理、药物指导、生活方式管理、心理支持、糖尿病足护理等方面，结局指标主要为对糖尿病患者的影响及可行性指标。该范围综述因此提出我国糖尿病领域尚缺乏开业护士相关研究，建议拓展该领域，以促进糖尿病患者的健康管理，提高生活质量。该范围综述对识别该领域的知识差距，促进我国开业护士的实践范畴具有重要意义。

第二节 范围综述的步骤和方法

范围综述的方法学框架正在经历不断的更新和发展，本章第一节简要介绍了3种主要的方法学框架，分别是Arksey和O'Malley于2005年提出的6步骤框架、Levac等于2010年细化的框架和澳大利亚JBI循证卫生保健中心于2020年提出的框架。JBI的方法学框架首次于2015年发布，由JBI范围综述方法学组通过广泛的文献检索、定期的会议和研讨以及专家咨询等一系列步骤而产生。该框架明确指出了范围综述的必要性，要求范围综述必须严格执行、透明化和可信。2017年该框架被略微修改。随着2018年范围综述报告规范（the Preferred Reporting Items for Systematic Reviews extension for Scoping Reviews，PRISMA - ScR）的发布，JBI于2020年再次更新了其方法学框架，以与PRISMA - ScR保持一致。总体而言，JBI的范围综述方法学框架已经被广泛应用于不同学科和专业领域。本节主要介绍JBI基于最新框架的范围综述步骤和方法，并进行实例分析。

一、步骤和方法

1. 明确研究问题和研究目的　研究问题的确立是随后进行的各个研究步骤的基础，决定了研究方向和研究策略的构建。研究问题的确立要与研究目的直接相关。研究者首先要明确，研究问题是否适合进行范围综述。如果是为了对临床实践提出推荐意见，则不适合范围综述，因为其通常不对纳入的研究进行偏倚风险评估。

范围综述的研究问题通常比较宽泛，以扩大其覆盖的研究范围。通常建议研究问题包含研究对象（population）、主要概念（concept）和背景（context）3种要素，即PCC结构。研究对象应详细说明其特征，比如年龄、性别等；主要概念指范围综述关注的关键主题，包括其定义、方法、研究设计、理论、干预措施、结局等；背景指文化因素、地理环境和场所等。比如，在Kao等进行的范围综述中，研究目的是“描述测量慢性感染或睡眠呼吸障碍儿童扁桃体切除术伴或不伴有腺样体切除术后的生活质量量表”，研究问题是“慢性感染或睡眠呼吸障碍儿童扁桃体切除术伴或不伴有腺样体切除术后的生活质量量表有哪些?”。再比如，为了明确加拿大原住民传统治疗措施的特点以及促进与传统文化相关性的方法，Yu 等进行了一项范围综述，研究问题分别是“加拿大原住民传统治疗措施的特点是什么?”和“已经有哪些方法被用于促进加强与加拿大原住民传统文化的相关性?”。

一项范围综述通常有一个主要的研究问题，也可以根据需要，分别围绕研究对象、主要概念和背景，制订一个或多个子问题。比如，上述研究问题“慢性感染或睡眠呼吸障碍儿童扁桃体切除术伴或不伴有腺样体切除术后的生活质量量表有哪些?”可以衍生出子问题“使用这些生活质量量表的儿童有何特征?”或“这些生活质量量表已经在哪些国家/地区和场所使用?”。

2. 制订文献纳入和排除标准　文献的纳入和排除标准帮助读者理解综述的范围，帮助研究者决定文献的筛选，也有助于该综述的可重复性。与系统评价不同的是，范围综述文献的纳入和排除标准由研究者阅读相关文献，对相关文献有更深入的认识和了解后再调整和完善。它的制订基于研究问题和研究目的，通常包含研究对象、主要概念、背景和研究类型。建议在制定纳入和排除标准时给出合理的解释。

对于研究对象，应详细说明其重要特征，比如年龄、疾病特点和其他与范围综述的目的相吻合的特征。当然，研究对象并不一定是人。比如，对于侧重于绘制某一特定领域所使用的研究设计类型的范围综述，其研究对象即为文献中的相关研究设计类型。对于主要概念，应清晰阐明其相关要素特点，比如理论、干预方法、感兴趣的现象、结局指标等，以指导范围综述的广度。对于背景，需根据研究问题和研究目的而明确界定。背景包括但不限于地理位置、社会环境、文化等。在某些情况下，背景还包括医疗卫生机构的物理环境。范围综述纳入的文献类型通常没有限制，以尽可能体现综述的广度。原始研究、系统评价、Meta 分析、政策类文件，甚至读者来信、社交媒体的发文等都可以纳入。当然，研究者如果对研究领域比较熟悉，知道哪些类型的文献更有研究价值，也可以限制纳入文献的类型。

3. 制订检索策略　制订包括需要检索的数据库/网站/其他相关检索平台、检索关键词、检索式、文献时间跨度、文献语种等一系列检索计划，以保证检索的全面性和广泛性。文献时间跨度、语种的选择还需清晰阐述理由。通常需要将至少一个主要数据库的完整检索策略作为支撑附件呈现。电子检索策略同行评审(Peer Review of Electronic Search Strategies，PRESS)是一份用于系统评价、卫生技术评估和其他证据综合的循证指南，推荐按照该指南进行文献检索，且由 2 名研究者独立完成检索过程。整个检索策略需要清晰、详尽地记录，包括检索日期和使用的关键术语等，使得检索过程具有可重复性。通常需要检索电子数据库，护理领域常用的数据库有 Medline(PUBMED)、CINAHL、EMBase、PsycINFO、Cochrane Library 和 OVID-JBI 等。范围综述纳入的文献类型非常广泛，除了公开发表的经过同行评审的文献外，还有所谓的“灰色文献”，如专业学会网站、政府报告、新闻报道等。这些文献的获取需要手动检索相关文献的参考文献、相关期刊杂志、网站等。OpenGrey. eu、Greylit. org、the CADTH ‘Grey Matters：a practical tool for searching health-related grey literature’都是检索“灰色文献”的可用资源。

尽管文献检索的全面性和广泛性非常重要，在制订检索策略时也要考虑耗费的时间、人力、经费等问题。此外，随着研究者对数据库、关键词的逐渐熟悉，他们可能会将新的检索式用于检索过程中。因此，文献检索的过程可能会反复进行。

4. 检索文献　详细的文献检索过程见第三章第三节“证据资源的检索”。

5. 筛选文献　筛选文献的关键在于前期文献纳入和排除标准的制订。由 2 名或 2 名以上的研究者按照纳入和排除标准单独对所有的文献进行筛选，对于从题目和摘要来看与研究问题很相关的可能被纳入的文献，由研究者根据文献全文决定其是否被纳入。研究者间若意见不一致需共同讨论至达成一致或咨询其他研究者。文献筛选过程的描述必须按照 PRISMA-ScR 声明中的说明格式和流程图格式进行。在全文筛选环节，被排除的文献需说明理由。应指明文献管理的工具(如 Endnote、NoteExpress)，在附件中详细说明纳入和排除文献的来源及基本信息。

通常建议对文献筛选过程进行预试验，以确保研究团队内筛选方法的一致性。JBI 范围综述评价者手册中指出，每个研究者评价 25 篇文献的题目和摘要，然后就结果的差异性以及改进方法进行讨论，当一致性达到或超过 75%时就可以开始正式筛选文献。

在范围综述中，通常不对纳入的文献进行质量评价。因为范围综述的目的是描述目前可用的证据而不是为某一问题提供一个综合的、有临床意义的答案。但是，也有一些学者认为应该对文献的质量进行评价。若是如此，需要解释为何要进行评价，以及所使用的评价工具和评价的步骤，以提高此过程的透明性和方法学的严谨性。

详细的文献筛选过程见第五章第二节“系统评价的分类和方法”。

6. 提取信息　从被纳入的文献中提取相关信息是本步骤的关键内容。将提取的信息归入表格是一种将质性数据根据主题进行筛选、归纳、分类的信息整合和解释的方法。范围综述中这一过程等同于系统评价中的数据提取和 Meta 分析中的数据整合分析。由 2 名或 2 名以上的研究者单独提取信息。首先需要决定从纳入文献中提取哪些信息，通常包括与文献相关的一般信息，如文章的作者、发表时间、研究进行的国家/地点等；一些特殊信息，如研究对象、研究目的、干预类型、干预方法、干预时间、结局指标等。然后制作一个信息提取表格，表格包含每篇文献需要提取的信息的名称，在提取信息时使用叙述性总结或描述性分析方法，将信息整理入表格中。

提取信息的过程也是一个迭代的过程，通常需要多次修改才能最好地符合研究目的。为了易于追踪到相应文献，不遗漏重要信息，需仔细记录信息提取过程，使其透明化。同样的，建议对信息提取过程进行预试验。2 名研究者提取 2～3 篇文献的信息，对此过程进行讨论，以确保研究团队内信息提取方法的一致性和提取信息的恰当性。

7. 分析资料　根据之前提取的信息，研究结果的分析常分两部分：第一部分是对纳入文献的范围、性质、分布做的基本数据分析，通常以表格或图表的形式呈现；第二部分根据研究目的和研究问题对纳入文献进行分析。这部分很难用 Meta 分析或 Meta 整合等方法，通常用描述性汇总。尤其当范围综述的目的是确定或阐明某个领域内的概念、定义，或确定与某个概念相关的关键特征时，描述性汇总尤其合适。比如，将不同概念、定义编码，归类于不同特定类属中。在某些范围综述中也可以用框架整合，即根据先前确定的概念/理论框架排列数据，绘制结果。

由于纳入的各个研究差异可能较大，有时一些研究的描述不充分，或研究者对某一概念的定义不统一，可能导致此过程复杂且耗时。总的来说，范围综述的资料分析方法很大程度上取决于研究目的，也和研究者的判断力和创新能力有关。研究者要尤其注重资料分析过程的透明性和准确性，能提供合理的解释，并清楚地报告资料的分析过程。

8. 报告结果　范围综述通常需要分析框架或进行主题构建，将现有文献中与研究问题和研究目的相关的内容呈现出来，以此展示最终被纳入研究的广泛程度，但并不需要像 Meta 分析那样关注证据的质量和权重。范围综述的结果主要包括两部分，第一部分描述文献筛选过程、纳入文献的范围、性质（如发表时间、国家）等；第二部分按照之前构建的分析框架、主题或 PCC 结构对纳入文献进行分析（如人群、研究方法、干预类型、干预持续时间等），展示与研究问题和研究目的相关的主要结果。结果的呈现形式多样化，通常用图表或表格呈现数据，加上对结果的文字描述。此外，还可以有其他创新性的呈现形式。比如，Fernandes Agreli 等通过 NVivo 软件开发的词云（word cloud）功能展示了用于描述患者参与感染预防与控制指南的最常见词汇。再比如，Kynoch 等以蜂窝热力图（honeycomb heat map）的形式可视化地呈现了急诊环境中患者和家属的信息需求和就医行为。

9. 讨论和总结证据　此步骤主要用于讨论和总结范围综述的结果，并将其与临床实践和未来的学术研究相联系。在此过程中，研究结果与研究问题和研究目的的一致性至关重要。因此，需要考虑以下几点：

第一，研究问题和研究目的中涵盖的要素是否都已涉及？研究问题如果按照 PCC 结构进行构建，就涵盖了研究对象、主要概念和背景 3 种要素。如果这些要素在结果部分都得到呈现，则讨论部分可围绕结果就现有证据的广度进行讨论。鉴于范围综述的特性，某些研究问题或研究目的可能由于文献不足而无法解决或达到，此时，可就知识的差距、新的假设、未来的研究方向等进行讨论。

第二，研究问题是否得到准确解决？讨论部分为展示研究结果与研究问题和研究目的的一致性提供了机会。因此，确保研究问题、研究目的、研究结果和讨论的一致性能增强范围综述的完整性和严谨性。

第三，研究结果是否被充分地应用于相关研究、实践或政策领域？许多范围综述的目的是描述某一领域现有证据的性质和广泛程度，因此在讨论时要注意通过对结果的思考，强调该研究所做的贡献，反思对未来进一步探索的启示。但要注意的是，不能过度诠释研究结果，不能对实践或政策给出推荐意见。始终牢记，范围综述的本质是探索性和描述性的，而非解释性或分析性的。

讨论部分还应分析范围综述的优势和局限性。优势可体现在严格遵守范围综述的方法学框架和报告规范。局限性主要有两类，方法学局限性以及现有研究、文献、政策等的局限性。前者指没有严格遵守相应方法学框架、文献检索不全、文献筛选偏倚等导致的局限性。后者指现有文献不足而无法解决研究问题导致的局限性。

10. 范围综述计划书　建议在正式开展范围综述之前要制订研究计划，形成一份计划书。该计划书预先规定了范围综述的目的、检索策略、资料提取的方法和整合的方法等，并允许过程的透明性，可以最大程度地限制研究过程中的随意决定，也可以让其他研究者复制研究的过程。范围综述过程中，与计划书有任何偏差之处都应该明确提出并加以解释。计划书包含明确的研究问题和研究目的，制订纳入和排除标准，制订检索策略，以及明确文献筛选、信息提取、资料分析和结果报告的计划这几个步骤，内容和要求基本与范围综述一致。

在制订检索策略时，研究者应提供一份详细的数据库、检索平台、相关网站以及可能包含与范围综述相关的任何其他文献来源的列表。研究者还应提供详细的检索策略。比如，是否要在有限的数据库范围内进行初步搜索，以确定潜在的相关关键字和术语，以便确定最终的检索策略；是否要检索相关文献的参考文献；是否会与某些文献的作者联系，希望其提供潜在的相关文献来源。如果研究者计划使用特定的软件来记录和管理文献检索的结果，也应该说明。最后，由于范围综述纳入的文献类型非常多样，在正式开展范围综述过程中可能会出现新的检索词或者文献来源。因此，研究者应在计划书中声明，正式的检索过程可能会根据实际情况进行修改。

在明确文献筛选计划这一步骤中，研究者应说明将有多少人员进行文献筛选，以及该过程是否将由其他作者交叉核查。他们是否将对文献筛选过程进行预试验，在多少数据库中进行预实验，以及将有多少人员参与。此外，文献筛选结果不一致该如何处理、用何种软件管理文献的筛选等也应该在此处说明。研究者还应阐明在正式的范围综述中，如何报告被排除的文献(比如，是否会在附件中列明被排除的文献并说明理由；列出的文献仅包括在全文筛选阶段被排除的文献还是包含每一阶段被排除的所有文献)。

在明确信息提取计划这一步骤中，研究者要草拟一张表格，列出可能需要提取的信息，通常包括文献基本信息和与研究问题、研究目的一致的关键信息。建议研究者在计划书中声明，他们将在正式范围综述前对信息提取进行预试验以检测该过程的可行性。此外，还要阐述将有多少人员参与信息提取、每个人是否单独提取信息、结果不一致时该如何处理等。

在明确资料分析和结果报告的计划这一步骤中，研究者要阐明他们准备如何分析和呈现所纳入的文献以及从文献中提取的信息；如何报告研究结果。由于范围综述纳入文献的广泛性和研究过程的迭代性，结果最终如何呈现可能会随着研究的进程而发生变化。因此，研究者在计划书中只需向读者/审稿人表明，他们已经考虑到如何以最合理的方式呈现与研究问题和研究目标相一致的预期结果。

范围综述的计划书目前尚不能在 PROSPERO 国际系统评价注册(the international prospective register of systematic reviews)平台注册，但可以在 Open Science Framework (https://osf.io/)或者 Figshare (https://figshare.com/)注册。不同杂志对于计划书的发表有不同要求。*JBI Evidence Synthesis* 就要求发表在该杂志的范围综述，必须有已

经发表的计划书。

二、实例分析

1. 信息和通讯技术支持下的以人为中心的“五大”慢性疾病照护　2015 年，Wildevuur 等发表的范围综述表明，随着人口老龄化等因素，慢性疾病的发病率越来越高，对于医疗卫生系统的可持续性造成了巨大的压力。世界卫生组织把糖尿病、心血管疾病、慢性呼吸系统疾病、癌症和脑卒中称为“五大”慢性疾病。信息和通讯技术(information and communication technology，ICT)主要通过互联网为慢性疾病患者的自我管理和“赋能”提供了一种手段。与此同时，世界卫生组织主张将患者置于卫生保健的中心，把以人为中心的照护(person-centered care，PCC)作为决定卫生保健质量的关键要素。在此理念下，信息和通讯技术的应用也要以人为中心，鼓励患者参与健康照护和临床决策的过程，让患者直接与医护人员沟通他们的困扰和需求。但是，对以人为中心的信息和通讯技术干预的研究较少，尤其在慢性疾病健康管理领域内，缺乏对此领域已发表文献的范围和性质的总体概述。因此作者进行范围综述，探索信息和通讯技术支持下的以人为中心的照护在糖尿病、心血管疾病、慢性呼吸系统疾病、癌症和脑卒中这 5 类慢性疾病管理中的应用现况及现存研究存在的不足。

作者严格按照 Arksey 和 O'Malley 的范围综述方法学框架进行研究。

第一步，确立 3 个研究问题：①针对 5 类常见慢性疾病，目前在以人为中心的照护中，为患者和医护人员提供支持的信息和通讯技术干预有哪些？②这些干预的效果如何？比如对患者生活质量的影响和干预的成本效益等。③这些干预还评价了哪些其他结局指标？

第二步，检索 Embase、PubMed 和 Cochrane Library 3 个数据库。在正式检索前，1 名医学信息专家根据研究问题和关键概念的定义，设计了初步检索策略，并参考其他已发表的范围综述和相关文献，对检索策略进行了修改。检索词有“person-centered care”“person-centred care”“self-care”“self-management”“ICT”“e-health”“Web 2.0”“decision support techniques”“videoconferencing”“cellular phone”“remote consultation”“user-computer interface”“Internet”“telemedicine”“chronic disease”“diabetes mellitus”“cardiovascular”“chronic respiratory disease”“cancer”“stroke”以及这些词的同义词。只检索自 1989 年 1 月至 2013 年 12 月发表的英文文献，排除读者来信、社论和新闻条目。

第三步，作者首先初步制订纳入和排除标准，然后对检索到的 9 380 篇文献进行筛选。去除重复文献后剩余 8 097 篇，先通过标题和摘要对文献进行筛选，然后阅读全文进行筛选，最终纳入 350 篇，包括糖尿病 103 篇、心血管疾病 89 篇、慢性呼吸系统疾病 73 篇、癌症 67 篇以及脑卒中 18 篇。在阅读全文后，作者对相关文献有了更深入的认识，在此基础上确定将要提取的数据条目，并修改了纳入和排除标准，从而使纳入的文献更有助于解决研究问题。文章中用表格列出了纳入标准和排除标准在文献筛选过程的改变过程，这是范围综述与系统评价的不同之处，后者不可更改纳入和排除标准。

第四步，作者从纳入文献的基本信息（国家、发表时间）、信息和通讯技术干预类型和模式、按慢性疾病种类分类的干预内容（监测、记录和交互设备）、干预的结局指标这 4 个方面提取数据。

第五步，作者用 7 张表格呈现研究结果，分别是：各研究涉及的疾病类型及其所在国家的数量统计分析表（1 张）；分别针对糖尿病、心血管疾病、慢性呼吸系统疾病、癌症和脑卒中的信息和通讯技术干预工具进行的数量统计分析表（5 张）；对于 5 类疾病进行信息和通讯技术干预的结局指标统计表（1 张）。结果部分还包含对研究问题的具体解释和分析，并从患者、医护人员、医疗机构和技术层面分析了各研究的结局指标。在讨论部分，作者从研究的主要结果、研究的局限性、与前期其他研究的对比、对未来研究的启示、对实践者和管理者的启示这几个方面进行了深入讨论。

2. 医院快速反应团队中的家庭支持角色　2022 年，Howlett 等发表的一项范围综述表明，医院快速反应团队根据患者病情性质对其紧急医疗需求作出有组织的反应，以降低死亡率并提供即时的基本医疗照护。在快速反应团队中，医护人员对于满足患者需求起着重要作用。另一方面，在场的家庭成员也有可能从医护人员给予的专门支持和照护中受益。为了满足这一需求，一个专门的角色在医院快速反应团队中诞生，即家庭支持角色。承担该角色的医护人员不负责对患者的直接医疗照护，而是向患者家属提供情感和心理社会支持。已经有研究报道了向在医院接受快速反应团队的紧急医疗照护的患者的家属提供情感和心理社会支持的益处，但是尚缺乏对医院快速反应团队中的家庭支持角色的总体描述。因此，作者进行了一项范围综述以明确医院快速反应团队中的家庭支持角色的研究概况。

作者按照 JBI 的范围综述方法学框架进行研究。

第一步，明确研究目的，即了解医院快速反应团队中的家庭支持角色的研究概况；提出研究问题：在医院快速反应团队中，家庭支持是如何发挥作用的？

第二步，制订文献的纳入和排除标准。作者按照 PCC 结构的要素制定文献的纳入和排除标准。纳入的文献需满足：参与者为卫生保健人员，也包括社工和接受过医学培训的医院职工；包含 3 个主要概念，即家庭支持、快速反应团队、家属；研究场所为医院；研究类型为量性研究、质性研究、混合性研究和系统评价。排除会议摘要、个人意见等。

第三步，制订检索策略，检索文献。作者初步检索了 MEDLINE（Ovid）和 CINAHL（EBSCO），参考检索到的文献中的检索词，制定了适用于 MEDLINE（Ovid）、Embase（Ovid）、CINAHL（EBSCO）、Cochrane Library 和 Open Grey 的完整检索策略。按照检索策略检索文献。

第四步，筛选文献。作者用 EndNote v. X8 软件管理文献，去除重复文献后剩余 1 203 篇。1 名作者先在 10 篇文献中对摘要和全文的筛选进行预试验，然后由 2 名作者独立完成标题和摘要的筛选，接着 2 名作者阅读全文进行筛选，最终纳入 6 篇文献。文献筛选过程用 PRISMA－ScR 声明中的流程图展示，文献被排除的理由都得到了说明。作者间出现意见不一致时共同讨论或咨询其他作者。

第五步，提取信息。作者从纳入文献的基本信息（作者、研究目的、研究方法、参与者、背景）、家庭支持角色的相关信息（医院快速反应团队的类型、家庭支持角色的参与者、家庭支持措施、测量工具）、主要结果、结论这几个方面提取信息，并整理入信息提取表格中。

第六步，分析资料和报告结果。作者对纳入文献的范围、性质、家庭支持角色特点进行描述性分析，以文字描述和表格的形式呈现结果。

第七步，讨论和总结。作者从研究的主要结果、研究的局限性、对未来研究的启示、对实践的启示这几个方面进行了深入讨论。得出结论认为，家庭支持角色非常多样化，由不同背景的卫生保健人员承担，这突出表明需要考虑对这个角色提供支持和培训。建议今后采用评价研究法以加深对医院快速反应团队中家庭支持角色的认识。

（陈　瑜）

参考文献

[1] 陈瑜，陆敏敏. 慢性心衰患者移动健康管理范围综述[J]. 中国护理管理杂志，2022，22(11)：1701－1706.

[2] 孙冉，王子辰，王艳玲，等. 国外开业护士参与糖尿病患者健康管理的范围综述[J]. 中华护理杂志，2022，57(15)：1847－1853.

[3] ANDERSON S，ALLEN P，PECKHAM S，et al. Asking the right questions：scoping studies in the commissioning of research on the organization and delivery of health services [J]. Health Res Policy Sys，2008，6：7.

[4] ARKSEY H，O'MALLEY L. Scoping studies：towards a methodological framework [J]. Int J Soc Res Methodol，2005，8(1)：19－32.

[5] CALLARY S A，SOLOMON L B，HOLUBOWYCZ OT，et al. Wear of highly crosslinked polyethylene acetabular components [J]. Acta Orthop，2015，86(2)：159－168.

[6] Canadian Institutes of Health Research：Knowledge Translation. [EB/OL]. (2021－03－21)[2022－04－15] http://www.cihr-irsc.gc.ca/e/29418.html.

[7] CHAMBERS D，WILSON P M，THOMPSON CA，et al. Maximizing the impact of systematic reviews in health care decision making：a systematic scoping review of knowledge-translation resources [J]. Milbank Q，2011，89(1)：131－156.

[8] COLQUHOUN H L，LEVAC D，O'BRIEN K K，et al. Scoping reviews：time for clarity in definition，methods，and reporting [J]. J Clin Epidemiol，2014，67(12)：1291－1294.

[9] DAUDT H M，VAN MOSSEL C，SCOTT S J. Enhancing the scoping study methodology：a large inter-professional team's experience with Arksey and O'Malley's framework [J]. BMC Med Res Methodol，2013，13(1)：48.

[10] FERNANDES A H，MURPHY M，CREEDON S，et al. Patient involvement in the

implementation of infection prevention and control guidelines and associated interventions: A scoping review [J]. British Medical Journal Open, 2019,9(3):e025824.

[11] GRANT M J, BOOTH A. A typology of reviews: an analysis of 14 review types and associated methodologies [J]. Health Info Libr J, 2009,26(2):91 - 108.

[12] HARFIELD S G, DAVY C, MCARTHUR A, et al. Characteristics of indigenous primary health care service delivery models: a systematic scoping review [J]. Glob Health, 2018,14(1):12.

[13] HOWLETT O, GLEESON R, JACKSON L, et al. Family support role in hospital rapid response teams: a scoping review [J]. JBI Evid Synth, 2022,20:1 - 25.

[14] KAO S S, PETERS M D J, OOI E H. Pediatric tonsillectomy quality of life assessment instruments [J]. JBI Database System Rev Implement Rep, 2017,15(5):1222 - 1227.

[15] KYNOCH K, RAMIS M A, CROWE L, et al. Information needs and information seeking behaviors of patients and families in acute healthcare settings: A scoping review [J]. JBI Database System Rev Implement Rep, 2019,17(6):1130 - 1153.

[16] LEVAC D, COLQUHOUN H, O'BRIEN K K. Scoping studies: advancing the methodology [J]. Implement Sci, 2010,5(1):69.

[17] MUNN Z, POLLOCK D, KHALIL H, et al. What are scoping reviews? Providing a formal definition of scoping reviews as a type of evidence synthesis [J]. JBI Evid Synth, 2022,20(3): 950 - 952.

[18] PETERS M D J, GODFREY C, MCLNERNEY P, et al. Best practice guidance and reporting items for the development of scoping review protocols [J]. JBI Evid Synt, 2022,20(10):953 - 968.

[19] PETERS M D J, GODFREY C, MCLNERNEY P, et al. Chapter 11: Scoping reviews. In: Aromataris E, Munn Z, editors. JBI Manual for Evidence Synthesis [M]. Adelaide: JBI, 2020.

[20] PETERS M D J, MARNIE C, TRICCO A C, et al. Updated methodological guidance for the conduct of scoping reviews [J]. JBI Evid Synth, 2020,18(10):2119 - 2126.

[21] POLLOCK D, DAVIES E L, PETERS M D J, et al. Undertaking a scoping review: A practical guide for nursing and midwifery students, clinicians, researchers, and academics [J]. J Adv Nurs, 2021,77:2102 - 2113.

[22] SCHAINK A K, KULUSKI K, LYONS R F, et al. A scoping review and thematic classification of patient complexity: offering a unifying framework [J]. J comorb, 2012,2(1):1 - 9.

[23] WILDEVUUR S E, SIMONSE L W L. Information and communication technology-enabled person-centered care for the "big five" chronic conditions: scoping weview [J]. J Med Internet Res, 2015,17(3):1 - 22.

[24] YU Z, STEENBEEK A, MACDONALD M, et al. Characteristics of Indigenous healing strategies in Canada [J]. JBI Database System Rev Implement Rep, 2019,17(9):1933 - 1940.

第九章 质性研究的系统评价和 Meta 整合

护理领域的质性研究以人类对健康问题的反应为研究重点，尤其关注患者在经历治疗、护理、康复进程的体验和感受，对深化照护决策中的人文关怀具有重要意义和独特的价值。质性研究是对某种现象或事物在特定情形下的特征、方式、涵义进行观察、访谈、记录、分析、解释的过程，旨在揭示研究对象赋予这些事物的内涵和本质，被广泛应用于社会学、人类学、管理学、心理学等领域。由于应用单项质性研究结果指导实践具有一定的局限性，因此对具有同质性的多项质性研究的结果进行系统评价和综合成为循证实践方法学发展的热点之一。本章详细阐述质性研究的系统评价和 Meta 整合的概念、意义、基本方法，并通过质性研究 Meta 整合的实例，分析质性研究的系统评价和 Meta 整合的过程，并介绍现实主义整合的基本方法。

第一节 概述

质性研究强调以人为中心和整体观的理念，是护理研究领域常采用的研究方法。在实践中应用整合后的多项同类质性研究结果能够提供更具概括性和共鸣性的研究结果，对促进护理理论和学术发展有重要意义。

一、质性研究的特点

质性研究建立在建构主义（constructivist paradigm）、诠释主义（interpretive paradigm）、社会批判主义的专业范式（social critical theory paradigm）基础上，是一个从实际观察的资料中发现共性问题的过程，属于探索性、叙述性、诠释性的研究。质性研究者认为理解一个过程的最佳途径是去经历和体验这一过程，换一个角度看待同一个问题时，会产生新的发现。

质性研究的方法论以整体观为指导，其基本思想是：①任何现实都不是唯一的，每个人的现实观都是不同的，可随时间推移而改变。②对事物的认识只有在特定的情形中才有意义，因此质性研究的推理方法是将片段整合，以整体观分析事物。③由于每个人对事物的感受和认识不同，因此同一事物对不同的人可以有不同的意义。

质性研究的方法学包括描述性质性研究、现象学研究、扎根理论研究、民族志研究、历史研究、个案分析、社会批评理论研究、行动研究等。它们的共同目的都是探索事物的实质和意义，然而其聚焦的问题和解决问题的方法不尽相同。

二、质性研究系统评价与 Meta 整合的概念和意义

（一）对质性研究的系统评价

随着护理学科的发展，采用质性研究的方法研究同一人群的相似研究现象的研究数量日益增加，例如，在中国知网中检索乳腺癌患者术后心理体验的相关质性研究，可发现至少 12 篇。当研究对象和研究主题相似的质性研究积累到一定数量后，可进一步对这些质性研究的结果进行汇总和整合，以提高结果的共鸣性和概括性。质性研究的系统评价（qualitative systematic review）是对具有相似研究对象、研究现象的质性研究结果的系统检索、提取、理解、比较、归纳和综合的整合方法。

质性研究的系统评价的程序与量性研究的系统评价在程序上类似，包括：①界定 PICo，即 P－研究对象，I－感兴趣的研究现象，Co－研究所在的情景；②系统检索符合 PICo 的质性研究；③采用公认的质性研究质量评价的工具对检索到的质性研究进行严格的质量评价；④对纳入的质性研究的结果进行提取、归类、整合；⑤以标准报告格式报道整合结果。通过上述过程，可形成综合性的解释或结论，更全面、更深入地反映现象的实质。

（二）整合质性研究结果的方法学类别

整合质性研究结果的方法包括 Meta 整合和 Meta 人种学两类。这两种方法的共性特征是，通过系统地、全面地检索研究对象和研究主题相似质性研究（包括现象学研究、民族志研究、扎根理论研究及其他相关的说明或解释的某种现象或事件的质性研究结果），系统分析和汇总资料，并通过结构化的方式，系统地报告整合结果，为卫生保健提供者和决策者提供更有意义的依据。但两者在整合的范式上有较大不同，Meta 整合往往采用汇集性整合（aggregative synthesis，Meta-aggregation）进行质性资料的汇总，而 Meta 人种学则采用解释性整合（interpretive synthesis）进行质性资料的汇总和分析。

1. Meta 整合　Meta 整合（Meta-synthesis）是基于诠释主义哲学观，采用汇集性整合（aggregative synthesis）进行质性资料汇总的方法。汇集性整合关注研究结果（study findings）而不是研究资料（study data），因此采用不同方法学（如现象学研究、民族志研究、扎根理论研究等）的质性研究，只要其关注的对象和现象是一致的，其研究结果均可混合形成一个整合性结果。汇集性整合收集的研究结果包括主题、隐含的喻义、分类等，依据其含义进一步整合、汇总，使其更具有共鸣性、说服力和概括性（generalizability）。

JBI 的 Meta 整合步骤是由 JBI 循证卫生保健中心 Alan Pearson 教授及团队研究人员经过多年的研究后于 2004 年形成并发布的，属于汇集性整合，该方法借鉴了 Cochrane

的研究效果系统评价的过程，关注质性研究的本质，强调质性研究在循证卫生保健服务系统的价值和作用。汇集性整合的步骤包括：①汇集纳入的质性研究的相应结果(findings)；②形成类别(categories)；③将各研究结果分配到相应的类别中；④创建整合性研究结果(synthesized findings)；⑤类别分配到整合性结果中。

2. Meta 人种学　Meta 人种学(Meta-ethnography)是基于文化学研究的理论，采用解释性整合(interpretive synthesis)对两个或两个以上人种学研究的结果进行描述、比较、汇总和整合的方法，其目的是分析与诠释通过深入观察和会谈获得的资料，描述和比较不同的文化，从文化群体中了解文化，加深理解文化对人们行为和健康的影响，形成崭新的、更深刻的解释和理解。

Meta 人种学重视研究对象的行为及其与整个社会文化之间的关系。资料来源于质性研究的结果，即在不同自然情境下进行长期的体验性研究所获得的结果。所纳入的研究具有各自对某现象的深刻理解。依据原始研究结果相类似、相互矛盾或相互关联等，分别以支持性解释、驳斥性解释或推论性解释三种方式整合原始研究结果，形象生动、如实地描绘具体的过程和细节、研究者与被研究者的互动关系等，从历史、社会、文化等方面探讨原始研究结果。Meta 人种学的特点是注重多个质性研究结果的整合，产生新的概念，并赋予他们新的解释和整合意义。与汇集性整合不同，Meta 人种学采用的解释性整合往往从质性研究的研究结果中提炼出综合性的内容以阐述新的见解，对原始研究结果汇总和归纳形成新的解释，分析可能在相似情境中包含的因素并解释如何理解各因素间的联系及其相互作用，是研究人员深入理解、解释并分析行为的过程。

由于 Meta 整合法在健康科学领域应用更为广泛，本章重点介绍 Meta 整合的步骤和方法。

(三) Meta 整合的具体方法和策略

Meta 整合是在质性研究系统评价过程中对质性研究结果进行分析、分类、汇总的过程。Meta 整合在考虑各类质性研究的哲学思想及其方法学的特异性和复杂性的前提下，充分理解其研究结果，对结果进行重新解释、归纳组合成新的见解，达到从不同侧面更高程度的概念发展和现象诠释。Meta 整合是一个动态、反复解释与反思的过程，该方法以后现代主义的哲学观为基础，本着诠释性哲学理念，对某现象进行多方面的理解和解释，该方法并不排斥各研究间存在异质性(即研究对象在社会、文化习俗、种族、生活方式、行为表现特征、价值观念、宗教信仰等方面存在差异)。

1. Meta 整合的方法　在质性研究中，研究者通过对研究对象所提供的一级资料(原始资料)的理解、解释和归纳形成研究结果，即第二级解释，而 Meta 整合则是对多个质性研究的结果进行理解、解释和归纳组合的第三级资料解释，从而深入理解和探究现象的实质，促进护理知识发展和积累，发展理论。

Cochrane 质性研究方法工作组(Cochrane Qualitative Research Methods Group, CQRMG)建立于 1998 年，该工作组旨在构建对质性研究、专题报告和专家建议等进行系统评价的方法，指导对质性研究结果的整合，把经过评价的质性研究的结果作为临床证据，促进人文关怀为重的护理实践。JBI 循证卫生保健中心也将对质性研究的系统评价作为其方法学建设的重点，构建了系列质性研究系统评价和 Meta 分析的理论、程序和工具，包括质性研究评估和评价工具（Qualitative Assessment and Review Instrument JBI-QARI），JBI-QARI 是一个在线应用软件，可帮助系统评价者进行质性研究的质量评价、结果分析、合并、解释和整合，从而产生更适合的、有意义的证据，促进质性研究成果在健康卫生服务系统中的应用。

2. 对质性资料进行 Meta 整合的具体策略　对质性研究结果整合的具体策略包括：主题分析（thematic analysis）、叙述性整合（narrative synthesis）、写实性整合（realist synthesis）、内容分析（content analysis）等。

（1）主题分析：主题分析是对两个或以上的质性研究结果进行整合的方法，通过对文献内容特征进行分析，提取主题概念，分析和归纳与研究有关的意义及内在本质。资料的提取和整合过程包括编码、创建描述性主题、构建分析性主题。资料整合过程在分类和寻找关系的反复过程中进行，并用主题的方式解释文本所内含的深层意义，按不同的主题总结原始研究结果，该方法强调对资料的整体理解。但是资料分析缺乏综合性，不够全面。

（2）内容分析：内容分析是一种对于传播内容进行客观、系统和量性质性相结合描述的资料分析方法。其实质是分析传播内容所含信息量及其变化，即由表征的有意义的词句推断出准确意义的过程。内容分析的过程是层层推理的过程，寻找文字资料中的有意义的字句，形成分析单元，再将相似的分析单元归成类别，比较相同状况下的类别成形主题。内容分析法的一般过程包括建立研究目标、确定研究总体和选择分析单元、设计分析维度体系、抽样和量化分析资料、进行评判记录和分析推论等 6 部分。

（3）叙述性整合：叙述性整合是通过“讲故事”的方式进行文本总结、解释整合结果，该类整合其资料来源可以是普通文本、档案、专业共识等文献，并不一定是质性研究。包括 3 个步骤：①构建初始的整合；②分析资料之间的关联性；③构建最终的整合式主题。转录文本时，不仅要记录语言内容，还要用语言和标点符号显示非语言信息及周围情境。资料分析时，整合法侧重于语言交流的特点，关注研究对象所处的情境，强调文本内容的相似与不同；不仅分析文本的“表面内容”（是什么），也探究其“隐含内容”（怎么样）；考虑研究者的能力、经历、教育背景可能对研究结果产生的影响。

（4）写实性整合：写实性整合通过描述、分析的方式分析现象，例如“该干预方式是什么内涵？在什么情形下有效？对哪些人有效？为什么？”，该整合方法往往对一些典型事例、文化模式或社区行为进行详细地描述，力求真实再现研究对象的观点，可直接引用研究对象所说的话及他们对事情的解释，提取正面和反面的观点，但资料的检索和分析缺乏综合性，不全面。

（四）质性研究系统评价和 Meta 整合的意义

质性研究是以研究者本人作为研究工具，采用访谈法、观察法、日记或历史回顾等多种资料收集方法探究社会现象，使用归纳法分析资料并形成理论，通过与研究对象互动对其行为、经历及其含义进行解释性描述的研究方法。质性研究与量性研究从不同的角度研究事物和现象，均可为循证护理实践提供科学研究证据，从而提高护理学科权威性、独立性。对多项质性研究的结果进行 Meta 整合的意义如下。

1. 提供更全面更可靠的依据　Meta 整合能深层次地描述护理服务对象对某种现象或处于疾病状态时或接受干预措施时的感受或经历，深入探讨人的经历、社会活动及相关文化形态，更能实质性地反映研究对象的经历、意义或体验，提高了质性研究结果的可靠性、共鸣性和概括性。

2. 突出了护理学科的人文性和伦理性　从证据的多元性角度出发，Meta 整合关注了研究对象的人文、社会、价值观、观点和信念等，体现护理的人文性和伦理性，突出了护理现象的内涵的丰富性和深刻性。

3. 充分体现循证护理的核心思想　循证护理须以最佳实践证据为基础，结合患者需求、偏好与价值观为患者提供基于科学证据的护理措施。在这个结合的过程中，应重视患者的知识、态度、观点、动机、期望以及影响干预措施实施的因素等，而质性研究的结果可针对患者的体验，提供深入的资料。

第二节　质性研究的系统评价和 Meta 整合步骤和方法

质性研究的系统评价和 Meta 整合有严格的方法学规范，主要包括 7 个步骤。本节将对 7 个步骤进行详细介绍。

一、制订计划书

制订周密严谨的计划书，清楚地阐明系统评价的目的，对质性研究的系统评价和 Meta 整合通过 PICo 界定循证问题，其中 P－研究对象（participant），I－研究的现象（interest of phenomena），Co－研究对象所处的具体情景（context），例如：“参加临床药物试验的乳腺癌内分泌治疗患者治疗期间有哪些经历？什么因素影响了她们服药的依从性？”转化为 PICo 循证问题，则 P－内分泌治疗期间的乳腺癌患者，I－患者的治疗依从性问题，Co－研究者参加了临床药物试验。

二、制订检索策略

根据纳入与排除标准系统，确定文献检索框架及具体策略，选择合适的数据库，全面地检索所有的相关质性研究文献。详见本书第三章“循证资源及检索方法”。

三、评价质性研究的质量

质性研究的质量评价从研究的方法学与其哲学基础、研究目的、资料收集方法、资料分析方法、结果阐释是否一致，是否考虑研究者自身对研究的影响、研究对象的典型性以及伦理规范等方面进行。

各种类型的质性研究由于其依据对哲学基础不同，因此在质量评价上与量性研究不同，往往关注点是研究的哲学基础和方法学。最常用的质性研究评价工具是澳大利亚JBI循证卫生保健中心的质性研究真实性评价工具（详见本书第四章第二节“文献真实性评价的方法”）和英国牛津大学循证医学中心制订的文献质量评价项目（Critical Appraisal Skill Program，CASP）中对质性研究评价工具，两者基本原则一直，但评价的重点有所侧重，前者主要从质性研究的哲学基础及方法学进行去评价，而后者主要从质性研究设计的严谨性、结果的可信度、研究结果与现有实践的相关性进行评价。

四、提取质性研究中的资料

从原始研究中提取关键资料，如研究对象（P）、排除与纳入标准、研究环境（Co）、研究主题（I）、主要结果（findings）等。质性研究的结果是各原始质性研究者对其研究结果的解释，通常是以主题词或象征性的隐喻方式表达。系统评价者应逐字仔细阅读全文，确定其研究结果，并提取其中题目、作者、结果和例证等信息。

五、概括、分析、解释和综合原始研究的结果

应包括纳入的质性研究中的概念、类别、主题及相关的例句、引注、解释和说明等。系统评价者在理解各质性研究哲学思想和方法论的前提下，反复阅读理解、分析和解释其各研究结果的含义，将相似结果组合归纳在一起，形成新的类别，然后将类别归纳为整合结果，形成新的概念或解释。详见图 9－1。

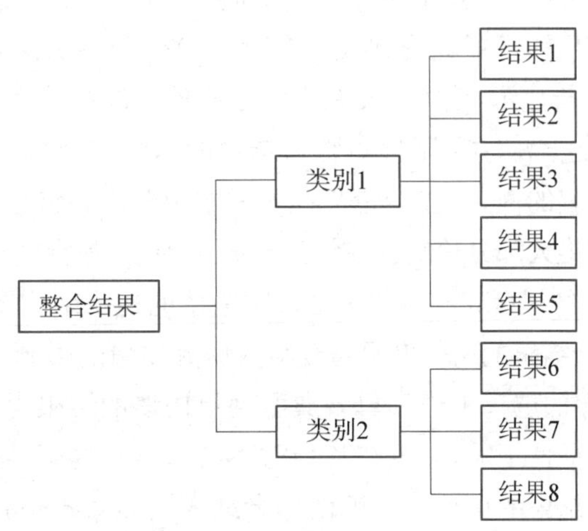

图 9－1　研究结果的归纳和整合

六、报告整合结果

质性研究的Meta整合常运用言语文字或用故事性、主题性、概念性、图形或表格来解释和传播整合结果。整合结果报告须包括整合结果的阐述，描述特别的或潜在的矛盾事件或现象，简明扼要地提出关于实践和研究的建议并阐明证据的等级。来自质性研究证据的等级可根据研究设计、研究结果的真实性分为明确的证据（unequivocal）、模棱两可的证据（equivocal）、证据不支持（unsupported）三类。“明确的证据”是指无任何疑义的理性证据，具有事实依据，被直接报告或观察到的且无任何争议的结果。“模棱两可的证据”是指通过对资料的解释且具有理论依据的阐明过程得到的结果，但资料的解释过程仍存在挑战性，结果较模糊，故归为模棱两可的证据。“证据不支持”是指大多数研究均不支持的研究结果。

七、评价Meta整合的总体质量

（一）Meta整合结果可信度的CERQual规范

Meta整合的方法学质量体现在整合结果是否具有可信度上，挪威知识转化中心Simon Lewin团队2015年发布的质性研究系统评价可信度CERQual（Confidence in the Evidence from Reviews of Qualitative research）评价整合结果的可信度，CERQual主要从四个方面评价整合结果的质量，包括方法学严谨性（methodological limitation）、整合结果的相关性（relevance）、一致性（coherence）、饱和性（adequacy of data）。

根据CERQual规范，整合结果的可信度应包括4个方面。

1. 充分讨论原始研究的局限性(methodological limitation)　应分析纳入的质性研究原始研究设计上的局限性对整合结果的影响程度，如果纳入的质性研究在严谨性上存在较大问题，则整合结果的可靠性受到较大影响。2020年对我国期刊上公开发表的48篇Meta整合论文的分析显示，该类论文在方法学质量上的讨论尚不足，只有30.61%的论文讨论了纳入研究的方法学局限性对整合结果的影响，对整合结果的可信度分析薄弱。虽然2017年后发表的Meta整合论文在方法学部分均完整呈现了纳入质性研究原始研究的质量评价表，绝大部分论文也在结果部分呈现了“整合结果（synthesis）”、“类别（categories）”、“提取的结果（findings）”三者之间关系的逻辑结构图，但在进行整合时大多没有考量每一项整合结果的可信度是否受纳入研究质量的影响。例如，如果纳入的原始质性研究在研究对象的选择上尚不具备典型性且访谈的结果尚未达到饱和而匆忙下结论，则研究结果的概括性不够，如果在整合时不考虑这一局限性而纳入该项原始研究的结果，则影响了整合结果的可信度。即使作者纳入了该原始研究的结果，也必须在讨论部分详细分析对结果可能造成的影响，阐述结果的局限性。

2. 强调纳入的研究在研究情景上与研究问题的相关性（relevance）　应详细分析

整合的原始研究在研究情景、研究场所上与总体研究问题的相关性，即严格把关 PICo，如果纳入的研究与研究问题只是间接相关、部分相关或相关性不确定，则直接影响整合结果的可信度。如果纳入研究时对质性研究系统评价循证问题的核心元素——PICo 的把握度不足，将导致各研究之间在研究情景、研究对象的关键属性上异质性较大，影响整合结果之间的相关性。例如"中国女性乳腺癌患者真实体验的质性研究和 Meta 整合"纳入了"患病后诊断、治疗、康复阶段的乳腺癌患者"，其纳入的 15 篇质性研究中，既有"乳腺癌患者术后化疗期间创伤后成长的质性研究"，又有"青年乳腺癌患者回归社会影响因素的质性研究"，而乳腺癌化疗期与康复期患者体验差异较大，化疗期的乳腺癌患者普遍存在化疗反应，造成其身体困扰和情绪沮丧，而康复期患者的体验大多与复发、转移、恢复工作生活等相关（可接受的假设），该论文整合的 5 个结果中"生活重建"的感受往往在康复期患者多见，但该文将"诊断时的态度""确诊时的态度""治疗时的态度""不确定感""有并发症时孤独、自理受限""担心手术、痛苦与承受、面对残疾或死亡的问题"等类别和结果都整合到"生活重建"中，显然在逻辑性和相关性上说服力不足，因此该整合的结果（"生活重建"）与纳入研究的情景（Co-某些患者处于化疗期、某些患者处于康复期）、研究问题（乳腺癌患者体验）之间的相关性不够直接，影响了整合结果的可信度。

3. 强调研究结果之间的逻辑性和一致性（coherence） 整合时应分析整合的结果在多大程度上被纳入的原始研究结果支持，被多少研究结果支持，在保证整合结果的一致性和逻辑性上，需要构建逻辑关系合理、清晰、支撑材料丰富的"整合结果（synthesis）-类别（categories）-提取的结果（findings）"逻辑链。同层次主题之间应该具有相对独立性和互斥性，上层整合性概念应能涵盖下层的类别，提取的研究结果应能够支持上层的类别和整合结果。分析我国目前发表的 Meta 整合论文看到半数以上论文（53.06%）在提取整合结果时都能够形成从原始研究提取的结果、到构建的类别、提炼的整合性结果之间的逻辑链，且 2/3（64.23%）的论文在呈现整合结果时能够引用原始研究中的描述性语言作为例证（illustration）呈现形成整合的原始证据，但在构建该逻辑链上存在逻辑性不够清晰、下层的支持性资料不够充分的现象。要做到这点，需要 Meta 整合的研究者具备扎实的专业领域理论沉淀和质性研究方法学准备度，并有缜密的逻辑思维和反思能力。例如，"中国女性乳腺癌患者真实体验的质性研究和 Meta 整合"形成了"生活重建"这一整合结果，但下层的类别过于繁杂，与"生活重建"的概念内涵的层次归属关系不清晰，有些类别甚至完全超出了"生活重建"的概念外延，如果在"生活重建"这一整合性结果下只包含"努力""应对身体残疾""接受与转变""康复期的态度"这 4 个类别下的提取结果，删除"诊断时的态度""确诊时的态度""治疗期的态度""有并发症时""不确定感"等归属关系模糊的类别，则构建"生活重建"这一整合性概念的逻辑一致性会更充分。

4. 体现整合结果的丰富性和饱和度（adequacy of data） 如果缺乏丰富的、饱和的提取信息（findings），勉强提取整合结果，势必会影响整合结果的概括性。在整合结果的饱和度上，可以看到一些 Meta 整合在检索的全面性、系统性上尚不够，检索策略明显存在缺陷，例如，只检索中文数据库、英文数据库只检索 Medline、检索策略只采用自由词检索，较少采用主题词检索，较少应用截词符和通配符等检索手段保证检索的全面性等，这些检索上的缺陷导致检索到的文献较少，影响了资料的丰富性和饱和度。另外，在阐述整合性结果时，往往需要丰富的资料，并利用成熟的理论或可接受的假设构建逻辑关联，例如，"中国女性乳腺癌患者真实体验的质性研究和 Meta 整合"中提炼了"希望-乳腺癌患者渴望回归家庭、社会"的整合性结果，但其下层的类别只包括"恐惧""重建信息""回归社会"三类，根据希望的定义和希望理论，希望作为一种对美好状态或事物的预期和信念（可接受的假设），应包含对现实与未来的积极态度、与他人保持密切关系、采取积极行动三类核心内涵（成熟的理论），故该整合的结果在依据已有理论和假设构建概念内涵所需的资料尚比较单薄，缺乏"积极态度"相关结果，尤其是该论文提取的是"恐惧"这一负性情绪，与"希望"这一上层的整合结果概念内涵存在逻辑性不契合的问题，同时也缺乏"采取积极行动"相关的研究结果的提取，导致该整合性结果下面的支撑信息饱和度不足，尚较难支撑"希望及回归社会"的整合性概念。

（二）Meta 整合评价和分级的 ConQual 系统

JBI 循证卫生保健中心 2016 年发表了 Meta 整合结果评价和分级的 ConQual 系统，包括评价 Meta 整合所形成的整合性证据体（body of evidence）的可信度（credibility）、可靠性（dependability），并将质性研究整合性证据的等级按 GRADE 进行分级。其中整合结果的可信度是指 Meta 整合的结果应来源于原始研究资料且显示准确的与人的经历相关的描述和解释。往往需要通过列表展示主题被抽象、解释的过程和逻辑轨迹，并将其与研究目的紧密联系起来，方可提高整合结果的可信性。

可靠性是指整合的结果可以被复制，即其他研究者在相似条件下，按照该研究的步骤进行分析得出相似研究结果的程度，包括适用性（applicability）和可审查性（auditability），适用性是指结果能够引起有类似经历和体验的人的共鸣，适用于整合研究中特定研究对象之外的情境，具有概括性（generalization）。可审查性是指整合研究的目的明确，充分详细地描述所用的方法，整合方法是合理的、可解释的。在对质性研究结果进行整合的过程中，研究者应正视自己的角色和局限性，既要沉浸于文本内容，又要与文本内容保持距离，把自己的信念、经验和经历对研究结果产生的影响尽可能降低。

目前对量性研究的"证据体"采用 GRADE 系统进行评价和分级，但该系统显然不适合于对来自质性研究的"证据体"进行评价和分级。因此，JBI 循证卫生保健中心于 2014 年构建了对质性研究 Meta 整合后的"证据体"进行评价和分级的 ConQual 系统，结果发表于 *BMC Medical Research Methodology* 杂志上（http://www.biomedcentral.com/1471-2288/14/10）。该系统通过可靠性和可信度对整合形成的"证据体"的总体质量进行评价。与 GRADE 系统类似，ConQual 系统也将质性研究合成的证据体质量分为 4 个级别：高、中、低、极低。

首先假定 Meta 整合的证据质量为高，然后从可靠性的 5 个方面和可信度的 3 个方面进行证据质量的评价（表 9-1、表 9-2）。可靠性主要考察纳入 Meta 整合的原始研究质量。可信度主要考察 Meta 整合的结果即作者的解释与支持性数据之间是否一致。最终质性研究合成的证据质量也被定级为：高、中、低、极低(表 9－3)。

表 9－1　质性研究 Meta 整合的证据体可靠性评价

评价项目	降级结果	降级方法
1. 方法学与研究问题或研究目标是否一致? 2. 方法学与资料收集方法是否一致? 3. 方法学与资料呈现和分析的方法是否一致? 4. 是否从文化及理论的角度说明研究者的立足点? 5. 是否阐述了研究者对研究的影响或是研究对研究者的影响?	不降级⬌ 降一级⬇ 降两级⬇⬇	4～5 项结果为“一致” 2～3 项结果为“一致” 0～1 项结果为“一致”

表 9－2　质性研究 Meta 整合的证据体可信度评价

评价项目	降级结果	降级方法
1. 结论明确(unequivocal)结果毋庸置疑，不可挑战	不降级⬌	整合的证据体来自多项明确的研究结果
2. 结论模棱两可(equivocal)结果和原始资料缺乏明显的关系，所以研究结果可被挑战	降一级⬇ 降两级⬇⬇	整合的证据体中既有明确的又有模棱两可的结果 整合的证据体来自多项模棱两可的结果
3. 结论未获支持(unsupported)结果没有原始资料支持，或原始资料与研究结果毫无关系	降三级⬇⬇⬇ 降四级⬇⬇⬇⬇	整合的证据体中既有模棱两可的结果，又有未获支持的结果 整合的证据体中均为未获支持的结果

表 9－3　质性研究 Meta 整合结果的 GRADE 分级

证据等级	具体描述	SR 纳入的研究类型、是否降级
高(high)－A	整合的结果非常有信心	对质性研究的整合，无论哪种类型的质性研究，其整合结果的质量等级起点为“高”
中(moderate)－B	对整合的结果有中等程度的信心	综合可靠度和可信度，降 1 级
低(low)－C	对整合的结果信心程度有限	综合可靠度和可信度，降 2 级
较低(very low)－D	对整合的结果几乎没有信心	综合可靠度和可信度，降 3 级

最后，对质性研究 Meta 整合的结果应形成结果概要表(summary of findings table)，其内容包括以下方面：①相关背景；②整合的结果；③研究的类型；④可靠性评分；⑤可信度评分；⑥ConQual 总评分；⑦总体分析。

总之，Meta 整合是更深入的资料整合过程，收集原始研究结果，解释各研究结果，并按其含义进行归纳汇总，产生新的解释，整合后的结果能更可靠地描述各主题的含义，更全面反映各研究间的共同性，使结果更具有概括性，并成为循证实践的依据。不同研究方法的结果可以通过 Meta 整合形成新的解释或概念，形成对某种现象、人群、场所和情境等更全面的诠释。

（三）撰写质性研究 Meta 整合报告的 ENTREQ 声明

为提高质性研究的系统评价和 Meta 整合报告的规范性、透明性，澳大利亚悉尼大学公共卫生学院的 Alison Tong 教授和英国约克大学健康科学学院的 Kate Flemming 教授等学者于 2012 年在 *BMC Medical Reseach Methodology* 上联合发布了“提高质性研究系统评价透明性的 ENYTEQ 声明(Enhancing transparency in reporting the synthesis of qualitative research：ENTREQ)”。在撰写质性研究系统评价和 Meta 整合报告时，应对照 ENTREQ 声明组织论文结构和内容。该 ENTREQ 声明详见本书附录 8。

第三节　质性研究 Meta 整合的实例分析

本节以成磊等 2015 年在《中国循证医学杂志》上发表的“早产儿出院后父母照顾体验的质性研究系统评价和 Meta 整合”为例，介绍质性研究结果系统评价和 Meta 整合的过程(资料来源：成磊，冯升，陆春梅，胡雁. 早产儿出院后父母照顾体验质性研究的系统评价和 Meta 整合[J]. 中国循证医学杂志，2015，15(9)：1090—1097.)。

一、研究背景

随着医疗技术水平的提高，早产儿的出生率和存活率大幅提高。WHO(2012 年)的统计数据显示，全球每年出生 1 500 多万早产儿，占新生儿总数的 11.1%，而我国位居第二。早产儿的出生及预后的风险带给心理压力，而住院期间的分离又耽误了父母识别早产儿需求，掌握照顾技能和建立亲子关系最佳时机。而早产儿出院后，父母担当起早产儿主要照顾者这一角色，家庭和社会因素对促进早产儿的认知和神经系统的发育有着重要的作用。

随着“以家庭为中心”的儿科护理理念逐渐普及，采用质性研究的方法对于早产儿出院后父母照护体验进行剖析的研究逐渐增多，本研究采用对该领域质性研究结果进行 Meta 整合的方法，对早产儿出院后父母照顾体验进行更全面地诠释，为后续制订符合父母需求的早产儿出院计划提供参考。

二、方法

1. 文献纳入与排除标准　根据 PICo-D(研究对象、感兴趣的现象、情境、研究设计)

设定研究文献的纳入标准如下：

P(population)：早产儿(出生胎龄小于 37 周婴儿)的父母。

I(interest of phenomena)：早产儿父母对有关喂养、生活护理、亲子互动促进发育的照顾经历体验。

Co(context)：早产儿自新生儿重症监护室(NICU)/新生儿科(NU)出院后回到自己家中由父母照顾。

D(design)：质性研究，即采用系统、主观的方法描述生活体验并赋予其含义的研究方法，包括现象学、扎根理论、案例研究、民族志、行动研究等质性研究方法的文章。

文献排除标准：①仅有摘要而无全文的文献；②重复发表或数据不全的文献；③非中英文文献。

2. 检索策略　系统检索了中/英文公开发表的质性研究。以(“preterm* ”/“premature* ”) AND (“parent* ”/“father* ”/“mother* ”/“maternal”/“paternal”) AND (“care* ”/“nursing* ”)为英文关键词，以“早产儿/照护、照顾、护理/父母、父亲、母亲/出院”为中文关键词检索。共检索了 11 个数据库，首先检索 Cochrane 图书馆和 Joanna Briggs(JBI)循证卫生保健国际合作中心图书馆有无同一主题的质性研究的系统评价和 Meta 整合。随后在 Pubmed、EMbase、Scopus、ISI Web of Science、PsycINFO、CINAHL6 个英文数据库，中国生物医学文献数据库(CBM)、中国知网(CNKI)、中文科技期刊数据库(VIP)3 个中文数据库中开发表的质性研究文献，检索时间均为数据库开始时间至 2015 年 5 月。

检索式(以检索 Pubmed 为例)：

#1 infant, premature [mh] OR preterm* [tiab] OR premature* [tiab]

#2 parents [mh] OR parent* [tiab] OR father* [tiab] OR mother* [tiab] OR maternal* [tiab] OR paternal* [tiab]

#3 patient discharge [mh] OR * discharge* [tiab] OR * home* [tiab]

#4 home nursing [mh] OR care* [tiab] OR nursing* [tiab]

#5 nursing methodology [tiab] OR case study [tiab] OR constant comparison [tiab] OR content analysis[tiab] OR descriptive study [tiab] OR discourse analysis [tiab] OR ethnography [tiab] OR exploratory[tiab] OR feminist[tiab] OR focus group [tiab] OR grounded theory[tiab] OR hermeneutic[tiab] OR interview[tiab] OR narrative [tiab] ORnaturalistic [tiab] OR participant observation [tiab] OR phenomenology[tiab] OR qualitative method [tiab] OR qualitative research[tiab] ORqualitative study [tiab] ORthematic analysis[tiab]

#1 AND #2 AND #3 AND #4 AND #5

3. 文献筛选及质量评价　由 2 位评价员独立筛选文献、提取资料并交叉核对，如遇分歧，则咨询第三方协助判断，缺乏的资料尽量与作者联系予以补充。文献筛选时首先阅读文题，在排除明显不相关的文献后，进一步阅读摘要和全文，以确定最终是否纳入。

资料提取内容主要包括：作者（国家）年份、质性研究方法、研究对象、兴趣的现象、情景因素1（早产儿出生情况）、情景因素2（访谈时间和场所）、主要结果。

由2名（本文的第一作者和第二作者）经过循证实践方法论培训的研究人员采用"澳大利亚JBI循证卫生保健中心质性研究质量评价标准"对纳入的文献进行独立评价。评价内容包括：研究的方法学与其哲学基础、研究目的、资料收集方法、资料分析方法、结果阐释是否一致，是否考虑研究者自身对研究的影响、研究对象的典型性以及伦理规范等方面。每项均以"是""否""不清楚"和"不适用"来评价。完全满足上述标准，发生各种偏倚可能最小，为A级；部分满足上述质量标准，发生偏倚可能性中度，为B级；完全不满足上述质量标准，发生偏倚可能性高者为C级。独立评价文献质量后，对两人的筛选及评价结果进行比对。意见不一致处由两人讨论达成共识或请第三方（本文第四作者）仲裁后决定是否纳入。最后纳入质量等级为A、B的研究，剔除质量等级为C级的研究。

4. 资料提取及处理　质性研究的结果是各原始质性研究者对其研究结果的解释，通常是以主题词或象征性的隐喻方式表达。系统评价者逐字仔细阅读全文后进行资料提取，内容包括：作者（国家）年份、质性研究方法、研究对象、兴趣的现象、情景因素1（早产儿出生情况）、情景因素2（访谈时间和场所）、主要结果。

5. 资料分析　本研究采用澳大利亚JBI循证卫生保健中心"Meta整合中的汇集性整合（integrative/aggregative synthesis）"方法对结果进行整合，该方法关注质性研究的本质，强调质性研究在循证卫生保健服务系统的价值和作用。汇集性整合收集主题、隐含的意义、分类等研究结果，并依据其含义进一步整合、汇总，使其更具有针对性、说服力和概括性。

在理解各质性研究的哲学思想和方法论的前提下，研究者反复阅读理解、分析和解释每个研究结果的含义，将相似结果组合归纳在一起，形成新的类别，然后将类别归纳为整合结果。

三、结果

1. 纳入研究的一般情况　数据库初步检索出相关文献798篇，使用Notexpress软件去掉重复文献223篇后，进一步阅读标题和摘要后，排除综述、量性研究、主题无文章489篇，纳入86篇，阅读全文后根据纳入文章表剔除77篇，经过质量评价，最终纳入9篇文章，包括2项扎根理论研究，7项现象学研究。文献筛选流程图见图9-2。

纳入文献包括2项扎根理论研究，7项现象学研究。中文1篇，英文8篇。纳入研究的一般情况见表9-4。

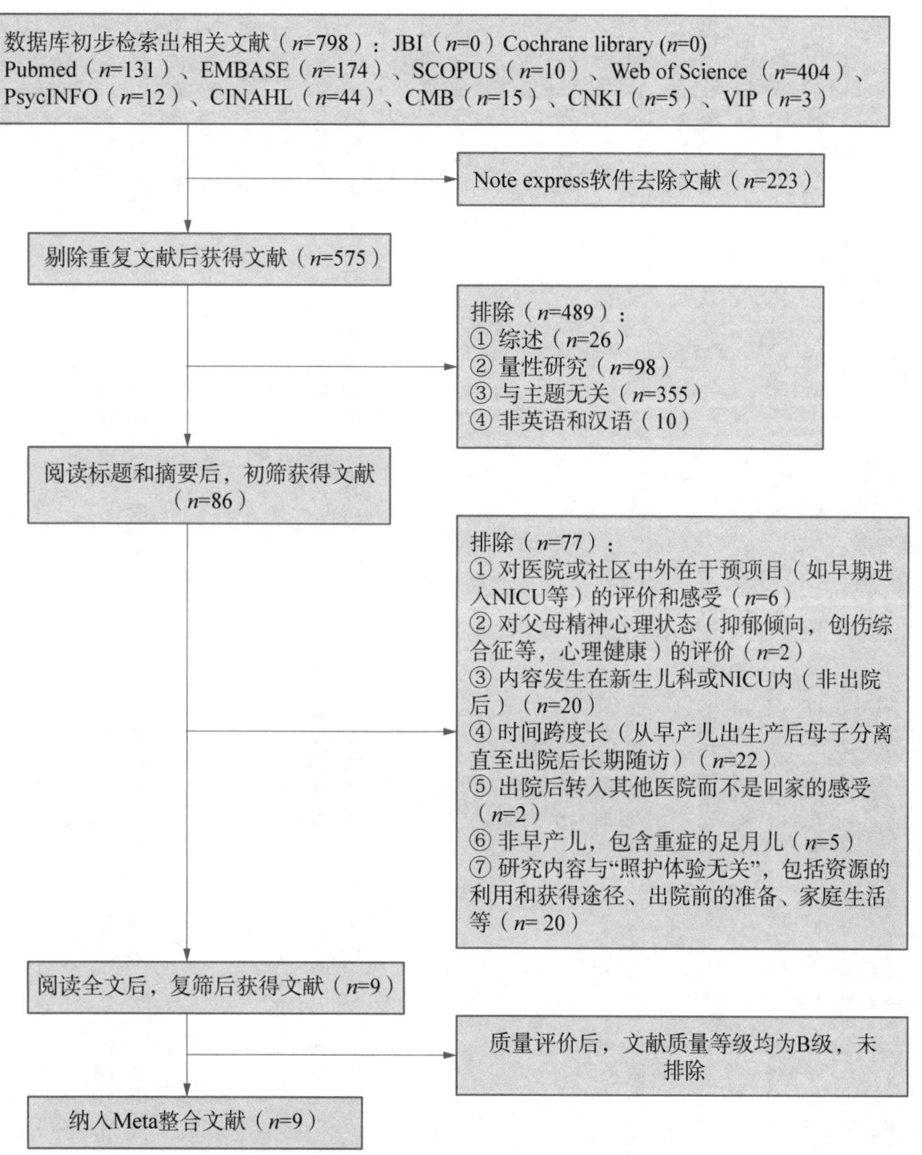
数据库初步检索出相关文献（n=798）：JBI（n=0）Cochrane library (n=0)
Pubmed（n=131）、EMBASE（n=174）、SCOPUS（n=10）、Web of Science（n=404）、
PsycINFO（n=12）、CINAHL（n=44）、CMB（n=15）、CNKI（n=5）、VIP（n=3）
Note express软件去除文献（n=223）
剔除重复文献后获得文献（n=575）
排除（n=489）：
① 综述（n=26）
② 量性研究（n=98）
③ 与主题无关（n=355）
④ 非英语和汉语（10）
阅读标题和摘要后，初筛获得文献（n=86）
排除（n=77）：
① 对医院或社区中外在干预项目（如早期进入NICU等）的评价和感受（n=6）
② 对父母精神心理状态（抑郁倾向，创伤综合征等，心理健康）的评价（n=2）
③ 内容发生在新生儿科或NICU内（非出院后）（n=20）
④ 时间跨度长（从早产儿出生产后母子分离直至出院后长期随访）（n=22）
⑤ 出院后转入其他医院而不是回家的感受（n=2）
⑥ 非早产儿，包含重症的足月儿（n=5）
⑦ 研究内容与“照护体验无关”，包括资源的利用和获得途径、出院前的准备、家庭生活等（n= 20）
阅读全文后，复筛后获得文献（n=9）
质量评价后，文献质量等级均为B级，未排除
纳入Meta整合文献（n=9）

图 9-2　文献筛选流程图

表 9-4　纳入研究的一般情况

作者(国家)年份	质性研究方法	研究对象	感兴趣的现象	情景因素 1：早产儿出生情况	情景因素 2：访谈时间和场所	主要结果
Kavanaugh(美国)1995	现象学研究 个人深入访谈法	20 位早产儿母亲	早产儿出院后母亲有关母乳喂养的关注主题和采取的措施	平均出生体重：2061.4±562.1 g 平均胎龄：32.6±2.0 周	出院后 1 个月 在早产儿家中	提炼了早产儿母亲有关母乳喂养的 3 个关注主题： -关心母乳量是否足够 -关心母乳的组成成分 -关心母乳喂养早产儿的方法
Sankey(澳大利亚)2001	扎根理论研究 个人深入访谈法	7 位早产儿母亲	早产儿出院后的居家照顾过程，在此情境下父母的照顾体验	胎龄：29～35 周	未报道	构建了名为“与不同共存：居家照顾早产儿”的理论，包含 4 个概念： -需要并获得育儿帮助 -育儿知识的增加及积极的反馈所带来的自信 -对早产儿的提前出生感到自责 -感受到与理想中的孩子/足月儿相比，早产儿非常弱小
Reyna(美国)2006	现象学研究 个人深入访谈法	27 位早产儿母亲	母亲在早产儿出院早期的喂养的感受	胎龄小于 32 周	出院后 2～3 周 在护理学院	提炼了 3 个主题： -理解早产儿的行为 -合理使用时间和资源，根据早产儿吸吮吞咽能力满足其对乳瓶喂养的需求 -乳瓶喂养配方奶知识逐渐完善
Flacking (瑞典) 2007	扎根理论研究 个人深入访谈法	25 位早产儿母亲	对于早产儿出院后产妇的养育经历和感受	出生体重：607～2244 g 胎龄：24～31 周	出院后 1～12 个月 在早产儿家中	构建了 1 个“如何成为真正的母亲及母乳喂养”的模式，包含 3 个不稳定的“波动”： -育儿所致的耗竭与宽慰感共存

（续表）

作者（国家）年份	质性研究方法	研究对象	感兴趣的现象	情景因素 1：早产儿出生情况	情景因素 2：访谈时间和场所	主要结果
						-歉疚和缺乏经验可使母子之间缺乏信任，而成为母亲的自豪和信赖促进母子关系协调 -母乳喂养可因社会舆论压力而被迫进行，也可在母子良好互动中实现协调
de Souza（巴西）2010	现象学研究 焦点小组访谈法	24 位早产儿母亲	母亲照顾出院后早产儿的体验	曾入住 NICU 的早产儿	出院时间超过 30 d 在早产儿原住院医院中	提炼了 4 个主题： -在早产儿出院时兴奋与焦虑交织的复杂心情 -希望医院为早产儿出院提供更多的家庭支持 -在家照顾早产儿所面对的困难和困服苦难后收获的激励 -为照顾早产儿，不惜改变自身生活
Griffin（美国）2011	现象学研究 个人深入访谈法	10 位早产儿母亲	早产儿出院 1 个月内母亲的照顾体验	曾入住 NICU 的早产儿	出院后 2～4 周 由访谈对象决定合适的访谈场所	提炼了 5 个主题： -应对早产儿照顾中发生的意外事件 -独自照顾早产儿时，愈发渴求相关知识 -努力适应早产儿母亲的角色 -增强作为母亲的内在力量 -早产儿改变了母亲已有的生活方式

（续表）

作者(国家)年份	质性研究方法	研究对象	感兴趣的现象	情景因素 1：早产儿出生情况	情景因素 2：访谈时间和场所	主要结果
周明芳(中国)2012	现象学研究 个人深入访谈法	6 位 NICU 出院的早产儿母亲	早产儿出院后母亲的育儿生活情况	出生体重：1470～2865 g 出生胎龄：32～36^{+5} 周	出院后 1 个月 早产儿家中	提炼了 5 个主题： -母乳喂养困难与哺乳不确定性的困惑 -自我育儿能力低下的无措感 -对育儿过程中早产儿常见症状的不安 -育儿负担感 -育儿信息所致的混乱与不安
Castillo Espitia (哥伦比亚)2013	现象学研究 个人深入访谈法	10 位早产儿母亲	早产儿出院第一天母亲的照顾体验	出生体重：670～1495 g 出生胎龄：28～34 周	未报道	提炼了 2 个主题： -早产儿的出院就像从医务人员手中重新找回失散的孩子 -第一晚充满了局促、焦虑和需要母亲全身心地投入
Phillips-Pula(美国) 2013	现象学研究 个人深入访谈法	8 位早产儿母亲	早产儿出院后 6 个月内母亲的照顾体验	出生体重：635～2722 g 出生胎龄：24～34 周	出院后 6 个月 在早产儿家中或其选择的合适地点	提炼了 4 个主题： -对未知的恐惧 -居家照顾的疲惫感 -决心为早产儿提供最佳的照顾 -对母子目前所获得帮助的感恩

2. 纳入研究的方法学质量评价

见表 9-5。

表 9-5 纳入研究的方法学质量评价

研究	条目1	条目2	条目3	条目4	条目5	条目6	条目7	条目8	条目9	条目10	总体评价
Kavanaugh, 1995	Y	Y	Y	Y	Y	N	N	Y	Y	Y	B
Sankey, 2001	Y	Y	Y	Y	Y	N	N	Y	Y	Y	B
Reyna, 2006	Y	Y	Y	Y	Y	N	N	Y	Y	Y	B
Flacking, 2007	Y	Y	Y	Y	Y	N	N	Y	Y	Y	B
Souza, 2010	Y	Y	Y	Y	Y	N	N	Y	Y	Y	B
Griffin, 2011	Y	Y	Y	Y	Y	N	N	Y	Y	Y	B
周明芳, 2012	Y	Y	Y	Y	Y	N	N	Y	Y	Y	B
Espitia, 2013	Y	Y	Y	Y	Y	N	N	Y	Y	Y	B
Phillips-Pula, 2013	Y	Y	Y	Y	Y	N	N	Y	Y	Y	B

评价条目：①哲学基础；②研究问题/目标；③资料收集方法；④资料分析方法；⑤结果阐释方式；⑥文化背景、价值观；⑦研究者与研究的相互影响；⑧研究对象典型性；⑨伦理规范；⑩结论得出。
评价结果："是"：Y(Yes)；"否"：N(No)；"不清楚"：U(Unclear)；"不适用"：N/A(Not applicable)。

3. Meta 整合结果 研究者反复阅读理解、分析和解释纳入的 9 项研究，提炼 31 个完好明确的研究结果，将相似结果归纳组合形成 7 个新的类别："类别 1：育儿过程中照顾者不断经历焦虑和不确定感""类别 2：照顾者喂养知识和能力的成熟""类别 3：照顾者自身生活的改变""类别 4：亲子关系的建立""类别 5：照顾者角色的成长""类别 6：照顾者对外界支持的渴求""类别 7：照顾者感恩所获得的帮助"。然后归类组合成类别，并综合成 2 个整合结果："整合结果 1：经过自我调适，照顾者角色获得成长。早产儿出院后，面对焦虑和不确定感，父母不断地进行知识、能力的自我调整，甚至改变原有生活方式，以适应其照顾者角色。"和"整合结果 2：照顾者渴求并感谢外界的支持和帮助。早产儿父母积极渴求来自外界的支持，并对帮助他们度过这一关键时期的帮助表示感恩。"(图 9-3)。

(1) 整合结果 1：经过自我调适，照顾者角色获得成长。

早产儿出院后，父母通过不断地进行知识、能力的自我调整，甚至改变原有生活方式，以适应其照顾者角色。

育儿过程中照顾者不断经历焦虑和不确定感。父母对早产儿的提前出生感到自责("可能我不吸烟就不会生出早产儿了……这是我的错")。在早产儿出院时会有兴奋与焦虑交织的复杂心情("好可怕，孩子出院是我一直盼望的时刻，但是在那一刻我又非常害怕，不敢带他回家")。对母乳喂养困难与哺乳存有不确定性和困惑("刚回家时不知道怎么喂奶，孩子怎么也含不到乳头")。育儿所致的耗竭与宽慰感共存("他吃的很慢或者

整合结果	类别	研究结果
整合结果1：经过自我调适，照顾者角色获得成长。早产儿出院后，面对焦虑和不确定感，父母不断地进行知识、能力的自我调整，甚至改变原有生活方式，以适应其照顾者角色	类别1：育儿过程中照顾者不断经历焦虑和不确定感	结果1：对早产儿的提前出生感到自责 结果2：母乳喂养困难与哺乳不确定性困惑 结果3：育儿所致的耗竭与宽慰感共存 结果4：自我育儿能力低下的无措感 结果5：对育儿过程中早产儿出现的常见症状感到不安 结果6：育儿信息所致的混乱与不确定感不安 结果7：对未知的忧虑恐惧 结果8：居家照顾的疲惫感 结果9：育儿负担感 结果10：感受到与理想中的孩子/足月儿相比，早产儿非常弱小 结果11：在早产儿出院时的兴奋与焦虑交织的复杂心情
	类别2：照顾者喂养知识和能力的成熟	结果12：关心母乳量是否足够 结果13：合理使用时间和资源，根据早产儿吸吮吞咽能力满足其对乳瓶喂养的需求 结果14：乳瓶喂养配方奶知识逐渐完善 结果15：母乳喂养可因社会舆论压力而被迫进行，也可在母子良好互动中实现协调
	类别3：照顾者自身生活的改变	结果16：为照顾早产儿，不惜改变自身生活 结果17：早产儿改变了母亲已有的生活方式
	类别:4：亲子关系的建立	结果18：早产儿的出院像从医务人员手中重新找回失散的孩子 结果19：理解早产儿的行为 结果20：歉疚和缺乏经验可使母子之间缺乏信任，而成为母亲的自豪和信赖促进母子关系协调
	类别5：照顾者角色的成长	结果21：第一晚充满了局促、焦虑，需要母亲全身心地投入 结果22：努力适应早产儿母亲的角色 结果23：决心为早产儿提供最佳的照顾 结果24：在家照顾早产儿所面对的困难和克服困难后收获激励 结果25：育儿知识的增加及积极的反馈所带来的自信 结果26：增强作为母亲的内在力量 结果27：应对早产儿照顾中发生的意外事件
整合结果2：照顾者渴求并感谢外界的支持和帮助。早产儿父母积极渴求来自外界的支持，并对帮助他们度过这一关键时期的帮助表示感恩	类别:6：照顾者对外界支持的渴求	结果28：希望医院为早产儿出院提供更多的家庭支持 结果29：需要并获得育儿帮助 结果30：在独自照顾早产儿时，愈发渴求相关知识
	类别7：照顾者感恩所获得的帮助	结果31：对母子目前所获得帮助的感恩

图 9-3　纳入的研究结果(n= 31)- 类别(n= 7)- 整合结果(n= 2)关系图

不想吃，这快把我逼疯了，我把他推开，但是这不是他的错，我又好伤心。""一开始我绝不相信别人说的'当妈妈感觉很好'这样的话，现在经过长长的适应期，我才感觉到这一点。")。产生自我育儿能力低下的无措感("孩子回家两天后我才开始试着抱他，太小了，不敢抱，也不知道该怎样抱，不敢给他洗澡，又软又小，滑到水里怎么办")。对育儿过程中早产儿常见出现的症状感到不安("宝宝脸上的黄疸什么时候才能完全消退，有问题没有？要不要去医院看看？")。被育儿信息所致的混乱与不确定感("但相同问题经常有很多不同回答，不知道哪个对哪个错，也不知道是否适合自己。")。对未知的忧虑恐惧("我时常复习 CPR 卡片以保证我能够正确实施这个操作，因为我很害怕某一天可怕的事会发生")。居家照顾早产儿感到疲惫("时不时战战兢兢地起来看看孩子，担心自己睡觉那会发生了什么，实在疲惫")。感到育儿的负担("现在就是觉得睡眠不够，有时孩子睡的时候想跟着睡，但是睡不着，我想睡时他又开始哭……孩子出院后连安静吃顿饭的时间都没有")。感受到与理想中的孩子/足月儿相比，早产儿非常弱小("当时我说'他好小是一个魔鬼'，现在回想那时候压力太大了，甚至心中都有点不能接受这个孩子！")。

照顾者喂养知识和能力逐渐走向成熟。从关心母乳量是否足够("我孩子从一开始的 4 小时醒一次逐渐发展为 2 小时甚至 1.5 小时醒来一次，我先生一直会说'孩子饿了，可能你的奶量不够，我们需要配方奶'……也不知道母乳是不是真得够了")，到合理使用时间和资源，根据早产儿吸吮吞咽能力满足其对乳瓶喂养的需求("一开始你需要帮助孩子含住奶嘴，而现在孩子能够自己主动地吮吸了")，乳瓶喂养配方奶知识逐渐完善("孩子清醒了 1.5 小时，我给他换尿布以后，就知道他可以准备喝奶了")。母乳喂养可因社会舆论压力而被迫进行，也可在母子良好互动中实现协调("当我在咖啡店里用奶瓶给孩子喂奶的时候，我觉得每个人都在看我'这个孩子怎么是奶瓶喂奶呢？这么小不应该母乳吗'""母乳喂养的时候要相信孩子，乳瓶喂养时要相信瓶子，我和孩子是一个协调整体，最重要的是按需喂养，其余都不重要。")

照顾者自身生活的改变。照顾者为照顾早产儿，不惜改变自身生活("直到孩子出院后三个月我才去剪头发和使用唇膏。第一个月的生活完全围绕着他，我也不关心自己是变美还是变丑了，我只希望他健康。")。早产儿改变了母亲已有的生活方式("对生活的理解发生了完全地变化，原来认为重要的事情都不重要了。孩子是我的全部，我不关心此外任何事情")。

亲子关系的建立。早产儿的出院就像从医务人员手中重新找回失散的孩子("在内心深处有美好的东西涌出来，我真正地拥有了我的孩子，可以做我想做的事，比如围抱着他，亲亲他")。照顾者试着理解早产儿的行为("她满足的表现是不再吮吸奶瓶，而是把奶嘴吐出来")。歉疚和缺乏经验可使母子之间缺乏信任，而成为母亲的自豪和信赖促进母子关系协调("感到无助和害怕，担心医院会来人接走女儿，因为我'做的不够好'""我们在衣橱中皮肤与皮肤相贴近，对经历了如此残酷的人生开始的他来说是一个很好的补偿，我们在家里相处和谐")。

照顾者角色的成长。居家照顾早产儿的第一晚充满了局促、焦虑，需要母亲全身心地投入（“把孩子接回家，但是我又什么都不懂……想做的最好的心态又给我好大的压力”）。决心为早产儿提供最佳的照顾（“我是一个向前看的人，我觉得我必须要这样做，因为事情已经发生了”）。需要应对早产儿照顾中发生的意外事件（“我只是尽力去做保证他没有问题”）。在家照顾早产儿所面对的困难和克服困难后收获的激励（“每天邻居都会问我孩子吃了么的问题，我感觉就像是说他没有死她还活着”“当孩子哭得时候我们好有成就感，因为这是生命的象征，这是一个奇迹”）。增强作为母亲的内在力量，寻求内在的力量支持[“我知道我必须要做（照顾孩子），因为他是我的孩子”]。育儿知识的增加及积极的反馈所带来的自信（“我已经知道早产儿需要较长时间才安静下来……我们试着用收音机创造和新生儿室里一样的一些背景声音，孩子睡的好多了”）。

（2）整合结果 2：照顾者渴求并感谢外界的支持和帮助。

早产儿出院后，作为育儿新手，父母急切地需要知识、技能、心理等各方面的支持。早产儿父母回家之后越发感觉到照顾知识的缺乏，迫切地需要获得此方面信息[“回家之前一定确保获得足够的信息，做好充分的准备”“他们（医护人员）教给了我出院后喂养孩子的所有知识”]。他们认为医院所提供的早产儿信息也在一定程度上消除了父母的不安全感（“我们需要更多这样的会议，可以谈论我们当时的不安全感，及时寻求专业的建议”）。出院后的随访（“出院后，我经常拨打热线咨询很多在照顾过程中不懂的问题”）。照顾者感恩居家照顾期间所获得的帮助[“开业护士（NP）真的很棒，我的很多问题都在那儿得到解决”]。

四、讨论

1. 应用 Meta 整合法开展本研究的意义　Meta 整合体现了后现代主义的世界观，本着诠释性哲学理念，在考虑各质性研究的哲学思想及其方法学的特异性和复杂性的前提下，充分理解他们的研究结果，对结果进行重新解释、归纳组合成新的见解，达到从不同侧面更高程度的概念发展，更实质性地诠释现象。在经过质量评价，确保纳入的质性研究的真实性和严谨性的基础上，对不同研究方法的质性研究结果的归纳和提炼可帮助读者从相似情景下看到人们对同一现象的不同反应，整合形成新的解释或概念，为认识提供了更全面的视角，让理解更加丰满。Meta 整合体现了护理学关注人对现存或潜在的问题的反应中的人文属性，深化概念内涵，对构建更坚实的学科知识有着重要作用。

在本研究中，首先成立了由掌握循证方法学及有早产儿护理临床经验的人员共同组成的研究团队，通过系统地检索有关早产儿出院后父母照顾体验的质性研究文献检索，和严格的质量评价，对所纳入的 9 项质性研究结果进行收集、评价、筛选、理解、比较、分析、归纳和整合，形成 7 个类别并综合成 2 个整合结果，以期为临床工作者深入理解早产儿父母的照顾体验提供循证依据。

2. 早产儿出院后父母的照顾体验　目前，尚未检索到同一主题的质性研究系统评价和 Meta 整合。从文献数量可知，对早产儿出院后父母的照顾体验的关注程度在逐渐提高。本研究整合结果显示，在这一重要的过渡时期，随着时间的推移，早产儿父母经历了自身在照顾者这一角色中的阵痛和成长，大量时间和精力地付出，最初因为照顾知识和技能的缺乏，心理社会层面产生了诸多迷茫和不适应，个人生活的混乱和对孩子预后的担心更使其产生了退缩和否认的情绪。经过自我和与孩子不断地磨合，早产儿父母激发内在力量以适应生活的变化、同时他们也积极寻求外界的支持，以获得更多的知识和技能的学习途径，逐渐掌握育儿技能，并建立起稳定的亲子联结。

3. 对临床工作的建议　早产儿出生对其家庭来说是一个意外事件，经历了因为治疗和观察而入住新生儿科/NICU 导致的亲子分离。在早产儿出院后，父母担当了主要的照顾者角色，如未充分准备，则可面临诸多问题。目前国内新生儿科/NICU 多采取封闭式管理，父母在早产儿住院期间仅有短暂的机会与医护人员沟通患儿病情，缺乏学习掌握育儿知识和技能的途径。出院后，常规的社区母婴保健服务尚不能满足早产儿父母的需求。因而，可从早产儿出生到出院由父母照顾的整个过程考虑，参照国外成熟经验和文献证据，从服务理念、人员配置、资源利用等多方面合理设计流程，以家庭为中心进行全人、全程的出院指导，系统规划早产儿的出院计划。

首先，需要提高临床、社区和家庭对出院这一早产儿及其父母的关键事件的重要性的认识。可成立由医生、护士、儿保科专家、营养师、社区护士、社工等组成的多学科团队。可参照国外，设置"新生儿专科护士(neonatal nurse practitioner, NNP)"这一角色，承担早产儿出院计划实施中的联络者、建议者、教育者的角色。在早产儿住院期间除关注其生长发育和疾病康复外，更需在入院时就应与其父母沟通开始拟定患儿出院计划，评估父母的照顾意愿、情绪、知识和技能，提供早产儿生长发育特点和日常照顾技能的指导，及时发现和处理障碍因素，对家庭所关注的早产儿喂养、生长发育、疾病早期表现等问题提供解答，协助父母和早产儿建立安全型依恋关系。出院后，医院和社区科采用联动形式，建立家庭个案为单位的延续护理模式，及时随访和跟踪患儿的生长发育情况，实施延续护理及时发现并问题，抚慰焦虑不安的情绪，帮助早产儿出院后家庭的平稳过渡，实现发展性照顾。

4. 不足之处　本系统评价纳入的 9 项研究来自不同的发达和发展中国家，但显然这 9 项研究不足以展示"早产儿出院后父母照顾体验"的全貌。纳入研究在早产儿出生情况、父母文化背景的异质性和多元性阐述上尚有欠缺，因而可能对研究结果的诠释带来影响。今后的研究可对此方面深入探讨。

本文通过质性研究的系统评价和 Meta 整合深入地诠释了早产儿出院后父母的照顾体验。卫生保健人员需关注这一早产儿出院重要事件，在早产儿父母自身的调适过程中，给予必要的照顾知识技能指导，协助其尽快胜任照顾者这一角色，促进出院后的早产儿健康成长。

【评论】

该质性研究的系统评价对深入理解早产儿父母的照护需求，以制订有针对性的护理措施有重要的意义，对构建新生儿护理领域的证据，促进新生儿专科护理的发展有积极的作用。该论文是我国第一篇公开发表的 Meta 整合，在选题、检索、对质性研究的质量评价、Meta 整合上方法学规范。但对证据的质量分级尚未阐述。

第四节 现实主义整合

一、概述

现实主义整合(realist synthesis)也称为现实主义综述(realist review)，是一种相对较新的文献系统整合方法，该方法在现实主义(realism)哲学思想指导下，阐释在某些情境或特殊背景下，复杂干预项目是如何进行或为什么获得成功或导致失败的机制。现实主义整合是一种理论驱动的评价方法，扎根于现实主义哲学，始于社会科学，着重强调因果关系和干预机制是如何被所处的社会环境所塑造和制约的。Ray Pawson 和 Tilley 在 2005 年提出通过现实主义整合的理论和方法，以解释因果关系的情境-机制-结局配置(context-mechanism-outcome configuration, CMO)，解释真实世界中不同情境下产生不同结局的原因，使得该方法适合分析涉及决策和行动的复杂干预。一个现实主义的研究问题通常包含部分或全部下列要素："什么在起作用，如何(发挥作用)，为什么(产生作用)，对谁起作用，在多大程度上和在什么情况下(起作用)，在哪些方面(起作用)，在什么阶段(起作用)?"并运用现实主义逻辑来解决这个问题。现实主义整合以解释性为目的，它认为项目的有效性是有局限性和有条件的，并致力于更好地理解影响项目有效性的关键。

社会学教授 Ray Pawson 将现实主义哲学理念与循证医学中证据评价和整合的方法结合，构建了现实主义方法学，最初应用于社会政策制定等研究。后与卫生保健专家共同发展该方法。目前现实主义整合已应用于社会研究、健康照护、公共卫生、健康相关政策制定等领域。随着现实主义方法学在健康照护领域的发展，越来越多的研究者应用此方法开展证据整合。至 2021 年，在 PUBMED 中可检索到 800 余篇现实主义整合类论文。护理学应用此方法的文章也日益增多，例如，了解"高级实践护士的角色"是如何改善临床结局的现实主义项目理论的研究；了解"长期照护机构中的员工行为"是如何提高老年人的生活质量的研究；探索在真实世界研究中，临床人员实施癌症患者自我管理支持的障碍及促进因素等。

(一) 现实主义哲学观概述

现实主义整合基于现实主义哲学观。现实主义是一种方法论取向，一种广泛的探究逻辑，它植根于哲学和社会科学。广义地说，它介于实证主义("存在一个我们可以通过观察直接看到和理解的真实世界")和建构主义("鉴于我们所知道的一切都已通过人类感官和人类大脑被解释，我们不能确切地知道现实的本质是什么")之间。现实主义认同存在一个真实的世界，我们对这个世界的知识地了解是通过人类的感官、大脑、语言和文化处理的。然而，现实主义也认为我们可以改善对现实的理解，因为“现实世界”限制了我们对它的合理解释。虽然我们的知识总是不完整和不完善的，但它可以随着时间地推移而积累。

（二）现实主义方法学术语及释义

1. 情境(context)　情境通常与项目和研究的“背景”有关。由于这些条件随着时间的推移而变化，当项目执行时，情境可能会反映出这些变化的各个方面。例如，实施项目的社区文化规范和历史，现有社会网络性质和范围，或已建成的项目基础设施。情境也可以是建立信任的过程、地理位置的影响、资金来源、机会或限制。因此，情境可以被广泛理解为触发和/或修改机制行为的任何条件。

2. 机制(mechanism)　机制的定义有很多种。它们都有一个共同点，那就是机制产生结果。机制是变革的推动者，机制描述了嵌入在项目中的资源如何影响项目主体的推理和最终行为。机制也可看着是底层实体、过程或结构，它们在特定情境下运行，以产生感兴趣的结局。

在对机制的“现实主义”解读中，有 3 条基本线索：①机制通常是隐藏的；②机制对情境的变化很敏感；③机制产生的结局。

3. 情境-机制-结局配置(CMO configurations)　CMO 配置是一个阐明了情境的特定特征、特定机制和特定结果之间关系的陈述、图表或绘图。在一个句子中，它们的形式是“在情境 X 中，Y 机制产生了结局 Z”。CMO 配置是一种启发式方法，用于生成与数据相关的因果解释。这一过程引出并反映了一个特定项目的情境、机制和结局之间的关系。CMO 配置可以适用于整个项目，也可以只适用于某些方面。一个 CMO 可以嵌入到另一个 CMO 中，或者在一系列的 CMO 配置中(其中一个 CMO 的结局成为实现步骤链中下一个 CMO 的情境)。CMO 配置是生成和/或完善理论的基础，这些理论也将成为整合的最终产物。

4. 半规律性(demi-regularity)　半规律性意味着半可预测的模式。这个术语是由 Lawson 于 1997 年创造的，他认为人类的选择或行为表现为半可预测的方式，“半”是因为行为模式的变化可以部分归因于不同情境之间的情境差异。Lawson 主要研究长期的社会和经济变革，他主张将现实主义与社会进化有“规律”这一观点和“无模式波动”的观点区分开来。这一观点与规划有效性的现实主义概念非常吻合。研究者能够在对谁进行干预、在什么情况下以及在什么方面更有可能成功干预方面得出广泛的经验教训，这些“半规则”是决策支持的基础。

5. 假设(hypothesis)　假设指一种逻辑上的推测，是一种合理的推论，一种有根据的猜测。它为正在调查的现象提供了一种试探性的解释。在现实主义研究中可构建假设并在许多层面上使用。例如，可对项目理论的主要思想形成假设，推测情境是否会影响机制，以及机制是如何运作。

6. 中域理论(middle-range theory)　中域理论是既可以解释特定情况下的发现，

又可以应用于多个情况或多个领域的理论，其具体程度足以产生假设（如命题的形式），以便在特定情况下得到检验，同时又具有一定的普遍性。

（三）现实主义哲学的核心思想

以下介绍现实主义哲学中的核心思想，该哲学思想是如何应用于社会学项目，以及对研究者的作用。

1. 机制　现实主义可以帮助我们理解社会世界。它承认外部社会现实的存在以及这种现实对人类行为的影响。为了理解情境和结果之间的关系，现实主义使用了“机制”的概念。

机制有许多定义和概念化。在现实主义哲学中，机制是因果力量，是导致事情发生的原因，现实主义者称之为——生成因果。社会科学中的机制与自然科学中的机制不完全相同。例如，重力机制解释了一个物体为什么会掉到地上。而社会机制可以被定义为“在特定环境中运行以产生利益结果的潜在实体、过程或社会结构”。这里的“实体”可能指的是社会规范、准则或信念等；“过程”是后来的事件依赖于早期事件的序列，而“社会结构”指的是诸如性别、阶级或关系的文化模式等。与自然科学中的机制一样，它们具有许多特征：①它们不是“可见的”，而是必须从可观测数据中推断出来的；②它们对情境是敏感的，而且产生了结局。项目（program）或干预（intervention）通过改变参与者的决策来发挥作用，这个项目或干预改变了参与者可获得的资源或机会，从现实主义哲学观来看是改变了这些参与者所处的情境，新的情境会触发新的机制。运用这个逻辑，我们可以通过探究产生变化的项目是通过什么来识别潜在的改变机制。干预本身并不会直接导致结果，正是参与者对项目提供的机会的反应引发了变化。因此，现实主义的方法会在干预和参与者的推理或反应所提供的机会或资源之间寻找相互作用。

识别项目机制的一个途径是在想象中重构参与者或利益相关者的推理。当被问及干预有何影响时，参与者可能会回答：“它让我思考了 A，看到了替代方案 B，抓住了机会 C。”机制也可能产生负面影响。因此，其他参与者可能会说：“我以前试过 D，我对 E 感到厌倦，我更喜欢 F。”以这种方式开始，通常会向研究者揭示他们正在研究这其中潜在的大量机制。因此，现实主义研究者的角色必然包括识别“主要机制”——那些普遍且重要的足以影响干预结果模式的机制。现实主义的一个重要原则是，产生结果的“原因”不是简单的、线性的或确定性的。项目通常通过多种机制相互作用。有些机制是显而易见的，并与项目设计者的意图相对应，有些则不那么明显，而有些则不是设计者所预期的。机制并不是干预所固有的，而是参与者与情境的功能属性。因此，即使是在同一场所，相同的干预可以触发不同的参与者的不同机制。在完全不同的社会情境中运行的项目很可能在这些不同的情境中产生不同的结果模式。

2. 情境与机制　研究者观察到在不同的情境下实施干预会产生不同的结果。现实主义对这种可变性的解释聚焦机制及机制和情境的相互作用。尽管多样化的排列和相互作用的组合可能不会产生任何可观察到结果，但变化还是会发生。现实主义认为，这是因为在某些情境中触发了类似的机制，产生了类似的变化过程；不同的机制在其他环境下被触发,可产生不同的变化。

“情境”可指广泛的社会或地理特征(如干预项目所在的国家及其文化);影响项目实施的特征(如项目是否发生医院或社会卫生服务机构,是否有足够的资金,工作人员的资质)。它也可能与项目参与者的构成或接受干预的地区不同的人口特征有关。它也可能与受试者选择的实施条件有关。简而言之,“情境”可以有多种形式。然而,现实主义对情境的使用并不仅仅是列出干预的多种潜在“情境”,重要的是,去理解特定的情境如何作用于特定的项目机制以产生结果——即该情境是如何改变干预效果的。

总之,现实主义认为,机制之所以重要是因为它们产生结果,而情境之所以重要,是因为它(有时非常显著地)改变了干预产生结果的过程。因此,必须对情境和机制以及干预措施和结果进行系统研究。由此可见,为了暴露干预的“纯粹”效果而剥离或“控制”情境的研究或评价的试验设计限制了我们理解干预如何、何时以及对谁有效的能力。

3. 理论与现实主义整合

(1) 现实主义整合是理论驱动的研究:现实主义整合是由一种基于理论整合现有证据的方法发展而来。因此,它属于“理论主导”或“理论驱动”研究学派。分析的基本单位是“理论”而不是“项目”。研究从项目理论(program theory)开始,以修订的、更细致、更强大的项目理论作为研究取得成功而结束。以这种方式从任何具体的应用中分离出来,其研究结果就有可能概括化并应用于任何后续场合。

理论往往隐含在所有的项目中。在整合过程中使用抽象的项目理论可以帮助研究者超越特定项目的细枝末节,将注意力集中在主要思想上。整合完成后,研究者还可以将各种干预措施的项目理论与更普适性的实质理论进行比较,帮助理解干预措施之间的差异,因此也有助于理解干预措施如何工作和产生结果的差异。

然而,“理论”这个词有很多含义。Pawson 和 Tilley 在其著作 *Realistic Evaluation* 书中指出,它可以指从宏大的理论如马克思主义理论,或在实验室实验中得到验证的具体假设。在基于理论的研究和现实主义整合中,有 4 种理论很重要:①第一种是基本的哲学观(现实主义哲学),现实主义对于现实的本质(即本体论)和知识的本质(认识论)都有特殊的理解,这就是现实主义哲学(有时也称为现实主义理论)的基本思想。②第二种是方法论(即研究和评价)理论,即现实主义哲学对研究和评价方法论的含义。人们最常听到的是“现实主义评价(realistic evaluation)”和“现实主义整合”,但其他形式的现实主义研究也是可能的。现实主义整合主要为文献的二次分析,为多个原始研究的整合分析;而现实主义评价主要适用于原始研究分析,本章节我们不过多介绍。③第三种是项目理论。这是关于项目或干预应该做什么的理论,在某些情况下,是关于它应该如何工作的理论。现实主义项目理论更进一步的发展为包括对情境、机制和结果的描述。④第四种是“正统理论”或称“实质性理论(substantial theory)”。这些是特定领域的理论——社会学、经济学、心理学、教育学、医学等。例如,经济学中的博弈论、教育学中的建构主义学习理论、人类发展学中的依恋理论等。有时,实质性理论被用来设计项目,也可以用来为“事件后”发展的项目理论提供信息——例如,当评价者为已经进行的项目构建项目理论时，或者当现实主义整合研究者为他们的整合发展“初始的粗略理论(initial rough theory)”时。实质性理论经常被用来帮助理解CMO模式(context-mechanism-outcome，情境-机制-结局)——有助于现实主义整合的“整合”阶段。

在开始现实主义整合之前，没有必要对所有这些类型的理论都深入把握。然而虽然各种研究的哲学基础可能不同，不管项目中建立的哲学假设或文献综合中使用了什么研究方法，进行现实主义整合仍然是可能的。

(2) 现实主义整合中3种类型的理论：在现实主义整合中，“理论”一词还有其他3种重要的类别：初始粗略理论、精炼理论(refined theory)和中域理论(middle range theory)。

1) 初始粗略理论：指用于指导现实主义整合理论的初始概述，通常是一种项目理论。然而，有的现实主义整合问题并不涉及一个特定的项目。这里的初始粗略理论概述的是现实主义整合问题所调查的是什么，以及它预期如何产生作用。初始粗略理论可能是现实主义形式的，也可能不是。例如，整合小组提供的项目理论通常不是以现实主义形式构建的，为了支持进行整合的过程，构建了至少一个初始粗略行动理论(应该发生什么?)和一个初始粗略变化理论(为什么应该起作用?)是有用的。

2) 精炼理论：是现实主义整合的产物。在进行整合的过程中，初始粗略理论的某些方面可能已经被证明是错误的。其他观点可能有强有力的证据支持，并在某种程度上得到完善。完善一个理论可能意味着更清楚地了解，干预在哪些情境下或对哪些人群有效或无效，对特定机制的工作原理有更复杂地理解，对结局更细化地理解(“到什么程度”“在什么方面”“在什么时间范围内”)。产出的精炼理论可能是一组CMO配置——关于特定机制产生特定结局的情境陈述。理论精炼的最后阶段是对CMO配置为什么看起来是这样的作出解释。

3) 中域理论：中域理论可以被认为是一个“知识库”。它为现实主义方法论提供了希望。中域理论往往比较具体，“足够接近数据”，可以从中推导出可检验的假设，但也相对抽象，可以适用于其他情况。中域理论提供了一种将项目与项目之间、政策与政策之间的发现联系起来的方法。干预措施通常针对特定人群的特定结果，但它们所处理的问题往往有一个共同的起源。例如，许多旨在改变行为的项目都在努力说服根深蒂固的“局外人”(他们可能是吸毒者、教育差生、暴饮暴食者等)成为改革后的“局内人”。撬动这样的外部群体是困难的，瞄准“边缘成员”可能是一个更现实的目标。因此，学习现实主义整合的可尝试弄清楚是什么构成了这些群体中边缘成员的中域任务。在完成这一任务时，可借鉴卫生社会学和经济评价方面的文献，并为下一个行为改变方案提供了重要的潜在学习机会。

现实主义整合可利用现有的中域理论来验证“初始粗略理论”。现实主义整合的结果也被理想地框定为中域理论，也就是说，这种理论可以有效地应用于一系列干预措施，或体现在许多领域的问题中。项目机制通常也在中域的级别进行描述。

二、现实主义整合的 RAMESES 报告规范

为了使研究人员和同行评审者能够严谨地使用此方法，Pawson 等学者组成了现实主义整合方法学 RAMESES（realist and meta-narrative evidence syntheses：evolving standards）项目研究团队，并开发了现实主义整合的报告规范和质量评价标准。RAMESES 研究团队通过整理总结现实主义整合研究的现有文献特点，建立了整合数据库，进行了持续的整合方法学研究，形成初步的现实主义整合的方法学框架，并邀请了 6 个国家/地区的 37 名专家进行了德尔菲法论证，包括公共事务或人群健康、证据综合、卫生服务、国际发展、教育学等领域研究人员，以及研究方法学、学术期刊发表、护理学、政策和决策领域的专家。最后，研究人员就 19 个条目的内容和表述达成共识，形成了具有 6 个部分的现实主义整合报告规范。

1. 标题　在标题中要明确写出报告的类型。标题中明确报告类型有利于文献的检索，包含“现实主义整合”或“现实主义综述”均可，为相同术语。例如，收入支持系统对职业性腰背痛工人的医疗照护质量和职能影响的现实主义整合。

2. 摘要　摘要应包含简要的研究背景、整合问题或目标；检索策略；文献的筛选、评价、分析和整合方法；主要结果以及对实践的启示。除标题外，除非获得全文，否则摘要是检索人员获取文献信息的唯一来源。所以摘要的信息必须能够让读者清楚地判断本研究是否符合他们的需求。

3. 引言部分

（1）立题依据：解释需要本现实主义整合的原因，以及对主题领域的贡献。与所有研究一样，在引言部分说明研究领域内已知的内容和“知识空缺”部分。

（2）目的与主题：说明整合的目的和/或问题，定义整合主题并提供理论论证，应用现实主义逻辑来阐述该问题。由于现实主义整合过程中可能会产生大量可探索和解释的途径，并且由于资源和时间范围有限，因此研究者需要逐步确定两者的广度（整合的范围）和深度（细节）。这个重要过程可能需要组织相关专家或人员讨论。随着整合的进行，整合的目标、问题、广度和深度逐渐变得典型且合理，而且这种变化的过程和原因需要在报告中呈现出来。

4. 方法部分

（1）整合过程中的变更：整合过程中对任何不同于最初设计的更改需简要描述。例如，对研究问题或其范围的更改可能会对整合的后续过程产生影响。研究者应提供一份最初的研究计划，以及与更改内容之间的区别及原因，可以使读者易于理解。

（2）使用现实主义整合的理由：说明为什么现实主义整合是最适合使用的方法。已发表的研究中，最常见的局限性是对现实主义整合的解释性原则理解不足。首先，对其研究项目及其如何运行的理解不足；其次，对证据及其解释性的积累理解不足。例如，“以前的文献综述试图评价‘参与式研究’对研究目标和健康状况的价值，对结果的评价

仍比较薄弱，通常未能明确研究的复杂性或变化机制。……为了明确这种复杂性，我们选择现实主义的方法为复杂的、难以解释的结果提供合理的整合工具”。

（3）确定文献范围：描述检索文献范围的最初过程，可以构建对主题的理解。例如，可以用临时的项目理论、主题范围内的项目名称和主要作者进行检索，可能包括非正式的文献浏览以及咨询相关专家和利益相关者。

（4）检索过程：在考虑文献类型和具体形式的同时，研究者需要说明如何进行反复检索，详细说明在检索中所获取的资料来源。例如，在电子数据库中进行检索，应详细列明数据库名称、检索策略、检索的时间范围和最后的检索日期。如果联系了熟知相关文献或主题领域的研究者，应说明选择他们的原因。检索应以现实主义整合的目标和焦点为指导，并根据新出现的资料进行反复修改。相关的资料可能来源广泛，跨越了传统的学科、项目界限。因此，检索阶段可能涉及检索不同种类的文献或来自不同领域的研究，以验证暂时理论（temporary theory）的不同方面。

使用“滚雪球”等追踪的检索方法在查找发展和验证暂时理论所需的文献时具有较高的价值。现实主义整合不能仅仅根据研究设计类型就排除文献。因此，使用“方法过滤器”（比如筛选随机对照试验）对检索无效，反而会遗漏相关文献。随着整合的进行，可能需要新的理论来解释某些特殊方面，因此检索可能是反复的。由于包括了新的理论要素，需要寻找证据来支持、驳斥或完善这些要素。应将这些额外检索的过程明确、详细地记录下来，以判断是否找到了理论构建或验证所需的文献资源。

（5）文献筛选和评价：应解释纳入和排除文献的条件，并说明合理性。现实主义整合不是一个技术性的过程，遵循简单整合的方案并不能保证整合的可靠性。相反，该类整合需要对资料的相关性和严谨性进行判断。在任何文献中，资料可能用于不同目的，例如，帮助构建一种理论或完善另一种理论等。因此，文献中文献片段的筛选（或排除）和贡献的评价不能基于对文献质量的整体评估。在现实主义整合中，对任何资料的贡献度的评价应基于两个标准：①相关性（relevance）——是否有助于理论的构建或验证；②严谨性（rigour）——用于生成特定资料的方法是否可靠和可信。最初很难排除可纳入整合的文献，所以筛选和评价阶段可能需要与分析阶段并行运行。文献的质量评价等级分为“不充分（inadequate）”“充分（adequate）”“好（good）”“非常好（excellent）”。“不充分”的判定方法：文献的筛选和评价过程不属于严格和完整的现实主义整合，选择过于受方法学层次结构的主导（例如，将文献类型严格限制在随机对照试验而排除了其他形式的证据）；或者使用了某种方法的检查清单对资料进行评价（例如，对随机对照试验的质量评价），而不是对资料的相关性和严谨性作出有理有据的判断；或者文献的筛选和评价过程过于严格，排除了可能有助于现实主义分析的资料；或者筛选和评价过程对于排除无关内容不够敏感，则均可以判定为“不充分”。“充分”的判定方法：文献的纳入要基于它可以促进理论的发展、改进和/或验证理论（即相关性），生成数据方法的合理性和一致性可以用于严谨性的评价。“好”的判定方法：在文献数据的分析和整合过程中，考虑到并识别出用于生成数据的方法的局限性。“非常好”的判定：文献的筛选和评价的过程能够显示出在该领域内对文献的相关性和严谨性有复杂的判断。

(6) 资料提取:阐述从纳入的文献中提取的资料或信息以及其合理性。资料提取有助于分析和整合,报告提取的内容和原因可以增加整合过程的透明度。提取的资料包括研究的详细信息的描述、结果(如治愈率,死亡率)或有关研究项目在特定情况下如何作用的说明。该阶段往往支持研究者使用现实主义逻辑来回答问题,例如,提取情境-机制-结果的 CMO 配置、半规律性中域理论等。现实主义整合具有应用的广泛性,因此不规定应提取哪些资料。但是,应清晰区分研究问题和提取的资料类别。

(7) 分析和整合过程:详细描述分析和整合过程。这个部分应该包括信息结构分析和具体的分析过程。分析和整合过程是反复进行的,顺序或并行均可。任何现实主义分析的核心都是将现实主义哲学应用于资料,专门寻求使用现实主义概念来分析资料。具体而言,现实主义遵循因果关系的生成性解释,认为感兴趣的结局(O)是由情境(C)中触发的相关机制(M)产生的。文献中可能会反复出现的结局模式及其相关的机制和情境(CMO 配置)。整合的目的是使用理论分析数据。首先,可以发展或完善理论,以解释项目内运行的一种或多种机制以及这些机制能够触发和不会触发的情境,这也是现实主义的项目理论,属于较微观层面。第二,可以发展或完善理论(或多个理论),以便在某种程度上更笼统地解释情境、机制和结果的模式,属于较宏观层面。全面的现实主义分析同时涉及这两个层次,并试图阐述这两个层次之间的关系。假设只解决一个层次的整合,证明了现实主义哲学的应用,也属于现实主义整合。选择分析的层次取决于整合的主题。所使用的理论可能已经从资料中发展或完善,或是对现有实质性理论的完善。关键分析过程包括使用资料源中的经验性结果进行反复验证和对基于理论的解释进行完善。研究者可以使用任何适当的分析方法来进行验证,但应该给出选择此方法的理由以及说明所有相关人员是如何参与分析和整合的过程。

5. 结果部分

(1) 文献流程图:详细说明经评价符合标准纳入整合中的文献数量,以及每一阶段文献被排除的原因,并说明文献的来源(如检索的数据库出处等)。此过程可以参考使用流程图(图 9-4)示例,根据数据情况按需修改。

(2) 文献特征:列出纳入文献的特征。清晰的文献特征总结可以增加整合的透明度,并且某些特征可以帮助读者判断推论的连贯性和合理性。文献特征包括引文全称、国家、研究设计、主要结果摘要。在整合的文献材料中可能有多份相关的报告文件。

(3) 主要结果:明确理论构建和验证的关键结果。列出主要发现,重点阐述关于理论的构建和验证。现实主义整合的决定性特征是它提供的理论本质。这种理论解释了为什么干预措施会在一种或多种机制下,在特定情境下产生特定结果,这是该研究中的资源如何触发参与者的特定决策或行为的原因。项目理论通常是中域理论,即足够具体,足以产生可以对项目各方面进行验证的命题;但又足够抽象,也可以适用于其他项目。机制是偶然的、是因果过程,倾向于在特定的条件下发生,但并不总是发生。因为任何特定的机制都必须具备适当的条件,并且由于许多机制可以同时发生,有时可以互相抵消。

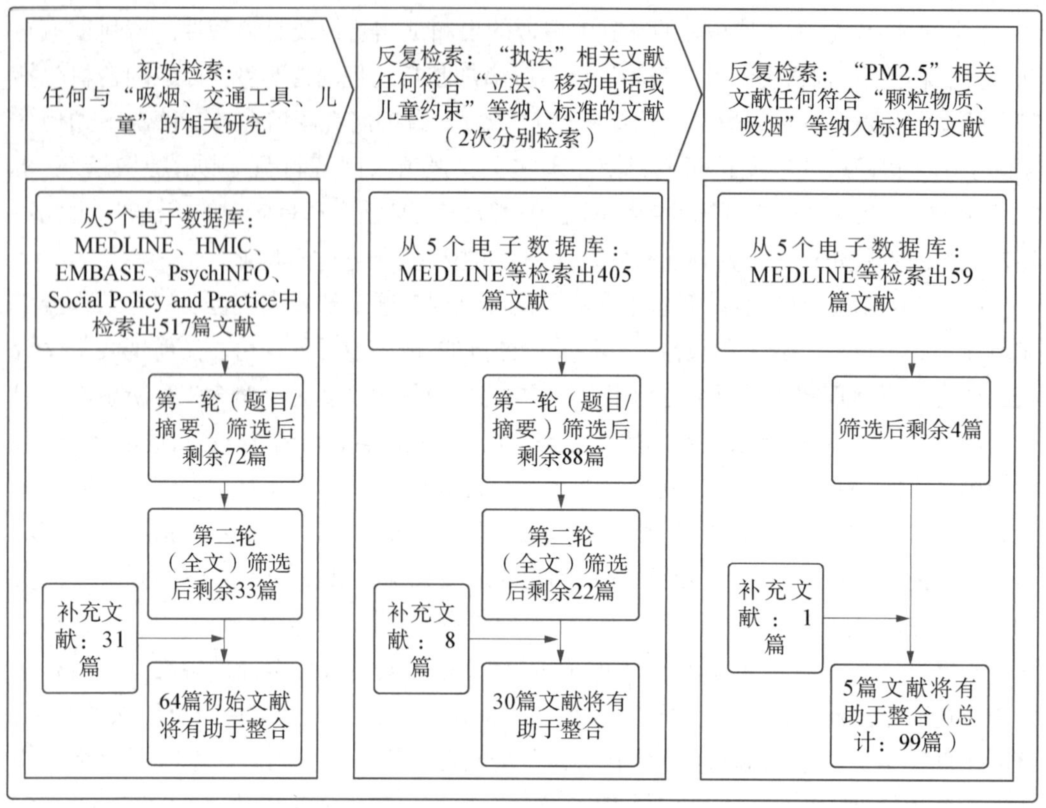

图9-4　文献筛选流程图

不能将项目理论或机制简单地表述成变量之间的线性关系。现实主义整合的结果主要包括对情境、机制和结局之间联系的推论，以及对这些联系进行解释的理论的推论。尤其是对于关键结果，要包含重要的解释，说明这些推论是如何得出的。

6. 讨论部分

（1）总结结果：充分考虑整合目的、研究问题、主题及目标读者的情况下，总结主要结果。简要总结研究结果以使其能够在更广泛的情境中和特定的政策需求背景下应用。表达应简洁明了，解释从分析中得出的一个或多个关键理论的相关性，并强调主要推论的意义。

（2）优势、局限性及未来研究方向：讨论本文的优势和局限性，包括（但不局限于）整合过程中的所有步骤和对本文所凝练出解释性见解的支撑证据，评价整体质量。局限性部分可以指出未来需要进一步探索的领域。现实主义整合可能会受到时间和资源的限制，研究团队的技术、经验，整合的问题或目标的范围或数据中预期或未预期的挑战的限制等应该明确，以便读者理解研究结果。现实主义整合中的一个共同挑战是，为了聚焦于整合，每个连续阶段都会省略一些步骤，有些方面可能会被忽略，因此在讨论中应突出显示这些内容。另外，对整合过程所做的修改的优缺点也应报告并说明其合理性。

(3) 与现有文献比较:将本现实主义整合的发现与现有同一主题的文献进行比较。将整合研究结果与现有文献进行对比,可以帮助读者将其融入情境。例如,该整合与其他文献整合相比,它们是理论驱动的吗? 该整合增加了什么? 它特别增加了哪项工作? 该整合是否与先前的文献整合得出了相同或不同的结论? 它是否回答了先前在该领域被认为重要的问题?

(4) 结论和建议:列出结果的主要启示并结合其他相关文献进行阐释,并且可为政策和实践提出建议。需要将研究结果部分与研究的启示部分联系起来。如果整合研究范围很小而且是初步的,或者如果推论背后的证据的连贯性和可信性较弱,那么对实践和政策的影响的陈述应该谨慎。如果给出了建议,这些建议应该考虑到整合的重点和目标读者的需要。在现实主义分析中的解释的高度依赖于对情境的影响,因此,建议应该是依情境而变的(例如,只有在某些情况下才会触发一种特定的机制来产生期望的结果),而不是说应该或不应该做某件事。

(5) 基金支持:请详细说明本研究的资助来源(如有)、资助人的角色(如有)及作者的任何利益冲突。

三、实例分析

以 *BMC Pregnancy and Childbirth* 杂志 2021 年发表的"Explaining the impact of mHealth on maternal and child health care in low-and-middle income countries: a realist synthesis"为例,介绍现实主义整合的方法。

mHealth 是指 mobile health,移动健康技术,是应用信息和通讯技术来为健康照护提供服务。目前在卫生领域,此技术在照护干预方面得到越来越多的应用,但由于其不能互动、系统相关因素等问题影响了干预效果,因此这篇现实主义整合的目的是确定 mHealth 如何、为何、为谁以及在何种条件下支持中低收入国家的妇幼保健。

在相关背景介绍后的方法部分,作者采用了 Pawson 的 5 个阶段的整合步骤来指导此研究。第一阶段是明确整合的范围,确定了两个研究问题: ①什么机制和环境因素导致妇幼保健的实施和接受? ②这些机制和环境因素如何相互作用来解释妇幼保健的实施和接受?

第二个阶段是检索相关证据。通过对 5 个电子数据库(PubMed/Medline、Google Scholar、Scopus、Academic Search Premier、Health Systems Evidence)检索后获取了 813 篇文献。

第三个阶段是文献选择和证据质量评价阶段。通过去重和文献相关性筛选后剩余 32 篇文献。然后对文献进行质量评价,有 8 篇高质量文献和 24 篇中等以上质量文献。

第四个阶段是资料提取。提取了文献的作者姓名、出版年份、研究地点、研究目的、干预方法、研究情境、参与者、机制和结果等,然后对这些资料进行标记、注释和概念化的提取和组织。

第五阶段是整合证据，推理总结的过程。采用理论驱动的叙事性整合（narrative synthesis）的方法进行资料整合。采用主题内容分析法描述分析干预的情境、参与者、机制和结果等干预要素。使用逆因推理和回溯推理等现实主义评价（realist evaluation）的方法来形成生成性理论。结果部分描述了初始项目理论和主题分析法的结果呈现，报告了形成的 2 个 CMO 配置模型，阐述了移动健康如何以及为何能够影响母婴医疗保健的实施和应用，包括实施相关的机制及影响因素。

讨论部分主要讨论了本研究结果、形成的模型与现存相关理论框架的比较以及研究的优点及局限性。结论部分总结了本研究形成的模型对移动健康在母婴保健中的实施及政策方面的意义及未来研究的重要启示。

现实主义整合的报告出版标准制订人员包含了初级、中高级学者及各专业人士，以适应各个人群使用。按照此规范进行现实主义整合的报告可以更严格更规范，使不同的读者可以方便获得和使用。随着使用和方法学的发展，报告规范会进行不断的修订。

总之，现实主义方法学是理论驱动的，而非方法驱动的，在现实主义评价或整合中，理论驱动着探究过程，探究的产物是基于证据的新理论。本文将有助于推动健康照护等各个领域的研究者开展现实主义整合。

（胡　雁　徐　蕾）

参考文献

[1] 胡雁，郝玉芳. 循证护理学[M]. 2 版. 北京：人民卫生出版社，2018.

[2] 胡雁，彭健. 我国质性研究系统评价和 Meta 整合论文的质量评价[J]. 中国护理管理，2020，20(4)：502-507.

[3] 赵俊强. 现实主义综述：现实主义哲学视角下理论驱动的复杂干预系统综述方法[J]. 医学新知，2020，30(4)：291-301.

[4] 钟珍梅，刘少堃，赵舒煊，等. 提高定性研究合成报告透明度（ENTREQ）的指南解读[J]. 循证医学，2015，15(5)：309-313.

[5] DI DONATO M, ILES R, LANE T, et al. The impact of income support systems on healthcare quality and functional capacity in workers with low back pain: a realist review [J]. Pain, 2020,161 (12):2690-2709.

[6] GREENHALGH T, WONG G, WESTHORP G, et al. Protocol-realist and meta-narrative evidence synthesis: evolving standards (RAMESES) [J]. BMC Med Res Methodol, 2011, 11:115.

[7] JAGOSH J, MACAULAY A C, PLUYE P, et al. Uncovering the benefits of participatory research: implications of a realist review for health research and practice [J]. Milbank Q, 2012,90 (2):311-346.

[8] JAGOSH J. Realist synthesis for public health: building an ontologically deep understanding of how programs work, for whom, and in which contexts [J]. Annu Rev Public Health, 2019,40:

361 - 372.

[9] KABONGO E M, MUKUMBANG F C, DELOBELLE P, et al. Explaining the impact of mHealth on maternal and child health care in low- and middle-income countries: a realist synthesis [J]. BMC Pregnancy Childbirth, 2021,21(1):196.

[10] KABONGO E M, MUKUMBANG F C, DELOBELLE P, et al. Understanding the influence of the MomConnect programe on antenatal and postnatal care service utilisation in two south African provinces: a realist evaluation protocol [J]. BMJ Open, 2019,9:1 - 9.

[11] KIRSH SR, ARON D C, JOHNSON K D, et al. A realist review of shared medical appointments: How, for whom, and under what circumstances do they work? [J] BMC Health Serv Res, 2017,17(1):113.

[12] LEWIN S, GLENTON C, MUNTHE-KAAS H. Using qualitative evidence in decision making for health and social interventions: an approach to assess confidence in findings from qualitative evidence syntheses (GRADE-CERQual) [J]. PLoS Med, 2015,12(10):e1001895.

[13] MUNN Z, PORRITT KYLIE P, LOCKWOOD C, et al. Establishing confidence in the output of qualitative research synthesis: the ConQual approach [J]. BMC Medical Research Methodology, 2014,14:108.

[14] NOYES J, POPAY J, PEARSON A, et al. Booth A: qualitative research and Cochrane reviews. In cochrane handbook for systematic reviews of interventions [M]. Version 510 [updated March 2011]th edition. The Cochrane Collaboration, 2011.

[15] PAWSON R, GREENHALGH T, HARVEY G, et al. Realist review — a new method of systematic review designed for complex policy interventions [J]. J Health Serv Res Policy, 2005, 10(Suppl 1):21 - 34.

[16] PAWSON R, GREENHALGH T, HARVEY G, et al. Realist synthesis: an introduction [M]. Manchester: ESRC Research Methods Programme, University of Manchester, 2004.

[17] PAWSON R. Evidence-based policy: a realist perspective [M]. Thousand Oaks: SAGE Publications Ltd, 2006.

[18] PEARSON A. Balancing the evidence: incorporating the synthesis of qualitative data into systematic reviews [J]. JBI Reports, 2004,2:45 - 64.

[19] PETTICREW M, ROBERTS H. Systematic reviews in the social sciences: A practical guide [M]. Wiley, 2008.

[20] RYCROFT-MALONE J, MCCORMACK B, HUTCHINSON A M, et al. Realist synthesis: illustrating the method for implementation research [J]. Implement Sci, 2012,7:33.

[21] TONG A, FLEMMING K, MCLNNES E, et al. Enhancing transparency in reporting the synthesis of qualitative research: ENTREQ [J]. BMC Med Res Methodol, 2012,12:181.

[22] WONG G, GREENHALGH T, WESTHORP G, et al. Development of methodological guidance, publication standards and training materials for realist and Meta-narrative reviews: the RAMESES (Realist and Meta-narrative Evidence Synthesis-Evolving Standards) project [J]. National Institute for Health Research, 2014,2(30):1 - 278.

[23] WONG G, GREENHALGH T, WESTHORP G, et al. Quality standards for realist syntheses

[EB/OL]. http://www. ramesesproject. org/media/RS_qual_standards_researchers. pdf.

[24] WONG G, GREENHALGH T, WESTHORP G, et al. RAMESES publication standards: realist syntheses [J]. BMC Med, 2013,1:21.

[25] WONG G, PAWSON R, OWEN L. Policy guidance on threats to legislative interventions in public health: a realist synthesis [J]. BMC Public Health, 2011,11:222.

[26] WONG G, WESTHORP G, PAWSON R, et al. Realist synthesis RAMESES training materials [EB/OL]. (2018-03-02)[2022-03-21] http://www. ramesesproject. org/media/Realist_reviews_training_materials. pdf.

第十章 证据的特征与分级

循证实践强调对证据质量进行分级，遴选出其中最佳证据，结合患者价值观和意愿、医务人员专业判断以及临床情境进行临床决策。作为自然科学与社会科学的交叉学科，护理学具有科学和艺术双重属性。因此，在循证护理领域，除了传统意义上 RCT 等量性研究外，质性研究也可以提供重要的研究证据。因此，理解证据的等级性和多元性特征，并采用适宜的分级系统对多元证据进行分级，能够帮助临床护理人员全面、合理地利用证据资源，并开展决策实践。

第一节 循证护理证据的特征

一、等级性

证据具有等级性。循证护理需在众多证据中确定当前最佳证据，结合临床特点和患者偏好进行决策。基于证据质量的分级与推荐是循证实践的重要内容，在当前信息爆炸时代，这是筛选海量信息的重要手段和方法。证据等级系统包括证据的质量等级和推荐强度。证据质量(quality of evidence)是指研究者对预测值的真实性有多大把握，包括“高质量”“中等质量”“低质量”和“极低质量”等不同等级；推荐强度(strength of recommendations)是指证据使用者多大程度上能够确信推荐意见利大于弊，其程度常用“强推荐”或“弱推荐”加以区分，包括“支持”和“反对”两个方向。

高质量证据往往更有利于作出强推荐，但证据质量与推荐强度并不完全一致。影响推荐强度的因素，除了证据质量以外，还包括推荐意见的利弊平衡、患者的偏好与价值观以及成本等。因此，在多种因素影响下，高质量证据未必一定对应强推荐；反之，低等甚至极低质量证据通过专家共识也可能产生强推荐，但有学者指出这一做法需非常慎重。

二、多元性

护理学科既具有科学性，又具有艺术性，体现了医学自然科学与社会人文学科的有机结合，表现出人文性、艺术性、伦理性的特点，这决定了循证护理证据来源的多元化。澳大利亚JBI循证卫生保健中心创始人Pearson教授认为循证实践者应为“多元主义者”。基于多元主义哲学观，循证实践的科学证据不仅包括强调研究客观性的量性研究，也包括强调探究个体主观世界的质性研究。

在量性研究中，RCT具有最强的内部真实性，是卫生保健系统实践活动中设计最精密、最能科学反映干预效果的实证研究，是循证实践的重要证据来源。但目前高质量RCT多集中在药物学研究中，在外科学、心理学、护理学等非药物治疗领域，由于医学伦理的特殊要求，开展高质量RCT研究面临较大困难。在此背景下，如果仅聚焦于RCT类证据，广泛意义上的循证实践势必受到很大挑战；其他设计严谨的研究类型，如队列研究、病例对照研究以及横断面研究等，也可以从不同视角为研究问题提供科学证据。

此外，护理研究对象和研究内容的复杂性决定了护理研究类型的多样性。护理研究往往更注重人的主体性和整体性，强调人的心理、情感、体验、感受等主观意识。不仅如此，循证实践还强调将最佳证据与医务人员个体经验、患者偏好及价值观相结合。因此，除了基于实证主义的量性研究外，基于建构主义的、关注个体对疾病或护理的体验、态度、信仰和心理状态的质性研究，也是循证实践中科学证据的重要来源。早在1998年，Cochrane协作网就成立了质性研究方法工作组，致力于推广质性研究方法并生产质性研究系统评价；另外，JBI也建立了质性研究证据整合专业组，并提出了质性研究Meta整合的方法学体系。

因此，多元主义哲学观可帮助建立对证据的多元化理解，是拓展循证实践内涵的关键。在多元主义证据观下，循证实践的证据来源不仅包括RCT、队列研究、病例对照研究以及横断面研究等多种量性研究，而且还应包括旨在解释、理解患者主观体验的各类质性研究。

第二节　证据的分级系统

一、概述

随着学术界对循证实践认识的不断深化，证据分级与推荐强度的发展经历了不断探索和演进过程，科学性得以持续提升。

20世纪60年代，美国社会学家Campbell和Stanley首次提出“证据分级”的概念，并将RCT的质量设定为最高的证据等级。1979年，加拿大卫生部定期体检工作组(Canadian Task Force on the Periodic Health Examination，CTFPHE)基于研究设计，将证据分为三级，其中设计良好的RCT证据等级最高，专家意见等级最低；同时，将“推荐强度”按照证据级别分为“支持”与“不支持”两类，每一类又分为“充分”“尚可”及“缺乏”3个级别。该标准首次在医学领域提出了明确的证据等级和推荐强度分级标准。

1986 年，针对上述 CTFPHE 分级系统未能将证据等级与推荐强度相对应的问题，David Sackett 教授提出了“证据五分法”，首次对Ⅰ级证据的 RCT 定义了质量标准，将证据等级与推荐强度逐一对应。1992 年，美国卫生保健和质量管理局（AHRQ）制定的临床实践指南，将基于 RCT 的 Meta 分析作为最高级别证据。2001 年，英国苏格兰院际间指南网组织（SIGN）发布了详细的证据分级和推荐强度，将基于 RCT 的 Meta 分析、系统评价和 RCT 共同作为最高级别的证据。同年，美国纽约州立大学推出证据金字塔，首次将动物研究和体外研究纳入证据分级系统，进一步拓展了证据范畴。同样在 2001 年 5 月，英国牛津循证医学中心发布了系列证据分级和推荐意见系统，涉及治疗、预防、病因、危害、预后、诊断、经济学分析 7 个方面，这成为循证医学中经典的证据分级系统。2011 年，牛津循证医学中心发布新版证据分级体系，该体系包括诊断、预后、干预和危害 4 方面内容。

在全球循证学术团队的共同努力下，证据等级与推荐级别标准体系日臻完善，但也存在诸多值得商榷的问题。比如，有关标准过于强调“唯设计论”，认为 RCT 研究质量水平高于观察性研究，过分强调关注 Meta 分析所得到的合并效应值，却忽视由于所纳入的原始研究设计缺陷、结果间不一致、合并效应不精确等原因所导致的证据质量下降。此外，现有的证据等级与推荐级别标准往往更关注传统量性研究，但在兼具人文性、艺术性、伦理性特点的护理学领域，对质性研究等多元证据也需要开展相应的证据分级。这成为进一步完善证据等级与推荐级别体系的重要研究方向。

二、GRADE 证据分级系统

2000 年，包括 WHO 在内的 19 个国家和国际组织共同成立工作组，67 名临床指南专家、循证医学专家、权威标准的主要制定者及证据研究者通力合作，制定出国际统一的证据质量分级和推荐强度标准，推荐分级的评估、制订与评价，即 GRADE 系统，于 2004 年正式推出。该系统首次明确界定了证据质量和推荐强度，突破了既往单纯从研究设计角度确定证据质量的局限性，综合考虑了系统评价所纳入原始研究的研究设计、研究质量、研究结果的一致性、精确性和证据的直接性等，明确了不同级别证据的升级与降级标准，并且从使用者而非研究者角度制定证据质量分级标准，拓展了研究证据的应用范围。GRADE 系统代表了当前对研究证据进行分类分级的最高水平，为卫生保健领域的系统评价和指南等证据制定与评价提供了一种透明的结构化方法，目前已被 WHO、Cochrane 协作网等多个国际组织广泛采纳，对系统评价制作、卫生技术评估和临床实践指南制定等循证研究产生重要影响。

（一）GRADE 证据质量分级标准

GRADE 系统首次明确定义了证据质量，指出证据质量是指在多大程度上能够确信疗效评估的正确性。GRADE 系统对证据质量的分级方法始于研究设计，具体将基于 RCT 形成的证据体（evidence body）设定为高质量证据，基于观察性研究的证据体设定为低质量证据；在此基础上，根据 5 个可能降低 RCT 证据质量的因素（偏倚风险、不精确性、不一致性、间接性和发表偏倚)以及 3 个可能提高观察性研究证据质量的因素(效应量大、存在剂量-效应关系、合理的混杂或偏倚因素),将每个结局所对应的证据体进行质量分级,分为高、中、低和极低 4 个质量等级。GRADE 证据质量分级标准具体见表 10-1。

表 10-1　GRADE 证据质量分级标准

研究设计	证据质量	具体描述	表达符号/字母
RCT	高 (high)	非常确信真实效应值接近效应估计值	⊕⊕⊕⊕/A
	中 (moderate)	对效应估计值有中等程度的信心:真实值有可能接近估计值,但仍存在两者大不相同的可能	⊕⊕⊕○/B
观察性研究	低 (low)	对效应估计值的确信程度有限,真实值可能与估计值大不相同	⊕⊕○○/C
	极低 (very low)	对效应估计值几乎没有信心:真实值很可能与估计值大不相同	⊕○○○/D

1. 可能降低 RCT 证据体质量的因素类别　包括以下 5 个方面:

(1) 偏倚风险(risk of bias, ROB):指 RCT 在研究设计或者实施过程中存在缺陷而导致误导性结果的风险,常包括随机序列产生、分配隐藏、盲法(如对患者、实施者施盲以及结局指标测评者施盲等)、失访、选择性报告以及其他局限性(如利益冲突等)。ROB 评估可采用 Cochrane 所推出的第 1 版 RCT 偏倚风险评估工具(ROB 1.0),目前也可采用 Cochrane 所提出的第 2 版 RCT 偏倚风险评估工具(ROB 2.0)。此外,也可使用澳大利亚 JBI 循证卫生保健中心对 RCT 的真实性评价工具、牛津大学推出的针对 RCT 的 CASP 清单等工具,详见第四章“文献质量评价”内容。当证据体所对应的 RCT 研究存在偏倚风险时,则证据质量需作降级处理。

(2) 不一致性(inconsistency):如果各项研究间存在显著不同的结果,且没有合理的解释原因,则可能意味着干预疗效在不同情况下确实存在差异。差异原因可能源于研究人群(如药物在重症患者中的疗效可能更显著)、干预措施(较高药物剂量效果可能更显著)、对照组(阳性对照时组间差异可能变小)、结局指标(如随着时间推移疗效减小)的不同。不一致性常表现为以下 3 个方面:①各纳入试验的点估计值变异较大,或各试验效应方向不一致;②可信区间重叠度较小;③异质性检验的 I^2 较大。若发生以上情况,可考虑降低证据质量。

(3) 间接性(indirectness):当纳入试验的研究人群、干预措施、对照措施或者结局指标与研究者所关心的内容不同时,则需要考虑间接性。间接性包括两种情况:①比较两种干预措施的疗效时,没有发现直接比较两种干预措施的 RCT,但分别存在两种干预与相同对照比较的 RCT,这些试验可用于进行两者之间疗效的间接比较,但证据质量比直接比较的证据质量要低。②纳入试验所报告的研究人群、干预措施、对照措施、预期结局等与研究者所关心的研究问题存在较大差异。若发生以上情况,可考虑降低证据质量。

(4) 不精确性(imprecision):当纳入试验中所涉及的患者和观察事件相对较少而导致合并效应量的可信区间较宽时,需降低证据质量。GRADE 推荐采用最优信息样本量(optimal information size, OIS,即有足够检验效能的样本量)来判断证据体的精确性程度。此外,也可采用粗略估计法评估证据体的精确性:对于二分类变量,如果证据体中各组的事件(events)发生总数小于 300,对于连续变量,如果证据体中的各组总样本量小于 400,则考虑不符合 OIS 的可能性大,此时需对证据体质量进行降级。

(5) 发表偏倚(publication bias):如果很多研究(通常是样本量小、阴性结果的研究)因为各种原因未能公开发表,且研究者未能进行系统的灰色文献检索,则存在发表偏倚的可能。此外,当公开发表的证据局限于少于试验,且这些试验全部由企业赞助时,此时也要高度警惕发表偏倚的存在。发表偏倚一般可通过漏斗图的绘制和不对称性检验(如 Begg's 检验或 Egger's 检验)进行评估。若存在发表偏倚,则可考虑降低证据质量。

2. 可能提高观察性研究证据体质量的因素类别　包括以下 3 个方面:

(1) 大效应量(large magnitude of effect):当方法严谨的观察性研究显示疗效显著或者非常显著、且结果高度一致时,考虑提高证据质量。比如,相对危险度(RR)<0.5 或者>2.0 时,证据体质量考虑升高 1 级;RR<0.2 或者>5.0 时,证据体质量可考虑升高 2 级。

(2) 存在剂量-效应关系(dose-response gradient):当干预的剂量和产生的效应大小之间有明显关联时,即存在剂量效应关系,可提高其证据质量。

(3) 残余混杂(plausible confounding):又称为"负偏倚",指当影响观察性研究的偏倚不是夸大而是可能低估效果时,则可提高证据质量。

(二) GRADE 推荐强度分级

在 GRADE 系统中,推荐强度是指在多大程度上可以确信遵守推荐意见利大于弊或者弊大于利。值得注意的是,高证据质量并不一定意味着强推荐。推荐强度除了证据质量外,还需要考虑干预措施的利弊平衡、患者价值观和意愿以及成本(资源配置)等。GRADE 系统中,推荐强度分为"强推荐"和"弱推荐"两个等级。具体见表 10-2。

表 10-2　GRADE 推荐强度分级标准

推荐强度	具体描述
强推荐	明确显示干预措利大于弊或者弊大于利
弱推荐	利弊不确定或者无论高低质量证据均显示利弊相当

（三）GRADE系统使用实例分析

在制订系统评价或者构建临床实践指南过程中，针对特定临床问题，可以采用GRADE系统进行证据质量分级及推荐强度确定。其基本思路是：针对卫生保健领域的特定问题，首先开展系统评价，形成针对各结局指标的合并效应估计值；然后，针对每个结局指标的证据体进行质量分级。具体而言，基于RCT的证据体起始于"高质量"证据，基于观察性研究的证据体起始于"低质量"证据，然后根据证据体相应的降级或者升级因素进行证据质量调整。在构建指南过程中，在确定好每个结果的证据质量后，需进一步结合干预措施的利弊平衡、患者价值观和意愿以及资源消耗等，确定推荐强度和推荐方向。

以 *The efficacy of e-health in the self-management of chronic low back pain：A meta analysis* 论文为例，介绍在系统评价制作过程中证据体质量的分级过程。在该研究中，疼痛强度和功能障碍是主要结局指标。针对基于移动医疗自我管理干预后即刻疼痛强度，作者共纳入5项RCT，其合并效应值（标准化均数差）为－0.16，95％*CI*（－0.30，－0.02），*P*＝0.03；由于所纳入文献在分配隐藏、研究者和患者盲法、评估者盲法等方面所在的偏倚风险较高，对疼痛强度疗效评估的影响较大，故该证据体的质量等级在初始"高"的水平上降低一级，此外未发现其他降级因素，因此该证据体最终证据质量为"中等"（moderate）。其他疗效指标，如干预完成后疼痛强度短期随访效果和功能障碍即刻随访效果，基于相似理由（研究设计存在一定的偏倚风险）对证据体质量做降一级处理，其相应的证据体质量为"中等"（moderate）。对于干预完成后功能障碍短期随访效果，除上述偏倚风险外，所纳入的2项研究的统计学异质性指标 I^2 为68％，提示研究间异质性较大，故基于"不一致性"指标再降一级，证据体的整体质量水平为"低等"（low）。具体见表10－3。

表10－3　基于移动医疗的自我管理对慢性腰背痛干预效果的GRADE质量分级

研究问题：基于移动医疗的自我管理是否能够改善慢性腰背痛患者的症状？			
研究人群（P）：慢性腰背痛患者； 干预措施（I）：基于移动医疗的自我管理； 对照（C）：常规护理或等待对照			
结局指标 研究对象数量（干预组/对照组）； 纳入研究数量	合并效应值（95％ *CI*）	证据质量	证据质量降级理由
干预完成后疼痛强度即刻随访效果（375/378）； 5篇RCT	－0.16，（－0.30，－0.02）	⊕⊕⊕○/B 中等质量	研究设计存在一定的偏倚风险
干预完成后疼痛强度短期随访效果（294/303）； 2篇RCT	－0.27，（－0.43，－0.11）	⊕⊕⊕○/B 中等质量	研究设计存在一定的偏倚风险

（续表）

研究问题：基于移动医疗的自我管理是否能够改善慢性腰背痛患者的症状？			
干预完成后功能障碍即刻随访效果(375/378)； 5 篇 RCT	−0.25，(−0.40，−0.11)	⊕⊕⊕○/B 中等质量	研究设计存在一定的偏倚风险
干预完成后功能障碍短期随访效果(294/303)； 2 篇 RCT	−0.21，(−0.51，0.10)	⊕⊕○○/C 低等质量	研究设计存在一定的偏倚风险； 不一致性

（四）GRADE 系统使用注意事项

需要注意的是，GRADE 针对的是某结局指标所对应的证据体进行质量分级，而非对单项原始研究的质量分级（除非某项证据体只包括 1 项原始研究）。另外，GRADE 方法较为复杂，对研究者在临床流行病学、统计学、循证医学、系统评价和指南构建等相关知识要求较高，建议研究者参加系统的培训学习和训练；其次，为尽可能保证质量分级的科学性，建议应由 2 位研究者背对背分别对证据进行质量分级，然后再进行讨论，解决分歧，最后达成共识。

为更加清晰、透明地展示证据体质量分级过程，GRADE 工作组开发了标准化证据分级模板：证据概要表（evidence profiles，EP）以及结果总结表（summary of findings，SoF）。证据概要表详细解释了每个结局指标证据质量等级确立的具体原因，翔实记录了系统评价或指南作者所作判断的每个记录，便于核查；而结果总结表则为系统评价及指南终端用户提供了简明扼要的关键信息，其适用人群更广。建议采用 GRADEpro 软件和实践指南在线开发工具（guideline development tool，GDT，https://gdt.gradepro.org/app/）制作证据概要表以及结果总结表。

三、质性研究的证据分级系统

质性研究以人类对健康问题的反应为研究重点，关注人群在疾病治疗、护理、康复等过程中的态度、体验与感受，具有鲜明的人文关怀色彩和研究意义。质性研究的系统评价对具有相似研究对象、研究现象的质性研究结果进行系统检索、提取、理解、比较、归纳和综合，进而形成针对特定研究主题的质性研究证据体，以帮助读者在相似情景下了解人们对同一现象的不同反应，整合形成新的解释或概念，为认识相关主题提供了更全面的视角，使理解更加丰满。与量性研究系统评价的证据体相似，质性研究系统评价所形成的证据体质量同样需要评估，如此才能顺利完成质性研究结果的循证转化，促进质性研究结果的应用。目前有 2 种质性系统评价分级系统：CERQual 工具和 ConQual 工具，可实现对质性研究系统评价的证据质量分级，详见本书第九章“质性研究的系统评价和 Meta 整合”内容。

以成磊等所发表的“早产儿出院后父母照顾体验质性研究的系统评价和 Meta 整合”为例，分别简要介绍 CERQual 和 ConQual 在质性研究证据分级中的应用。

为系统评价早产儿出院后父母的照顾体验，研究者系统检索 Cochrane Library、JBI 循证卫生保健国际合作中心图书馆、PubMed、EMbase、Scopus、ISI Web of Science、PsycINFO、CINAHL、CMB、CNKI 和 VIP 等国内外重要数据库，搜集关于早产儿出院后父母的照顾体验的质性研究，最终共纳入 9 项研究，分别来自中国、美国、澳大利亚、瑞典、巴西、哥伦比亚 6 个国家，包括 2 个扎根理论研究、7 个现象学研究。研究者采用“澳大利亚 JBI 循证卫生保健中心(2008)质性研究质量评价标准”评价，并采用汇集性整合方法对结果进行整合。研究者最终提炼 31 个完好明确的研究结果，将相似结果归纳组合形成 7 个新的类别，并综合成 2 个整合结果：整合结果 1(包括 5 个类别、27 个结果)：经过自我调适，照顾者角色获得成长；整合结果 2(包括 2 个类别、4 个结果)：照顾者渴求并感谢外界的支持和帮助。

1. CERQual 工具实例分析　根据 CERQual 工具 4 个方面评价标准，采用结果总结表呈现该 Meta 整合结果的证据分级，具体见表 10－4。

表 10－4　CERQual 评估 Meta 整合证据质量的结果总结表(示例)

整合结果	所纳入的研究数量	CERQual 质量分级	评级解释
经过自我调适，照顾者角色获得成长	9	中	方法学局限性：该整合结果所涉及的 9 项研究，JBI 质性研究质量评级结果均为 B 级(评价标准 6“是否从文化背景、价值观的角度说明研究者自身的状况”，以及标准 7“是否阐述了研究者对研究的影响，以及研究对研究者的影响”，评定结果均为“否”)，可以认为所整合的原始质性研究有一定的方法学局限性。故证据质量做降 1 级处理 相关性：所纳入研究与 Meta 整合要解决问题均高度相关。故不降级 结果一致性：整合结果、类别、提取的结果三者之间的逻辑合理，且充分引用了访谈对象的描述性语言为实例支撑，一致性高。故不降级 数据充分性：9 项研究分别来自中国、美国、澳大利亚、瑞典、巴西、哥伦比亚 6 个国家，地域分布相对广泛，收入水平多样化，资料较为充分。故不降级
照顾者渴求并感谢外界的支持和帮助	4	低	方法学局限性：该整合结果所涉及的 4 项研究，JBI 质性研究质量评级结果均为 B 级(评价标准 6“是否从文化背景、价值观的角度说明研究者自身的状况”，以及标准 7“是否阐述了研究者对研究的影响，以及研究对研究者的影响”，评定结果均为“否”)，存在一定的方法学局限性。故证据质量做降 1 级处理

(续表)

整合结果	所纳入的研究数量	CERQual质量分级	评级解释
			相关性:所纳入研究与 Meta 整合要解决问题均高度相关。故不降级 结果一致性:整合结果、类别、提取的结果三者之间的逻辑合理,且充分引用了访谈对象的描述性语言为实例支撑,一致性高。故不降级 数据充分性:4 项研究分别来自美国、澳大利亚、巴西 3 个国家,数据来源有一定局限性。故证据质量做降 1 级处理

2. ConQual 工具实例分析　ConQual 工具包括“可靠性”和“可信度”两个方面评价指标。上述研究案例中,“整合结果 1:经过自我调适,照顾者角色获得成长”证据体质量评价过程如下。就“可靠性”评价所纳入的 9 项原始质性研究,第④条评价标准“是否从文化和理论的视角阐明研究者的立场?”,以及第⑤条评价标准“是否阐释了研究者对研究所产生的影响,或者研究对研究者产生的影响?”,均评定为“否”,其余 3 条评价标准均评定为“是”,根据 ConQual 工具对可靠性的评价标准,证据体质量降 1 级;其次,在“可信度”评价标准中,所整合的证据体来自 9 项明确的研究结果,可以认为“结论明确”,故不需降级。因此,“整合结果 1:经过自我调适,照顾者角色获得成长”证据体整体质量为“中”。

同样,“整合结果 2:照顾者渴求并感谢外界的支持和帮助”证据体质量评价过程如下。就“可靠性”评价所纳入的 4 项原始质性研究,第④条评价标准“是否从文化和理论的视角阐明研究者的立场?”,以及第⑤条评价标准“是否阐释了研究者对研究所产生的影响,或者研究对研究者产生的影响?”,均评定为“否”,其余 3 条评价标准均评定为“是”,根据 ConQual 工具对可靠性的评价标准,证据体质量降 1 级;其次,在“可信度”评价标准中,所整合的证据体来自 4 项质性研究,原始研究充分度稍欠缺,整合结果与原始资料之间的联系较弱,可以认为“结论模棱两可”,证据体质量做降 1 级处理。故“整合结果 2:照顾者渴求并感谢外界的支持和帮助”证据体质量为“低”。

采用结果概要表呈现上述 ConQual 工具评估结果见表 10-5。

表 10-5　ConQual 评估 Meta 整合证据质量的结果概要表(示例)

系统评价题目:早产儿出院后父母照顾体验质性研究的系统评价和 Meta 整合
研究对象(population):早产儿(出生胎龄小于 37 周婴儿)的父母
感兴趣的现象(interest of phenomena):早产儿父母对有关喂养、生活护理、亲子互动促进发育的照顾经历体验
情境 Co(context):早产儿自新生儿重症监护室/新生儿科出院后回到自己家中由父母照顾

（续表）

整合结果	研究类型	可靠性评价	可信度评价	ConQual 质量评级
经过自我调适，照顾者角色获得成长	9项质性研究：包括2个扎根理论研究，7个现象学研究	降1级a	不降级	中
照顾者渴求并感谢外界的支持和帮助	4项质性研究：包括1个扎根理论研究，3个现象学研究	降1级b	降1级c	低

降1级原因：就所纳入的9项原始质性研究，5项“可靠性”评价指标中有3项被评定为“是”，评价标准④“是否从文化和理论的视角阐明研究者的立场?”，以及评价标准⑤“是否阐释了研究者对研究所产生的影响，或者研究对研究者产生的影响?”均评定为“否”

降1级原因：就所纳入的4项原始质性研究，5项“可靠性”评价指标中有3项被评定为“是”，评价标准④“是否从文化和理论的视角阐明研究者的立场?”，以及评价标准⑤“是否阐释了研究者对研究所产生的影响，或者研究对研究者产生的影响?”均评定为“否”

所整合的证据体来自4项质性研究，整合结果与原始资料之间的联系较弱，结论模棱两可

四、JBI证据预分级系统

根据多元主义哲学观，澳大利亚JBI循证保健卫生中心认为卫生保健领域的证据来源应多元化，且应同等看待量性研究与质性研究的循证价值；在对证据体进行质量分级之前，可以对相关证据进行预分级（pre-ranking）。JBI据此提出了“证据预分级系统”。

在系统评价研究中，对单项原始研究进行真实性评价之后，根据单项研究的研究设计类型对其进行证据预分级。各类量性与质性研究均可被预分为1～5级证据，其中量性研究包括有效性研究、诊断性试验、预后研究、经济学评价等。下面以护理研究中常见的有效性研究和质性研究为例，介绍相应的证据预分级划分标准。

（一）有效性研究预分级标准

有效性研究设计包括实验性研究、类实验性研究以及观察性研究等。根据研究设计类型的不同，JBI分别赋予了1～5级证据级别，其中实验性研究被定义为1级证据，类实验性研究定义为2级证据，观察性研究中的分析性研究定义为3级证据，观察性研究中的描述性研究定义为4级证据，专家意见及基础研究定义为5级证据。同一级别中，根据证据是否被循证整合进一步分为不同亚级，整合后的证据级别高于相应的单项原始研究。具体预分级标准见表10-6。

表 10-6 JBI 有效性研究证据预分级标准(2014)

证据级别	研究设计	具体描述
1 级证据	RCT/实验性研究	1a-多项 RCT 的系统评价 1b-多项 RCT 及其他干预性研究的系统评价 1c-单项 RCT 1d-准 RCT
2 级证据	类实验性研究	2a-多项类实验性研究的系统评价 2b-多项类实验性研究与其他低质量干预性研究的系统评价 2c-单项前瞻性有对照组的类实验性研究 2d-前后对照/回顾性对照的类实验性研究
3 级证据	观察性-分析性研究	3a-多项队列研究的系统评价 3b-多项队列研究与其他低质量观察性研究的系统评价 3c-单项有对照组的队列研究 3d-单项病例对照研究 3e 单项无对照组的观察性研究
4 级证据	观察性-描述性研究	4a-多项描述性研究的系统评价 4b-单项横断面研究 4c-病例系列研究 4d-个案研究
5 级证据	专家意见/基础研究	5a-对专家意见的系统评价 5b-专家共识 5c-基础研究/单项专家意见

(二) 质性研究预分级标准

按照质性研究是否整合,将其分为 1～5 级证据。其中,将混合研究系统评价定义为 1 级证据,质性研究 Meta 整合定义为 2 级证据,单项质性研究定义为 3 级证据,专家意见系统评价定义为 4 级证据,单项专家意见定义为 5 级证据。具体见表 10-7。

表 10-7 JBI 质性研究证据预分级标准(2014)

证据级别	研究设计	具体描述
1 级证据	混合研究设计系统评价	多项质性研究或混合设计研究的系统评价
2 级证据	质性研究的 Meta 整合	多项质性研究或混合设计研究的整合
3 级证据	描述性质性研究、现象学研究、扎根理论、人种志研究等	单项质性研究
4 级证据	专家意见的系统评价	专家意见的系统评价
5 级证据	单项专家意见	专家意见

(三) JBI 证据预分级系统应用实例

以《护士职业性腰背痛预防和护理临床实践指南》制订过程为例,简要介绍如何应用

JBI 证据预分级系统。

在该指南制订过程中，研究者就护士职业性腰背痛的影响因素、疼痛性质评估、干预措施等，分别进行了系统的文献检索。最终纳入的证据类型中，既包括了 Meta 分析等量性研究证据体，也包括了描述性系统评价、横断面调查乃至综述等相关研究问题所对应的最佳证据。在证据分级过程中，对 Meta 分析等量性研究证据体，采用 GRADE 系统进行证据质量评定。对于描述性系统评价、横断面调查和综述等类型证据，不适合采用 GRADE 系统，课题组选择 JBI 证据预分级对证据进行分级，具体见表 10－8。

表 10－8　护士职业性腰背痛预防与护理临床实践指南中相关干预策略证据分级

（仅涉及 JBI 预分级条目，省略 GRADE 分级条目）

类别和条目内容	证据等级（JBI）
1. 机构层面干预措施	
(1) 营造职业防护安全氛围，并对患者搬运等腰背痛防护措施作出制度性要求	5c
(2) 采用合理高度的护理治疗操作台（建议不低于 1m），有条件者购置可调节高度的病床和操作台	4b
(3) 病区配备患者搬运设备	3a
(4) 岗位培训中增加护理工效学内容，如扩大身体支撑面、降低身体重心、减少重力线改变、利用杠杆原理、使用大肌肉群等	4a
(5) 增加护士体适能（身体对各种突发状况应变能力）健康促进资源，如规划健身场地，配备健身器材，提供支持资源	5b
2. 个人层面干预措施	
A. 预防措施	
(1) 增强职业性腰背痛防护意识	4b
(2) 学习腰背痛防护知识，帮助护士正确理解职业性腰背痛发生发展的原因及防护措施	4b
(3) 在日常临床工作中，确保采用“好”(good) 的工作姿势；即便是“正确”(correct) 的工作姿势，也不能长时间保持，须经常变换工作体位	4a
B. 症状护理措施	
(9) 对急性腰背痛护士，建议采用认知行为疗法以缓解症状	5b
(13) 尝试采用接纳和承诺疗法策略以改善腰背痛护士症状	5a

（四）JBI 证据预分级系统的优势

目前，JBI 证据预分级系统已广泛应用于多种类型的循证研究中，包括证据总结、最佳实践信息册、推荐实践、指南构建等。JBI 证据预分级系统的主要优势包括：①在 GRADE 分级之前对不同设计类型的单项研究进行预分级，体现证据多元性的理念；②JBI 分别将量性研究和质性研究进行预分级，认同两类研究所提供的证据具有同等重要价值，克服了既往认为质性研究证据等级低于量性研究的偏见；③在检索证据时，JBI

分级系统有利于快速对文献进行定位、筛选和分类；④JBI 分级标准与传统研究设计理念相匹配，便于初学者理解和学习，可操作性强，利于开展教学与培训。

五、中医药领域证据分级系统

不同于西方医学，中医具有“整体观”和“辨证论治”的特点，中医特色诊疗模式具有鲜明的个性化特征，这与强调群体化证据的西医循证决策模式有显著区别。此外，中医强调传统文献在临床实践中的重要性。因此，建立在现代西方医学理念之上证据评价体系可能不能完全适用于中医研究。为此，国内学者就适合我国中医药研究特色的证据分级体系开展了多项研究，取得积极进展。其中，北京中医药大学循证医学中心刘建平教授所提出的“传统医学证据体的构成及证据分级建议”，是国内最早也是较为典型的中医药领域证据分级系统。在该体系中，证据分为Ⅰa、Ⅰb、Ⅱa、Ⅱb、Ⅲa、Ⅲb、Ⅳ和Ⅴ等级别，具体分级标准见表 10－9。

表 10－9　中医药临床证据分级标准(2007)

证据级别	分级依据
Ⅰa	由 RCT、队列研究、病例对照研究、病例系列等 4 种研究中至少 2 种不同类型的研究构成的证据体，且不同研究结果的效应一致
Ⅰb	具有足够把握度的单个 RCT
Ⅱa	半随机对照试验或队列研究
Ⅱb	病例对照研究
Ⅲa	历史性对照的病例系列
Ⅲb	自身前后对照的病例系列
Ⅳ	长期在临床上广泛运用的病例报告和史料记载的疗法
Ⅴ	未经系统研究验证的专家观点和临床经验，以及没有长期在临床上广泛运用的病例报告和史料记载的疗法

中医药临床证据推荐分级：

(1) 推荐使用：有充分的证据支持其疗效，应当使用(基于Ⅰ级证据)。

(2) 有选择性的推荐：有一定的证据支持，但不够充分，在一定条件下可以使用(基于Ⅱ、Ⅲ级证据)。

(3) 建议不要使用：大多数证据表明效果不良或弊大于利(基于Ⅱ、Ⅲ级证据)。

(4) 禁止使用：有充分的证据表明无效或明显地弊大于利(基于Ⅰ级证据)。

Ⅳ和Ⅴ级证据因为存在疗效的不确定性，无法作为推荐的依据。但是可以作为进一步研究的依据或假说，为未来研究提供线索。

(杜世正)

参考文献

[1] 成磊，冯升，陆春梅，等. 早产儿出院后父母照顾体验质性研究的系统评价和 Meta 整合[J]. 中国循证医学杂志，2015，15(09)：1090－1097.

[2] 杜世正，胡雁，金克峙，等. 护士职业性腰背痛预防和护理临床实践指南[J]. 护士进修杂志，2021，36(13)：1227－1236.

[3] 刘建平. 传统医学证据体的构成及证据分级的建议[J]. 中国中西医结合杂志，2007，27(12)：1061－1065.

[4] 夏鸿杰，赵峥嵘，郭静，等. 中医相关证据质量及推荐意见分级体系的系统评价[J]. 中国循证医学杂志，2022，22(2)：187－195.

[5] DU S, LIU W, CAI S, et al. The efficacy of e-health in the self-management of chronic low back pain: A Meta analysis[J]. Int J Nurs Stud, 2020, 106: 103507.

[6] YAO L, AHMED M M, GUYATT G H, et al. Discordant and inappropriate discordant recommendations in consensus and evidence based guidelines: empirical analysis[J]. BMJ, 2021, 375: e066045.

第四篇

证据传播篇

经过系统评价形成的证据需要通过结构化的形式和多种渠道传播到利益相关组织和群体中，以促进证据的转化和应用。临床实践指南、证据总结、决策支持系统是证据金字塔上层的资源，因此需要将来自系统评价的证据汇总成临床实践指南、证据总结或决策支持系统，并通过信息化、数字化途径传播到专业人员和患者层面，以促进科学决策。同时，循证思维的培养和循证实践理念和方法的教育培训是深化循证实践的重要途径。本篇主要介绍临床实践指南、证据总结的制订方法、医患共同决策与患者决策辅助工具的开发，以及循证思维培养和循证护理教育培训。

第十一章 临床实践指南

循证护理是以证据为依据的护理实践过程，临床护理实践指南(clinical nursing practice guideline, N-CPG)作为高级别证据的重要一种，它的制订与实施极大促进了基于证据的临床护理实践。N-CPG是针对某一护理问题对所有研究证据进行梳理、总结、评价，最终形成对该问题解决方案的明确、清晰、有依据的推荐意见。临床实践指南是将循证护理与临床护理实践连接起来的桥梁。作为临床护理指导性文件，临床护理实践指南可以规范护士的临床护理行为，帮助护理人员减少护理实践的变异性，促进合理、公平及有效的医疗资源使用。本章将介绍临床实践指南的定义、分类、特征和进展。

第一节 概　述

一、临床实践指南的定义

20世纪80年代以来，全球范围内逐渐开始了制订临床实践指南(clinical practice guideline, CPG)的热潮，临床实践指南旨在以具有权威性和实践意义的临床意见指导医疗实践。随着循证医学的发展，临床实践指南在医学实践中的作用愈发明显，它是改善临床决策及患者结局的重要工具。目前，多个国际组织及学术机构分别对指南进行了定义，但影响力较大、被广泛认可和应用的定义主要是由美国医学研究所和世界卫生组织提出。

1990年，美国医学研究所(Institute of Medicine, IOM)首次提出了CPG的定义：针对特定的临床情况，系统制订出帮助临床医生和患者做出恰当处理的指导性意见。随着循证医学的发展及其对临床实践指南的影响，2011年，IOM在其出版的著作*Clinical Practice Guideline We Can Trust*中对CPG的定义进行了更新，更新的定义指出CPG是针对患者特定的临床问题，基于系统评价形成的证据，并对各种备选干预方式进行全面的利弊平衡分析后提出的最优指导意见。该定义强调了指南作为连接研究证据和临床实践的桥梁作用，突出了其可将复杂的科研证据转化为清晰、明确的推荐意见，有效缩小了最佳研究证据和临床实践之间的差距。同时明确指出制订指南应遵循 6 项原则：①基于当前可得系统评价的证据；②由多学科专家及主要利益相关人群代表参与(公众和患者利于指南的推广实施)；③考虑患者的主要亚群以及患者的意愿和偏好；④制作过程透明清晰，最大限度地控制可能存在的偏倚，避免利益冲突；⑤明确患者临床问题的结局指标和备选干预方案之间的逻辑关系，有明确的证据质量和推荐强度分级；⑥新的证据出现时，应及时更新指南。

除美国医学研究所外，2012 年，世界卫生组织(WHO)在其出版的 *WHO Handbook for Guideline Development* 一书中，对指南定义为：任何包括了有关卫生干预推荐意见的文件，这些干预涉及临床、公共卫生、卫生政策，推荐意见告诉指南使用者"应该做什么"，指导人们在影响卫生保健和资源利用的不同干预之间做选择。2014 年，WHO 指南定义更新为：由 WHO 制订的任何包括了针对临床实践的推荐意见以及卫生保健政策，这些推荐意见告诉指南的使用者如何在具体的临床情况下单独或协同做出最佳临床决策，指南提供了不同的干预和措施，可以帮助改善患者健康以及促进资源的有效利用。WHO 指南需要遵循两大原则，即推荐意见需基于对现有证据全面客观的评价，形成推荐意见的流程要清晰明确。

二、临床实践指南的分类

目前临床实践指南主要根据指南的制订方法和指南用户的不同进行分类。

(一) 根据指南制订的方法

1. 基于循证医学方法的临床实践指南　针对特定的临床问题，广泛的收集相关研究，并对其进行严格质量评价，对相应研究进行结果汇总，最后形成推荐意见。循证性临床实践指南是将证据应用到医学护理实践中的较好方式，其最重要的特点是制订过程的严谨性，推荐意见基于当前可得最佳证据，故代表了当前医学护理发展的前沿动态，具有较强的科学性。目前越来越多的循证性临床实践指南强调由系统评价提炼形成，即通过严格的证据评价与综合，将数量庞杂的研究结果转化为清晰、明确、有依据的推荐意见。

2. 基于专家共识的临床实践指南　由行业专家组成指南制订小组，再召开全体专家参与的指南研讨会，通过专家共识法做出推荐意见。当前已经发表的临床实践指南中，大多数属于基于专家共识的指南。近些年虽然共识的方法逐渐完善，如德尔菲法、名义群体法等以尽量保证达成共识的过程不受权威左右，但仍然以专家主观意见为基础，证据的参考不系统、不全面，也没有将推荐意见与相关证据明确联系起来，故仍有较大的局限性。

临床实践指南与专家共识的主要区别见表 11 - 1。

表 11-1　临床实践指南与专家共识的主要区别

项　目	临床实践指南	专家共识
制订者和发布方	一般为行业学会和协会的分会/学组或政府机构	可为行业学会和协会的分会/学组，也可为在某个领域有一定号召力和影响力的专家构成的专家组
制订组规模	15～20 人	8～10 人，也可能更多
制订周期	12～18 个月	6～8 个月
制订过程	不同机构有各自的要求和规定，整体较为科学严谨	无统一要求，主要通过会议讨论完成
证据等级	随机对照试验的系统评价，如果需要也采用较低水平的证据（根据不同的临床问题，纳入研究的类型会有不同）	观察性研究和专家共识，某些情况下也可能存在更高级别的证据
推荐意见	一般对推荐意见的强度需要分级	一般不进行分级
外部评审	征集所有利益相关方的意见，同时包括公众意见的征集	利益相关方的较局限的评审

（二）根据指南的用户不同分类

1. 医疗临床实践指南　用户是临床专业人员，如专科医生或护士。此类指南专业性强，主要用于指导具体临床实践环境中如何为患者提供最恰当的诊疗护理手段，附有详细证据来源及推荐意见，方便临床专业人员进行选择。

2. 患者指南　指南的用户是患者，为患者提供足够信息辅助患者根据自身能力或偏好选择最恰当的诊疗护理方案。其最大的特点是用科普的语言或结合图片等呈现疾病治疗护理方案。此类指南是临床实践指南中衍生出来的特殊版本，可以极大地促进患者主动参与临床决策。

另外，指南还可以根据版本的不同分为标准指南、汇编指南、快速指南等。

三、临床实践指南的特征

临床实践指南以其科学与严谨的制订方法，在临床治疗与决策中发挥着越来越重要的作用。近年来，护理专业组织开展制订、改编、应用、评价基于证据的临床实践指南，以期提高临床护理标准化，提高患者护理质量及改善患者预后，国内临床护理实践指南相关研究呈现明显上升趋势。传统的临床实践指南大多是“基于专家共识的指南”，因其形成过程缺乏严谨的方法学，科学性和透明性受到了很大质疑。而采用严谨的指南制订方法，经过文献的系统检索、基于严格评价的最佳证据，并对不同干预措施的利弊进行充分评估，结合患者的意愿和价值观，制订“基于证据的临床实践指南”，已经成为指南发展的主流趋势。

基于循证医学方法的临床实践指南有鲜明的循证特征，比如有完整的证据检索策略、清晰的证据纳入及排除标准、明确的证据检索与综合、证据等级与推荐意见分级标准，制订推荐意见时考虑多种因素（证据质量、利弊平衡、适宜性及临床意义等），经过专家的外部评审，提供促进指南实施的建议或工具，等等。

四、临床实践指南的发展进展

2012年，国际护士协会发表白皮书“缩短证据与实践之间的差距”，鼓励全球护理同仁共同努力，促进循证护理实践的发展。白皮书的发布极大地促进了循证护理证据的临床应用。而目前国内临床护理实践指南发展仍处于早期阶段，国内护理领域临床实践指南类研究近年来也在数量上呈增长趋势、研究类型也日渐多样化，但现有的国内护理指南绝大多数是基于专家意见、教科书、传统治疗护理标准或传统医疗护理制度。虽然基于循证方法学的指南制订已经成为指南制订的国际趋势，但大多数临床护理实践指南的制订方法仍然在一些方面不符合指南制订的国际标准。临床护理研究证据缺乏常常在指南中提及，开展并发布高质量的护理原始研究是提高临床护理指南质量的关键，另外进行方法学培训，特别是证据综合、质量评价、证据分级，在护理研究者中普及循证医学及临床流行病学方法也是非常重要的。

第二节 临床实践指南的制订方法

一、指南范围、主题及问题的确定

明确指南的范围、主题及确定临床护理问题，是制订指南的第一步。确定指南的范围和主题主要考虑以下几方面因素：①主题具有重要的临床意义，如涉及发病率、患病率或死亡率高或经济负担大的疾病等，而指南的实施很有可能改善患者重要结局，降低医疗成本；②某一在临床实践或临床研究结果方面存在较大的差异性的主题；③目前没有已经存在的相关主题的、有效的临床指南可供使用；④研究证据比较充分。

护理工作基于“整体护理”观念，其内容广泛，往往包括基础护理（如口腔、皮肤、饮食）、症状护理（如疼痛、压力性损伤、淋巴水肿、吞咽障碍、DVT）、专科护理（如糖尿病足、乳腺癌术后功能康复锻炼）、护理操作（如 PICC、吸痰、鼻饲、心肺复苏、造口护理）、安全护理（如身体约束、预防跌倒、误吸）、健康教育等，另外，患者出院后的社区护理及延续护理等内容等也属于护理工作涵盖的范围。如果 N－CPG 确定的护理主题过大，如主题是“糖尿病患者的管理指南”，则指南可能涉及健康教育、随访管理、药物治疗、糖尿病并发症管理等方面，信息宽泛，不仅消耗大量的时间和经费，也会导致研究人员难以把控指南制订质量及不能明确其是否具有实际临床指导意义。若将指南具体化为“糖尿病患者的饮食管理指南"则更容易聚焦具体内容，有利于指南制订顺利进行。

范围和主题确定后，则需要确定其涵盖的具体护理问题，指南中的护理问题反映临床护理人员在临床情景中关于某一问题的"困惑"，也决定了指南制订时证据的检索范围和策略。如何深入挖掘及如何具体化、结构化临床护理问题至关重要。目前，已有研究者通过文献调研、德尔菲、关键知情人访谈、临床问卷调研、病历回顾等途径帮助指南制订者获取最有价值、最直接、最具体的临床问题。如在进行《艾滋病临床护理实践指南》的主题构建前，研究者对 HIV 感染者、AIDS 患者，艾滋病科护士、医生、医院管理者等进行访谈以了解我国艾滋病临床护理实践的现状，并在此基础上设计 HIV 感染者和 AIDS 患者护理需求问卷，通过问卷调研进一步了解 AIDS 患者对不同护理方面的具体需求情况。《中国卒中肠内营养护理指南》项目组则通过系统检索后对神经专科医护人员、卒中患者、营养师等利益相关者实施访谈来整理归纳出卒中肠内营养指南的临床优先问题的 PICO 框架。

构建问题的方法可以参考当前国际通用的模式即 PICO 格式[目标人群(population)；干预措施(intervention)；对照或比较组采用的措施(comparison)；结局指标(outcomes)]，将相关的临床护理问题进行转化。一部指南常包含多个 PICO 问题。随着循证实践的发展，研究者又提出了 PECO、PEO、PICOSST 等 PICO 的扩展模式，护理指南制订时可以结合实际情况进行删减、扩增。

拓展阅读

PICO 问题举例

护理干预方面：对腹腔镜直肠癌手术患者术中(P)使用间歇充气加压装置(I)与常规护理方法(C)相比，术后早期血栓的发生率(O)是否更低？

护理病因方面：吸烟(E)年限较长的老年男性(P)较未吸烟(C)或吸烟年限较短(C)的老年男性相比，是否更容易患肺癌(O)？

护理诊断方面：与一般自我效能量表(C)相比，护生(P)职业自我效能量表(I)用于评估护理学生自我效能(O)是否更合适？

护理预防方面：对心脏术后气管插管拔除患者(P)进行吞咽障碍筛查(I)是否可以降低患者呛咳、误吸、营养不良、口渴焦虑等发生风险(O)？

护理预后方面：对采用综合管理干预的乳腺癌非保乳术后患者(P)哪些影响因素会对患者总生存期或无病生成期(O)产生影响？

二、指南计划书的制订与撰写

指南计划书(guideline proposal or guideline protocol)是概括指南如何制订的计划或

系列步骤，如在制订指南之前，计划书会确定指南待解决的临床护理问题、检索及评价证据的方法，以及用来形成推荐意见的共识方法等。

研究者在制订指南计划时常需思考以下问题：①指南的目标人群；②指南完成期限；③是否有充足的资金支持；④指南关注的治疗护理方案或干预措施；⑤可能出现的结局指标并考虑结局指标的重要性程度进行排序分级；⑥证据获取及评价方法；⑦推荐意见产生方法；⑧其他如外部评审、发布策略、关键步骤时间表、经费及获得资助、利益冲突调查及管理方法等。

目前临床实践指南的注册还没形成主流趋势。在我国，研究者发起成立了国际实践指南注册与透明化平台 PREPARE（Practice guidelines Registration for transPAREncy），PREPARE 的官方网站是 www. guidelines-registry. cn，该平台于 2013 年 1 月开始筹建，2014 年 1 月试运行，2015 年 1 月正式运行。平台旨在促进指南制订的科学性、透明性，促进指南制订者之间的合作，避免指南的重复制订。它既是为指南制订者专门开发的注册和信息查询平台，又是为临床医生、指南制订方法学家和相关人员提供交流的平台，致力于促进指南的传播和实施。

2021 年 3 月，国内外专家合作撰文呼吁及探讨临床实践指南注册的必要性与重要意义，文章指出证据生态系统和循证医疗保健的核心即是高质量的临床试验、系统评价及临床实践指南。前瞻性注册为研究人员提供了一个发布方案和记录研究进展的开放平台。研究的提前注册为提高方法的透明度、减少不必要的重复和潜在的偏倚提供了途径。

三、指南制订参与人员的组成与任务分配

一般来说，临床护理指南制订工作组成员应该包括所研究领域的临床专家及护理专家、患者代表、方法学专家、卫生经济学专家等。WHO 指南制订时除了强调多学科参与外还考虑尽量平衡各个成员在年龄、性别、技能、专业知识、价值观和专业认知方面的差异性。

构成合理、组织有序的工作组是撰写高质量指南的保证，成立工作组时应遵循如下原则。

1. 多学科性　应由多学科代表组成指南制订小组，多个领域人员组成的小组较单一领域专家小组能更好地平衡指南内容，因为不同背景的小组成员由于其专业知识构成、阅历和所持卫生保健观的不同，可能提出不同的看法，从而避免所形成的指南存在学科片面性。例如，对于肿瘤患者疼痛的控制问题，内科的护士可能关注的重点在于止痛剂的合理应用问题，而精神科护士可能会更倾向于心理干预。

2. 方法学家参与的重要性　指南制订过程中会涉及文献的查阅、评价、综合、形成推荐意见等诸多环节，故常常需要信息学专业人员、系统评价方法学家、循证医学方法学专家、流行病学家、统计学家等人员参与。

3. 考虑患者的价值观意愿　在制订指南的过程中应整合那些受推荐意见影响的人群的意见，这里最常特指的是患者。患者的偏好和价值观不仅是循证医学的三要素之

一，更是影响推荐意见的重要因素。护理强调以人为本，应考虑患者意愿在临床实践指南中具有的独特意义。其次，面临卫生保健抉择的时候，患者的观点有可能与医生护士的观点不尽相同，如医生、护士常常更关心患者与疾病直接相关临床结局指标的改善，而患者则更关注其生存质量、机体功能的改进。指南制订小组可以纳入患者作为小组成员，充分听取患者的意见，补充被医务工作者忽略的问题。另外，在参考意见形成时，结合患者的意见观点可以保证指南以清晰的和容易被理解的语言进行陈述。

4. 考虑潜在的利益冲突　确定工作组成员前必须考虑潜在的利益冲突。指南制订过程中可能涉及的利益冲突主要有经济利益冲突（如医疗厂家的资金支持）和学术利益冲突（如与推荐意见密切相关的原始资料的发表）。所有指南工作组成员都必须声明其利益关系，原则上有重大利益冲突的相关人员将不参加推荐意见制订的相关会议，而且所有成员的利益声明都将与最终的指南一起公布。

以上人员通常会再形成指南指导委员会、指南制订组、系统评价组（有时候在指南制订组中）、秘书组、编辑或写作组、外部评审小组。工作组成立后，需要就指南的适用范围、编制步骤以及文献检索策略、评价标准等问题进行讨论，制订出实施细则，以便于下一步工作的开展。

四、证据的检索与评价

临床实践指南的编写是一个规模较大、涉及专业人员较多、历时较长的系统过程，需要收集所有可能获得的相关证据，并对证据进行严格的质量评价。医学文献数量巨大，传播的形式多种多样，没有哪种载体可以提供全面完整的资料。所以，证据检索及提取相关证据并非易事。

（一）证据的种类

证据的类型可以包括临床实践指南、系统评价、Meta 分析、临床随机对照试验、观察性研究、质性研究、专业共识、专家意见等。按照研究方法进行分类，证据类型一般可以分为原始研究和二次研究，具体见图 11－1。选择哪种证据类型取决于不同的指南问题的类型，例如，如果是对护理干预措施有效性的评价，那需要查找的应该是临床随机对照试验报告或其他类试验研究报告或其已经存在的系统评价；如果是对某些疾病的危险因素进行研究，常常需要查找前瞻性队列研究的资料；如考虑干预的可接受性则同时需要查找相关质性研究或经济学分析报告。各类型问题建议的最佳原始研究证据类型详见表 11－2。

当存在一些特殊情况，如证据尚未发表、无直接证据、罕见疾病、新发疾病等，检索到合适的研究证据可能存在一定难度。此时，专家证据可能是证据的唯一或主要来源。例如，在新型冠状病毒肺炎疫情暴发初期，缺乏 SR、RCT 等循证证据，但仍需要制订快速建议指南，这时专家证据（expert evidence）就成为指南的重要证据资料，基于专家证据仍可以制订循证指南。

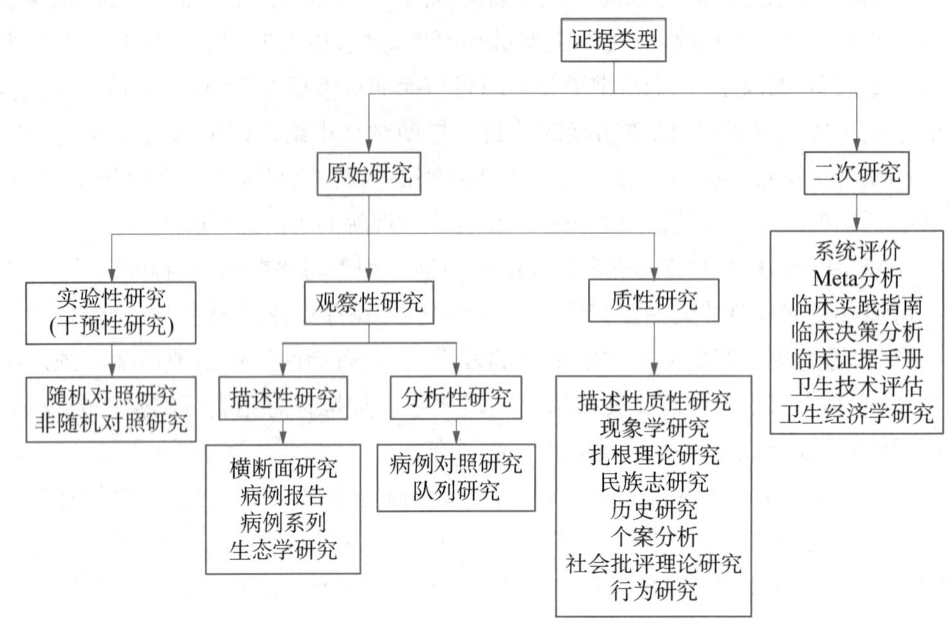

图 11-1　临床护理实践指南证据检索类型

表 11-2　各类型问题原始研究文献的证据等级

问题类型	建议的最佳证据类型
治疗或其他干预	RCT＞队列研究＞病例对照研究＞病例系列
诊断	与“金标准”(对照)的前瞻性、盲法比较
病因/不良反应	RCT＞队列研究＞病例对照研究＞病例系列
预后	队列研究＞病例对照研究＞病例系列
预防	RCT＞队列研究＞病例对照研究＞病例系列
临床检查	与“金标准”(对照)的前瞻性、盲法比较
花费	经济学分析
体验与经历	质性研究＞其他定量研究

(二) 收集证据

临床护理实践指南旨在基于现有最佳证据形成推荐意见，其文献的收集过程即为按照证据金字塔“从高到低”的逐级检索过程。首先检索是否存在可以回答此问题的高质量的系统评价，如果存在则可以直接引用该系统评价作为证据体为指南提供证据。如果没有则需要进一步检索相应的原始研究。检索策略应在计划书中呈现，并由指南指导小组的方法学家进行审核，以确保所有必要的数据库和检索词都已包含在内。另外，需要注意卫生保健领域问题多种多样，研究方法也多种多样，应秉承 JBI 循证卫生保健模式所倡导的多元主义哲学观，寻找能够回答问题的适宜的文献形式，除了量性研究外，质性研究、专家意见、政策/共识、临床经验等经过评价后都可以成为证据来源。

1. 数据来源　通过网络或光盘数据库和重要的专业学会网站上进行检索。例如，首先检索 Cochrane 图书馆、JBI 循证卫生保健数据库、Campbell 图书馆等循证机构，明确关于所确定的主题是否存在已经发表的系统评价报告。如果尚未找到相关的系统评价，即可以从各种数据库中开始查找，如 Medline、EMBase、CINAHL、CBM、CNKI 等，查找相关原始研究论文。此外，根据情况决定是否需要进行补充检索，如特定领域的专业数据库、专业学术网站的检索、追溯参考文献等。

2. 检索策略　合理地使用主题词、关键词，以 and、or、not 进行组合。首先制订敏感性高的检索策略，使所有相关研究的文献报告能够查找齐全。然后通过在检索结果中使用二次检索、阅读文章题目和摘要的方法，提高查找文献的精确性。

设计检索策略时，指南制订团队需要充分讨论，是否根据每个临床问题分别制订检索策略，还是根据制订指南的特点统一制订一个检索策略，然后证据综合小组在一个完整的检索结果中挑取各个临床问题的检索结果。

如果临床研究充分，应该可以通过检索获得高质量的原始研究或者基于原始研究的系统评价/Meta 分析。缺乏循证评价证据支持，或无法采用证据分级方法推荐的临床问题，又在前期临床问题遴选时属于重要临床问题的，则查找已公开发布的指南、共识、临床路径病例报告、病例系列等。如果依据已发布的指南、共识过证据总结的证据制订推荐意见，一种常用的做法即是标注"基于专家共识的推荐意见(无证据分级)"。

3. 纳入研究和提取数据　对于文献检索获得的题录(citations)，首先通过阅读题目和摘要排除不相关的研究，之后按照纳入/排除标准进一步筛选合格的研究(必要时阅读全文)。纳入研究确定后，采用标准模板进行数据提取。

4. 纳入文献的质量评价　指南制订小组明确规定文献的纳入标准和排除标准，并严格采用循证医学的评价标准对相关文献进行科学评价。例如，用 AMSTAR 对系统评价进行质量评价，采用 Cochrane 偏倚风险评估工具或 JBI 针对特定研究设计的评价工具对 RCT 等各类原始研究进行质量评价。评价证据最好由方法学专家和临床专家共同完成，每一篇文献至少应由 2 名研究者共同进行。如果出现分歧，则由第三者仲裁解决，从而减少错误和偏倚。研究质量可以采取被绝大多数医学护理工作者所接受的文献质量评价标准或清单进行评价。

五、证据的系统评价

制作系统评价会减少选择性引用的风险并提高决策的可靠性和精确性，但并不是每一个研究问题都要制订新的系统评价。若有近 2 年内制订的高质量系统评价，评价后则可直接引用。如果系统评价的发表年份到现在的时间间隔在 2 年以上，则需要考虑系统评价发表后是否有新的相关原始研究发表，如有新的原始研究发表，且这些原始研究的结果可能会改变原系统评价的结论，则必须对原系统评价进行更新。若是一篇 Cochrane 或 JBI 系统评价，则可联系相关评价小组确定是否计划更新。若存在多篇系统评价，则建议使用最新的且质量较高的系统评价。如果没有可以应用的高质量的系统评价，则需要严格按照系统评价的制作过程和指南所设定的 PICOS 问题制作新的系统评价（图 11－2）。如果提取的数据资料满足要求则可以进行合并，并尽量以森林图的形式呈现合并结果；如果数据不完整或异质性过大，则可以将原始研究的结果进行描述性分析。

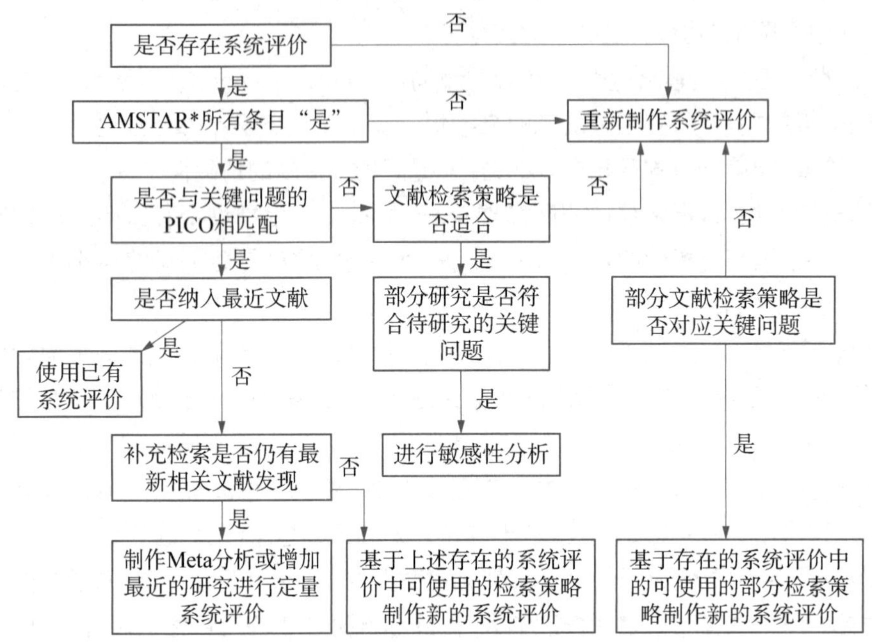

图 11－2　系统评价使用、更新及制作决策图

需注意在制作系统评价的过程中不能一味地追求 RCT 证据。人的生理、心理、社会等方面的复杂性决定了护理研究的复杂性，护理研究中设计的一些心理行为方面的干预较难开展 RCT，此时非随机的或无对照的试验性研究经过严格评价后都可以成为有力的支持证据。另外，质性研究提供患者对疾病或护理的体验、态度、信仰、心理变化等，质性研究的结果有助于提供给患者最“适宜”的干预方案，体现护理学科的科学性、人文性和伦理性，质性研究的系统评价及 Meta 整合同样是临床实践指南证据的重要来源。

对检索到的证据或制作的系统评价等证据进行证据分级是临床护理实践指南重要一步，也是体现以循证护理方法为基础的指南制订的典型特征。

国际上最常用的证据质量分级标准是 GRADE。GRADE 是 GRADE 工作组于 2004 年发布的一种对系统评价和临床指南的证据进行分级以及对指南推荐强度进行评估的评价系统，其覆盖内容包括疾病的诊断、筛查、预防和治疗，也可用于公共卫生和健康相关问题的评价。GRADE 不仅仅是一个评价系统，也提供了一个透明的、结构化的临床证据汇总方式和指南的推荐方式，特别是在指南制订过程中，它对如何提出临床问题、如何选择理想的研究终点并评估其重要性、如何评估证据等级、如何考虑患者的意愿等方面做了详细阐述。GRADE 证据系统的推出，突破了以往单纯按照研究设计划分证据等级的局限性，综合考虑系统评价纳入研究的偏倚风险、发表偏倚、不一致性、间接性、不精确性（随机误差）、效应量、剂量-反应关系以及混杂因素等，将系统评价的效应指标作为“证据体（body of evidence）”进行质量分级。

护理领域常用的证据质量分级标准是JBI证据预分级及推荐级别系统。2014年，澳大利亚Joanna Briggs循证卫生保健中心（Joanna Briggs Institute，JBI）根据GRADE系统以及JBI循证卫生保健模式制订了JBI证据预分级及推荐级别系统。JBI基于多元主义的哲学观，认为医疗卫生保健领域证据的来源是多元化的，干预性研究、观察性研究、质性研究、经济学评价、诊断性试验、预后研究、专业共识及专家意见均可提供有深刻价值和意义的证据，因此，在采纳GRADE证据分级系统的同时，进一步考虑证据的多元性，提出在对证据体进行质量分级之前，可对证据进行预分级（pre-ranking）。预分级出现在对单篇文献质量进行严格评价（critical appraisal）之后，对纳入的单项研究按照其设计类别，包括有效性研究（实验性设计、类实验性设计、观察性研究）、质性研究、诊断性试验、预后研究及经济学评价5个设计类别进行预分级，分为Level 1～5共5个等级，以实现对证据的快速分类。其次参考GRADE标准的升降级原则，对证据体进行等级调整，最后按照JBI推荐级别形成推荐。JBI的推荐只分为两级，A级强推荐和B级弱推荐，判断依据不完全基于证据等级，还包括利弊因素、资源配置及患者的意愿和偏好。目前，该证据分级系统已在JBI及其50多个国际分中心的多项循证资源内广泛应用。

证据分级后，需要将证据进行整理制作证据概要表，以便进入生成推荐意见的环节。证据概要表包括每个结局的结果总结、详细的质量评价信息，它提供了系统综述或指南作者所判断的每个结果记录，为未来制订推荐意见提供关键信息，也可以确保所有证据及推荐意见明确、透明的呈现。

六、由证据形成推荐意见的方法

（一）推荐意见的含义

推荐意见的确定主要包括两个方面，包括推荐意见的方向确定和推荐意见的强度确定。推荐意见方向指推荐或不推荐，推荐意见方向中推荐的原因为有利结果大于不利结果，不推荐的原因为不利结果大于有利结果。GRADE方法将推荐强度分为“强推荐”和“弱推荐”两个等级。在使用GRADE方法时，指南小组用“强推荐”表示他们确信相关的干预措施利大于弊。用“弱推荐”表示干预措施有可能利大于弊，但他们把握不大。对于不同的决策者，推荐强度也有不同的含义。

（二）证据向推荐意见转化的辅助工具

证据不等于推荐意见，不能对证据解读后就直译为推荐意见，证据至推荐意见的转化过程是十分复杂的。国际指南制订机构、各学术组织一直倡导应当保证推荐意见制订过程的系统化、透明化。一般建议采用结构化分析框架和透明系统的过程综合影响推荐意见的因素，选择合适的模块对因素进行总结。目前，国际上最通用的且具有代表性的是 DECIDE EtD 框架。

DECIDE（Developing and Evaluating Communication Strategies to Support Informed Decisions and Practice Based on Evidence）是隶属于 GRADE 工作组的一个项目，旨在研发和评价促进临床实践指南推广和传播的工具及方法。EtD 框架用以辅助决策或推荐意见的形成，或帮助指南应用者理解推荐意见产生的过程并判断推荐意见是否适用于当地的临床医疗环境。框架核心内容是根据决策类型（临床决策、医疗保险决策、卫生系统决策、公共卫生决策、诊断或筛检性决策），提出每一决策在制订时需考虑的因素，并对该因素提出详细解释（表 11－3、表 11－4）。

表 11－3　5 种不同类型决策的 EtD 框架标准

相关因素	临床推荐意见-个体层面	临床推荐意见-人群层面	与医疗保险支付有关的决策	健康系统或公共健康方面	诊断或筛检性推荐意见
问题的优先性	问题的优先性如何				
诊断试验的准确性	不适用				诊断试验的准确性如何
获益或风险	可能给患者带来获益（疗效）的程度如何 可能给患者带来风险（不良反应等）的程度如何				
证据的可信度	证据总体可信度如何				证据的可信度如何 -诊断试验的准确性 -诊断试验是否有关键或重要的效益，不良反应或负担 -诊断效果是否由诊断试验的结果决定 -诊断试验的结果是否和决策的制定有关 -诊断试验的效果
结局指标的重要性	重要结局指标的判断是否存在重大不确定性或变异性				重要结局指标的判断（由诊断试验的结果决定的不良反应、负担）是否存在重大不确定性或变异性
利弊平衡	从预推荐干预的获益（疗效）与风险（不良反应等）角度考虑，判断结果倾向于支持干预还是对照				从利弊平衡角度考虑，试验结果有利于新的诊断方法还是对照方法
资源利用	— —	需要多少资源（成本） 支持资源利用的证据的可信程度如何			

（续表）

相关因素	临床推荐意见-个体层面	临床推荐意见-人群层面	与医疗保险支付有关的决策	健康系统或公共健康方面	诊断或筛检性推荐意见
	成本效果分析（相对于净效益，实际需要支付的费用）判断结果支持干预还是对照	成本效果分析判断结果支持干预还是对照		成本效果分析判断结果支持备选方案还是对照	成本效果分析判断结果支持新的诊断方法还是“金标准”
公平性	—	对健康相关公平性的影响如何			
可接受性	干预对于患者、照护者及卫生保健服务提供者是否可以接受	干预对于利益相关方是否可以接受		待选方案对于利益相关方是否可以接受	新的诊断方法对于利益相关方是否可以接受
可行性	干预对于患者、照护者及卫生保健服务提供者是否可行	干预是否可以实施		待选方案是否可以实施	新的诊断方法是否可以实施

表 11－4　EtD 框架标准的判断方法

标　准	判断细节
问题的优先性*	—问题的严重性如何 —问题的紧迫性如何（保险支付相关的决策不考虑此点） —问题的优先性是否普遍认可的（如基于政策制订相关的决策），当问题的视角是个体患者时不考虑此点）
预期有利效果的大小如何	从相应的结局指标的结果中判断
预期不利效果的大小如何	从相应的结局指标的结果中判断
效果的整体证据质量如何	参看 GRADE 方法学部分
重要结局指标的评价是否存在重大不确定性或变异性	—对于每一个主要结局指标的重要性判断是否有较大的不确定性 —对于每一个主要结局指标的重要性判断是否有较大的变异性（保险支付相关的决策不考虑此点）
干预的获益（疗效）是否比风险（不良反应等）大	基于对以上 4 个因素的考虑，再结合下列问题分析这些因素的考虑多大程度上影响了利弊平衡的判断： —重视远期结局的人比重视近期结局的人少多少—人们对不利效果的态度（反对程度） —人们对有利效果的态度（需求程度）

（续表）

标　准	判 断 细 节
需要多少资源(成本)&	—相对需要更少的资源消耗时,资源利用的各条目差别大吗 —相对需要更多的资源消耗时,资源利用的各条目差别大吗
支持资源利用的证据质量如何 &	—与资源消耗有关的所有重要条目在待选方案中是否存在不同 —待选方案之间支持资源利用差异的证据质量如何(参看 GRADE 方法学部分) —待选方案之间支持资源利用条目的成本不同,其证据质量如何 —不同资源利用条目的成本在待选方案中的区别大吗
净效益是否值得投入的增量成本*	—对以上 6 个因素的考虑结果 —对成本效果比进行单向敏感性分析的效果是否满意 —对成本效果比进行多变量敏感性分析的效果是否满意 —成本效果分析方面的经济学评价是否可信 —成本效果分析方面的经济学评价是否适用于目前指南制订预应用的环境
对健康相关公平性影响如何* &	—对于本指南提出的问题或待推荐方案,是否对某些亚组人群或某些机构、环境是不利的(劣势群体或环境) —对劣势群体或环境的相对效果可能存在的差异,是否有合理的解释 —上述劣势人群或环境与其他人群或环境相比,是否存在因基线水平不同而导致其干预的绝对效果或问题的重要性存在差异 —当实施干预(方案)时是否应该重点考虑这些问题,以尽量减少或防止增加不公平性
干预(方案)对于主要利益相关方是否可接受*	—是否有主要利益相关方不能接受评价方案的有利效果、危害或成本 —是否有主要利益相关方不能接受达到远期治疗效果伴随的短期不利结果或成本 —是否有主要利益相关方不认可评价方案的效果、危害带来的价值或风险(因为他们可能受到一些个人因素或者对其他方面相对重要性观点的影响) —干预是否对其个人的自主决策权有不利影响 —是否有主要利益相关方因为干预对自主权影响以外的其他因素(如在伦理原则上,无害或公证性),认为干预存在伦理问题
干预是否可行*	非医疗保险决策需要考虑: —干预或方案是否可持续 —是否存在重要的阻碍因素影响干预(方案)实施,或实施过程中需要特别考虑哪些因素 医疗保险决策需要考虑: —医疗保险干预是否可持续 —对于获批的适应症是否可以合理应用 —不合理的使用(未获得批准的适应症)是否是一个重要的考虑因素 —干预的可及性是否是一个重要的考虑因素 —是否存在一些重要的法律或行政方面的问题限制了干预的保险支付

注：* 证据质量应该作为这些标准的具体判断内容；& 当以个体患者的视角制订推荐意见时，则不考虑这些因素为便于指南制订者使用 EtD 框架，GRADE 工作组开发了 GRADEpro GDT（https://gradepro.org/）在线操作平台，将各项标准嵌套在平台之中，使用者可以通过菜单式操作，快速将每一标准的判断依据、解释和补充等信息通过表格的形式呈现，并可以逐步完成推荐意见及推荐强度分级、结论总结等步骤。

七、指南推荐意见形成的共识方法学

除上述证据向推荐意见转化的辅助工具外，推荐意见的形成过程中还需要循证医学方法学、流行病学、临床医学等领域专家多方协作达成共识，也需考虑拟推荐建议的可接受性、可行性、资源利用、患者的价值观和意愿等因素。并确保达成具有代表性、一致性、权威性的决策意见。以下聚焦常用共识方法学的实践过程及报告的注意事项。

共识法是通过某种形式，采用特定的方法收集多个个体的多种建议或意见，形成一致性结论或观点。根据是否采用正式的共识程序或者流程，可分为非正式共识法和正式共识法。非正式共识法是参与人员充分表达自我观点，并进行自由讨论，最终达成推荐意见的共识，但缺乏如何达成共识的方法，且个体可能会因对议题不够熟悉、与别人观点不一致时感受到压力等因素不能充分表达自身的真实观点。相较而言，正式共识法采用结构化的过程，明确达成共识的方法，降低可能存在的偏倚，结果更具有权威性、合理性、可信性。常用的正式共识法主要包括德尔菲法、名义群体法、共识形成会议法、改良版德尔菲法。

(1) 德尔菲法：德尔菲法于20世纪50年代由美国兰德公司提出，是通过多次结构化的方法收集参与者的意见并进行统计分析，直至达成一致建议的过程。其步骤主要包括遴选适合的专家、制订并发放函询问卷、整理分析并反馈结果、形成一致性结论。

专家的遴选是保证函询内容权威性、代表性的重要基础，需根据拟讨论的主题设定筛选标准，人数一般在10～20人。函询问卷应当围绕议题，根据德尔菲法的基本原则和特点设置相应的问题，通过匿名方式以邮件或者纸质问卷的方式由专家填写完成。研究小组需对专家评估结果进行整理、统计分析，并向其反馈，以便达成共识。德尔菲的优点主要在于可以避免成员间意见的相互影响，获取更具有真实性的想法，同时有效节约成本，但也有耗时长、成员间无法面对面讨论、可能对问卷条目理解存在误差等不足。

经检索，大部分临床护理实践指南采用德尔菲法，在“中国卒中肠内营养护理指南”“护士职业性腰背痛预防和护理临床实践指南”“妊娠期糖尿病临床护理实践指南的更新”中，采用德尔菲法，通过专家咨询达成推荐意见及推荐强度。专家包括临床专家及方法学专家，临床专家要求具有5年及以上工作经验、从事相关诊疗、营养及护理相关的工作；方法学专家要求接受过系统的循证方法学教育、至少参与或主持过1部指南的构建、具有博士学位及副高以上职称。

(2) 共识形成会议法：共识形成会议法是邀请多领域专家参与，面对面地就某问题达成共识，一般10人左右，由美国国立卫生研究院在20世纪70年代引入医学领域。其流程主要包括遴选参会成员、公开讨论会和委员会。在会议开始前，参与人员应当预先了解需讨论的议题。会议开始后，参会人员采用投票、排序、公开讨论等非结构化的方法，对外部专家提供的证据进行评估，形成一致性决策建议。这一方法形式较为灵活、内容丰富，成员间可以面对面讨论交流，但也可能受到其他成员观点的影响，并且成员间意见的综合分析方法不明确等。

（3）名义群体法：名义群体法通过在决策过程中对群体之间的讨论和人际沟通加以规范化管理，保证每位成员平等参与，避免讨论产生的冲突，最终达成共识的过程。名义群体法的优点在于使产生观点和讨论的过程独立，便于群体成员独立思考，每位成员均可以充分表达自己的观点。但是这一过程往往耗时较长，并且当面临解决多个临床问题时缺乏灵活性，不能完全排除话语权较大的参与者对其他人造成潜在的影响。

（4）改良版的德尔菲法：改良版的德尔菲法由美国兰德公司于 20 世纪 70—80 年代提出，将原版的德尔菲法与名义群体法的特点有效融合，采用具有高度结构化和透明化的流程，参与者可以进行匿名反馈、面对面讨论，根据反馈信息重新评估自己的判断，基于定量数据结果，进而形成一致性的结论，但此过程往往耗时较长。

以下是几种共识方法的基本特征和形成共识的方法（表 11－5）。

表 11－5　几种共识方法的基本特征

共识方法	邮寄调查问卷	独立完成决策	反馈小组建议	面对面交流	结构化讨论	整合方法
非正式共识法	否	否	否	是	否	不明确
正式共识法						
德尔菲法	是	是	是	否	是	明确
名义群体法	否	是	是	是	是	明确
共识形成会议法	否	否	否	是	否	明确
RAND 法	是	是	是	是	是	明确

注：RAND 法即 RAND/UCLA（Research and Development/University of California，Los Angeles）。

八、指南推荐意见的撰写与呈现

推荐意见应当包含两部分信息：推荐意见的内容及推荐强度。

1. 推荐意见的内容　指南推荐意见内容大多涉及诊断、治疗、预防、康复、护理等内容。描述时需使用清晰、简洁、精确的语言表述相关行动过程，避免有歧义或含糊不清的措辞。对应的支持性文本如该推荐意见的重要性、实施方案可紧随推荐意见之后或备注附录编号、链接。内容常聚焦行为的实施者、具体的行为、干预的目标、干预的时间或干预的条件、实施干预的方法或干预的强度方面，明确“谁对什么人在什么情况下如何采取什么样的干预”。一般情况下，常在正文的“指南目标用户”对指南的使用者的特征进行统一描述。此外，WHO 等多部指南手册指出推荐意见的语句可采用主动、被动或混合时态，被动语态可以使相应建议的表述更为突出，以便引起使用者的注意。NICE 指南制订手册也提出仅在描述"强推荐"或"强烈不推荐"建议时使用被动语态。例如,"多发性骨髓瘤护理实践指南"的目标用户为"血液科医生及护理人员、全科医生及护理人员、从事多发性骨髓瘤治疗的教学及研究人员",在陈述推荐意见时不再对使用者进行介绍,主动语态呈现内容,如"严密观察患者有无恶心、呕吐、厌食、腹痛、疲乏、烦渴、多尿等症状,是否出现心律失常、昏迷、昏睡、惊厥等高钙危象"。

2. 推荐强度 推荐强度是指南制订者综合考虑证据质量、可行性、可接受性、患者的价值观和意愿等因素对推荐建议实施效果利弊的把握程度,需使用专业术语或特殊符号对其进行描述。一般呈现在每条推荐意见的文本之后。每条推荐意见都应明确其推荐强度,推荐强度的描述一般是指在推荐语句后采用明确的程度词或符号标识来区分不同程度的推荐强度。除了标注推荐意见的等级外,建议同时通过对推荐意见进行语言描述来体现推荐级别。例如,GRADE 分级系统在推荐意见中使用"Strongly Recommend"来表示强烈推荐,"Suggest/Consider"表示弱推荐。NICE 通常在有明确的证据显示利大于弊的情况下,选择使用"Must"来反映强烈的建议;有利证据不确定时,则使用"Consider"来反映可考虑的建议。

当面临有限证据(如病例报告、专家意见、个人经验)但仍需卫生专业机构的指导意见时,指南制订小组也会基于专家共识达成一致性意见,指南文本中应在相应推荐意见之后备注"共识性建议"或"专家共识"等标志性字样并附有声明。

3. 表述原则

(1) 清晰性(clear):推荐意见内容应清晰准确。苏格兰指南制订组织(SIGN)指出,推荐意见要求语言表述清楚、明确,以确保指南的清晰性、可读性,推荐意见中呈现的专业术语或专业内容要有清晰的定义和说明。推荐意见应提供充分的信息保证指南用户无需参考其他材料就可以理解指南推荐内容。

(2) 明确性(unambiguous):基于证据质量的优劣,推荐意见也应有明确的推荐强度,推荐强度是指南制订者对推荐措施实施效果利弊的把握程度,是使用者对指南推荐意见依从程度的参考依据。

(3) 可行性(actionable):指南的推荐意见是可实施行为的陈述,而不是证据的总结或概要,推荐的目标对象和行动方案要在推荐内容中呈现出来,除了清晰明确的呈现外,最重要的是具备可行性,即指南使用者在阅读某一条推荐意见后,能完全理解推荐意见的内容并可以在自己的临床实践中得以应用。

4. 推荐意见的呈现形式 推荐意见是指南最为核心的内容,其呈现形式也直接影响指南的实施。指南实施评估工具(guideline implementability appraisal, GLIA)与临床指南研究与评估系统Ⅱ:AGREE Ⅱ(The Appraisal of Guidelines for Research and Evaluation Ⅱ)均表示需清晰、明确地陈述推荐的行为和干预的条件。指南用户往往只获取与临床问题相关的推荐意见,较少详细阅读指南全文。因此,制订推荐意见时,应该将形成推荐的过程及其所使用的方法进行整体的描述;推荐意见的强度应有所标识;推荐的理由应该有所列示;推荐意见的措辞要考虑其内容的实用性、可行性和公平性。简洁、实用的推荐意见是间接推动指南实施的关键因素，推荐意见尽量避免出现在指南的大段文字中，应单独总结陈述，也可以采用加粗、加下划线或表格的形式呈现，或者以表格的形式单独呈现，内容清晰简洁易懂，直接为用户提供参考。

九、利益冲突的声明与管理

在临床实践指南制订过程中，利益冲突可直接影响临床实践指南制订的独立性，并可能降低整个临床实践指南的质量、可信度及权威性，故利益冲突的管理是临床实践指南质量控制的重要因素。近年来，利益冲突的声明与管理逐渐受到国内外指南制订者的高度重视。

指南所有参与人员无论属于哪个阶段、承担什么工作均应该填写利益声明表，以判断是否存在限制或者禁止其参加指南制订过程中的利益冲突。一般情况下，若参与者与指南推荐的产品或公司存在重大经济利益，那么他们则不能参与指南制订；若参与者与利益公司有关联或者他们接受了利益公司的研究资助或其他轻度经济利益，他们可参加讨论，但不参与形成指南推荐意见；无相关利益冲突者可全程参与。指南制订的主席应该绝对避免有经济利益冲突，指南指导委员会应该在指南计划书制订阶段开发调查利益冲突的调研工具并开展利益冲突的调查，如果指南制订持续时间比较长，则利益冲突的调查可能需要进行多次。

除经济利益冲突外，研究者常常存在学术利益冲突，学术利益冲突的存在非常普遍且相对经济利益冲突更加隐晦不易调研。指南制订的指导委员会应该在遴选参与成员的时候，对参与成员可能存在的学术利益冲突有一定程度的了解，尽量避免存在较大利益冲突的人参加，比如某一位专家由于个人偏好对某一种干预方法有偏爱，且没有充分的专家证据基础上(即不能提供基于一定数量的临床使用及观察的效果)。如果必须纳入学术利益冲突的成员，则需要尽可能平衡不同学术利益冲突的人员比例，使得他们的观点在指南制订成员中基本平衡。规范、严谨的基于证据系统评价的指南制订方法学也是减少学术利益冲突的有力措施。

十、指南初稿的外审

指南发布前的外部评审是指南制订中的重要过程，也是指南质量控制的关键。外部评审(即外审)是指在指南全文正式发布前，制订小组外的专家或其他利益相关方对指南及其推荐意见进行的评审，一般包括对指南范围、临床问题、系统评价、证据质量分级、推荐意见以及整个临床实践指南草案进行评审。

外审主要包括意见征集及同行专家评审两种形式。

(一) 指南意见征集

指南征求意见稿起草完成后，可以通过召开指南意见征集会议、在不同卫生服务机构中传播、在网络上发布等方法征集意见，以征求所有指南相关方、对指南主题感兴趣的人员、各机构组织，以及其他更广范围群体的意见。征集时间一般不超过3个月。

（二）同行专家评审

为确保指南的透明性和公正性，外审成员应涵盖指南制订组外的专家和其他利益相关方和患者。除外部专家外，还可选择赞助组织和公众作为外审成员。外审成员可以通过多种方式评议，收集专家评审意见并反馈给指南工作组，指南工作组汇总、讨论所收到的反馈意见，其中以填写表格最为常见。外审成员对修改后的指南及其推荐意见进行再次评审，指南初稿经过多次评审才能形成终稿。

十一、指南的撰写、发布与报告

准确、完整的指南报告不仅能够使指南利益相关方对研究的内在和外在真实性作出判断，而且有利于指南评审专家对指南作出全面、客观和快速地判断。

（一）指南的报告学要求

指南的报告内容大致包括摘要、前言、主要临床问题、证据、推荐意见、推荐理由等，并附参考文献、致谢、人员清单等。WHO指南手册提出所有指南均应包括执行摘要（executive summary）、主体（main body）、附录（appendices），其中执行摘要部分应包含指南的主要推荐意见，主体部分包含目录、导言、方法、推荐意见、结论。此外，系统评价、结果评级等可在附录中呈现。

指南的报告学一般应该满足以下要求：①明确指南的目的；②明确指南的目标人群和应用环境；③提供清晰、准确且可实施的推荐意见；④明确指南制订的利益冲突。

指南制订方法学方面需报告：①检索证据的方法，包括年代范围和检索所用数据库，以及证据的筛选标准；②如何利用证据得出推荐意见；③指南制订过程中的局限性；④指南的有效期限和更新计划。

清晰明确的指南报告对护理指南的传播与推广意义重大。但目前指南的报告质量欠佳，对我国护理领域临床实践指南的报告质量分析可见，指南清晰明确的报告尚未引起研究者的广泛重视，最突出的问题是指南制订者常常只报告指南中证据与推荐意见的相关内容，忽视方法学及指南应用性方面的信息。

（二）指南的报告学规范

1. AGREE工具　国际专门注册和收录报告规范的权威网站EQUATOR（http://www.equator-network.org/）将AGREE和RIGHT声明列为指南的报告规范，并置顶网站首页。2016年研发团队Melissa C Brouwers等在BMJ发布了AGREE报告学清单（the AGREE reporting checklist）。该工具是对AGREE Ⅱ 23个条目和评价表的重新解读，以提高指南中报告的全面性、完整性和透明度（表11-6）。

表 11-6 AGREE 报告清单

清单项目/描述	报告标准
领域 1：范围和目的	
1. 目的 报告指南的总目的。阐明关于临床问题或健康话题能从指南中达到的预期健康益处	□ 健康意向(即预防、筛查、诊断、治疗等) □ 预期益处或结局 □ 目标(如患者群体、社会)
2. 问题 报告指南涵盖的健康问题，特别是关键的推荐意见所针对的问题	□ 目标人群 □ 干预或暴露 □ 比较(如果合适) □ 结局 □ 健康照护的设置或情景
3. 人群 明确描述指南的适用人群(即患者、公众等)	□ 目标人群、性别和年龄 □ 临床条件(如果相关) □ 疾病严重程度/阶段(如果相关) □ 合并症(如果相关) □ 排除人群(如果相关)
领域 2：利益相关者的参与	
4. 团队成员 报告所有参与指南制订的成员。其中可以包括指导小组，选择和评价证据的研究团队，以及形成最终推荐意见的成员	□ 参与者的姓名 □ 学科/内容专长(如神经外科医生、方法学家) □ 机构(如圣彼得堡医院) □ 地理位置(如华盛顿西雅图) □ 描述指南团队中成员的角色
5. 目标人群的偏好和观点 报告目标人群的观点和偏好是如何被寻求和考虑的，以及他们的偏好和观点是什么	□ 用于捕捉患者/公众的观点和偏好策略类型的声明(例如，指南制订团队的参与、从文献回顾中寻求目标人群的价值观和偏好) □ 用于发现偏好和观点的方法(例如，文献的证据、调查、焦点小组) □ 从患者/公众信息那里收集到的结果/信息 □ 收集的信息是如何被用于指南制订和/或推荐意见形成的过程
6. 目标使用者 报告指南的目标(或预期)使用者	□ 预期的指南受众(如专科医生、家庭医生、患者、临床/机构领导/管理者) □ 该指南可能被目标用户如何应用(例如，指导临床决策、指导政策制订、指导标准照护)
领域 3：指南制订的严谨性	
7. 检索方法 报告检索证据的详细策略	□ 提供检索的数据库或证据来源的名称(如 MEDLINE、EMBASE、PsychINFO、CINAHL) □ 检索时间段(例如，2004-1-1～2008-3-31) □ 检索的词段(如自由词、标引词、副主题词) □ 全部的检索策略(例如，可以位于附录中)

（续表）

清单项目/描述	报告标准
8. 证据选择的标准 报告用于选择证据的标准（即纳入和排除标准），适当时，提供理由	☐ 目标人群的特征（患者、公众等） ☐ 研究类型 ☐ 比较（如果相关） ☐ 结果 ☐ 语言（如果相关） ☐ 前后关系（如果相关）
9. 证据的强度和局限性 从单独研究和整个证据总体的角度，描述证据的强度和局限性。有助于报告这一概念的工具是存在的	☐ 证据体中包括的研究设计 ☐ 研究方法学局限（抽样、双盲/无盲、分配隐藏、分析方法） ☐ 考虑主要和次要结局的恰当性/相关性 ☐ 收录研究之间结果的一致性 ☐ 收录研究之间结果的方向性 ☐ 受益和危害程度的大小比较 ☐ 实践情景的适用性
10. 推荐意见的形成 描述用于形成推荐意见的方法和最终的决定是如何达成的。阐明任何有争议的领域以及解决它们的方法	☐ 推荐意见形成的过程（如使用改进德尔菲法的步骤、考虑投票的程序） ☐ 推荐意见形成的结果（如通过使用改进的德尔菲法技术、投票程序、达成共识的程度） ☐ 推荐意见形成的过程如何影响推荐意见的形成（例如，德尔菲法的结果是否影响了最终的推荐意见，是否影响了推荐意见与最终投票保持一致）
11. 利弊考虑 报告在形成推荐意见时所考虑到的健康益处、副作用以及风险	☐ 报道益处和支持益处的数据 ☐ 报道危害、不良反应、风险和支持它们的数据 ☐ 报道在益处、不良反应及风险之间做出的权衡 ☐ 推荐意见反映对益处、不良反应及风险的考虑
12. 推荐意见和证据之间的联系 描述推荐意见和支持的证据之间明确的联系	☐ 指南制订团队如何将证据应用到并联系到推荐意见的形成上 ☐ 每条推荐意见都与关键证据相联系（文本的描述和/或参考文献列表） ☐ 推荐意见与证据总结和/或指南结果部分的证据列表之间相联系
13. 外部评审 报告用于执行外部评审的方法学	☐ 外部评审的目的和意图（例如，提高质量、收集推荐意见草案的反馈、评估适应性和可行性、传播证据） ☐ 外部评审的方法（如评定量表、开放性的问题） ☐ 描述外部评审专家（例如，数量、专家的类型、隶属关系） ☐ 从外部评审收集到的结果/信息（例如，关键发现的概要） ☐ 收集到的信息是如何被用于指导指南制订过程和形成推荐意见的（例如，指南小组将审查的结果考虑到最终推荐意见的形成）
14. 指南更新步骤 描述指南更新的步骤	☐ 声明指南将会被更新 ☐ 有明确的时间间隔和明确的标准去指导何时指南需要更新 ☐ 更新步骤的方法

（续表）

清单项目/描述	报告标准
领域 4：指南的清晰性	
15. 推荐意见明确不含糊 依据证据体，描述在哪种情景和哪种人群中哪种选择是恰当的	□ 推荐做法的声明 □ 推荐做法的意图或目的（例如，改善了生活质量，减少副作用） □ 相关人群（如患者、公众） □ 如果相关的话，提供注意事项或符合条件的声明（例如，哪些患者或条件下不能使用一些推荐意见） □ 如果在最佳照护的选择上具有不确定性，则这种不确定性需要在指南中声明
16. 管理选择 描述不同情景或健康问题的管理选择	□ 描述管理选择 □ 每种选择最适宜的人群或临床情景
17. 重要推荐意见容易识别 呈现出的关键推荐意见，以易于识别	□ 将推荐意见放到汇总表里，或放大字体，下划线，或者用流程图/算法的形式呈现 □ 具体的推荐意见成组放在一个部分里
领域 5：应用性	
18. 应用时的促进因素和阻碍因素 描述指南应用的促进因素和阻碍因素	□ 需要考虑促进因素和阻碍因素的类别 □ 实施推荐意见时，发现促进因素和阻碍因素相关信息的方法（例如，关键利益相关者的反馈、在广泛应用指南前的预实验） □ 从调查中发现关于促进因素和阻碍因素的类型的信息/描述（例如，实施者有技能执行推荐的护理措施、没有足够的设备确保所有符合标准的人群接收到乳腺 X 光照射） □ 信息是如何影响指南制订过程和/或推荐意见的形成
19. 实施建议/工具 提供应用推荐意见的建议和/或工具	□ 支持指南在临床中实施的其他材料 例如： 指南概述文件 检查清单、算法的链接 如何使用的说明书的链接 阻碍因素的解决方案的链接（参见条目 18） 利用指南促进因素的工具（参见条目 18） 预实验的结果和经验教训
20. 应用的资源 描述所有推荐意见应用时的潜在的相关资源	□ 关于费用类型的信息（例如，经济评估、药物获得的费用） □ 寻求费用信息的方法（例如，指南小组中应该有卫生经济学家、使用卫生技术去评估特殊的药品等） □ 从调查中发现关于费用信息的描述（例如，每个治疗疗程特殊药品的费用） □ 收集到的信息如何被用于指导指南制订过程和/或推荐意见的形成
21. 监督和/或审计标准 提供测量应用指南推荐意见时的监督和/或审计标准	□ 评估指南的实施或推荐意见的依从情况的标准 □ 评估实施推荐意见的影响的标准 □ 给出测量的频率和间隔的建议 □ 给出如何衡量标准的操作性定义

（续表）

清单项目/描述	报告标准
领域6：编辑独立性	
22. 赞助单位 报告赞助单位对指南内容的影响	☐ 赞助单位的名称或赞助来源（或者明确声明没有赞助） ☐ 声明赞助商不影响指南的内容
23. 利益冲突 提供一个所有团队成员都宣告他们是否有利益冲突的明确的声明	☐ 考虑利益冲突的类型 ☐ 寻求潜在利益冲突的方法 ☐ 利益冲突的描述 ☐ 利益冲突是如何影响指南的形成过程和推荐意见的制订

2. RIGHT声明　2013年，由我国学者陈耀龙、杨克虎、商洪才等发起，联合来自美国、加拿大、英国、德国等12个国家以及包括世界卫生组织、EQUATOR协作网、国际指南协会（GIN）、Cochrane协作网、推荐意见分级评估和制订及评价GRADE工作组、指南研究与评估的评价工作组等7个国际组织的30余名专家，共同成立了RIGHT（reporting items for practice guidelines in healthcare）工作组。该工作组历时3年，完成了包含7大领域，22个条目的指南报告学清单。2017年1月，RIGHT声明全文正式发表在《内科学年鉴》（*Annals of Internal Medicine*）（详见附录9）。

指南质量的高低与其制订过程的透明性和规范性以及推荐意见的独立性和清晰性有关，因此指南制订不仅要遵守方法学标准，还应以规范化的方式进行报告，这不仅能保证指南的清晰性和完整性，提高指南的报告质量，还可使指南使用者准确便捷地获取指南相关信息，以完成对指南质量的充分评价最终指导指南的临床应用。指南制订者应严格遵守相应的报告学要求以及国际认可的报告学标准，努力提高指南的报告质量，使指南更好地运用于患者与公众。

（三）发布

指南可以全文发表，适合专业人士进行学术研究时参考；也可以以摘要形式发表结论性建议，适合于临床工作繁忙的护士；还可以印刷成通俗的小册子供患者了解。

1. 网络发布　PEBC的所有文件都在加拿大安大略省卫生保健机构网站上公开发布，以使文件免费提供给安大略省卫生保健提供者和公众，任何希望访问这些文件的人都可以免费获得该文件。

2. 杂志出版　PEBC通常寻求将每一份文件或某些部分发表在同行评议的医学文献中发表。在许多情况下，机构需要向期刊杂志提交两份独立的手稿：一份证据的手稿和一份指南手稿。读者可以根据自己的关注点或需求选择性的下载使用以上文件。

3. 其他发布方式　公开会议、新闻发布和公共政策制订等形式。

第三节 临床实践指南的质量评价

一、指南研究与评价工具

AGREE 评价工具最早发表于 2003 年，由 AGREE 协作网的国际指南制订人员和研究人员制订并发布，旨在开发一种能够评估临床实践指南质量的工具。自发布以来，AGREE 工具已有诸多语种的翻译版本，被上百篇出版物引用，得到多家卫生保健机构的认可。为进一步加强工具的可靠度和用户可用性，AGREE 协作网部分成员组建了 AGREE 研究联盟，对 AGREE 工具进行了修订，并于 2009 年发布 AGREE Ⅱ工具。AGREE Ⅱ已经成为国际通用的方法学工具，用于指南的制订、报告和评价。

此外，为确保指南推荐意见应用于临床时的可信性或可实施性，在研究证据的基础上，国际临床实践指南和知识转化团队负责研发，并于 2018 年发布了指南研究与评估系统——最佳推荐意见的质量评价工具（Appraisal of Guidelines Research and Evaluation-Recommendations Excellence，AGREE-REX）。AGREE-REX 是评价指南推荐意见质量的可靠工具，提供了一种制订和报告推荐意见的策略，旨在提升指南推荐意见的质量，是对 AGREE Ⅱ的补充。

自 2005 年国内学者对 AGREE Ⅱ工具进行介绍，将其正式引入国内，此后不断有学者对工具进行解读，并将其运用到国内的指南质量评价中。为结合我国实际情况，提高工具在国内的应用性，为中国指南的制订提供参考标准，为将来建立中国指南库提供入库标准，王吉耀团队在 AGREE Ⅱ的框架下进行修改制订了更适于我国国情的中国临床实践指南评价体系（AGREE-China）。另外，结合护理学科特点和循证护理实践发展要求，由胡雁教授牵头制订了中国护理领域临床实践指南质量评价标准。

（一）AGREE Ⅱ

AGREE Ⅱ工具适用于卫生保健机构中任意健康或疾病领域的指南，包括医疗保健、公共卫生、筛查、诊断、治疗或干预方面的指南，可以用来评价地方、国家、国际组织以及联合政府组织制订的指南。适用对象包括卫生保健人员、指南制订人员、卫生决策者和相关教育工作者。指南建议由至少 2 位，最好 4 位评价人员进行评价，以增加评价的可靠性。

AGREE Ⅱ工具由一个用户手册、6 个领域（23 个条目）和 2 个总体评估条目组成（表 11-7），每一领域均阐述指南质量的某一独特维度，总体评估包括对该指南的总体质量进行评级，以及是否推荐在实践中使用该指南。各条目以及总体评分均以 7 分等距量表进行评分，1 分表示完全不同意，即指南中无任何信息与该条目相关、这一概念报告极差或作者明确声明没有达到标准。7 分表示完全同意，即指南报告质量极佳，满足了用户手册中所述的全部标准和考虑因素。每个领域得分等于该领域中每一条目分数的总和，各领域得分相互独立，并将得分标准化为该领域可能的最高得分的百分比（表 11－8）。

表 11－7　AGREE Ⅱ 的领域和条目

领　域	条　　目
范围和目的	明确阐述指南的总目的
	明确阐述指南涵盖的卫生问题
	明确阐述指南的适用人群（患者、公众等）
参与人员	指南制订小组包含所有相关专业人员
	考虑到目标人群（患者、公众等）的观点和偏好
	明确规定指南的适用者
制订的严谨性	采用系统方法检索证据
	明确阐述证据选择标准
	明确阐述证据体的优点和局限性
	明确阐述形成推荐意见的方法
	形成推荐意见时考虑了对健康的益处、副作用和风险
	推荐意见和支持证据之间有明确的联系
	指南发表前经过专家的外部评审
	提供指南更新过程
表达的清晰性	推荐意见明确不含糊
	明确列出针对某一情况或健康问题不同的选择
	主要推荐意见清晰易辨
应用性	明确阐述指南应用过程中的促进和阻碍因素
	指南提供了将推荐意见付诸实践的建议和/或配套工具
	指南考虑了应用推荐意见时潜在的资源投入问题
	指南提供了监控和/或审计标准
编辑独立性	赞助单位的观点不影响指南内容
	对指南制订小组成员的利益冲突予以记录和处理

表 11－8　AGREE Ⅱ 各领域得分的计算方法举例

如果 4 位评价者对领域一（范围和目的）评分如下：

	条目 1	条目 2	条目 3	总分
评价者 1	5	6	6	17
评价者 2	6	6	7	19
评价者 3	2	4	3	9
评价者 4	3	3	2	8
总分	16	19	18	53

最高可能得分＝7（完全同意）×3（条目）×4（评价者）＝84

最低可能得分＝1（完全不同意）×3（条目）×4（评价者）＝12

该领域标准化得分＝（实际得分－最低可能得分）/（最高可能得分－最低可能得分）＝（53－12）/（84－12）＝41/72＝0.5694×100%＝57%

评价者在充分考虑各评价条目的情况下还可对指南质量进行综合评价打分，并回答是否推荐该指南运用于临床实践，包括“推荐”“推荐，但需要修订”及“不推荐”。

1. 领域一：范围和目的(scope and purpose)

(1) 条目 1：明确阐述指南的总目的。指南应详尽描述其总目的，指南预期的健康收益应落实到具体的临床或卫生问题，如预防糖尿病患者的(长期)并发症；为糖尿病患者提供最有效的治疗和管理的指南。条目内容应包括卫生目的(即预防、筛查、诊断、治疗等)；预期的收益或结果；目标人群(如患者群体、社会等)。该条目信息主要在指南开头的段落或章节中呈现，常见章节有介绍、背景、范围、目的等。

(2) 条目 2：明确阐述指南涵盖的卫生问题。指南应详尽描述指南所涉及的健康问题，条目内容主要包括目标人群(patient/population)、干预或暴露(intervention or exposure)、对照(comparison)、结局指标(outcome)和卫生保健背景等，例如，糖尿病患者一年应该测量多少次糖化血红蛋白？自我监测对 2 型糖尿病患者血糖控制有效吗？该条目信息主要在指南开头的段落或章节中，常见章节有介绍、背景、范围、目的等。

(3) 条目 3：明确阐述指南的适用人群(患者、公众等)。指南应明确阐述所涵盖的目标人群，内容包括人群的年龄、性别、临床症状、疾病严重程度和并发症等；若有明确排除的人群，也应当加以说明，如糖尿病的管理指南只包括非胰岛素依赖型糖尿病患者，不包括有心血管并发症的患者。该条目信息主要在指南开头的段落或章节中，常见章节有患者群体、目标人群、相关患者、范围和目的等。

2. 领域二：参与人员(stakeholder involvement)

(1) 条目 4：指南制订小组包含所有相关专业人员。指南制订各阶段涉及的专业人员，包括指导小组、筛选和评估证据的研究组、参与形成最终推荐意见的人员，但不包括参与指南外审的人员(详见条目 13)及指南的目标人群(详见条目 5)。指南应当列出小组成员的姓名、研究领域(如神经外科医生、方法学家)、所在单位、地址和在指南制订小组中的职务。该条目信息主要在指南开头的段落或章节、致谢或附录中，常见章节有方法、指南小组成员列表、致谢和附录等。

(2) 条目 5：考虑到目标人群(患者、公众等)的观点和偏好。指南制订应当考虑患者对卫生服务的体验和期望，制订者可通过问卷调查、文献综述等方法获取目标人群的观点和选择，可以让他们参与到指南制订或对草案的外审中。指南应报告患者/公共信息收集的结果，描述如何将收集到的信息用于指南的制订过程和/或推荐意见的形成。该条目信息主要在指南制订过程段落，常见章节有范围、方法、指南小组成员列表、外审和目标人群偏好等。

(3) 条目 6：明确规定指南的适用者。指南应明确规定使用者，以使读者判断指南是否适用于他们。如乳腺癌术后护理指南的使用者包括乳腺外科护士/医生，整形外科医生，物理治疗师及患者和家属。该条目信息主要在指南开头的段落或章节，常见章节有目标用户等。

3. 领域三：制订的严谨性(rigour of development)

(1) 条目 7：采用系统方法检索证据。指南应提供搜集证据时完整的检索策略，包括检索数据库或其他证据来源、检索时间、检索词等。资料来源包括电子数据库(如MEDLINE，Embase，CINAHL)、系统评价数据库(如the Cochrane Library，DARE)、人工查找的期刊、会议论文集和其他指南(如the US National Guideline Clearinghouse，the German Guidelines Clearinghouse)。检索策略应尽量全面并在实施时规避潜在的偏倚，描述时也应尽量详尽从而使其具有可重复性。该条目信息主要在指南制订过程的段落或章节，常见章节有方法、文献检索策略和附录等。

(2) 条目8:明确阐述证据选择标准。指南应提供检索获得证据的纳入、排除标准，并描述上述标准及使用这些标准的根据，具体包括目标人群特点、研究设计、对照、结局、语言、背景等。该条目信息主要在指南制订过程的段落或章节，常见章节有方法、文献检索策略、纳入/排除标准和附录等。

(3) 条目9:明确阐述证据体的优点和局限性。指南应明确提供证据的优势和劣势，并详细说明制订过程中是否使用了正规或非正规的工具/方法来评估单个研究可能存在偏倚的风险，具体包括证据体的研究设计、研究方法学局限性(抽样、盲法、分配隐藏、分析方法)、主要结果和次要结果的适当性/相关性、研究结果的一致性、研究结果的方向、优势相对于劣势的大小、对实践环境的适用性。该条目信息主要在指南制订过程的段落或章节，指南往往通过证据表来总结质量特征，部分指南分别在结果和讨论部分描述和解释证据。

(4) 条目10:明确阐述形成推荐意见的方法。指南应详细介绍形成推荐意见的方法以及作出最终决定的过程。如采用投票系统、非正式共识法、正式共识法(如德尔菲、Glaser方法)。存在争议的部分以及相应的解决方法也应明确指出。具体包括推荐形成过程的描述(如改良版的德尔菲法的步骤)、推荐形成过程的结果(如用改良版的德尔菲法达成共识的程度，投票结果)、描述推荐形成过程如何影响结果(如德尔菲法结果对最终推荐意见的影响，最终推荐建议和最后投票结果的一致性)。该条目信息主要在指南制订过程的段落或章节，也可能放在单独的文件或附录中，常见章节有方法、指南制订过程等。

(5) 条目11:形成推荐意见时考虑了对健康的益处、副作用和风险。制订指南的推荐意见时应考虑健康效益、副作用和风险，平衡利弊后给出合适的推荐意见。指南应当提供益处和危害/不良反应/风险的支持数据，报告益处和危害/不良反应/风险之间的权衡，推荐意见应当反映对利益和危害/不良反应/风险的考虑。该条目信息主要在指南制订过程的段落或章节，常见章节有方法、解释、讨论和建议等。

(6) 条目12:推荐意见和支持证据之间有明确的联系。指南应明确指出推荐意见和所依据的证据之间的明确联系，推荐意见能够和指南结果部分的证据摘要和证据表联系起来，每个推荐意见都应当链接到关键证据描述/段落和/或参考文献清单，指南的使用者能够识别与每个推荐意见相关的证据。常见章节有推荐意见、关键证据等。

(7) 条目13:指南发表前经过专家的外部评审。指南在发布前应当进行外审且制订小组的成员不能作为评审者。评审者可以是相关领域的临床专家、方法学家以及目标人群(患者、公众等)的代表，并列出评审者的名单及信息表。指南应具体列出外审的目的和意图（如提高指南质量、收集对推荐意见草案的反馈意见、评估指南适用性和可行性、传播证据）、外审采用的方法（如评分表、开放式问题）、外审人员的描述（如人数、类型、单位）、外审收集的信息（如关键结果总结）、描述收集的信息如何运用于指南的制订过程和/或推荐意见的形成（如指南制订小组在形成最终推荐意见时考虑外审结果）。该条目信息主要在指南制订过程的段落或章节，常见章节有方法、结果、解释和致谢。

（8）条目 14：提供指南更新过程。指南应提供其详细的更新过程，包括是否会被更新，更新的方法，更新时间和周期。该条目信息主要在导言、指南制订过程或结尾段落，常见章节有方法、指南更新和指南日期等。

4. 领域四：表达的清晰性（clarity of presentation）

（1）条目 15：推荐意见明确不含糊。指南应明确阐述推荐意见在什么情况下、对何种患者适用，并应指出有无证据支持，具体内容包括：陈述推荐意见的目的（如提高生活质量、减少副作用）、明确适用人群（如患者、公众）和适用条件（如不适用于某类患者或病况）。该条目信息主要在推荐意见中，常见章节有推荐意见、执行总结。

（2）条目 16：明确列出针对某一情况或健康问题不同的选择。疾病管理指南应考虑其涉及的疾病的筛查、预防、诊断或治疗存在的各种不同选择，并在指南中明确提出。例如，抑郁症的治疗建议可能包括以下治疗方案：①TCA 治疗；②SSRI 治疗；③心理疗法；④药物和心理疗法的联合治疗。该条目信息主要在推荐意见和支持证据中，常见章节有执行总结、推荐意见、讨论、治疗选择和替代治疗等。

（3）条目 17：主要推荐意见清晰易辨。为便于读者查找，指南应对所有的推荐意见突出显示、分类汇总，如采用表格、流程图、加粗和下划线等方式。常见章节有执行总结、结论和推荐意见等。部分指南还会提供关键推荐意见的快速参考指南。

5. 领域五：应用性（applicability）

（1）条目 18：明确阐述指南应用过程中的促进和阻碍因素。指南应明确指出指南应用过程中的促进和阻碍因素，具体包括：分辨了促进和阻碍因素的类型、收集促进和阻碍因素信息的方法（如来自主要利益相关方的反馈、指南全面推广前的试点测试等）、调查后发现的促进和阻碍因素的具体信息（如医生能够给出乳房 X 光检查推荐，但没有足够的设备来确保所有符合条件的人都能接受检查）、指出这些信息如何影响指南制订过程和/或推荐意见形成。该条目信息主要在指南的推广和实施中，常见章节有阻碍、指南实施和质量指标等。

（2）条目 19：指南提供了将推荐意见付诸实践的建议和/或配套工具。为利于指南的使用和推广，指南应该提供相关的配套文件和建议，如总结文件、快速参考指南、核对表、流程图、操作手册、培训工具、试点结果和经验教训、患者宣教传单、计算机辅助（条目 18）、阻碍因素分析和解决方案（条目 18）等。该条目信息可能在指南的推广实施部分，或者在推广实施部分相应的附加材料中。常见章节有工具、资源、实施和附录等。

（3）条目 20：指南考虑了应用推荐意见时潜在的资源投入问题。指南推荐意见的实施需要额外的资源投入，如需要更专业的工作人员、新的设备和昂贵的治疗药物，这些可能增加卫生保健的预算，指南应该讨论推荐意见对资源投入的潜在影响。具体包括：耗费成本的类型（如经济评价、药物获取成本）、获取成本信息的途径（如指南开放小组中有卫生经济学家、对特定药物采用了卫生技术评估）、成本信息（如每个疗程的特定药物的获取成本）、描述如何将收集到的信息运用到指南制订和/或推荐意见形成中。该条目信息可能在指南的推广实施部分和推荐意见的讨论和决策中，也可能在补充材料中。常见章节有方法、成本效益、获取成本和预算等。

（4）条目 21：指南提供了监督和/或审计标准。监督推荐意见的应用有助于指南的实施，指南的主要推荐意见中应有明确的监督和审计的标准，这些标准包括过程措施、行为措施、临床或卫生结果。指南应提供评估指南实施或推荐意见执行的标准、推荐意见实施效果的标准、监督频率和间隔的建议、如何监督的操作描述。该条目信息主要在指南审查和监督段落，也许会提供附加文件。常见章节有推荐意见、质量指标、审计标准等。

6. 领域六：编辑独立性（editorial independence）

（1）条目 22：赞助单位的观点不影响指南内容。很多指南在制订过程中接受了外部资金赞助（如政府、专业协会、制药公司等），指南应明确提供赞助单位名称或资金来源，并明确申明资助机构的观点或利益不会对指南制订产生任何影响（或明确申明没有赞助）。该条目信息主要在指南制订过程或致谢部分，常见章节有利益冲突申明和资金来源。

（2）条目 23：对指南制订小组成员的利益冲突予以记录和处理。某些情况下指南制订小组成员中会存在利益冲突，例如，小组中某个成员研究的课题是指南所涉及的主题，且该课题得到了制药公司的赞助，在这种情形下就会产生利益冲突。所以指南应明确声明每一位指南制订小组成员是否存在利益冲突，提供利益冲突类型、获取利益冲突信息的方法、利益冲突信息具体描述、并描述该利益冲突如何影响指南制订过程和推荐意见形成。该条目信息主要在指南制订过程或致谢部分，常见章节有方法、利益冲突申明、小组成员和附录等。

（二）AGREE-REX

AGREE-REX 作为 AGREE Ⅱ工具的补充，主要适用对象包括：指南制订者、指南应用者、政策制订者、卫生管理者、项目经理、专业组织、研究人员、指南数据库管理人员、教育工作者和其他有意为改进临床实践指南推荐意见的制订、报告和评价提供支持的人。AGREE-REX 既可用来评价单个（或若干个感兴趣的）推荐意见、一组推荐意见（相同主题或同类主题），也可用于评价指南中的所有推荐意见。

AGREE-REX 包括 3 个理论领域，共 9 个条目（表 11－9），聚焦于影响指南推荐意见质量的不同因素。每一个条目都有一个操作定义和详细的标准列表。每一个条目下有 2～10 个标准。AGREE-REX 中的每一个条目下都有 2 个评价表。一个用于评价整体质量（必填），另一个用于评价适用性（选填）。所有条目都使用 7 分等距量表进行评价。质量评价表评价条目的整体质量，1 分为最低质量，表示没有或未考虑与 AGREE-REX 条目标准相关的信息；7 分为最高质量，表示在形成推荐意见时对条目标准进行了充分仔细的考量。适用性评价表评价条目与适用环境的符合程度，考虑指南推荐意见是否适用于特定的临床环境时，可填写该表，1 分为完全不符合，表示没有与 AGREE-REX 条目标准相关的信息，或条目标准的解读与推荐意见的应用环境不相符；7 分为完全符合，表示推荐意见质量非常好，条目标准的解读与推荐意见的应用环境相符。

表 11-9 AGREE-REX 的领域和条目

领域	条目
临床适用性	证据
	用户适用性
	患者/人群适用性
价值观和偏好	用户的价值观和偏好
	患者/人群的价值观和偏好
	政策/决策制订者的价值观和偏好
	指南制订者的价值观和偏好
可实施性	目的
	地区适用性

此外，AGREE-REX 中还有 2 个针对所有推荐意见的综合评价表（同样也是一个必填和一个选填）。用户可根据评价者对指南推荐意见的评价做出判断，评价在恰当应用环境下是否会推荐使用这些指南推荐意见（必填），在评价者应用环境下是否会推荐使用这些指南推荐意见（选填），评价者有 3 个选项："推荐""推荐，但需要修改"和"不推荐"。评价者没有就评价分数进行面对面共识时，基于 AGREE-REX 工具可靠性评价的数据，至少需要 5 位独立的评价者，取所有评价者根据 7 分量表对每个条目赋分的平均值。评价者就评价分数进行面对面共识时，用户可以选择基于共识的 AGREE-REX 的条目分数。所有条目在领域内都具有相同的权重。评价者没有就评价分数进行面对面共识，或多名评价者就领域各条目的分数达成共识，领域分数计算方法有所不同，见表 11-10 示例。整体分数为所有 9 个条目的分数相加，使用表中公式将总分转化为最大可能得分百分比。如果条目分数是通过共识方法得出的，该公式同样适用。

表 11-10 AGREE-REX 领域得分的计算方法举例

如果 5 名评价者针对领域 1(临床适用性)各条目给出的评分如下:				
	条目 1	条目 2	条目 3	总分
评价者 1	5	6	4	15
评价者 2	6	6	3	15
评价者 3	4	7	5	16
评价者 4	5	5	4	14
评价者 5	4	6	4	14
总分	24	30	20	74

（续表）

如果 5 名评价者针对领域 1(临床适用性)各条目给出的评分如下：				
最高可能得分 = 7(最高质量) × 3(条目) × 5(评价者) = 105 最低可能得分 = 1(最低质量) × 3(条目) × 5(评价者) = 15 该领域标准化得分 = (实际得分 − 最低可能得分)/(最高可能得分 − 最低可能得分) = (74 − 15)/(105 − 15) = 59/90 = 0.6556 × 100% = 66%				
如果多名评价者就领域 1(临床适用性)各条目的分数达成共识：				
	条目 1	条目 2	条目 3	总分
共识分数	4	6	4	14
(共识分数 − 最低可能得分)/(最高可能得分 − 最低可能得分) = (14 − 3)/(21 − 3) = 11/18 = 0.6111 × 100% = 61%				

1. 领域一：临床适用性

(1) 条目 1：证据。审慎地对待现有证据的质量和结果，从而产生高质量的推荐意见。报告内容应当包括：指南对与支撑证据研究设计相关的风险偏倚进行了评估；对结果一致性进行了描述(即各研究之间结果的相似性)；考虑了临床问题或卫生问题证据的方向性(即确切的干预措施、人群和利益结局)；表明了结果的精确性(如个别研究或 Meta 分析的置信区间宽度)；推荐意见的利弊程度；发表偏倚的可能性；存在混杂因素的可能性(如果适用)。

(2) 条目 2：用户适用性。用于评价推荐意见对用户实践环境的适用程度。在形成和报告推荐意见及相关说明时应考虑：指南是否解决了与用户相关的临床问题或卫生问题；用户的实践范围与目标患者/人群是否一致；用户的实践范围与推荐意见是否一致；推荐意见方向(支持或反对某具体行为)与利弊权衡是否一致；推荐意见的确定性或强度与利弊权衡是否一致。

(3) 条目 3：患者/人群适用性。用于评价推荐意见的预期结局与预期患者/人群的相关程度。指南包括与目标患者/人群相关的结局。这些结局通常被称为患者重要结局、以患者为中心的结局、患者报告结局或患者体验。在形成推荐意见和制订指南时应考虑：形成证据体时是否已考虑到相关结局；推荐意见会影响与患者/人群相关的结局(如提升良好的患者相关结局、减轻不良的患者相关结局)；指南是否报告了患者结局重要性的判定方法；指南对如何定制适用于单个(或一组)患者或特定人群(如根据年龄、性别、种族、合并症)的推荐意见的描述。

2. 领域二：价值观和偏好

(1) 条目 4：用户的价值观和偏好。指南用户(医疗保健提供者、政策制订者、管理者)推介推荐意见时是基于对目标人群价值观和偏好(生存、不良反应、生活质量、成本、便利性)的考量。在制订指南的过程中，考虑用户的价值观和偏好非常重要，因为用户的价值观和偏好会影响推荐意见是否会被接受并践行。应当考虑指南是否已对用户的价值观和偏好进行了探讨和考量；是否已考虑到了影响用户接受推荐意见的因素（例如，是否接受学习新的临床技能或改变现有流程）；有无对推荐意见作出区分，有些推荐意见具有一定的临床灵活性，适合于不同的个体患者，便于临床决策，有些推荐意见则不太适合临床决策。指南应当描述临床上可接受的推荐意见的范围，包括首选方案（如果相关），并说明理由。

（2）条目 5：患者/人群的价值观和偏好。患者/人群在接受推荐意见时，是基于个人价值观和偏好（生存、不良反应、生活质量、成本、便利性）的考量。在制订指南的过程中，考虑患者或人群的价值观和偏好非常重要，因为他们会影响推荐意见是否会被接受和践行。应当考虑指南是否已对目标人群（包括患者、家属和护理人员，如果适用）价值观和偏好进行了充分的探讨和考量；是否考虑到影响患者/人群接受推荐意见的因素（如动机、依从性、期望、感知有效性）；指南有无根据患者的选择或价值观对决策过程的影响大小对推荐意见进行了区分；指南对协助患者作出决策是否有益进行了声明。

（3）条目 6：政策/决策制订者的价值观和偏好。政策/决策制订者在制订卫生政策时，是基于对政策利益相关人群价值观和偏好（生存、不良反应、生活质量、成本、便利性）的考量——应该是政策制订者的价值观和偏好吧？比如，政策制定者可能希望推荐某项成本更低的措施。政策利益相关者的价值观和偏好会对指南推荐意见在卫生保健系统中的实施（例如，提供资源或资金支持）产生影响。在形成推荐意见时，指南是否对相关政策和决策者的需求进行了充分的探讨和考量；是否对推荐意见对政策和系统决策层面的影响进行了考量；是否对推荐意见对健康公平性和普适性的影响进行了考量；是否描述了如何使政策与推荐意见保持一致。

（4）条目 7：指南制订者的价值观和偏好。指南制订者在制订推荐意见时，是基于对利益结局（生存、不良反应、生活质量、成本、便利性）的考量——应该是证据制定者的价值观和偏好吧？指南制订者的价值观会对利益结局的选择、指南制作方法、不同利益相关者观点的整合方法，以及利弊权衡的解释产生影响。指南应明确说明指南制订者在指南制订过程中的价值观和偏好；并明确说明指南制订者的价值观和偏好如何影响其对利弊权衡的解释；以及价值观和偏好的整合方法，包括对利益相关者（如目标用户、患者/人群、决策者）的不同价值观和偏好的处理方法。

根据上述描述，条目 4～7 似乎是一回事，但笔者根据字面意思理解，应该是不同利益相关人群的价值观和偏好。

3. 领域三：可实施性

（1）条目 8：目的。临床实践指南可以实现多种实施目标，如影响医疗保健决策、促进临床讨论、提供制订或改进临床政策的理由，或明确反映临床或人群健康目标的措施。这要求指南推荐意见与指南实施目标一致（例如，用于宣传、政策变化等），并且描述采纳推荐意见对个人（如患者、人群、目标用户）、组织或系统的预期影响。

（2）条目 9：地区适用性。用于评价指南推荐意见在应用环境、患者/人群以及医疗保健系统中实施时的适用性。说明了促进推荐意见实施的建议、工具和资源的指南更容易被采纳。具体内容包括:当前实践所需要的变化类型和程度;根据地区适应性的强弱对推荐意见进行区分;影响指南成功传播至关重要的相关因素;指南制订者考虑影响推荐意见是否被采纳的因素,并从以下方面为指南实施者提供建议:①如何针对地区情况制订推荐意见;②实施推荐意见所需的资源(如人力资源、设备等)以及相关成本;③对推荐意见(如果适用)进行经济分析(如成本效益或成本效用);④实施推荐意见所需人员的能力和培训;⑤实施推荐意见和监管推荐意见接受情况所需的数据;⑥提供策略以提升各利益相关者对推荐意见的接受度;⑦可用于衡量推荐意见实施和质量改进的标准。

(三) 中国临床实践指南评价体系

AGREE-China 作为在 AGREE Ⅱ的框架下制订的具有实质性等效的中国临床实践指南评价体系,共包括 5 个领域(科学性/严谨性、有效性/安全性、经济性、可用性/可行性、利益冲突),共 15 个条目,1 条整体评价“指南的整体印象:强推荐、弱推荐、不推荐”(表 11－11)。每个条目的评分采用李克特(Likert)等级评分量表方法(0～5 分),根据条目的重要性的不同,给予不同的权重,可以计算不同领域的总分,也可以计算整个量表的总分,分数越高,质量越高。具体评分标准的细则和解释见表 11－12。

表 11－11　中国临床实践指南的评价标准

评价领域	评价条目和内容	分值	权重
科学性/严谨性	指南制订小组由相关的多学科团队组成	5(完全符合)4 3 2 1 0(完全不符合)	1
	制订指南的背景、目的和应用对象	5(完全符合)4 3 2 1 0(完全不符合)	1
	正确、全面的文献检索策略进行证据检索,并提供了全部参考文献列表	5(完全符合)4 3 2 1 0(完全不符合)	2
	对检索到的证据进行质量评价,对证据/证据体进行分级	5(完全符合)4 3 2 1 0(完全不符合)	2
	说明了从证据到形成推荐意见的方法	5(是)4 3 2 1 0(否)	2
	列出了推荐意见的推荐等级	5(完全符合)4 3 2 1 0(完全不符合)	1.5
	发表前经过外部专家的评议	5(完全符合)4 3 2 1 0(完全不符合)	1
	有指南的更新计划	5(是)3 0(否)	0.5
有效性/安全性	推荐方案的有效性:同一临床问题,如有备选方案,列出备选方案;列出效应大小的具体数据	5(完全符合)4 3 2 1 0(完全不符合)	2
	推荐方案的安全性:推荐意见考虑了不良作用和安全性,列出安全性相关具体数据	5(完全符合)4 3 2 1 0(完全不符合)	2
经济性	推荐意见考虑了卫生经济学问题	5(是)3 0(否)	1
可用性/可行性	指南表达清晰,推荐意见明确不含糊,容易理解	5(完全符合)3 0(完全不符合)	1

（续表）

评价领域	评价条目和内容	分值	权重
	指南容易获得和推广	5(完全符合)4 3 2 1 0(完全不符合)	1.5
	指南检索和评估了中国研究的证据	5(是)3 0(否)	0.5
利益冲突	指南制订过程有“利益冲突声明”	5(是)3 0(否)	1
总分	—	—	
你对该指南整体印象	—	强推荐	—
		弱推荐	—
		不推荐	—

表 11-12　中国临床实践指南的评价标准评分细则

条目	评分标准说明
1	说明：指南制订小组一般不少于 10 人，多数由 10～20 人组成，成员主要包括：组长(由该领域的专家担任)、临床医生(包括专科医生和全科医生)、护理人员、临床流行病学家、循证医学专家、卫生经济学专家、信息学专家(文献检索)等相关的多学科专家。如有患者代表参加更佳 0 分：只有 1 个行业专家制订 1 分：2～5 个行业专家制订 2 分：5 个以上行业专家制订 3 分：多学科专家组成指南制订小组制订 4 分：多学科指南制订小组参加人员中包括方法学专家 5 分：上述基础上，明确说明了方法学专家的角色，以及在指南制订中所起的作用
2	说明：制订指南的背景和目的是什么，谁将使用该指南、应用于什么对象 0 分：没有说明制订指南的背景、目的、使用者和应用对象 1 分：说明了指南制订的必要性和疾病负担 2 分：在上述基础上说明了国内外有无相同指南，本指南是改编还是原创 3 分：在上述基础上详细描述指南制订的目的 4 分：在上述基础上明确使用者(医师、护理人员或其他) 5 分：在上述基础上明确应用对象(患者类别)
3	说明：有明确的临床问题，并形成 PICO 问题(P：人群/患者，I：干预措施，C：对照/比较，O：结局指标)。对证据的文献检索有明确的检索数据库或检索平台、时间范围、检索词、检索策略。证据查全、查准。①列出所有数据库；②有时间范围；③检索词，检索策略；④证据查全查准；⑤提供全部参考文献列表 0 分：未提及检索策略和数据库，无任何参考文献 1 分：仅有 PICO 问题或附有参考文献 2 分：有 PICO 问题，并列出关键词和检索策略 3 分：在上述基础上，列出与主题相关的必要的数据库，应包括中外基本数据库，如 PubMed、Embase、CINAHL、PsychoInfo、Cochrane Library、JBI 数据库、中国生物医学文献数据库(CMB)、各专业学科数据库 4 分：在上述基础上，有文献筛查标准、时间范围、文献是否公开发表等详细说明 5 分：在上述基础上，提供检索流程和所有相关附件，并列出全部参考文献目录

（续表）

条目	评分标准说明
4	说明：对检索到的证据进行综合，形成针对某个问题的证据体，然后对证据体进行证据质量评价和分级，一般采用 GRADE 证据分级系统，分为 A、B、C、D 级。或者采用牛津循证医学中心证据分级系统，分为Ⅰ、Ⅱ、Ⅲ、Ⅳ级。对证据体采用证据概要表进行描述，如对设计方案、研究方法、结果的一致性进行描述 0 分：对证据没有任何质量评价和分级 1 分：少量证据有质量分级，没有分级的定义和标准 2 分：绝大部分证据有质量分级，没有分级的定义和标准 3 分：全部证据有质量分级，但是没有分级的定义和标准 4 分：有证据级别，并有证据级别定义 5 分：有证据级别，并有证据级别定义，并附有证据概要表
5	说明：从证据到形成推荐意见应该有科学、正确的方法，如德尔菲法、名义群体法、共识形成会议法、投票系统等。形成推荐意见时不仅要考虑证据的等级，还要考虑本地的医疗环境、医疗条件、经济成本、患者价值观等进行利弊权衡，所以并非高等级的证据一定是强推荐意见。当证据不足或没有，或者存在争议的部分，明确指出相应的解决方法 0 分：没有从证据级别到推荐意见的形成过程说明，也没有考虑证据以外的其他因素 1 分：有从证据级别到推荐意见的形成过程的说明，但是不具体，如投票情况；也没有考虑证据以外的其他因素 2 分：有从证据级别到推荐意见的形成过程的说明，采用了正规的方法，并清晰写明形成过程，以及存在争议时的处理方法；或考虑到证据以外的其他因素 3 分：有从证据级别到推荐意见的形成过程的说明，采用了正规的方法，并清晰写明形成过程和存在争议时的处理方法，并同时考虑到证据以外的 1 个其他因素，如医疗条件或者患者价值观等 4 分：有从证据级别到推荐意见的形成过程的说明，采用了正规的方法，并清晰写明形成过程和存在争议时的处理方法，并同时考虑到证据以外的 2 个其他因素，如医疗条件、患者价值观或者经济条件等 5 分：有从证据级别到推荐意见的形成过程的说明，采用了正规的方法，并清晰写明形成过程和存在争议时的处理方法，并同时考虑了上述的各种因素的利弊平衡
6	说明：推荐意见应该有非常明确的等级定义和等级，如强推荐或弱推荐 0 分：全部推荐意见均没有推荐等级 1 分：有明确的推荐等级的定义 2 分：<50% 的推荐意见有明确的推荐等级 3 分：50%～75% 的推荐意见有明确的推荐等级 4 分：>75% 的推荐意见有明确的推荐等级 5 分：每一条推荐意见，都有明确的推荐等级
7	说明：指南发表前应该有制订小组以外的专家小组进行审阅 0 分：无专家审阅 1 分：有专家审阅，但专家的相关性和权威性未进行说明 2 分：有专家审阅，并说明专家的相关性和权威性，但未强调外部专家 3 分：有外部专家审阅，但专家的相关性和权威性未进行说明 4 分：有外部专家审阅，并说明专家的相关性和权威性，但未说明专家组成结构的合理性 5 分：有外部专家审阅，说明其组成结构合理，并说明专家的相关性和权威性

（续表）

条目	评分标准说明
8	说明：有指南更新的计划。说明现在的指南是否是更新版，准备多长时间更新一次 0 分：没有指南更新计划 3 分：有更新计划，但是无具体方案 5 分：有具体的指南更新计划和方案
9	说明：对于同一临床问题，如果有不同的备选方案，应该都写清楚，方便不同的临床医师选择。对不同方案的效果要有客观的评价，有具体的数据支持 0 分：对所有推荐方案的疗效均无明确的疗效说明和具体数据 1 分：少量推荐方案（＜25%）有明确的疗效说明和具体数据 2 分：部分推荐方案（25%～50%）有明确的疗效说明和具体数据 3 分：多数推荐方案（＞50%～75%）有明确的疗效说明和具体数据 4 分：绝大多数推荐方案（＞75%）有明确的疗效说明和具体数据 5 分：在上述基础上，有临床获益程度描述与评价标准
10	说明：制订推荐意见时不仅要考虑疗效，也要考虑不良反应和安全性，在指南中应该说明该推荐方案的安全性问题，会导致什么不良反应 0 分：没有考虑各个推荐方案的安全性问题和不良反应 1 分：很少的推荐方案（＜25%）提及有不良反应，但没有具体数据 2 分：部分（＞25%）说明各个推荐方案的安全性问题，没有具体数据 3 分：部分（＞25%）说明各个推荐方案的安全性问题，有具体数据 4 分：每个推荐方案均考虑了安全性问题，但没有具体数据 5 分：每个推荐方案均考虑了安全性问题，有具体数据
11	说明：推荐方案是否经过了卫生经济学的评价，如进行了成本-效果分析。推荐的方案应该是有效而经济的 0 分：无卫生经济学评价 3 分：提及卫生经济学，但没有具体数据 5 分：有卫生经济学评价，并有具体数据
12	说明：指南写作规范，条理清晰，推荐意见应该十分明确和详细，让人容易理解，不会引起误解 0 分：指南表达不清晰，不易理解，推荐意见含糊不清 3 分：指南表达尚清晰，可理解 5 分：指南写作规范，表达清晰，容易理解
13	说明：指南的全文在国内杂志发表，容易获得。指南包含了一些评估工具、评估标准、流程图等与指南推广应用相关的支持性工具。指南的推荐意见准确清晰，适合国内国情，容易推广 0 分：指南无法通过公共途径获得，指南可操作性不强，无支持性工具 3 分：指南的全文在国内杂志发表，推荐意见、推荐方案通俗易懂，有流程图等指南有一定的可操作性，有一些支持性的工具作为附件 5 分：指南容易获得，具有可操作性，有完整的支持性的工具作为附件
14	说明：中国的指南应该纳入中国的研究证据，不能全部是国外研究。中国研究证据是指研究对象来自中国人群，包括发表外文期刊的中国研究，也包括入组了中国患者的国际多中心研究 0 分：没有检索国内研究证据 3 分：有国内研究证据，但没有系统完整检索，证据不全面 5 分：检索了国内的研究证据，并且纳入了研究证据，或者已经经过检索但是发现没有高质量的国内研究证据，有详细的说明

（续表）

条目	评分标准说明
15	说明：指南制订小组成员应该说明有无利益冲突，如果有利益冲突，是否会影响到指南的推荐意见 0 分：没有“利益冲突声明”，或者指南中出现药物或器械的商品名、对赞助商的致谢 3 分：虽然没有“利益冲突声明”，但指南中未出现药物或器械的商品名、对赞助商的致谢，可能不会影响指南的推荐意见 5 分：有“利益冲突声明”，并且说明是否会影响到指南的推荐意见，指南中没有出现药物或器械的商品名，也无对赞助商的致谢
整体印象	说明：评价完成后，对该指南整体的印象，分为强推荐（临床上可应用性很好）、弱推荐（可应用性差）和不推荐

（四）我国护理领域临指南质量评价标准

国内胡雁、周英凤团队采用团体焦点访谈法对全国 26 名临床护理专家和循证方法学专家进行两轮访谈确定了我国护理领域临床实践指南的质量评价标准，护理领域指南质量评价此标准沿用了医疗领域指南质量评价体系的 5 个维度（科学性/严谨性、推荐意见有效性/安全性、经济性、可用性/可行性、指南制定过程的利益冲突），共 15 个条目（见表 11－13），1 条总体评价“指南的整体印象：强推荐、弱推荐和不推荐”。为了提高评价者间的一致性，该评价标准中的每个条目的评分采用李克特（Likert）等级评分量表方法（0～5 分），根据条目的重要性的不同，给予不同的权重，可以计算不同领域的总分，也可以计算整个量表的总分，分数越高，质量越高。

表 11－13 中国护理领域临床实践指南质量评价标准

维度	评价条目和内容	分值*	权重
科学性/严谨性	1. 指南制订小组由相关的多学科团队组成	0～5	1
	2. 说明了指南的背景、目的和应用对象	0～5	1
	3. 正确、全面的文献检索策略进行证据检索，并提供了全部参考文献列表，检索中考虑证据的多元性	0～5	2
	4. 对检索到的证据进行质量评价，对证据/证据体进行分级	0～5	2
	5. 说明了从证据到形成推荐意见的方法	0～5	2
	6. 列出了推荐意见的推荐等级	0～5	1.5
	7. 指南发表前经过临床试点和专家评议	0～5	1
	8. 提供了指南的更新计划	0～5	0.5
有效性/安全性	9. 推荐方案的有效性：同一临床问题，如有备选方案，应列出。必要时列出效应大小的具体数据	0～5	2
	10. 推荐方案的安全性：推荐意见考虑了方案的不良作用，列出安全性相关具体数据	0～5	2

（续表）

维度	评价条目和内容	分值*	权重
经济性	11. 推荐意见考虑了卫生经济学问题	0～5	1
可用性/可行性	12. 推荐意见明确不含糊，容易理解	0～5	1
	13. 指南容易获得和推广	0～5	1.5
	14. 指南检索和评估了中国研究的证据	0～5	0.5
利益冲突	15. 指南制订过程有"利益冲突声明"	0～5	1
总分	—	—	—
你对该指南整体印象	—	强推荐	—
		弱推荐	—
		不推荐	—

注：* 0：代表完全不符合；5：代表完全符合。

相较于"我国医疗领域临床实践指南评价标准（草案）"，中国护理领域指南质量评价标准从评分内容，评分标准和评分方法 3 个方面做出了如下改进：

评分内容：指南制订小组中应有护理人员及方法学家的参与，文献检索策略中应纳入护理领域相关的数据库并考虑护理领域内证据的多元化。

评分标准：评分标准按照 0～5 分评分制，并列出清晰的评分方法和依据。

评分方法：采用逐级评分的方法，将定性描述和定量评价相结合。

二、临床护理实践指南评价现状

随着医务人员对临床护理实践指南与良好医疗行为结局关系认识度的增加，我国护理领域临床实践指南类研究近年来在数量上呈增长趋势、研究类型也日渐多样化，但研究的方法学指导和报告程序上仍有优化空间，如部分指南的制订方法缺乏科学性和规范性，版本繁多、发布渠道不通畅、更新不及时等，这些问题严重影响指南的传播和利用，因此对指南质量进行评价至关重要。

目前大多数国内护理实践指南都采用 AGREE Ⅱ进行方法学质量评价，国内护理领域最早的指南评价 2016 年发表于 *Worldviews on Evidence-based Nursing*。研究者运用国际上公认的指南质量评价工具对 1977—2013 年发表的 42 篇临床护理实践指南进行质量评价，发现临床护理实践指南的整体质量参差不齐，存在指南制订方法严重缺失、欠缺多学科合作及不注重证据的应用推广等问题。然后研究团队又对国内公开发表的我国临床护理实践指南质量进行持续追踪和评价，结果发现国内 2014—2016 年临床护理实践指南质量较低，且与 1977—2013 年临床护理实践指南相比，仅在制订的严谨性方面有所提高。纳入的指南在参与人员和编辑的独立性这两个领域的得分最低，其主要原因有以下几点：①绝大多数指南未对指南制订的临床专家、方法学专家及患者代表等相关人员进行详细介绍，内容包括研究领域、指南制订人员的职责和工作内容等，仅 7 项基于证据的临床护理实践指南罗列了指南制定成员的姓名、单位或研究领域；②大多数指南制订时未考虑目标人群的观点；③绝大多数指南未明确说明该指南目标使用者，如上消化道出血护理常规仅介绍指南推荐意见的内容，未提供关于目标使用者的任何信息；④大多数指南忽视对利益冲突的声明，仅 2 项指南申明未接受任何组织、个人或医疗器械公司等赞助单位的资助，无利益关系或冲突。关于制订的严谨性，护理领域发布的专家共识与以证据为基础的临床护理实践指南相比，质量明显较低。主要原因在于：大多数专家共识对证据的检索策略、证据纳入及排除标准、证据质量、证据及推荐意见分级、证据与推荐意见的关系、指南的更新情况等未予说明，指南制订者仅凭个人经验将相关临床问题的解决方案汇总。而以证据为基础的临床护理实践指南基本报告了完整的证据检索方案（包括检索词、数据库、检索时限等），有明确的证据纳入及排除标准，绝大多数指南未明确描述推荐意见适用的临床情景，包括人群及资源等，且未将证据及纳入的指南在"应用性"这一领域得分较低，绝大多数指南未对指南实施应用的相关信息进行详细的描述，仅部分指南在前言或者指南制订方法学中介绍指南实施的促进或阻碍因素。

也有一些护理研究者对某一专科领域的指南进行了评价分析，如对 2015—2020 年肠造口护理临床实践指南的质量评价、危重患儿口腔护理相关临床实践指南的质量评价及内容分析、成年患者气管切开护理相关临床实践指南的质量评价及内容分析等，也有少数是参照 AGREE-China 对纳入的各篇指南进行方法学评价，参照 RIGHT 清单对纳入指南进行报告学质量评价，以深入了解护理指南制订现状，并进行详细讨论，提出可行性建议。

第四节 临床实践指南的整合

一、临床实践指南整合的工具与方法

制订新指南是一项花费巨大、耗时久长的项目，并且指南制订人员可能面临许多资源和能力限制。在此背景下，部分国家和/或地区的机构不能完成相应指南的制订工作，以致临床实践缺乏科学的指导。另一方面，部分主题的指南又可能被不同国家和/或地区反复制订，进而造成资源浪费。因此，考虑到经济、时间和人力等因素，针对某个健康问题，如果目前已经有相关的指南，则可以考虑对现有的高质量指南进行整合以应用于当地。然而，采纳现有指南需要考虑到国家间的文化和组织差异可能导致不同建议，即使是基于相同的综合证据。这说明为一种情境制订的建议可能不适用另一种情境，无法不作调整就直接应用。因此，与指南制订一样，指南整合也需要依据严格的方法学来进行，以确保整合指南的质量及适用性。

指南整合是指基于系统的、透明的方法，使用和/或修改现有的指南，以便将指南应

用于其他临床环境。国际上比较认可的指南整合方法主要有两种。一种是 ADAPTE 工作组的 ADAPTE 方法，已由詹思延等引入国内，主要介绍如何进行指南整合。另一种是加拿大抗癌联盟的指南整合和应用方法（CAN-IMPLEMENT），在 ADAPTE 基础上增加了指南传播、应用，并附相应的工具包。

（一）ADAPTE

ADAPTE 最初由 ADAPTE 工作组于 2007 年正式推出，并于 2009 年进行了更新。ADAPTE 工作组是一个由研究者、指南整合者和指南实施者等组成的国际协作组织，旨在通过整合现有的临床实践指南促进指南改编和应用。该小组的主要工作是开发和验证通用的整合过程，以形成有效的、高质量的整合后指南和提升使用者对整合后指南的认可度。

ADAPTE 包括 3 个阶段、9 个模块和 24 个步骤。3 个阶段分别为准备、改编和完成阶段。9 个模块分别为准备框架、确定健康问题、检索和筛选指南、评价指南、决策和选择、起草指南初稿、外部审核、计划未来的更新、产生最终指南。另外，ADAPTE 还包括 18 个工具以支持其应用。例如，工具 2（指南检索来源和策略）列出了常用的指南网站的具体名称和网址以供检索；工具 3（利益冲突声明）给出了指南制订者利益冲突声明的模板。这些工具可帮助用户在改编指南时使用，详见图 11－3。

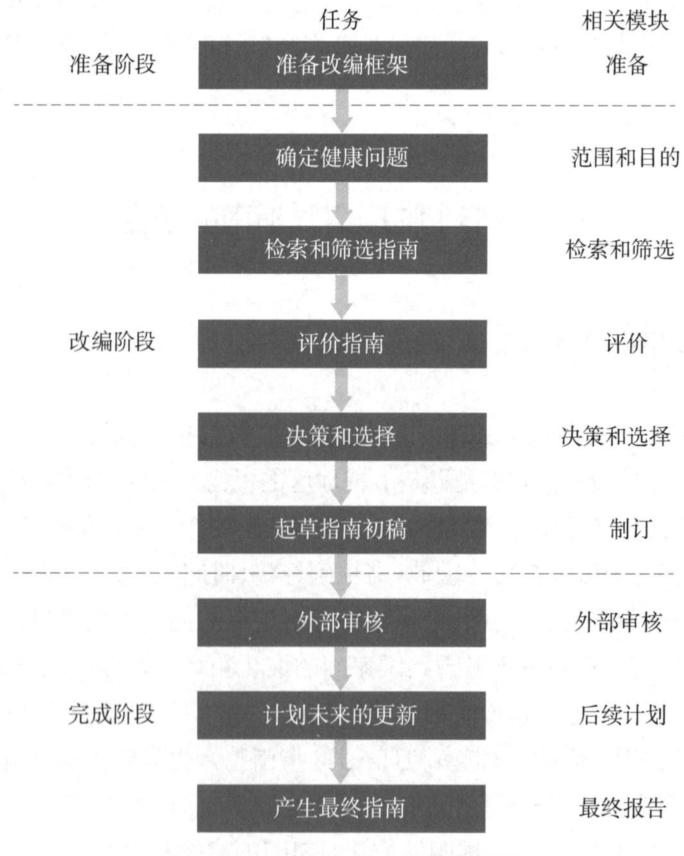

图 11－3　ADAPTE 方法的流程图

1. 准备阶段

(1) 步骤1:确定指南整合是否可行。

通过指南网站、专业机构网站等初步检索是否已经存在相关的国际指南。在某些情况下,可能是决定采用某一篇特定指南,而不是寻找大量可能的原始指南。如果没有与主题领域相关的指南存在,就需要决定是否制订一份新指南。

(2) 步骤2:成立组织委员会。

组织委员会督察指南整合过程。在准备阶段,委员会的职责主要包括指南整合范围确定、组织和管理结构(例如,工作组或多学科小组成员)、职权范围和改编计划制订。与制订新指南相同,指南整合也需要多学科人员的参与,不仅要包括临床专家,还要纳入方法学专家、流行病学家、卫生经济学专家以及患者代表等。

(3) 步骤3:明确指南整合的选题。

在某些情况下,某一特定主题的指南需求已经确定。在其他情况下,指南整合小组可能需要自行选择一个主题。确定最佳实践和指南改编的领域和优先级的标准包括:某一疾病的患病率;干预不足、过度或误用;与病情相关的负担(例如,系统负担、经济负担或患者负担);实践变化情况,以及当前实践的基线数据是否可用;不同实践相关的成本;指南影响实践的可能性;改善护理质量和/或患者结局(如生存或生活质量)的潜力;现存相关高质量循证指南。

(4) 步骤4:确保指南整合所需要的资源和技能。

除了确保现有指南能够支持改编之外,还需要有足够的资源来完成这一过程,这些资源包括:小组成员能够确保召开至少一次面对面会议和电话会议;小组成员在会议之外已经审查了所有文件;会议费用支持;小组成员评估指南的酬金;指南的汇总、储存、归档和会议协调的项目管理人员和行政支持;实施指南的费用支持。

指南质量评价过程的可信性,在很大程度上取决于小组成员的可信性。小组应包括受指南影响的主要利益相关者,并具备以下技能:主题领域的临床知识;个人在主题领域的经验;政策/管理专业知识;方法学专业知识;信息检索技术;管理技能;指南实施专业知识。如果指南涉及多个专业领域,需要纳入多学科团队,多学科参与确保与指南应用、推荐建议支持证据和患者影响相关的问题都将被考虑在内。

(5) 步骤5:完成准备阶段的任务。

需要考虑以下方面:

1) 职权范围:由组织委员会或小组制订,并可包括待完成工作的范围、成员组成方式、所需的承诺时间以及小组开会的频率。必须与所有小组成员分享职权范围,以便他们理解并同意他们参与这一进程。

2) 利益冲突声明:建议所有小组成员填写及签署利益冲突声明,并注意任何潜在偏倚或利益冲突。如果这种潜在利益冲突可能对指南带来影响,则应明确如何处理这种影响。

3) 共识过程:组织委员会或小组应决定小组成员将如何进行决策,以及这一过程将如何在指南终稿中报告。

4）潜在的认证机构：委员会应决定是否让某人或某组织认可修订后的指南。建议让认证机构的代表作为小组成员或作为指南草案外部审查专家参与该过程。

5）指南作者身份：应该决定谁将负责编写修订指南草案和最终报告，以及作者身份的确定原则。

6）传播和执行策略：应考虑可能出版的出版物，例如，在本组织网站上出版和/或向期刊提交供出版的手稿。应在整个改编过程中考虑改编后指南的最终执行情况，例如，在审查可能的建议时，应考虑执行情况。

（6）步骤 6：撰写指南整合计划书。

计划书应包括引言、主题领域、小组成员、资格证书、利益冲突声明、职权范围、整合指南预计完成时间、会议时间安排、资助基金等。

2. 整合阶段

（1）步骤 7：确定健康问题。

指南整合主题确定后，明确具体的健康问题非常重要。建议采用 PIPOH 界定健康问题，即 P（population，目标人群/疾病），I（intervention，干预措施），P（professions，指南使用者），O（outcomes，结局）和 H（health care setting，卫生保健场所）。

（2）步骤 8：检索指南和其他相关内容。

在检索时，应尽可能全面检索相关指南。国外临床指南最主要的发表途径是指南网站，所以建议检索时首先从指南网站开始。其中，美国国立指南库（National Guideline Clearinghouse，NGC）以其拥有数量众多的高质量指南、完善的检索和独特的指南比较功能而著称，在检索时一般列为首选。除了指南网站，还可以通过文献数据库、专业机构网站、常用网络搜索网站进行补充检索。除了检索指南，有时还需要检索其他相关文件，例如，最近发表的系统综述或卫生技术评估报告，这些文件可以用来判断是否需要对指南中的证据进行更新。

（3）步骤 9：筛选检索到的指南。

应对检索到的指南所涉及的健康问题进行初步评估，以排除那些明显与所界定的健康问题无关的指南。应制订纳入和排除标准对检索到的指南进行筛选，比如只纳入英语或者是近 5 年制订的指南。如果检索到的指南不能覆盖指南改编的健康问题，小组需要考虑扩大检索范围、修改健康问题或制订新指南。

（4）步骤 10：对检索到的指南进行评价、选择。

通过步骤 11～15 对指南进行各方面的评价，达到对指南进行评价和删减的目的。

（5）步骤 11：评价指南质量。

目前有许多评价工具能够用于临床指南的质量评价。AGREE Ⅱ是在 AGREE 国际协作组织（The AGREE Collaboration）2009 年制订的 AGREE 基础上发展而来，并于 2013 年和 2017 年进行了更新。另外，还有 AGREE-China 及中国护理领域的 AGREE 工具，可参看相关章节。

(6) 步骤 12:评价指南更新情况。

整合前需要评价指南的更新情况,可以通过检索指南的出版日期、指南中引用原始研究的发表时间以及指南中图书馆的检索日期来判定指南是否纳入最新的研究证据。比较快捷的方法是采用 Medline、Cochrane 系统综述数据库等快速检索指南出版之后有无相关系统综述发表。如果一个指南的质量较高,但是评价更新情况时发现证据已经过期,此时必须要对其证据进行更新。

(7) 步骤 13:评价指南内容。

指南的方法学质量和推荐建议的有效性可能会存在不一致的情况,若想对指南做出总体评价,对推荐建议的临床内容进行评价也是不可忽视的内容。临床内容评价一般由相关专业领域 1～2 位有经验的临床专家进行。

(8) 步骤 14:评价指南一致性。

一致性评价包括以下 3 个方面:①检索策略和支持推荐建议的证据;②支持推荐建议的证据和指南制订者对其的总结和解释;③证据解释和推荐建议。这个过程需要临床专家和方法学家共同进行。

(9) 步骤 15:评价推荐建议的可接受性或可行性。

该步骤是评价每一个推荐建议在医生和患者中的可接受程度以及应用推荐建议的灵活程度,包括以下几方面:①指南中推荐建议针对的人群是否和改编后指南的目标人群相符;②干预措施是否符合患者的观点和偏好;③干预措施在所要应用到的临床环境中是否可以采用;④实施推荐建议所需要的专业技能是否在目标环境下同样具备;⑤是否有立法、文化等差异阻碍推荐建议的实施;⑥推荐建议是否与应用情境中的文化和价值观兼容;⑦实施该建议所获得的好处是否使其值得实施。

(10) 步骤 16:汇总评价结果。

将步骤 11～15 的所有评价结果列出以备选择指南。

(11) 步骤 17:选择指南和推荐建议以形成整合后指南。

综合考虑所有的评价结果并从所评价的指南和推荐建议中进行选择,选择结果一般包括以下 5 个方面:①拒绝整份指南,在审查了所有的评价结果之后,小组决定拒绝整份指南。决定应基于小组如何衡量评价结果,例如,指南的 AGREE 评价均较低,指南过期或指南推荐建议不适合当地应用。②接受整份指南及所有推荐建议,在审查了所有评价结果后,小组接受了当前的指南。③接受指南中的证据总结,在审查了所有的评价结果后,专家组决定接受对证据(或部分证据)的描述,但拒绝对证据的解释和推荐建议。④接受某些推荐建议,在审阅指南的推荐建议后,小组决定接受部分建议,这些建议可能来自一个或多个指南。⑤修订某些推荐建议,在审阅指南中的推荐建议后,指南改编小组决定哪些建议是可以接受但需要修改的。

(12) 步骤 18:起草整合指南的初稿。

初稿一般包括以下内容:概览、引言、范围和目的、潜在用户、健康问题、推荐建议、支持证据和信息、外部审查和咨询过程、定期检查和更新计划、纳入指南汇总信息、实施注意事项、术语表、参考文献、致谢、小组成员名单及其证书、利益冲突声明、基金列表、附件等。

3. 完成阶段

(1) 步骤 19:将初稿发送给指南的潜在用户进行外部审核。

外部审核者应该涵盖所有的利益相关者,包括临床和方法学专家、政策制订者、指南针对的患者及公众代表等。在审核过程中,外部审核者的身份应该保密。审核内容包括询问是否同意初稿,哪些地方需要进一步修订,是否会将这个指南应用于具体的临床实践中,指南如何影响或改变当前的实践等。指南改编小组需要综合考虑所有反馈意见,并考虑是否对推荐建议进行修改。

(2) 步骤 20:咨询相关的认证机构。

考虑到改编后指南的广泛传播,建议争取相关的专业组织或学会对指南的正式认可。相关专业组织的认可能够增强指南在组织成员中的可接受性。认可可以是组织对指南与其成员相关性的简单承认,也可以是在组织内将改编后指南作为政策实施的正式流程。例如,一家医院批准在其某个部门实施一份指南,可能会投入资源支持该指南,包括可能需要的任何额外的员工培训等。全国性组织可以在传播过程中将指南作为资源提供给其成员,或者发布在其网站上。

(3) 步骤 21:咨询原指南的制订者。

当修订了原指南中的推荐建议时,建议将整合后指南返回原指南制订者进行审阅。

(4) 步骤 22:对原指南进行致谢。

规范引用改编后指南中的所有参考文献,必要时在整合后指南的最终版本中对所有引用到的原指南进行致谢,并确保获得相关的版权许可。

(5) 步骤 23:计划整合指南未来的更新。

需要明确更新计划,在何时或者是何种情况下整合后指南需要更新以及如何更新。指南更新需要两个阶段的过程,识别新证据和确定是否需要更新。新的证据可以通过文献综述和/或专家咨询来确定。是否需要基于新证据对指南进行更新,取决于它对指南推荐建议的影响程度。

(6) 步骤 24:产生最终高质量的整合指南。

最终的整合指南应确保指南的潜在用户容易获得。另外,指南的最终目的是要应用于临床实践。因此,不论是在制订指南或是改编指南的过程中都要采取相关措施以促进指南的执行,包括采用清晰简略的语言表述、采用用户易于接受的格式等。

(二) 指南整合和应用方法

指南整合和应用方法(A Guideline Adaptation and Implementation Planning Resource, CAN-IMPLEMENT)于 2012 年由加拿大 Queen's 大学的 Harrison 教授带领的研究团队提出,旨在聚焦现有的临床实践指南,并基于知识-行动框架(knowledge-to-action framework)对其进行整合、引入、应用及评价,以促进指南向临床实践的转化。因此,CAN-IMPLEMENT 不同于其他循证实践模式、框架、方法,仅强调对临床实践指南这一关键证据资源的转化和利用，而不是纷繁复杂的所有类型的证据资源。这有助于简化知识转化的过程，便于临床实践者掌握该方法，从而更方便、快捷地促进指南的临床转化。2017 年，CAN-IMPLEMENT 由复旦大学护理学院胡雁教授带领的循证护理团队引入我国。

CAN-IMPLEMENT 以知识-行动框架为理论指导，同样分为知识产生和知识转化两个部分，其中知识产生部分与知识-行动框架中相同，但知识转化部分被划分为了明确实践问题（指南整合）、制订解决方案（指南临床引入）、评价和维持证据应用（指南应用及评价）3 个阶段，并在明确实践问题中借鉴了 ADAPTE 以具体指导如何确定问题/明确知识与实践的差距/检索、评价、选择知识。见表 11－14。

表 11－14 CAN-IMPLEMENT 的步骤

阶 段	步 骤
第一阶段 明确实践问题 （指南整合）	步骤 1 启动：阐明指南构建的动机、目的和范围 步骤 2 形成指南构建计划：①明确指南范围和健康问题；②确定指南整合的可行性；③成立指导委员会和工作小组，确定利益相关人群和必需的资源；④确定共识形成的过程；⑤撰写指南整合的工作计划 步骤 3 检索和筛选：①检索现有的指南及相关系统评价等证据；②筛选检索结果并记录 步骤 4 评价和选择：①评价指南的严谨性、时效性、一致性、可接受性和可用性；②决策和选择达成共识 步骤 5 起草、修订和形成推荐建议：①起草本土化指南；②进行内部评审和修订；③进行外部评审并获准正式应用；④形成指南终稿；⑤更新和维护，制订更新计划
第二阶段 制订解决方案 （指南临床引入）	步骤 6 将证据引入临床情境和实践系统：①明确权限和资源，并制订应用计划；②进行差距分析 步骤 7 评估障碍因素和促进因素：①从实践者的角度分析指南；②了解使用者；③分析实践环境 步骤 8 选择、裁剪和应用干预措施：制订相应的解决方案或干预措施，并进行预测试
第三阶段 评价和维持证据应用（指南应用及评价）	步骤 9 监测证据应用和评价应用过程：评价结构和过程 步骤 10 评价结局：评价对组织机构、患者、医务人员和费用的影响 步骤 11 维持证据应用和变革的可持续性：使证据流程化、常规化

CAN-IMPLEMENT 知识转化部分的 3 个阶段 11 个步骤，具体如下。

1. 明确实践问题

（1）步骤 1：启动。

需要考虑的问题如下：该指南是地方性、区域性还是国家性的？所有的指南使用者和利益相关者都考虑在内了吗？相关机构之间的优先顺序有差异吗？如何决定领导权和管理权？哪个机构将负责维护和更新指南？如何获取基金支持？指南构建的时间进度是什么？需要指南来应对特定的实践问题吗？该问题已经通过数据被明确地定义和确认了吗？基于基线的变革、影响和结局能够被衡量吗？利益相关者赞同该问题的紧迫性和现实性吗？或需要对该问题进行情景分析以确认其必要性和重要性吗？

（2）步骤2：形成指南构建计划。

1）明确指南范围和健康问题：选择主题后，需要明确指南范围。定义清晰的、结构化的健康问题能够保证指南整合和应用的顺利进行。随着小组成员对现有证据熟悉程度的不断加深，最初的健康问题可能会被不断修改。

2）确定指南整合的可行性：初步检索现有指南以帮助指南工作小组确定指南整合是否可行。指南仅有一部分发表在杂志上或者收录到文献数据库中，因此，需要检索国家指南网、专业学会网站等。如果目前尚没有与主题相关的指南，或者现有的指南还不够充分，那么必须确定所在单位是否有检索原始研究并进行 Meta 分析的资源，以制订新指南。对现有指南内容进行快速浏览可以重新审视主题范围和健康问题。

3）成立指导委员会和工作小组，确定利益关联人群和必需的资源：指南构建的工作通常分为2个层面：一是组织机构，即指导委员会；二是工作小组。指导委员会监督整个指南整合的过程，具体职责包括确定指南构建的范围、组织管理结构、共识方法、职责范围，以及制订指南整合的工作计划。工作小组的数量、规模和组成通常由指导委员会决定。工作小组的成员一般控制在8～10人，既保证专业和/或地区代表性，又便于成员有效地参与和沟通。如果指南要解决的问题涉及多个领域，则需要组建一个多学科指南构建团队。

此外，建议所有的指南构建团队成员签署利益冲突声明，并且需要考虑到指南构建团队中所有成员的潜在偏倚或既得利益对于指南整合的影响。大多数指南评价过程都包括利益冲突声明，否则将影响指南的可信程度和成功应用。当出现利益冲突时，应就如何处理该利益冲突达成共识，如禁止其参与推荐建议的讨论和/或投票。

4）确定共识形成的过程：在指南整合的过程中，许多问题都需要工作小组成员之间达成共识。常见的共识点包括：权限范畴、指南优先顺序、主题范围、健康问题、职责范围、利益相关者、批准机构、检索策略、筛选指南的纳入/排除标准、评价员间的 AGREE 评分等。工作小组还需要就推荐建议的支持证据的强度达成共识，并最终决定接受或修改哪些推荐建议以满足具体临床情境的要求。

达成共识需要做好充分的前期准备，以及定义明确的沟通方法。此外，决策的方法学必须在完成的指南中注明，并且所有的决策都应记录在案以确保过程的透明性。达成共识的方法有非正式的共识方法和正式的共识方法，正式的共识方法包括德尔菲法、改良的德尔菲法、名义群体法、共识会议和投票等。

5）撰写指南整合的工作计划：指导委员会讨论并制订一份详细的指南整合工作计划。一份正式的工作计划通常包括：引言/背景、主题范围和健康问题、指导委员会和工作小组成员、利益冲突声明、指导委员会和工作小组联系方式及职责范围、基金和资源保障、指南整合的时间进度表和截止日期、会议安排等。撰写并遵循一份详细的工作计划有助于提高指南整合的系统性、严谨性和透明性。

(3) 步骤3:检索和筛选。

该步骤主要是通过系统地检索已发表文献和灰色文献,以查找特定主题的相关指南。基于明确的纳入标准和排除标准能够避免不相关指南的检出。

1) 检索现有的指南及相关系统评价等证据:通过全面检索以查找指南整合主题相关的所有指南,建议工作小组与经验丰富的健康科学图书馆员或信息学专家一起检索。在制订新指南时,检索原始研究是一个反复的过程,单次检索无法解决指南范围内的所有问题。指南整合的检索与之类似。当现有的指南不能涵盖所有的问题时,工作小组必须决定是否修改主题范围、健康问题。必要时,应扩大检索范围,以查找相关的系统评价、卫生技术评估报告、研究论文,并形成推荐建议。

2) 筛选检索结果并记录:筛选的限制条件包括语言(如仅英语/汉语)、出版时间、出版类型等,可以缩小筛选范围。在筛选阶段,必须有明确的纳入标准和排除标准(如特定人群、干预措施、情境、内容等不符)以协助评价员遵循统一的方法纳入或排除文献。

采用系统的方法筛选文献并记录,筛选顺序为标题、摘要、全文。针对每一条文献,评价员都要标出为什么纳入或排除,以及工作小组如何达成共识。如果评价员对文献有任何不确定,则将该文献纳入下一阶段的评价,因为下一阶段将会提供更多的信息,如摘要或全文。对于有争议的文献,需要各位评价员之间达成共识。每一份指南的制订机构、作者、发布日期、检索周期、制订国家、使用语言等信息都需要记录。

(4) 步骤4:评价和选择。

该步骤主要是基于透明的流程作出以下决策:通过评价指南的质量、发布时间、内容、一致性、可接受性和可应用性,确定哪些原始指南是相关的,以及哪些推荐建议能够被有效地整合。工作小组主要负责以下任务:①详细评价现有指南的推荐建议和证据描述;②基于综合评估和小组共识决定接受、拒绝或修改推荐建议。

1) 评价指南的严谨性、时效性、一致性、可接受性和可用性:①评价指南的方法学严谨性,采用AGREEⅡ评价指南质量,AGREE提供了评价临床实践指南方法学质量的框架,但是没有评价推荐建议的临床情境。②评价指南的时效性,医学进展日新月异,指南中的证据可能很快就会过时。即使纳入的是最新指南,检索截止日期和指南发布日期之间也会有延迟。因此,必须审查纳入指南的发布日期和检索周期,确定最新证据已经包含在内。如果原始指南的质量较高,但是证据描述已经不是最新的,则需要更新证据描述。③评价指南一致性,检索策略和证据描述;证据之间的一致性,以及指南构建者如何总结和解释这些证据;证据描述和推荐建议之间的一致性。④评价指南的可接受性和可应用性,即评价推荐建议是否适合在实践中应用。推荐建议的可接受性和可应用性主要取决于文化、情境的差异,并且卫生服务、专业知识、资源、人群特征、信仰、价值判断都需要考虑在内。在第二阶段,工作小组将详细分析实践情境和系统,并且制订相应的行动计划将证据应用于实践。

2) 决策和选择,达成共识:指导委员会和工作小组召开面对面会议,深入交换意见以决定纳入哪些推荐建议。在面对面会议无法召开时，可以采用电话会议的形式，前提是所有参与者都有充足的机会获得信息和作出决策。关于如何达成共识，第一阶段步骤 2 中已经给出了许多共识形成的方法。此外，记录推荐建议的选择和修改过程也是至关重要的。

（5）步骤 5：起草、修订和形成推荐建议。

该步骤主要是形成指南初稿，为外部评审做准备。在外部评审之前，指导委员会和工作小组需要先进行内部评审和修订。外部评审人员包括医务人员、患者、政策制订者、决策者、组织机构代表和管理者。外部评审的目的是：①确保指南使用者有机会反馈意见；②允许管理者和政策制订者考虑指南相关的资源和影响；③获得指南使用者的参与和支持；④为应用做准备；⑤作为整合后指南的第一次传播。

1）起草本土化指南：基于前面步骤的产出，工作小组将撰写出指南初稿，其内容包括概览、引言和导论、范围和目的、目标用户、适用患者、健康问题、推荐建议、证据描述、外部评审和评审过程、更新计划、总结文件、应用注意事项、专业术语、参考文献、致谢、工作小组成员及其利益冲突声明、基金来源、附件。

2）进行内部评审和修订：内部评审需要反复进行，可以由工作小组评审，也可以邀请临床专家或利益相关者参加。当多位小组成员同时进行评审时，文件管理将会是一个很大的问题。因此，建议在开始阶段就建立一套结构化的管理方案（包括评价规范、周转时间、文件命名规则、版本日期、反馈流程等），或者将文件共享在能够自动命名和归档的共享空间上。

3）进行外部评审并获准正式应用：指南初稿形成后，邀请所有利益相关者的代表进行评审。工作小组需要准备一系列问题以明确推荐建议的清晰性、优缺点和修改建议，并且不同的利益相关者可能需要准备不同的问题。不论他们是否会在实践中应用该指南，或者该指南是否会影响他们当前的实践，了解他们对指南整合的信任程度都是非常重要的。工作小组需要记录和讨论所有的反馈，并对整合后指南的修改进行描述。

指南的应用应获得所在组织或机构的知情同意，以保证该组织机构的成员更好地接受指南。批准可以分为组织机构简单地承认该指南，或者将该指南采纳为实施政策。例如，一个全国性的组织机构可以将整合后的指南作为资源发布在其网站上提供给其成员。

咨询原始指南的作者并致谢，形成指南初稿过程中使用的所有文献都必须在参考文献中列出。工作小组必须确认整合后指南中的内容是否需要获得原始指南作者的许可，这些信息一般可以在原始指南的版权声明中获得。某些情况下，可以将指南初稿发送给原始指南的作者以征求其反馈意见。

4）形成指南终稿：指南终稿中一般有为医务人员准备的应用工具，以及为患者或利益相关者准备的附加信息。引入新的工具或流程可能会带来新的应用问题，因此需要尽量在早期解决，或者在指南评审、批准阶段由利益相关者解决。在国家级指南中，关注临床情境的差异性是非常重要的。差异性的解决需要考虑应用工具、文件或方法的灵活性和本土化。

5）更新和维护，制订更新计划：为了确保最佳实践的实施，必须保证指南的推荐建议是最新的。指南更新有 2 个步骤：①查找新的证据；②确定新的证据是否足以更新推荐建议。如果新的证据在结局、资源或技术、损益等方面影响了原有的推荐建议，则必须更新指南。指南更新的程度取决于查找到的新证据，可能的变化包括终止指南、删除部分推荐建议、增加新的健康问题、更新推荐建议。

2. 制订解决方案

（1）步骤 6：将证据引入临床情境和实践系统。

1）明确权限和资源，并制订应用计划：在第一阶段的步骤 1 和步骤 2 中，确保将主要的利益相关者纳入指南整合指导委员会和工作小组具有战略意义，另外，也需要其他参与者的贡献、影响或技能以实施应用计划。还应考虑哪些人可能在实践、管理、系统和政策层面给予帮助，或者需要什么资源、授权、支持和卫生服务伙伴。

考虑成立指南应用的任务小组或核心团队，成员包括指南构建者、医务人员、患者、决策者和管理者。在任务小组或核心团队中纳入指南构建者，能够增强任务小组的力量和交接效率，并且有助于制订可行的应用计划。指南构建者了解指南中的证据和证据的优缺点，并且已经思考过如何将其应用到实践情境中。其独特的优势能够维持指南应用的运作，以及确保推荐建议的持续性和清晰性。与此同时，指南应用可以与机构中的质量改进或安全管理相联系。如果指南构建的主题是质量问题，如不良事件，则将有助于指南应用的开展。

2）进行差距分析：将证据引入临床情境要求任务小组重新审视实践问题，以充分发掘和聚焦实践中可能的变革，包括：①应用计划，如患者人数、单中心/多中心、延续护理等；②需要谁参与，如职称、学科、部门、机构；③卫生服务的变革，如设备、培训、转介模式、政策/流程。

为了更好地制订应用计划，首先有必要了解当前实践与最新推荐建议之间的差异。基于指南构建的主题，任务小组可能已经收集、记录和讨论了许多变革的问题。之前的会议记录和指南构建文件中也已经包含了特定人群、干预措施和临床情境等有价值的信息，推荐建议的可应用性也已经详细讨论和解决，这些都有助于进一步深入了解当前的实践和期望的实践。

更多的信息可以通过访谈、焦点小组、研讨会、问卷调查等正式和非正式的方法进行收集。一些机构有完善的临床管理流程和方法来进行临床审查，如专职人员和管理数据库。此外，对 3 个月内有代表性的患者进行一次快速审查能够充分明确当前实践与指南推荐建议的范围和差异。为了进行差距分析，任务小组需要收集具体的临床情境信息，即如何描述当前实践的特征。调查的范围和复杂性将基于个人卫生保健背景和推荐建议而有所不同。

（2）步骤 7：评估障碍因素和促进因素。

1）从实践者的角度分析指南：在这一要素中，任务小组需要考虑推荐建议的特征和指南构建的过程。指南应用的促进因素有使用者对构建者的信任程度；将潜在使用者纳入构建过程；没有利益冲突；以及透明的构建过程包括严谨的文献检索和客观的证据综合。其他障碍因素或促进因素还包括推荐建议与现有常规之间的兼容性，复杂或方便程度，以及变革的相对优势(如成本或风险/利益比)。

2) 了解使用者：当指南使用者对指南提出看法时，涉及其自身的障碍因素也就随之显现。了解指南使用者是非常重要的，包括意识、知识、技能、态度、期望、动机。任务小组必须清楚当前医务人员的行为和实践常规。这些信息可以通过调查或观察获得，但是态度和期望相关的信息可能需要熟练的建导。此外，确保所有指南使用者都有充分的机会表达他们的观点。患者是最重要的指南使用者之一，但他们的观点常常被忽略。患者的知识、认知和期望显著影响其对新变革的依从性。作为指南使用者的一员，患者的利益和关切也必须在应用计划中得到评估和解决。

3) 分析实践环境：许多文献中都报道了临床情境中的障碍因素，提出了文化和领导的重要性，并且明确了社会、组织、经济和政策等多方面的影响因素。这些环境因素包括组织机构的规章制度、临床情境的硬件设施和医务人员的工作负荷。文化因素和社会因素也会影响某一创新的成败，包括组织文化、风俗信仰、政策、个性、领导、同伴影响，以及权威部门的批准。此外，经济因素、医疗法律问题等都会促进或阻碍指南的应用。

(3) 步骤 8：选择、裁剪和应用干预措施。

制订相应的解决方案或干预措施，并进行预测试：该步骤主要是汇总有关障碍因素和促进因素的信息，并以此制订相应的解决方案或干预措施。干预措施的应用包括解决具体障碍因素(障碍因素管理)、沟通变革(知识转化)，以及推动现有应用计划以促进指南应用。建议任务小组选择能够解决具体问题的干预措施，如某位医务人员障碍因素的解决。这是一个循环往复的过程，在大规模应用之前，需要对干预措施进行预测试。预测试过程需要决策者、医务人员和应用团队的共同参与。

3. 评价和维持证据应用

(1) 步骤 9：监测证据应用和评价应用过程。

证据引入临床情境后，就进入了转型或过渡时期，原来的护理实践慢慢转变为新的循证实践。根据指南推荐建议与临床情境的影响范围和复杂程度，过渡期所需的时间可能很短，也可能持续几个月。

评价结构和过程：在开始阶段，证据应用会增加医务人员的工作量，而相关的监测工作可能会被认为是一种额外的负担，因此必须形成有效、可靠的评估机制。任务小组需要考虑机构开展监测工作的能力，并且尽可能找到一种简单、有效的方法。应用计划和质量改进之间有着密切的联系。许多指南手册建议咨询现有的质量改进团队以协调、优化现有的资源和机制。同时，建议将指南纳入评价指标体系中，通过提供指南应用效果的实时反馈数据，指导一线医务人员保持临床实践的变革。

任务小组可以确定许多不同的评价指标，从指南应用的保真度到时间/花费的经济学评价。理想情况下，评价计划应同时包括结构(如设施、设备)和过程(如应用的证据、技能、实践现状）。采用多种评价指标有助于全面反映证据应用的情况，如量性指标和质性指标。量性指标包括率、百分比、数量等，质性指标是对变革的现状描述。

（2）步骤10：评价结局。

评价对组织机构、患者、医务人员和费用的影响：任务小组需要建立一套评价指标以明确证据应用的效果。在第二阶段的环境评估和差距分析中，任务小组已经审查了临床实践现状。上述过程中的指标对于确定指南应用和应用结局的相关指标非常有用。结局评价包括结构、过程和结果3种类型，涉及组织机构、患者、医务人员和费用4个维度。结构指标是指物理环境、医务人员比例、政策、教育项目、设备等，过程指标主要有知识、态度、技能，结果指标包括目标的完成情况。

（3）步骤11：维持证据应用和变革的可持续性。

使证据流程化、常规化：变革的维持是证据应用的难点，可以通过流程、常规等进行固化。流程涉及证据应用所需的资源，如设备、医务人员；证据应用的兼容性，如目标、规则、流程、技术等。证据应用成功的基本要求是将推荐建议嵌入到实践常规中，并且能够有效维持。然而，某一主题的新证据会不断出现，这就要求医务人员对相应的常规进行调整。因此，证据应用的维持并不是依赖于单一因素或策略，而是综合方法和持续反馈。

二、临床实践指南整合的发展现状

郝玉芳团队2022年系统探讨了我国临床护理实践指南改编研究的内容、理论框架、改编过程、方法学质量及报告质量。研究结果显示，我国护理领域指南改编研究起步较晚，于2011年开始出现，近3年发文量约占到总数的70%。2012年，国内学者陆续翻译、引入国外指南改编方法，表明指南改编已受到国内指南制订研究人员的重视。在研究主题上，我国护理领域指南改编主要集中于脑卒中、糖尿病、癌症等慢性病及症状管理等领域。在指南改编的研究机构方面，国内的指南改编主要研究机构为大学，目前没有像加拿大抗癌联盟这样专门的指南改编机构。指南改编的理论框架方面，超过一半的指南改编采用了标准的改编方法，比如ADAPTE、爱荷华循证实践模、知识转化模型，等等。指南改编专业方法学质量及报告质量不高，改编过程报告率不充足，临床有效性有限。未来在进行指南改编时，应寻求专业方法学专家、基金的支持，选择符合指南整合者能力与实际需求的理论框架。

（靳英辉）

参考文献

[1] 杜世正，胡雁，金克峙，等. 护士职业性腰背痛预防和护理临床实践指南[J]. 护士进修杂志，2021，36(13)：1227-1236.

[2] 范曼如，申泉，王丹琦，等. 临床实践指南制订方法——形成推荐意见的共识方法学[J]. 中国循证

心血管医学杂志，2019，11(6)：647－653.

[3] 傅亮.艾滋病临床护理实践指南的构建研究[D].上海：复旦大学，2014.

[4] 胡雁，周英凤，朱政，等.通过循证护理实践促进护理知识转化[J].护士进修杂志，2016，30(11)：961－963.

[5] 黄娜，周英凤，章孟星，等.妊娠期糖尿病临床护理实践指南的更新[J].护士进修杂志，2021，36(21)：1937－1943.

[6] 靳英辉，王丹琦，李艳，等.临床实践指南制订方法——国内外临床实践指南制订手册概要[J].中国循证心血管医学杂志，2018，10(1)：1－10.

[7] 李紫芬，欧玉兰，王潘，等.ICU患者医疗器械压力性损伤相关临床实践指南的质量评价与内容分析[J].循证护理，2022，8(3)：285－290.

[8] 刘珊珊，张冰，李晶，等.LEARNS模式在老年高血压患者健康教育中的应用[J].护理学杂志，2022，37(8)：76－79.

[9] 麦秋露，王君鑫，杨丹，等.我国临床护理实践指南改编研究的范围综述[J].中华护理杂志，2022，57(01)：105－112.

[10] 牛珍，刘振，车刚，等.改编指南现状分析及研究前景[J].中国循证医学杂志，2021，21(11)：1339－1343.

[11] 尚苗苗，王丽媛，张振美，等.成人患者气管切开护理相关临床实践指南的质量评价及内容分析[J].护理学报，2021，28(05)：38－42.

[12] 盛永成，李莉，汪琴，等.基于AGREE Ⅱ和AGREE-China的中国脆性骨折指南与共识的质量评价[J].中国循证医学杂志，2022，22(3)：351－359.

[13] 施若霖，张丽青，孙捷豪，等.间歇充气加压装置不同使用模式对预防直肠癌腹腔镜术中患者静脉血栓的效果[J].中华护理杂志，2022，57(6)：695－702.

[14] 四川大学华西循证护理中心，中华护理学会护理管理专业委员会，中华医学会神经外科学分会.中国卒中肠内营养护理指南[J].中国循证医学杂志，2021，21(6)：628－641.

[15] 谭力铭，范曼如，申泉，等.临床实践指南制订方法——指南的规范化报告[J].中国循证心血管医学杂志，2019，11(8)：900－904.

[16] 王小钦，王吉耀.循证临床实践指南的制订与实施[M].北京：人民卫生出版社，2016：60－61.

[17] 王行环.循证临床实践指南的研发与评价[M].北京：中国协和医科大学出版社，2016：1－2，127.

[18] 王云云，靳英辉，陈耀龙，等.循证临床实践指南推荐意见形成的方法分析[J].中国循证医学杂志，2017，17(9)：1085－1092.

[19] 魏丽丽，吴欣娟.多发性骨髓瘤护理实践指南[J].中华护理杂志，2020，55(5)：721.

[20] 袁美玲，魏丽丽，谷如婷，等.心脏术后气管插管拔除患者吞咽功能管理的研究进展[J].护理学杂志，2022，37(8)：104－107.

[21] ANTONIO L D, LEONILA F D. Appraising a tool for guideline appraisal (the AGREE Ⅱ instrument) [J]. Jo Clin Epidemiol, 2010, 63(12): 1281－1282.

[22] BROUWERS M C, KERKVLIET K, SPITHOFF K. AGREE next steps consortium. The AGREE reporting checklist: a tool to improve reporting of clinical practice guidelines [J]. BMJ, 2016, 352: i1152.

[23] CHAKRABORTY S, BRIJNATH B, DERMENTZIS J, et al. Defining key questions for clinical

practice guidelines: a novel approach for developing clinically relevant questions [J]. Health Res Policy Syst, 2020,18(1):113.

[24] CHEN Y, GUYATT G H, MUNN Z, et al. Clinical practice guidelines registry: toward reducing duplication, improving collaboration, and increasing transparency [J]. Ann Intern Med, 2021,174(5):705 - 707.

[25] DJULBEGOVIC B, GUYATT G. Evidence vs Consensus in Clinical Practice Guidelines[J]. JAMA, 2019,322(8):725 - 726.

[26] INSTITUTE OF MEDICINE. Clinical Practice Guidelines: Directions for a New Program [M]. Washington, DC: National Academies Press, 1990:38.

[27] INSTITUTE OF MEDICINE. Clinical Practice Guidelines We Can Trust [M]. Washington, DC: National Academies Press, 2011:15.

[28] LEWIS S Z, DIEKEMPER R, ORNELAS J, et al. Methodologies for the development of CHEST guidelines and expert panel reports [J]. Chest, 2014,146(1):182 - 192.

[29] LOBLAW D A, PRESTRUD A A, SOMERFIELD M R, et al. American society of clinical oncology clinical practice guidelines: formal systematic review-based consensus methodology [J]. J Clin Oncol, 2012,30(25):3136 - 3140.

[30] National Institute for Health and Clinical Excellence (NICE). Process and methods guides: the guidelines manual. [OL][EB/OL](2012 - 04 - 02)[2022 - 05 - 23](2012). http://www.nice.org.ul/article/pmg6/chapter/1.

[31] ROSENFELD R M, SHIFFMAN R N, ROBERTSON P. Clinical practice guideline development manual, third edition: a quality-driven approach for translating evidence into action [J]. Otolaryngol Head Neck Surg, 2013,148(1 Suppl):S1 - 55.

[32] SCHÜNEMANN H J, WIERCIOCH W, ETXEANDIA I,等. 指南 2.0:为成功制订指南而系统研发的全面清单[J]. 中国循证医学杂志,2014,14(9):1135 - 1149.

[33] SOUSA-UVA M, HEAD S J, THIELMANN M, et al. Methodology manual for European Association for Cardio-Thoracic Surgery (EACTS) clinical guidelines [J]. Eur J Cardiothorac Surg, 2015,48(6):809 - 816.

[34] WOOLF S H, GROL R, HUTCHINSON A, et al. Clinical guidelines: potential benefits limitations, and harms of clinical guidelines [J]. BMJ, 1999,318(7182):527 - 530.

[35] WORLD HEALTH ORGANIZATION. WHO Handbook for Guideline Development [M]. Geneva: WHO Press, 2012:1.

[36] YAO X, VELLA E T, SUSSMAN J. More thoughts than answers: what distinguishes evidence-based clinical practice guidelines from non-evidence-based clinical practice guidelines? [J]. J Gen Intern Med, 2021,36(1):207 - 208.

第十二章 证据总结

证据总结(evidence summary)是围绕一个或一组特定主题,对关于卫生保健干预、活动相关证据(主要是指南、系统评价及高质量原始研究)的概要提炼与汇总。证据总结与系统评价、实践指南一起,共同构成了证据综合的主要形式。临床实践指南篇幅较长且数量有限,系统评价数量众多但信息零散,因此需要短小、精炼、高度聚焦的证据,以促进证据的理解、传播与应用。证据总结主题聚焦、来源可靠、检索全面、内容精炼、易于理解和传播,可帮助实践人员高效理解所需证据,尤其适合于证据转化前的证据资源准备。证据总结的质量直接影响着证据临床转化的科学性和有效性。因此,本章将重点阐述证据总结的制作和撰写方法,旨在促进护理人员正确整合证据,促进证据实施。

第一节 概述

对于证据总结的制作方法,目前尚缺乏全球广泛认可的标准化流程。本节将概览国内外知名循证机构的证据总结制作方法和我国证据总结的方法学现状。

一、方法学概览

2020 年,Whitehorn 等针对证据总结的定义、方法、评价工具开展了一项范围综述,发现除了研究者自行发表在期刊上的证据总结外,有多个循证机构规律制作和发布证据总结,包括:BMJ Best Practice 最佳实践、UpToDate 临床顾问、DynaMed 每日更新循证医学主题评论及临床决策支持工具、澳大利亚 Joanna Briggs 循证卫生保健中心的 JBI 证据总结(JBI Evidence summaries)、荷兰循证管理中心(Center for Evidence-Based Management, CEBMa)的严格评价主题汇总(critically appraised topics, CATs)、曼彻斯特皇家医院的最佳证据主题汇总(best evidence topics, BETs)、澳大利亚 Flinders 大学的证据评价(evidence reviews)等。BMJ Best Practice 最佳实践、UpToDate 临床顾问、DynaMed 每日更新循证医学主题评论及临床决策支持工具兼有循证知识库和证据总结资源，其网站介绍了资源的制作准则，但没有公布资源的制作流程。JBI 证据总结和 CATs 的制作流程如下。

1. JBI 证据总结 JBI 证据总结概述了有关医疗保健干预或实践的现有国际证据，由 JBI 各个专业小组制作，发布于 JBI COnNECT +（Clinical Online Network of Evidence for Care and Therapeutics）数据库。作为简化、快速评价的一种，JBI 证据总结强调检索关键数据库，优先聚焦系统评价证据。如图 12 - 1 所示，提出 JBI 证据总结的制作应遵循 8 个步骤，分别为问题/主题构建、结构化文献检索、文献筛选、质量评价、资源发展、同行审议、反馈修改、资源上传。

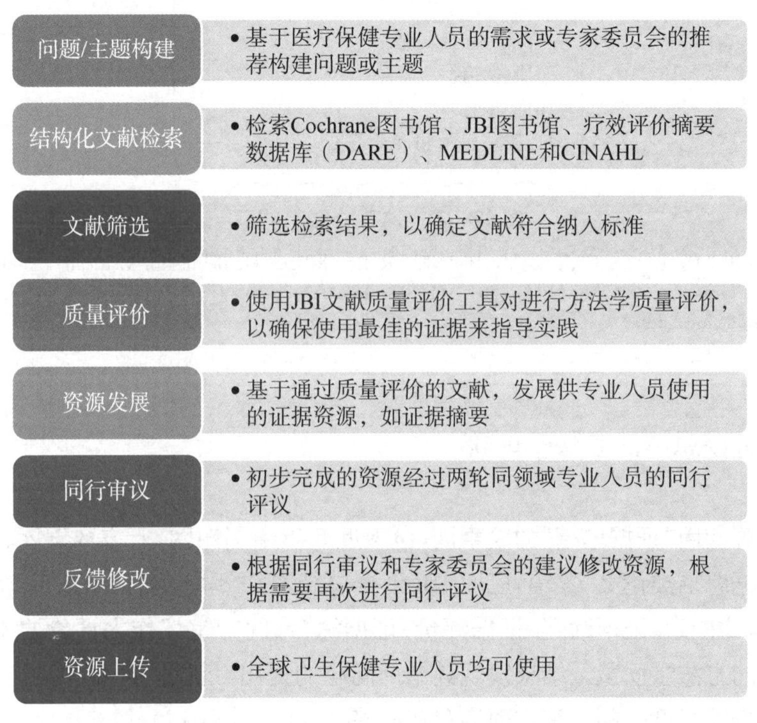
问题/主题构建
• 基于医疗保健专业人员的需求或专家委员会的推荐构建问题或主题
结构化文献检索
• 检索Cochrane图书馆、JBI图书馆、疗效评价摘要数据库（DARE）、MEDLINE和CINAHL
文献筛选
• 筛选检索结果，以确定文献符合纳入标准
质量评价
• 使用JBI文献质量评价工具对进行方法学质量评价，以确保使用最佳的证据来指导实践
资源发展
• 基于通过质量评价的文献，发展供专业人员使用的证据资源，如证据摘要
同行审议
• 初步完成的资源经过两轮同领域专业人员的同行评议
反馈修改
• 根据同行审议和专家委员会的建议修改资源，根据需要再次进行同行评议
资源上传
• 全球卫生保健专业人员均可使用

图 12 - 1 JBI 证据总结的制作方法

（翻译自：MUNN Z，LOCKWOOD C，MOOLA S. The development and use of evidence summaries for point of care information systems: a streamlined rapid review approach [J]. World Evid-Based Nur，2015,12(3):131 - 138.）

2. CEBMa 严格评价主题汇总 CATs 是围绕临床问题应用系统化方法搜索和评价基础研究，用标准化摘要的形式快速、简洁地呈现某个干预或实践问题的已知证据，是循证医学领域常见的证据总结形式。CEBMa 提出，为了提高制作证据总结的效率，搜索时可以查询数量有限的数据库，文献纳入类型可只限于 Meta 分析和/或临床对照研究；数据提取时只聚焦关键数据，如样本量、主要发现和效应量；质量评价通常仅限于方法学质量。图 12 - 2 呈现了 CATs 的制作和撰写过程。

CAT 证据总结的制作方法
1. 研究背景
2. 研究问题
3. 纳入标准
4. 检索策略
5. 文献筛选
6. 数据提取
7. 质量评价
8. 结果呈现
   8.1 自变量、因变量定义
   8.2 因果机制
   8.3 主要发现
9. 研究结论
10. 局限性
11. 实践启示和推荐意见

图 12-2 CATs 的制作过程

（翻译自：BARENDS E，ROUSSEAU D M，BRINER R B. CEBMa Guideline for Critically Appraised Topics in Management and Organizations. [R/OL].（2017）（2022-04-05）. https://www.cebma.org/wp-content/uploads/CEBMa-CAT-Guidelines.pdf.）

二、我国证据总结的方法学现状

郝玉芳等使用“证据总结”为检索词，检索近 5 年中国知网、万方数据库、维普数据库中发表的证据总结类论文 78 篇，应用 JBI 证据总结方法 8 个要素中的前 6 个，即提出循证问题、结构化检索、证据筛选、证据评价、证据综合、同行审议作为评价要素，分析了我国证据总结的方法学质量。结果发现其循证问题的提出、证据的检索、筛选、评价以及证据的分级和推荐强度的制订等方面均存在一些共性问题（表 12-1）。

表 12-1 证据总结核心要素的具体内涵及文献评价结果（$n=78$）

证据总结核心要素	各要素的具体内涵	不符合[篇(%)]
提出循证问题	1. 按照 PICO 模式提出循证问题	0(0)
	2. 描述了临床现状及需求	0(0)
	3. 描述了证据现状	38(48.7)
结构化检索	1. 确立检索顺序及检索模式合理	73(93.6)
	2. 设定检索网站类型全面	39(50.0)
	3. 详细描述了检索策略	42(53.9)
	4. 合理确立检索时限	0(0)
证据筛选	合理设置纳入排除标准	20(25.6)

（续表）

证据总结核心要素	各要素的具体内涵	不符合[篇(%)]
证据评价	1. 选择了适宜的评价工具	65(83.3)
	2. 客观清晰地呈现了评价结果	0(0)
证据综合	1. 描述了推荐意见综合的原则	76(97.4)
	2. 描述了证据等级划分的过程	72(92.3)
同行评议	运用 FAME(可行性、适宜性、临床意义、有效性)模式对证据进行评价(即描述了证据推荐等级的确立过程)	72(92.3)

资料来源：郝玉芳，王斗，晏利姣，等. 近 5 年我国护理证据总结类论文的方法学质量分析[J]. 中国护理管理，2020，20(4)：501—505.

第二节　证据总结的制作

基于以上证据总结的方法学概览，以及我国证据总结论文中常见的方法学问题，复旦大学循证护理中心提出了证据总结的制作方法。本节将重点介绍基于复旦大学循证护理中心方法制作证据总结的步骤。

一、制作方法

制作证据总结的流程包括问题确立、结构化文献检索、文献筛选、文献质量评价、证据汇总与分级、形成实践建议 6 个关键步骤(图 12 - 3)。

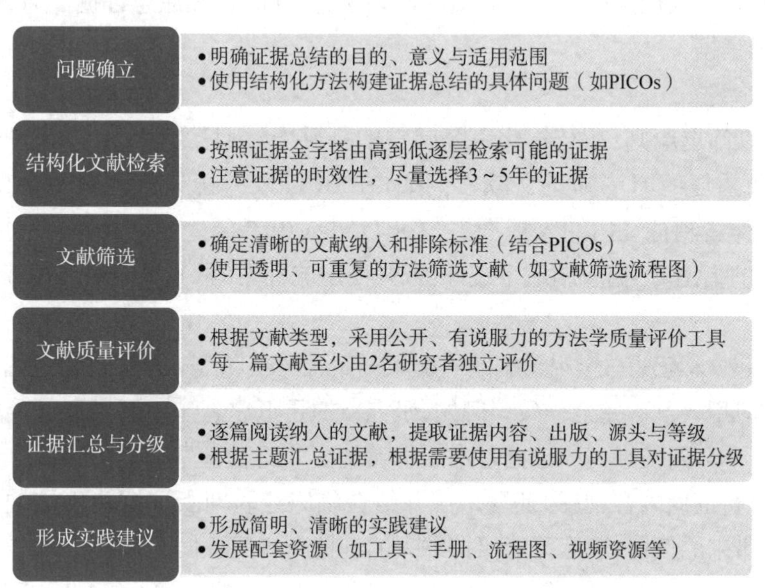
问题确立
•明确证据总结的目的、意义与适用范围
•使用结构化方法构建证据总结的具体问题（如PICOs）
结构化文献检索
•按照证据金字塔由高到低逐层检索可能的证据
•注意证据的时效性，尽量选择3 ~ 5年的证据
文献筛选
•确定清晰的文献纳入和排除标准（结合PICOs）
•使用透明、可重复的方法筛选文献（如文献筛选流程图）
文献质量评价
•根据文献类型，采用公开、有说服力的方法学质量评价工具
•每一篇文献至少由2名研究者独立评价
证据汇总与分级
•逐篇阅读纳入的文献，提取证据内容、出版、源头与等级
•根据主题汇总证据，根据需要使用有说服力的工具对证据分级
形成实践建议
•形成简明、清晰的实践建议
•发展配套资源（如工具、手册、流程图、视频资源等）

图 12 - 3　复旦大学循证护理中心证据总结的制作流程

1. 问题确立

（1）确立问题的原则：证据总结的选题应基于临床需要，应明确证据总结的目的、意义与使用范围。在确立问题时，应充分聚焦、不宜太大。问题太大，会导致检索、筛选和汇总的工作量不可控。如“成人输液港管理的证据总结”选题相对偏大，涉及置入、维护、拔除、并发症预防等多个部分，需要分解为多个问题，检索工作量非常大。建议选择其中一个主题如“成人输液港堵塞预防与处理”进行证据总结。

（2）确立问题的方法：应使用结构化方法如 PICO 原则构建证据总结的具体问题。例如，“成人输液港堵塞预防与处理的证据总结”采用 PICO 模式进行结构化，即研究对象为植入静脉输液港的成年患者；干预方法包括静脉输液港堵塞预防和处理的相关措施；结局为静脉输液港堵管发生情况。

（3）避免重复制作：在制作证据总结前，应首先检索是否已有主题相同的证据总结，并检索相关注册平台，发现有无正在进行的证据总结。如有，则应评估其方法学质量、可用性和时效性，判断其是否符合临床转化的需求。如已有证据总结且符合实践需求，则没有必要重复制作证据总结。有些情况下，已有证据总结，但不全面或较陈旧，可在原有证据总结的基础上进行更新或补充。

2. 结构化文献检索

（1）文献检索原则：依据证据金字塔分布模式，自上而下逐层检索可用资源。关于证据资源的检索策略，可参考本书第三章“循证资源及检索方法”。

（2）文献纳入类型：需要强调的是，所有类型的证据包括循证知识库、证据总结、临床实践指南、系统评价、专家共识、原始研究等，都可作为证据总结的资源。但考虑到制作效率，在制作证据总结时，应优先检索和纳入指南、系统评价、专家共识等经过严格质量评价过的证据，也可根据研究问题从已有的证据总结、循证知识库中提取部分证据。如无此类资源，再扩大检索和纳入高质量的原始研究。同时，应注意证据的时效性，尽量纳入 3～5 年的证据。

3. 文献筛选

（1）文献筛选原则：在结构化研究问题的基础上，制订文献的纳入和排除标准，并使用透明、可重复的方法筛选文献。例如，在“ICU 成人患者规范化身体约束证据总结”一文中，作者制订证据纳入标准为与 ICU 成人患者身体约束相关、用中英文发表、可获取全文的指南、证据总结或系统评价，并使用流程图（图 12－4）对证据筛选过程进行了报告。

（2）避免纳入证据与应用证据的人群不一致：在文献筛选过程中，常见的问题是检索到的证据与应用人群不完全一致。例如，研究目的是汇总老年患者术后谵妄非药物管理措施的相关证据，而检索到的证据是术后患者谵妄非药物管理措施的指南。在这种情况下，需谨慎分析证据内容、追溯证据来源并结合临床经验判断证据能否被纳入。为了避免经验判断带来的偏倚，应尽可能保持纳入的证据与应用证据的人群一致。

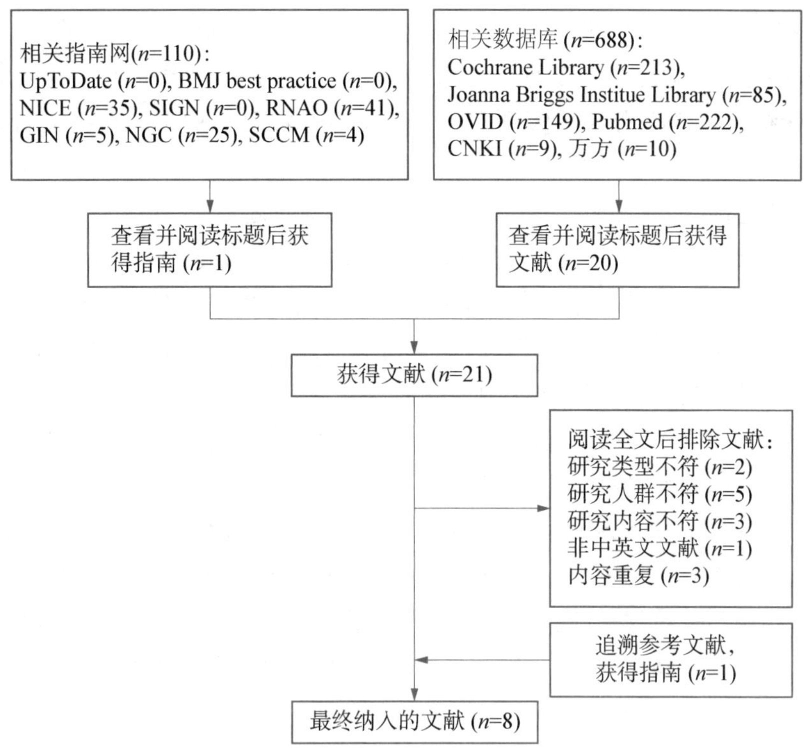

图 12-4　证据总结过程中文献筛选流程图案例

（资料来源：曹锐，胡芬，朱小平，等. ICU 成人患者规范化身体约束证据总结[J]. 中国护理管理，2018，18(12)：1600—1607.）

4. 文献质量评价

（1）文献质量评价的原则：纳入证据总结的所有文献均需评价。应根据文献类型，采用公开、有说服力的评价工具，由 2～4 名研究者独立对纳入文献的方法学质量进行评价。

（2）文献质量评价的方法：如纳入了系统评价，可使用 AMSTAR 工具或者 JBI 工具对其方法学质量进行评价；如纳入了临床实践指南，可使用 AGREE Ⅱ工具对其进行评价；如纳入了专家共识，可使用 JBI 工具对其进行评价；如纳入了已有的证据总结或循证知识库，则可使用追溯评价方法。

5. 证据汇总与分级

（1）证据提取：总体原则是忠于原文、保留痕迹。具体步骤包括：逐篇阅读纳入文献、逐条提取证据内容，以及出处与源头。例如，在《医务人员针刺伤预防策略的最佳证据总结》中，作者从 Cochrane 系统评价提出了一条证据“外科医生和手术室工作人员可通过戴双层手套减少病毒感染”，标注其出处为 Cochrane 图书馆，源头为基于随机对照研究的 Cochrane 系统评价。

（2）证据分级：证据提取的同时，对证据进行分级。对来源于指南的证据，通常指南中已标注证据级别及分级系统，可直接提取这些信息。有些情况下，证据来源广泛，原始分级系统较多，也建议使用单一工具对证据级别进行统一。对来源于系统评价、专家共识、原始研究的证据，应使用有简洁、说服力的工具如 JBI 2014 版证据预分级系统对其分级。对于来源于系统评价的证据，还可采用 GRADE 系统进行证据质量分级。

(3) 主题汇总：对相似或同类证据，可对证据进行主题汇总，主题设置应基于证据内容、符合实践思路。例如，《医务人员针刺伤预防策略的最佳证据总结》中，作者将“手术室工作人员在执行各项操作时应该戴双层手套以减少锐器伤”“外科医生和手术室工作人员可通过戴双层手套减少病毒感染”“在执行高度危险的外科和产科操作时，执行操作的医务人员应该戴双层手套”这 3 条具有类似内涵的证据汇总为主题“戴手套”。除此之外，作者还将其余 14 条证据汇总为“回套针帽”“使用钝针”“中立区传递器械”“使用安全医疗器械”“锐器回收容器”“培训”共 7 个主题。

(4) 证据呈现：证据呈现可配合表格，例如，《医务人员针刺伤预防策略的最佳证据总结》中应用表格(表 12-2)逐条呈现证据内容、所属主题、证据来源和证据类型。当来源不同的证据结论不一致时，可遵从高等级、高质量、新发表优先的原则。也可参照《顺产产妇会阴损伤预防与修复护理最佳证据总结》的做法，将所有原始表述及追溯信息呈现出来，在后续环节中通过团队共识会或专家论证会探讨合并方法。

表 12-2 医务人员针刺伤预防策略的证据情况

证据	证据描述	来源	出处	等级
戴手套	手术室工作人员在执行各项操作时应该戴双层手套以减少锐器伤	JBI 图书馆	基于专家意见	5
	外科医生和手术室工作人员可通过戴双层手套减少病毒感染	Cochrane 图书馆	基于随机对照研究 Cochrane 系统评价	1
	在执行高度危险的外科和产科操作时，执行操作的医务人员应该戴双层手套	Uptodata	随机对照研究、文献综述	5
回套针帽	不应该回套针帽	JBI 图书馆	基于专家意见	5
	不应该回套针帽、故意弯曲、折断、分离丢弃注射器针头	美国疾病控制和预防中心网站	专家意见和文献综述	5
使用钝针	手术期间，使用钝针可减少外科医生和助手的针刺伤，减少感染	Cochrane 图书馆	基于 10 个随机对照试验的 Cochrane 系统评价	1
	手术中在缝合筋膜和肌肉时，推荐使用钝针，以减少针刺伤	JBI 图书馆	基于专家意见	5

（续表）

证据	证据描述	来源	出处	等级
中立区传递器械	手术期间推荐通过中立区传递锐器以减少手术室工作人员的感染概率	JBI 图书馆	基于专家意见	5
	手术中，应将锐器置于金属托盘中进行传递	Pubmed	基于专家意见和文献综述	5
使用安全医疗器械	如果可能，推荐使用无针器械或设备（如电刀和钛钉）	JBI 图书馆	基于专家意见	5
	使用带有自动保护套的针头、用后能自动回缩的针头、柳叶刀和安全采血针等预防针刺伤	JBI 图书馆	基于专家意见	5
	使用安全医疗器械或设备可以从技术上减少针刺伤的发生，但是并不能完全消除危险	Cochrane 图书馆	基于 4 个随机对照研究、2 个成组随机研究、4 个时间序列研究和 7 个自身前后对照研究	2
锐器回收容器	将锐器回收容器置于工作人员容易操作的位置	JBI 图书馆	基于专家意见	5
	废弃的注射器、针头、刀片和其他锐器丢弃于防刺破的容器中，容器应靠近锐器使用的地方	JBI 图书馆	基于专家意见	5
	锐器收集容器应能防刺破和防漏，尺寸应合适，能容纳各种锐器；锐器收集容器应易被识别，靠近使用锐器的地方且及时更换	Pubmed	非随机对照性研究、文献综述	5
培训	所有的新员工应该接受有关预防锐器伤的培训，老员工应该接受周期性的培训	JBI 图书馆	文献综述	4
	所有可能暴露于血液和污染体液中的医务人员必须每年接受 1 次血源性传播疾病的相关培训	Uptodata	基于专家共识和文献回顾	5

资料来源：邸红军，施月仙，臧红新，等. 医务人员针刺伤预防策略的最佳证据总结[J]. 中华护理杂志，2017，52(1)：93—98.

6. 形成实践建议

(1) 给出简洁清晰、可读性强的实践建议：例如，《医务人员针刺伤预防策略的最佳证据总结》中，作者基于最佳证据汇总，建议实践中“医务人员应通过戴双层手套、不回套针帽、使用钝针、中立区传递锐器、使用具有安全特征的锐器和锐器收集容器、培训并规范使用锐器的临床实践行为来保证个人安全”。

（2）发展配套资源：如工具、手册、流程图、视频等，增强证据的传播力与可读性。例如，《ICU成人置管患者合理身体约束最佳证据的临床应用》中，研究者基于证据汇总，制作了ICU成人置管患者合理身体约束流程图（图12－5），编写了《合理身体约束》培训手册，以及《身体约束》《身体约束评估工具的使用》等视频，以促进证据的传播与实施。

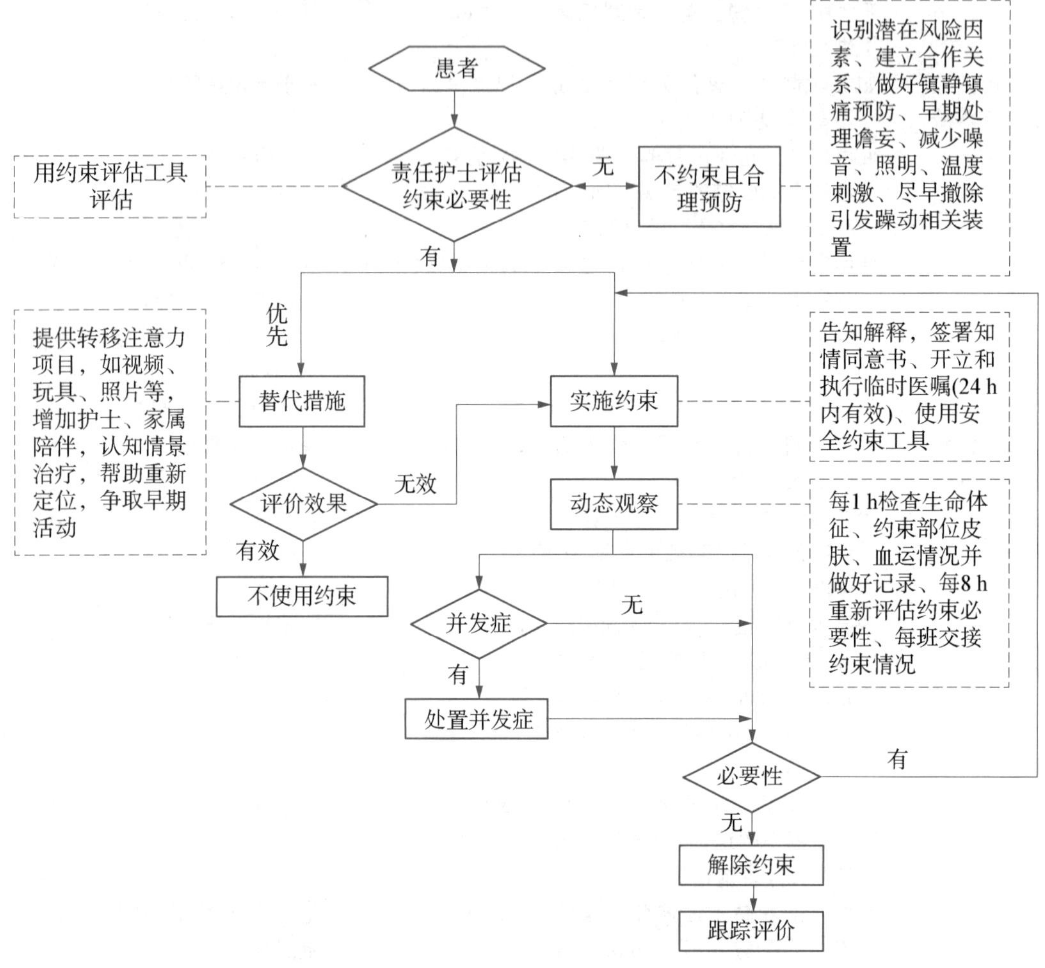

图12－5　ICU成人置管患者合理身体约束流程图

资料来源：吴娟，钱海兰，胡雁，等．ICU成人置管患者合理身体约束最佳证据的临床应用[J]．中国护理管理，2019，19(9)：1395—1402.

（3）不强调给出证据的推荐级别：在制作证据总结的环节，并不强调必须给出证据的推荐级别。证据内容仅是推荐意见制订的决定因素之一，除此之外，干预风险、利弊对比、经济成本、所需资源、卫生服务水平或能力、患者价值观及意愿等均是考虑因素。从证据到推荐意见形成的方法学可参考指南推荐意见的形成方法，借鉴GRADE系统、JBI的FAME模式，组织多学科工作组借助于预先设计好的内容框架或辅助工具，辅以现场论证、德尔菲法等方法，给出科学可靠的推荐级别。

二、评价方法

对证据总结的方法学质量评价，目前尚缺乏权威的工具。实践中常用的做法有2种。

1. 追溯评价法　对证据总结或循证知识库中所用证据的原始文献进行追溯，再根据文献类型选择相应的评价工具。例如，在“机械通气患者误吸预防及管理的最佳证据总结”研究中，作者纳入了2篇临床决策和1篇证据总结作为实践依据。追溯这3篇文献，提取的证据分别来源于3篇系统评价、3篇随机对照试验、3篇队列研究和1篇专家共识。作者使用AMSTAR工具对系统评价的方法学质量进行评价，使用澳大利亚JBI循证卫生保健中心的方法学质量评价工具对随机对照试验、队列研究和专家共识进行了评价。

2. 编制工具评价　郝玉芳等在评价我国护理证据总结类论文的方法学质量时，应用JBI证据总结方法8个要素中的前6个既提出循证问题、结构化检索、证据筛选、证据评价、证据综合、同行审议作为评价要素。Foster等开发了证据总结质量评价工具(critical appraisal for summaries of evidence, CASE)，从汇总主题、汇总方法、证据内容、证据应用4个方面对证据总结的方法学质量进行评价。CASE是目前为数不多的证据总结评价工具，但其发展过程仅基于既往文献和头脑风暴，缺乏对证据总结制订者、临床使用者、循证方法学家、期刊编辑等群体的调查、访谈与咨询，也缺乏对同类工具的系统回顾与参考(如指南评价工具、专家共识评价工具)，导致CASE难以覆盖证据总结制作过程的全部核心环节，如纳入证据总结的证据是否存在偏倚风险，证据的整合过程是否清晰透明，CASE都缺乏相应的评价条目。因此，使用CASE时需谨慎考虑这些局限性，并期待循证方法学家、证据总结制作者、临床使用者共同合作，开发更加科学的证据总结评价工具。

第三节 证据总结的撰写

证据总结既是证据转化前的证据资源准备，更是证据临床转化的重要依据。一份清晰、扎实的证据总结，能够帮助实践者建立临床转化的自信。因此，既要基于科学的方法构建证据总结，还应遵从报告建议清晰报告证据总结。但目前尚缺乏全球广泛使用的证据总结报告规范。本节对国内外已发表的证据总结进行分析，提出了证据总结的报告建议。

一、报告建议

证据总结的报告建议遵循科研论文报告的基本框架，包含背景、方法、结果、讨论4

个关键部分，具体报告内容见表 12－3。

表 12－3　证据总结的报告建议

项目	条目	报告建议
背景		
问题描述	1	阐述证据总结关注的临床问题
证据现状	2	概述已有证据资源的现状
研究目标	3	描述证据总结的目的、意义与适用范围
方法		
研究问题	4	使用结构化方法(如 PICO 或 PIPOST)阐述证据总结的具体问题
证据检索	5	描述检索数据库、检索词及检索策略
证据筛选	6	描述证据的纳入、排除标准和筛选方法
质量评价	7	阐述所使用的文献质量评价工具及评价方法
证据汇总	8	阐述证据汇总方法，以及证据分级方法及所使用的分级系统
制作团队	9	描述制作团队的组成及分工
结果		
证据的基本情况	10	用文字或图报告证据检索与筛选流程，用文字或表格呈现纳入证据的概况，如类型、来源、主题等
证据的质量	11	用文字或表格描述证据的方法学质量评价结果
证据内容	12	用文字或表格呈现每条证据及其级别，并标明出处
实践建议	13	用清晰、简洁、易懂的语言给出实践建议。如有配套资源，给出获取方式
讨论		
优势	14	概述证据总结的关键发现，指出对未来科研或实践的启示
局限性	15	阐述证据总结制作过程中的方法学局限性，以及未来转化应用时的局限性
其他信息		
资助	16	阐述研究的资助来源，若有，讲明资助在研究设计、实施、结果解释和文章发表中的作用
利益冲突	17	阐述团队成员在研究中有无利益冲突

二、实例分析

为了帮助读者更好地理解和应用证据总结的报告建议，本部分将以邢唯杰等发表的《预防婴儿猝死综合征的安全睡眠环境证据总结》为案例，就报告建议所涉及的 5 个部分逐一解读。

1. 背景　阐述证据总结关注的临床问题，显示开展证据总结的重要性。例如，“婴儿猝死综合征(sudden infant death syndrome, SIDS)指的是 1 岁以下婴儿猝死，多发生于婴儿睡眠中，经过全面案例调查后仍无法解释死因。SIDS 是 1 岁以内婴幼儿的主要死因，发生率约为 1/2 000。在美国，每年约发生 3 500 例睡眠相关的婴儿死亡，包括婴儿猝死综合征、意外窒息等。在我国，SIDS 也是新生儿期后婴儿死亡的主要原因，占婴儿死亡原因的 15%～20%，仅次于肺炎和先天性畸形。SIDS 的发生和睡眠关系密切，采用正确、有效的方法促进婴儿睡眠安全，是预防 SIDS 的重要措施。”

概述已有证据现状，是否有开展证据总结所需的证据基础。例如，“美国儿科学会(The American Academy of Pediatrics，简称 AAP)于 2011 年发布了促进婴儿睡眠安全以预防 SIDS 的技术报告并不断更新。BMJ 最佳临床实践、UpToDate 临床顾问也随之发布临床决策建议。但这些证据篇幅庞大、内容较为分散，缺乏对睡眠环境这一主题的聚焦提炼，也缺乏面向护理人员和婴儿照顾者简要、易读的实践指导。我国护理实践对婴儿睡眠环境尤其是睡眠姿势的选择上仍然存在争议，婴儿照护者在婴儿睡眠位置、睡眠环境、辅助睡眠选择等领域也存在误区。”

阐述证据总结的目的、意义，声明证据总结的适用范围。例如，“本研究聚焦婴儿安全睡眠环境这一主题，通过系统检索和提取国内外高级别的循证资源汇总证据并提出实践建议，将有助于促进临床护理人员开展安全的婴儿护理，并为医务人员指导婴儿照顾者的照顾行为提供教育依据。本证据总结的适用范围为常规医疗机构或在家庭的婴儿(包括早产儿)，但不包括需要在监护室接受特殊治疗(如俯卧位通气)的早产儿。”

2. 方法　使用 PICO 或 PIPOST 阐述证据总结的具体问题，并基于结构化的研究问题阐述证据的纳入与排除标准。例如，“采用 PIPOST 模式构建证据总结的具体问题，并据此界定证据的纳入标准为：证据应用目标人群为婴儿及其照护者，尤其是早产儿、低出生体重儿、自主神经调节失调、心肺功能调节不成熟、母亲年龄<20 岁、出生前或出生后有吸烟、酒精暴露的婴儿；干预方法包括促进婴儿睡眠安全、降低婴儿猝死综合征的睡眠环境相关措施；应用证据的专业人员为临床医务人员及婴儿照护者；结局指标为婴儿猝死综合征发生率或发生风险；证据应用场所为婴儿照护机构或家庭；证据类型为临床决策、推荐实践、证据总结、临床实践指南、技术报告、专家共识、系统评价。排除标准：因本证据总结重点关注婴儿睡眠环境与睡眠用具，故没有纳入母乳喂养、免疫接种、戒烟戒酒等其他预防 SIDS 的证据。”

描述检索数据库、检索词及不同层次数据库的具体检索策略。例如，“按照证据资源‘6S’模型，采用自上向下的检索原则，计算机检索 BMJ 最佳临床实践、UpToDate 临床顾问、JBI 图书馆、Cochrane 图书馆、Campbell 合作网、美国指南网、加拿大安大略注册护士协会指南网、苏格兰学院间指南网、英国国家卫生与临床优化研究所指南网、国际指南网等循证资源数据库。并补充检索了综合数据库 PubMed、EMBASE、中国生物医学文献数据库，以及美国儿科学会、欧洲儿科学会网站。纳入证据类型包括临床决策、推荐实践、证据总结、临床实践指南及系统评价。检索临床决策、推荐实践、证据总结、临床实践指南及专业学会网站时，中文检索词包括婴儿、睡眠安全、婴儿猝死综合征，英文检索词包括 infant、sleep safety、sudden infant death syndrome。检索系统评价时，中文检索策略为（婴儿 OR 新生 OR 早产儿）AND（卧位 OR 睡姿 OR 环境 OR 同室 OR 同床 OR 襁褓 OR 安抚奶嘴）AND（猝死 OR 窒息），英文检索策略为（infant OR baby OR newborn OR neonates OR preterm）AND（sleep position OR back-to-sleep OR sleeping location OR bed-sharing OR co-sleeping OR room-sharing OR bedding OR cribs OR swaddling OR wearable blanket OR pacifier）AND（sudden infant death syndrome OR sudden unexpected infant death OR sudden death OR sleep related death OR SIDS OR SUID），检索时间为建库至 2019 年 8 月。”

阐述文献质量评价工具及评价方法。例如，“根据证据的类型，选择相应的质量评价工具。临床决策、技术报告、证据总结均属于证据‘6S’金字塔中的专题证据汇总类证据（summaries），具有相似的制订过程，因此采用证据总结的质量评价工具（critical appraisal for summaries of evidence，CASE）对纳入的临床决策、技术报告和证据总结进行评价，共包含 10 个条目，每个条目以‘是’‘部分是’‘否’进行评价。采用 AGREE Ⅱ对指南进行质量评价，包括 23 个条目，从范围和目的、参与人员、制订的严谨性、呈现的清晰性、应用性、编写的独立性 6 个领域对每个条目按 1～7 分评价，计算每个领域计算总分并标准化为百分比，将指南分为 3 级：6 个领域得分≥60％为 A 级推荐，30％～60％为 B 级推荐，＜30％为 C 级推荐。采用澳大利亚 JBI 循证卫生保健中心的文献质量评价工具对系统评价进行质量评价，共包含 11 个条目，每个条目以‘是’‘否’‘不清楚’‘不适用’进行评价。纳入的文献由 2 名经过系统循证方法学培训的研究人员独立完成，评价意见有冲突时，由团队中第 3 名研究者参与讨论，并最终形成一致结论。”在这篇文章中，由于来源于临床决策、技术报告和证据总结的证据，其源头为多项病例对照研究，进行溯源评价工作量较大。因此，作者使用了 CASE 工具对这 3 篇证据进行评价。但 CASE 工具未覆盖证据总结制作过程的全部核心环节，使用该工具时需谨慎考虑这些局限性。

阐述证据的汇总方法。例如，“逐篇阅读纳入的证据，根据 PIPOST 对证据进行逐条提取，对同类证据进行主题汇总。当不同来源的证据结论存在冲突时，遵循高质量证据优先、新发表的证据优先。”

描述证据分级方法及所使用的分级系统。例如，“使用 2014 版 JBI 证据预分级及证据推荐级别系统，按照生成最佳证据所纳入的原始文献的类型，对不同来源的证据进行分级。证据及其原始来源提取完成后，由 2 位研究者独立进行分级。意见不一致时，由第 3 名研究者参与讨论，并最终形成一致结论。”

描述制作团队的组成、分工及对潜在利益冲突的声明。例如，“参与本证据总结制作和撰写的所有作者均接受过系统的循证护理教育，在证据分级、推荐分级及证据质量评价方面具有丰富的经验，均具有新生儿照护领域的临床经验。参与本证据总结制作和撰写的所有作者没有接受任何婴儿用品公司的资助或建议。”

3. 结果　首先，应报告的证据检索与筛选结果，以及证据概况，如发表年代、来源、类型、主题等。“通过对上述电子数据库进行检索，共检索到 2 778 篇文献。将所有文献导入 Endnote 文献管理软件去重后，剩余 2 216 篇文献。由 2 位研究者独立阅读所获文献题目和摘要，排除明显不符合纳入标准的文献，对可能符合纳入标准的文献获取全文，通过阅读全文确定是否真正符合纳入标准。2 位研究者在文献筛选方面有分歧时，由第 3 位研究者参与讨论决定是否纳入。筛选过程中有 3 篇系统评价引起讨论。2 篇系统评价发表于 PubMed，其内容与本主题高度相关，但仔细阅读全文后，发现该系统评价的目的是评价促进婴儿睡眠安全证据实施的措施，不符合本研究的研究问题，故剔除。另一篇系统评价发表于 Cochrane 图书馆，但因该领域没有符合要求的文献，故没有研究结果，也无法提供证据，故剔除。最终符合纳入标准的证据共 11 篇。证据来源、类型及主题见表 12-4。”

表 12-4 证据来源、类型及内容

纳入文献	来 源	发表年份	证据类型	证据主题
Moon	美国儿科学会	2018	技术报告	安全睡眠环境
Moon	BMJ 最佳临床实践	2017	临床决策	SIDS 风险预防
Corwin	UpToDate	2018	临床决策	SIDS 风险预防
Gilbert	PubMed	2005	系统评价	睡眠姿势
Picheansathian	JBI 数据库	2009	系统评价	睡眠姿势
Vennemann	PubMed	2012	系统评价	与父母同床
Das	PubMed	2014	系统评价	与父母同床
NICE	英国国家卫生与临床优化研究所	2014	临床实践指南	与父母同床
Blair	PubMed	2008	系统评价	头部覆盖
Pease	PubMed	2016	系统评价	婴儿襁褓
Hauck	PubMed	2005	系统评价	安抚奶嘴

其次，应报告纳入证据的方法学质量评价结果。例如，“本研究纳入 1 篇技术报告、2 篇临床决策，分别来源于美国儿科学会、BMJ 最佳临床实践和 UpToDate 临床顾问，其中前 2 篇作者相同。3 篇文献制订过程严谨，内容依据详实。由 2 名评价员应用证据总结的质量评价工具独立评价，评价结果见表 2(略)。纳入 1 份临床实践指南，来源于英国国家卫生与临床优化研究所，由两位评价者根据 AGREE Ⅱ 对指南进行质量评价后，各领域标准化百分比分别为：范围和目的 89.4%、牵涉人员 68.7%、指南开发的严格性 50.6%、指南呈现的清晰性 48.7%、指南的适用性 73.2%、指南编撰的独立性 94.3%。其中≥60.0%的领域数为 4，≥30.0%的领域数为 6。推荐级别为 B。共纳入 7 篇系统评价，1 篇来源于 JBI 数据库，剩余 7 篇来源于 PubMed 数据库。尽管部分系统评价发表时间已超过 10 年，但因没有更多更新的系统评价及原始研究，故仍然全部纳入本研究。由两位评价者应用澳大利亚 JBI 循证卫生保健中心的文献质量评价工具对系统评价进行质量评价。”

接着，用文字或表格呈现每条证据及其级别，并标明出处。如有流程图、手册、视频等配套资源，给出获取方式。案例“通过对纳入研究的11篇文献进行阅读，提取相可用的证据33条，对证据进行归纳分析后，最终形成睡眠姿势、睡眠位置、睡眠环境、辅助睡眠工具4个证据大类，包含9个证据主题”。并通过表格呈现了证据提取、描述与主题汇总过程(表12-5)。

表12-5 预防SIDS的安全睡眠环境证据汇总

证据主题	证据描述	来源	出处	等级
睡眠姿势				
1. 始终保持婴儿仰卧位睡姿	为减少SIDS发生风险，婴儿包括早产儿应该在每个睡眠阶段都置于仰卧位睡觉，直到1岁时。侧卧位不安全、不稳定、不应被推荐	美国儿科学会	多项病例对照研究	3
	仅让婴儿采取俯卧睡姿一次都会增加SIDS的风险；侧卧睡姿与俯卧睡姿同样危险	BMJ最佳临床实践	4项病例对照研究	3
	所有的婴儿，包括曾经是早产儿的婴儿，在任何睡眠阶段都应该放置在仰卧位，即使他们能够自己从仰卧位翻转到俯卧位	UpToDate	多项病例对照研究	3
	和仰卧位相比，俯卧位、侧卧位和其他卧位的婴儿SIDS发生率显著升高	PubMed	40个观察性研究的系统评价	3
	在医院环境中，早产儿可能从俯卧位受益，但必须有持续的心肺和血氧饱和度监护，以预防SIDS	JBI图书馆	21个随机对照试验和11个类实验性研究的系统评价	1
睡眠位置				
2. 婴儿睡眠应与父母同室，但不同床	与父母同室明显降低SIDS风险，而与父母同床显著增加SIDS风险。建议婴儿在出生第一年、至少在出生6个月内，睡在父母的房间里，靠近父母的床，但在一个单独的床上	美国儿科学会	多项病例对照研究和2项系统评价	3
	与吸烟、喝酒或使用药物的父母同床，在置有枕头和毛毯的床铺上同床，增加SIDS风险，3个月以上的婴儿尤其如此。鼓励父母与婴儿在同一房间中睡，但须将婴儿单独置于婴儿床、摇篮中	BMJ最佳临床实践	多项病例对照研究	3
	风险最低的环境，应该是睡在父母的房间，但不是同一张床。至少在婴儿6个月内，使用婴儿床、摇篮或其他专门为婴儿设计的睡眠工具	UpToDate	多项病例对照研究和1项系统评价	3

（续表）

证据主题	证据描述	来源	出处	等级
	与父母同床显著增加 SIDS 风险，尤其是 12 周以内的婴儿和母亲吸烟的婴儿。所有家庭都应该被警告婴儿与父母同床睡眠的危险	PubMed	11 个病例对照研究的系统评价	3
	尽管母婴同床提高了母乳喂养率，但也显著升高 SIDS 发生率。应谨慎看待母婴同床带来的益处与风险	PubMed	21 个观察性研究的系统评价	3
	应告知所有照顾者，与父母同床睡眠与 SIDS 的发生相关，尤其对于父母吸烟、饮酒、使用药物的婴儿，以及低出生体重儿和早产儿	英国国家卫生与临床优化研究所	12 项病例对照研究	3
3. 不要让婴儿睡在婴儿床以外的工具上	将婴儿放置在沙发或扶手椅上睡觉将极大增加 SIDS 风险	美国儿科学会	6 个病例对照研究	3
	无论在医院还是家中，都不建议常规将婴儿放置在汽车座椅、婴儿车、摇椅、婴儿背带和婴儿吊带中睡眠，特别是对于年幼的婴儿	美国儿科学会	1 个病例对照研究	3
	除旅行需要，否则不建议将婴儿放置在汽车座椅或其他坐具（推车、背带、提篮）中常规睡眠	UpToDate	多项回顾性研究	4
睡眠环境				
4. 将婴儿安置在牢固的物体表面睡眠	应将婴儿放置在牢固的睡眠表面（例如，安全认可的婴儿床中的床垫）上，使用适合的床单覆盖，不得使用其他床上用品或软物，以减少 SIDS 和窒息的风险	美国儿科学会	专家意见及 1 项质性研究	3
	使用硬床垫、紧密贴合的床单来为婴儿创造安全的睡眠环境	BMJ 最佳临床实践	专家意见	5
	应该始终将婴儿放置在经过认证的婴儿摇篮或者有着牢固表面的婴儿床上睡觉	UpToDate	专家意见	5
5. 婴儿床上不放置任何软物	床上不应该有任何柔软或松散的床上用品，如枕头、被子、毯子、羊毛制品、不合适的床单等，或任何可能阻碍婴儿呼吸或者导致过热的物品	美国儿科学会	多项病例系列研究、案例报告与专家意见	4
	柔软的床面是 SIDS 的独立危险因素，使得 SIDS 发生风险增加 5 倍。婴儿睡眠环境中避免使用羊毛制品、枕头和盖被	BMJ 最佳临床实践	2 项病例对照研究	3
	柔软的床上用品、松散的床上用品增加 SIDS 风险（5 倍）。枕头、毛绒玩具、羊皮和毯子应该放置在婴儿床、摇篮以外的地方	UpToDatc	3 项病例对照研究及多项病例系列研究	3

（续表）

证据主题	证据描述	来源	出处	等级
6. 不使用婴儿床栏防撞垫	符合安全标准的婴儿床没有头部安全风险，因此不推荐使用床栏防撞垫。床栏防撞垫可能与窒息、被困、缠绕有关	美国儿科学会	1项病例系列研究及专家意见	4
	婴儿床栏防撞垫也与窒息所致的婴儿死亡有关，不推荐使用婴儿床防撞垫	UpToDate	2项病例系列研究	4
7. 避免睡眠环境过热和使用婴儿盖头	避免过热及头部遮盖。婴儿衣物、毯子的数量与SIDS的风险增加有关。使用婴儿盖头使SIDS发生风险增加7倍	美国儿科学会	4项病例对照研究和1项系统评价	3
	在睡眠期间不应遮盖婴儿头部，可能会出现过热的睡眠环境	BMJ最佳临床实践	专家意见	5
	SIDS的发生风险随着婴儿衣物、盖被和室温的增加而增加，睡眠过程中使用风扇降低SIDS风险	UpToDate	2项病例对照研究	3
	发生SIDS的婴儿有1/4头部被覆盖，头部覆盖使SIDS的发生风险增加8倍	PubMed	10项病例对照研究的系统评价	3
辅助睡眠工具				
8. 不推荐使用婴儿襁褓辅助睡眠	尽管曾经有研究认为婴儿襁褓能减少SIDS，但仍不推荐使用婴儿襁褓。婴儿被包裹后，一旦滚动到俯卧位，发生SIDS的风险将增加。如果使用婴儿襁褓，将始终保持婴儿仰卧位。一旦婴儿出现翻滚的迹象或能力，就不应该再使用襁褓	美国儿科学会	多项病例对照研究、病例系列研究	3
	婴儿襁褓似乎会增加SIDS风险，尤其对于较大月龄和/或没有仰卧位睡眠的婴儿	UpToDate	1项系统评价	3
	尽管证据较薄弱，但Meta分析结果仍显示婴儿襁褓增加SIDS风险，尤其对于6个月以上的婴儿	PubMed	4项病例对照研究的系统评价	3
9. 可考虑使用安抚奶嘴	安抚奶嘴有明显保护作用，可以降低50%～90%的SIDS发生风险。可考虑在婴儿小睡和正式睡眠中给予安抚奶嘴。尽管多项观察性研究认为安抚奶嘴的使用会影响母乳喂养，但系统评价证实，安抚奶嘴不会降低母乳喂养率	美国儿科学会	10个病例对照研究和2个系统评价	3
	安抚奶嘴有明显保护作用，含着安抚奶嘴入睡的婴儿唤醒阈值较低。睡眠期间使用安抚奶嘴可减少SIDS发生风险（比值比0.1～0.4），可考虑鼓励睡眠期间常规使用安抚奶嘴	BMJ最佳临床实践	1项系统评价和3项病例对照研究	3

（续表）

证据主题	证据描述	来源	出处	等级
	虽然机制未明，但在婴儿睡眠过程中给予安抚奶嘴可能会减少 SIDS 的发生	UpToDate	1 项系统评价	3
	使用安抚奶嘴可显著降低 SIDS 风险，尤其是在婴儿睡觉时（比值比 0.39～0.47）	PubMed	7 项病例对照研究的系统评价	3

最后，用清晰、简洁、易懂的语言给出实践建议。例如，“无论是正常婴儿还是早产儿，睡觉时都应始终采用仰卧位。婴儿应与父母同室睡眠，但不同床。婴儿应睡在符合安全标准的婴儿床上，而不是沙发、摇篮、座椅中。婴儿床表面应坚固平整，不放置任何软物，不安装防撞垫。婴儿入睡后，保持环境通风，穿着合身睡衣，不加盖松软盖被，不遮挡婴儿头部，不使用婴儿襁褓。根据婴儿需要，可使用安抚奶嘴。”

4. 讨论　概述证据总结的价值。例如，“无论在国内还是国外，SIDS 都是威胁 1 岁以内婴儿安全的首要因素。婴儿睡眠环境与婴儿睡眠相关性死亡的发生密切相关，也是最容易被干预的预防行为。但多项研究发现，我国临床护士在婴儿睡眠卧位选择上仍然存在与证据不一致的现象。部分研究强调俯卧位对早产儿的益处或侧卧位对新生儿预防反流窒息的效果，忽视了在不能持续监护的情况下，不稳定姿势将增加 SIDS 发生风险。而住院期间的婴儿睡眠姿势安置，将潜移默化影响着婴儿照顾者的照顾行为。此外，父母与婴儿同床睡眠、婴儿床摆放柔软松散物品、使用床栏防撞垫、衣物盖被过多等行为，也是我国婴儿照顾者常见的行为误区。尽管美国儿科学会、BMJ 最佳临床实践、UpToDate 临床顾问均发布了 SIDS 预防相关的技术报告或临床决策支持信息，但这些证据内容庞大、篇幅较长、语言较难被护理实践者理解。本证据总结充分聚焦婴儿睡眠相关证据，涵盖婴儿睡眠相关的关键要素，将有助于护理实践者高效获取和理解证据，建立标准化的婴儿院内及院外睡眠安全环境管理流程，促进婴儿安全照护，预防 SIDS 的发生。”

分析证据总结的方法学质量，尤其是影响证据真实性和推广性的方法学局限。例如，“本研究遵循循证方法学，通过 PIPOST 界定研究问题，按照‘6S’模型逐层检索证据，在证据汇总过程中，采用列表法呈现每条证据的内容、来源、出处和等级，在此基础上进行主题合并与提取，更具有透明性。本研究所产生的证据等级大多为 3 级，但考虑到婴儿猝死综合征这一结局指标的特殊性，病例对照研究已是现有的最高等级证据，因此可以作为实践的最佳依据。部分证据年代较老，缺少新研究结果。在安抚奶嘴的应用方面，临床实践仍存在争议。一篇发表于 2005 年的系统评价认为，安抚奶嘴对预防 SIDS 有积极作用，但 2017 年 Cochrane 系统评价认为，该领域缺乏随机对照试验，因此无法给出结论。而一些新的研究证据认为，安抚奶嘴对母乳喂养有不良影响。如何平衡安抚奶嘴对预防 SIDS 和影响母乳喂养的利弊，哪些婴儿应优先考虑使用安抚奶嘴，目前尚缺乏有说服力的证据。”

指出对未来科研或实践的启示。“尽管既往研究和本证据总结对婴儿睡眠姿势、睡眠位置、睡眠环境、辅助睡眠工具给出了推荐建议，但国内外的实践情况不容乐观。Hirai等对美国29个州4万余名母亲的调查显示，78%的照顾者将婴儿置于仰卧位睡眠，但仅有57.1%的家庭做到婴儿与父母同室但不同床睡眠。冯围围等对我国5个城市156例婴儿0～3月龄期间家长睡眠养育行为进行监测显示，与家人同床睡眠、同屋但单独小床睡眠、家人抱着睡眠以及单独房间睡眠的比例分别为53.8%、42.4%、2.0%和1.8%，随月龄增加，与家人同床睡眠的比例逐步增多。研究显示，由专业人士对照顾者进行指导和教育能有效增加婴儿安全睡眠行为。所以，正如SIDS研究重点的国际共识所建议，在护理实践领域，未来研究应在更新临床医务人员照护知识的基础上，发展多种途径的干预措施和多种形式的教育材料并评估其实施效果，分析推动最佳证据实施过程中可能遇到的障碍，尤其是社会和文化因素在影响照护者睡眠行为选择中的作用，找到更精准的行动策略，推动证据向临床实践、向家庭的持续转化。”

5. 小结　用精练的语言概述证据总结的关键发现和对未来研究或实践的建议。例如，“本研究通过系统检索国内外高级别的循证资源，汇总了婴儿安全睡眠环境的最佳证据，并从睡眠姿势、睡眠位置、睡眠环境、辅助睡眠工具四方面提出实践建议，旨在促进医务人员和婴幼儿监护人遵照最佳证据，规范婴儿照护实践行为。下一步将开展婴儿安全睡眠环境最佳证据的应用研究，推动证据的实施与落实，保证婴儿睡眠环境安全，预防SIDS。”

证据总结是证据转化前的重要资源准备，也是实践变革的重要依据。证据总结的制作与报告应依据标准化方法，以保证其可靠性与可读性。本章从问题确立、文献检索、文献筛选、证据汇总与分级、形成实践建议6个步骤形成了证据总结的制作方法，并从背景、方法、结果、讨论、小结5个方面提出了证据总结的报告建议。循证实践者应重视证据总结的价值，基于证据总结发展形式多样、生动灵活的配套资源，促进证据传播，减少变革障碍。

（邢唯杰）

参考文献

[1] 曹锐，胡芬，朱小平，等. ICU成人患者规范化身体约束证据总结[J]. 中国护理管理，2018，18(12)：1600-1607.

[2] 邸红军，施月仙，臧红新，等. 医务人员针刺伤预防策略的最佳证据总结[J]. 中华护理杂志，2017，52(1)：93-98.

[3] 郝玉芳，王斗，晏利姣，等. 近5年我国护理证据总结类论文的方法学质量分析[J]. 中国护理管理，2020，20(4)：501-505.

[4] 米元元，沈月，王宗华，等. 机械通气患者误吸预防及管理的最佳证据总结[J]. 中华护理杂志，

2018,53(7):849-856.

[5] 王春青,胡雁. JBI证据预分级及证据推荐级别系统(2014版)[J]. 护士进修杂志,2015,30(11):964-967.

[6] 王晋芳,徐杨,陈延亭,等. 顺产产妇会阴损伤预防与修复护理最佳证据总结[J]. 中国护理管理,2018,18(8):1142-1147.

[7] 吴超君,缪晶,张昕童,等. 成人输液港堵塞预防与处理的证据总结[J]. 中华护理杂志,2018,53(3):346-351.

[8] 吴娟,钱海兰,胡雁,等. ICU成人置管患者合理身体约束最佳证据的临床应用[J]. 中国护理管理,2019,19(9):1395-1402.

[9] 邢唯杰,周菲菲,王靖,等. 预防婴儿猝死综合征的安全睡眠环境证据总结[J]. 中国护理管理,2020,20(12):1831-1837.

[10] BALSHEM H, HELFANDA M, HOLGER J. GRADE指南:Ⅲ. 证据质量分级[J]. 中国循证医学杂志,2011,11(4):451-455.

[11] BARENDS E, ROUSSEAU D M, BRINER R B. CEBMa guideline for Critically Appraised Topics in Management and Organizations [EB/OL]. (2020-05-21)[2021-06-08] https://www.cebma.org/wp-content/uploads/CEBMa-CAT-Guidelines.pdf

[12] FOSTER M J, SHURTZ S. Making the Critical Appraisal for Summaries of Evidence (CASE) for evidence-based medicine (EBM): critical appraisal of summaries of evidence [J]. J Med Lib Assoc, 2013,101(3):192-198.

[13] JORDAN Z, LOCKWOOD C, MUNN Z, et al. Redeveloping the JBI model of evidence based healthcare. Int J Evid Based Healthc, 2018,16(4):227-241.

[14] KHANGURA S, KONNYU K, CUSHMAN R, et al. Evidence summaries: the evolution of a rapid review approach [J]. Syst Rev, 2012,1:10.

[15] MUNN Z, LOCKWOOD C, MOOLA S. The development and use of evidence summaries for point of care information systems: a streamlined rapid review approach [J]. Worldviews Evid Based Nurs, 2015,12(3):131-138.

[16] PETKOVIC J, WELCH V, JACOB M H, et al. The effectiveness of evidence summaries on health policymakers and health system managers use of evidence from systematic reviews: a systematic review [J]. Implement Sci, 2016,11(1):162.

[17] SADIGH G, PARKER R, KELLY A M, et al. How to write a critically appraised topic (CAT) [J]. Acad Radiol, 2012,19(7):872-88.

第十三章 医患共同决策与患者决策辅助工具

循证医学倡导医务人员了解、掌握以及应用最佳医学证据为患者服务。但循证医学对于医务人员的要求并不止于此。除了掌握和应用最佳证据这一核心思想之外，医务人员还必须能够权衡不同诊疗策略的获益与风险，并考虑患者的个体价值与偏好（简称患者偏好）。医患共同决策是在个体的医疗实践中考虑患者偏好的一种决策模式。医患共同决策基于医患双方均为“专家”的理念，医生作为医学专家提供医学专业意见，而患者作为了解自身个体需要、偏好的专家，双方在充分讨论后共同作出医学决策。从 20 世纪 80 年代末开始，临床开始使用患者决策辅助工具来辅助医患共同决策。超过 100 项研究结果表明，这些工具能有效提高患者的知识水平和风险认知能力。本章对医患共同决策的概念、发展及相关理论模型进行了系统梳理，并对患者决策辅助工具的开发、实施及评价过程进行了详细阐述，以期为国内医患共同决策相关研究的开展提供参考。

第一节 医患共同决策的概述

医疗服务牵涉了一系列的判断与抉择，临床医护人员应该利用循证医学三大要素，即现有最佳的循证证据、患者的意愿和就医条件、医生的经验和判断，进行综合临床决策，这种临床决策是与患者共同进行的个性化决策，只有这种决策模式才能达到科学、准确做出双方满意的决策的效果。正如 2012 年《新英格兰医学杂志》发表的文章“Shared decision making-The Pinnacle of Patient-Centered Care”开篇引用的患者的一句话“Nothing about me without me”，可见患者角色在医疗决策中的重要性。医患共同决策模式提倡患者参与医疗决策并考虑患者偏好，该模式在国外已经发展得较为成熟，在我国也开始受到广泛关注。

一、概念和特征

（一）临床决策的类型

在医学史上由医生主导决策的理念根深蒂固。1980 年，一名胃肠病专家在《新英格兰医学杂志》上撰文称:“医生应当对患者负起责任,而不是把决策的重任转交给患者。”这种决策模式反映了一种受到质疑的家长主义。但陆续有学者指出,家长主义是一个人假借有利于或避免伤害之名,有意压制另外一个人已知偏好或行为。随着广大患者健康意识和维权意识日益增强,社会各界开始探讨其他类型决策方式的合理性和必要性。

由此,各种类型的临床决策模式开始被广泛讨论。依照主体的不同,有 9 种临床决策类型:①医生独立作出决定,患者不参与;②医生主导,患者认可;③医生主导,患者同意;④医生主导,参考患者意见和观点;⑤共享信息、平等参与;⑥患者主导,参考医生意见和观点;⑦患者主导,医生同意;⑧患者主导,医生认可;⑨患者独立作出决定,而医生未参与。前 3 种可以合并为“医生主导型”,中间 3 种可归为“医患平等型”,而后 3 种可归为“患者主导型”。这 9 种临床决策类型有没有绝对的好坏之分,适用于不同情形。

(二) 医患共同决策的概念和意义

1. 医患共同决策的基本概念　随着现代循证医学的发展,在临床诊疗和决策中,越来越强调对患者的自主权、知情权、话语权、参与权的重视与尊重。医患共同决策(shared decision-making, SDM)的概念应运而生。历经 40 多年的研究和临床实践,其在欧美等发达国家的发展已相当成熟。1980 年,《美国内科学杂志》强调了患者在决策中的作用,呼吁医生要鼓励患者参与临床决策。1982 年,美国总统生命伦理委员会首次界定了 SDM 的含义:医护人员要善于识别并满足患者需求,尊重其选择偏好,患者也要勇于清晰表达愿望,共同寻求治疗共识。加拿大 McMaster 大学流行病学与统计学专家阐述了 SDM 的含义并确认了该模式的关键特点:至少有医生与患者双方参与、双方共同分享信息、双方均表达治疗的倾向性、双方最终就即将开展的治疗达成一致。综上,SDM 是一个由患者、家属及临床医生利用现有最佳证据和患者知情的偏好作出决策的过程。

在我国,“shared decision-making”被译成了两个含义相近但有差别的术语:“医患共同决策”和“共享决策”。两者均表达了倡导患者参与临床决策过程的理念,但前者更强调医患双方要共同作出临床决策,成为临床决策的共同责任主体,共同为决策结果负责;而后者更强调医患信息共享、患者充分参与到临床决策。虽然迄今关于 SDM 的内涵仍存在一些争议,但目前国内外学者公认 SDM 的定义是以患者为中心,基于当前最佳的循证医学证据,鼓励临床医生让患者共同参与诊断、治疗和随访的讨论,制订出最适合患者的个性化的临床决策的一种决策模式。这种模式旨在加强医患沟通,提高患者依从性,使临床决策与患者的价值观和偏好保持一致且符合伦理原则,并促进医患和谐关系。

2. 医患共同决策的意义　SDM 符合当代医学伦理学的要求,20 世纪初,健康照护还仅仅是某些人的特权,而医学伦理学最新革命性的进步是将健康照护当作一种人权,“人人生而平等”意味着在医疗照护中患者应当被公平地对待。在保证患者获益、不受伤害这一原则下,应将患者的自由、尊严以及公平(即公平分配健康资源)纳入该模式。1979 年,Beauchamp 和 Childress 提出了伦理学四大原则:自主、有利、不伤害、公平。从 20 世纪 80 年代开始,越来越强调尊重患者的自主性,SDM 能很好地体现上述伦理学原则,是知情同意的理想状态。

SDM 模式符合临床实践的发展需求，广义上讲，临床有 2 种决策方法：①根据有效性进行决策，用于在有足够的证据表明获益明显大于风险，因此只有一个最佳方案的情况下。②根据偏好进行决策，用于某些情况下，并无足够的证据表明获益/风险比值，或该比值有赖于患者的价值观。例如，关节置换术的获益是可通过植入物来维持自身原有结构及其所赋予的功能，风险则包括植入物老化导致多次手术、植入物本身给人体所带来的各种风险、肢体功能是否能恢复正常等，因此决定是否手术是一个艰难的选择，在决策中医生需要意识到技术上最优并不总是对患者最合适，要在了解患者价值观、经济状况等基础上开展知情同意，帮助患者进行决策。

（三）医患共同决策的特征

目前学术界对于 SDM 的具体内涵在持续研究和探讨中，但普遍认为 SDM 是一个医患双方围绕医疗决策进行交谈、讨论的过程，应包含以下几个特征。

1. 医患共同决策需围绕特定“决策”　澄清“决策”一词的含义对于理解 SDM 的概念至关重要。一般认为，只要面临选择都会涉及“决策”，在决策过程中需要花费时间和精力去考虑采取何种行动更有意义。一项研究结果表明，每个医疗结局背后大约会涉及 14 个医疗决策。关于这些决策，有学者使用了“选择意识”这个术语，意为如果不把评估替代方案的概念带入决策意识中，无法实现共同决策。但在临床工作中不可能使用暂停、分析评估和回顾的方式考虑每一个决策。因此，虽然应倡导 SDM，但不是所有临床问题都适合共同决策。目前关于“何时”需要“何种程度”的共同参与尚无明确结论。

一些学者认为，患者偏好敏感型的决策更适合进行共同决策，即若有大量科学证据支持某种特定的干预措施能产生最佳医疗结局，则共同决策的空间较小。在实践层面上，该领域的大多数研究者认为，当有一个以上的合理医疗方案，并且不同方案各有利弊可能会产生不同的结局，决策值得投入时间、认知及情感时，共同决策才是有意义的。在这种情况下，利弊平衡才是更值得关注的关键点。

2. 医患共同决策应包含沟通和协作　虽然大多数患者的医疗知识和经验都不如医疗人员，但在 SDM 领域，患者被定位为自己的身体、观点、关注点、目标、首选事项和偏好的专家，而 SDM 应该是专家之间的会谈。SDM 的核心是沟通和协作。这两个广义的术语包含了认知和情感两个层面的工作，即需意识到需要参与决策并对所面临的选择有充分认识，能够平衡各个选项的益处和风险，接受医疗结局的不确定性等。共同决策假定的是所有决策参与者都开诚布公地交流。交流包括但不限于患者表达其目标、担忧、恐惧和偏好；卫生专业人员提出问题，提供信息，并解释可能的伤害、好处和权衡；亲属或其他人参与谈话并提出意见。这些过程可能会发生在不同时间、地点并涉及不同参与者。当参与者认为自己积极地进行了相互交流，相互倾听，并共同合作达成某项决定时，这个过程就可以被称为共同决策，即使这个决定不改变当前现状或推迟进行决策。

3. 医患共同决策是关于权力的变化过程　识别决策、认识决策信息、沟通和协作是共同决策的表面组成部分。在这些表面之下，还有一些复杂的问题，比如权力的变化。患者一般会将自己定位为一个请求者，而医务人员通常是专家的角色，不同的地位导致了权力的转移和倾斜。再加上患者具有与疾病(或对疾病的恐惧)相关的脆弱性和依赖性,这使得共同决策成为一个充满不确定性和恐惧的过程。有学者认为:“由疾病引起的不确定性和脆弱性可能会导致患者的感知依赖性,这强调了自主性不仅仅是一种个人状态,也是一种与环境相关的能力。”

信息对解决感知依赖的问题而言至关重要。在医疗结果相关信息确定的情况下进行决策比较容易,比如知道选择 A 会产生 B 的结果。但共同决策恰恰相反,这个过程更适用于结果不确定的情况,即现有信息并不足以确定哪个方案是最好的,选项会涉及益处和风险之间的权衡。在这种情况下,SDM 的参与者们仍有可能会过于强调理性思考的效用,即认为充足信息是人们作出决定的支持手段。但研究者在认识到共同决策需以证据为基础的同时,同样需要认识到,患者参与决策还依赖于信息的呈现方式、人际联系、直觉、情感和关系等其他因素。因此,在动态变化的环境中,除提供信息外,还应从多角度入手,真正培养患者的全面自主能力,提高其权力意识,从而解决其感知依赖的问题。

二、起源和发展

(一) 国外医患共同决策的起源与发展历程

SDM 概念首次被提出是在 1968 年的《共同决策和共同责任——现代教育机构的难题》一文中。1970 年,《医院病房里的医患共同决策》研究中首次将 SDM 引入到医疗领域。1972 年,在《变革年代的医学伦理学模式——什么样的医患角色最符合伦理学的关系?》中诠释了 SDM 内涵,指出医疗决策的基本价值框架是建立在患者自身价值的基础上,医生可参考该价值框架来实施 SDM。1982 年,美国医学伦理学问题研究和生物医学与行为学研究总统委员会完善了 SDM 的含义:临床决策需基于患者的需要、偏好和期望,医患共同参与,相互沟通和信息交流,共同制订医疗决策。1992 年,有研究团队开发出了一系列的医患共同决策程序(shared decision-making programs, SDPs),通过视频光盘播放器、改良的微型计算机、视频监视器和打印机以交互形式显示。1995 年,渥太华医院成立了患者决策辅助研究小组,且该小组于 1998 年开发出了用于管理患者决策需求的概念框架——渥太华决策支持框架(Ottawa decision support framework, ODSF)。2001 年,首届国际医患共同决策(international shared decision making, ISDM)会议在牛津大学召开,该会议致力于促进合作,开发 SDM 新技术,促进医疗决策模式转型。2003 年,在威尔士斯旺西召开的第二届(每两年一届)ISDM 会议上,国际患者决策辅助工具标准(international patient decision aid standards, IPDAS)合作组织成立。IPDAS 合作组织基于两轮“在线国际德尔菲共识流程”,最终于 2006 年制订了国际患者决策辅助工具标准(international patient decision aid standards, IPDAS),IPDAS 经过多年的持续改进,已更新至 2013 年的 IPDAS 4.0 版本。之后随着 2010 年萨尔茨堡全球研讨会在奥地利的召开以及 2011 年《医患共同决策萨尔茨堡宣言》在 *BMJ* 上的刊出,充分探讨了患者可以并且应该在医疗决策中扮演参与者的角色,呼吁患者和临床医生共同制订临床决策，为 SDM 理念奠定了更加坚实的基础。

（二）国内医患共同决策的发展

1998 年，大连医科大学医学伦理学专家赵明杰教授首次将 SDM 概念带入国内，并向同行强调患者参与临床决策制订的价值和重要性。2005 年，我国学者指出，SDM 是一个包括信息交流、对治疗方案的斟酌和对治疗措施选择的达成这 3 个阶段的过程。直至 2013 年，才有国内学者探索 SDM 在骨科中的应用的研究。同年，在美国梅奥诊所和美国纽约长老会医院的指导下，由大连医科大学附属第一医院牵头开展了一系列有关 SDM 中国医患调查和他汀选择注册研究，开启了我国 SDM 研究的新篇章。

2015 年，钟南山、郑家强、王辰 3 位院士召集国内外 70 多位专家、教授、学者、*BMJ* 主编、患者及其家属一起就医疗决策模式的变革与 SDM 的探索进行了深入研讨，并指出了在当前医疗改革环境中实施 SDM 的困难和局限性，但这种以患者为中心的新型医疗决策模式亦将成为趋势。

2016—2018 年，国内连续 3 届国际中医药防癌抗癌科普大讲坛暨 SDM 交流论坛、2018 第三届医患共同决策论坛等有关 SDM 会议的相继召开，充分探讨了在我国医疗模式发生转型的背景下，患者应该有权利和机会参与到医疗决策中。患者及家属参与医疗决策，是构建和谐、互信医患关系和患者安全体系的重要环节，将 SDM 模式逐步贯穿到我国临床医疗实践中，使其进一步规范化、系统化，有机遇必然会有挑战。

第二节 医患共同决策相关理论模型

理论可以为理解、预测和改变某种现象或过程提供一个框架。研究者借助理论可以提出和测试假设、解释数据。决策相关的理论模式作为医患共同决策理论的基础深入剖析了决策的内涵，对于指导决策实践具有重要意义。医患共同决策的理论模式目前仍处于发展阶段，现有的模型有不同的侧重点，如循证实践、医护患关系、跨专业实践、环境影响等。因此，本节就决策的基础概念和理论以及医患共同决策的理论模型进行综述，以期为国内学者开展共享决策相关研究和临床实践提供借鉴和理论指导。

一、决策的基础理论模型

（一）规范性决策理论

决策理论是 SDM 的基础理论。虽然判断和决策具有情境依赖性，但早期的规范性决策模型常常假定人们的态度和偏好是固定的，且不会随着引导方式的改变而改变。决策者被当成“理性人”来看待，他们追求效用最大化、自我利益，且完全遵循理性行为的原则。

规范性决策理论中的期望效用理论（EUT）是公认被最广泛使用的模型，由约翰·冯·诺伊曼（John von Neumann）和奥斯卡·摩根斯坦（Oskar Morgenstem）于 1947 年提出。它的哲学范式是在理想条件下,个体应该选择期望效用最大的选项。期望效用理论是一种标准化行为理论,经典的效用理论并不是要描述人们的实际行为,而是要解释,在满足一定的理性决策条件下,人们将如何表现自己的行为。这一理论的一个主要目的是为理性决策提供一套明确的基本假设或者说公理。这些公理被定义后,决策研究者们就能够将期望效用理论计算出的数学预测结果与决策者的真实行为相比较。当研究者发现某公理无法满足时,就可以对这一理论进行修改并作出新的预测。这样,决策研究者们可以反复比照理论与实际,提出更多新的学说来。期望效用理论的大多数公式都至少包含了以下 6 条原则之一:有序性、占优性、相消性、可传递性、连续性和恒定性。

(二) 描述性决策理论

诺贝尔奖获得者赫伯特・西蒙(Herbert Simon)于 1956 年提出的模型是早替代期望效用理论的模型之一。西蒙认为,人们在作决策时,追求的往往是“满意”而并非“最优”。“满意”是指选择一个最能够满足需要的方案,即使这一选择并不是理想化或最优的。在多数情况下,面对真实的选择情境,最终的决策往往只能够达到“满意”,而不是“最优”。自西蒙的理论之后,出现了许多替代期望效用理论的理论,但其中最广被接受的是“前景理论”(prospect theory)。此外还有虚假确定效应、后悔理论、多属性选择等,这类模型统称为描述性决策模型。

此外,近年来,“有限理性”的概念受到越来越多的关注,这预示着真实世界中忙碌的专业人士实践 SDM 时开始逐渐关注新概念的发展以及对准确度与经济成本之间权衡的分析。虽然探索患者和临床医生如何进行理性决策并分析其过程是很重要的,但很明显技术本身可能不能完全解决临床决策的复杂问题。工具虽然是必要的,但在实施过程中也应关注到工具之外的医疗情境、人员、文化等因素。

二、医患共同决策相关理论模型

随着医护患共同决策研究的不断发展和深入,各国学者基于基础决策理论结合医疗决策的特点提出了不同侧重的 SDM 理论模型,以期推动 SDM 在医疗护理领域的实施。

(一) 渥太华决策支持框架

ODSF 的提出是基于一般心理学、社会心理学、决策分析、决策冲突和社会支持等概念,用于指导患者和医护人员作出健康相关决策的理论框架。该框架指出决策支持应按照以下 3 个步骤进行:评估决策支持的需求、提供决策支持和评估决策结局。ODSF 的 3 个核心要素分别是决策需求、决策结果和决策支持。决策需求、决策支持和决策结局之间相互影响,比如,患者可以通过使用临床咨询、决策工具和决策辅导等支持方式影响决策需求和决策结局。决策支持不仅仅可以帮助患者降低决策冲突、明确个人决策价值观以及提供决策相关知识,还能帮助改善包括决策质量、决策行为和决策影响的患者决策结局。经过多年的发展,ODSF 已被广泛应用于健康领域。迄今,ODSF 是加拿大覆盖范围最广、最具影响力的模型,现已作为一种普适性决策支持模型。

（二）共享治疗决策模型

共享治疗决策模型(shared treatment decision making model)由Charles等提出，该模式指出了SDM模式与传统的家长模式和知情模式的差异，并明确了SDM的核心特征：①至少医护人员和患者双方参与决策；②信息共享；③考虑患者决策偏好；④双方达成一致。1999年，Charles等修订了该模式，相比之前的模式，修订后的SDM治疗模式能够更加动态、灵活地呈现决策过程的变化。修订的4点内容包括：①明确了治疗决策过程中的不同步骤；②认识到决策过程中采用的方法会随着医患双方交互的发展而改变；③阐述3种模式的决策方法(家长式、共享式和知情式)；④在临床实践、研究和医学教育中的实际应用价值。该模式从信息交流和决策制订方式等方面将其与家长模式和知情模式相比较，明确了各决策模式间的差异，同时详细阐述了决策制订过程中各个阶段的具体情况。经过多年的发展，该模式已被多个国家引入，推广范围较广，是推动医护患SDM的重要模式之一。共享治疗决策模式不强调特定的决策支持方法，而是强调医护人员在决策过程中的灵活应用，其内容局限于医护人员与患者双方的关系。

（三）医患共同决策三步模型

为了提高SDM的普及率，Elwyn等提出了医患共同决策三步模型(shared decision making three-step model)。医患共同决策三步模型明确并解读了医护患互动的3个步骤，包括团队谈话、选择谈话和决策谈话。强调医患共同决策是通过真正的慎重考虑并作出决策的过程，应通过探索和尊重患者作为个体的“最重视的东西”来影响决策。在团队谈话中，医生在向患者介绍他们的选择时给予充足的支持，并帮助确定患者的目标。随后是选项谈话，指的是提供关于每个选项的更详细的信息。通常情况下，在这一步会要求患者重复和解释选项的内涵，以检查其理解程度。最后，决策谈话更关注患者的价值观，并根据患者的目标帮助患者作出个性化的决定。该模型在整个谈话过程中，为不同的讨论内容分配了时间。患者通过这个过程能够意识到需要参与决策，了解他们的选择，考虑对他们而言最重要的事情。完成整套决策过程可能需要多次临床会谈，可能还会使用决策辅助工具和决策辅导等。

该模式应用过程中可供选择的辅助工具种类较多、内容多样化，包括大量决策支持工具。它们应用于选项对话过程中可以使决策内容可视化、易操作。常见的决策支持工具包括问题卡(issues cards)、决策板(decision boards)和选择网格(option grids)等。选择网格是一种简单易懂的工具，在单页纸中通过网格的形式，在循证的基础上将常见问题可能的选项呈现出来。选择网格中第一列一般呈现出6～8个常用问题(frequently ask questions，FAQs)，促使患者进一步询问和思考，有效催化SDM。目前，医护人员可以通过访问选择网格网(www.optiongrid.org)，选择所需要的选择网格进行下载。大量研究表明，医护人员通过应用此类工具能够帮助患者解决占用大量时间的困扰和负担，促进信息的交流，且网格的布局方式，更加方便患者对可选择的参与方式进行比较。

（四）跨专业医患共同决策模型

目前，SDM的概念已经扩展到跨专业团队合作，SDM和跨专业合作是实现以患者为中心的护理的重要途径。跨专业SDM是指2位或2位以上的不同专业医疗卫生工作人员参与决策时，与患者达成一致决定的过程。跨专业医患共同决策模型(interprofessional share decision-making model，IP-SDM model)由Legare等提出，指出了SDM的3个层次，个体(微观)水平和医疗保健系统(中观和宏观)的水平。在微观水平上，该模型认为与患者健康相关的决策需要遵循结构化的过程，与卫生保健专业团队一起作出"明智"的决策。在中观层面上，该模式强调了个体团队成员的专业角色，如决策辅导。在宏观层面上，该模式指出SDM受到各种因素影响，如卫生政策、专业组织和社会背景等。IP-SDM适用于初级卫生保健领域，能够提高团队的决策支持能力，从而真正推动以患者为中心的护理的发展。

IP-SDM需要来自不同学科的专业人员共同合作，组成一个完整而有凝聚力的团队。多学科团队指导的决策支持能够提高患者决策质量，促进以患者为中心的护理。其他SDM模式多局限于医护患关系的角度，并没有对跨专业团队参与患者决策过程的方式进行设想，因此IP-SDM能够更好地适应多学科合作的临床氛围，以推动护理工作的专业化发展。

(五) 医患共同决策辅导框架

决策辅导是指当患者或患者家庭面临决策问题时，通过卫生专业人员面对面或者电话网络等远程的方式为患者提供个性化的决策辅导，其目的是帮助患者明确个人价值观，培养患者讨论决策选项时的信心和技能，帮助患者做好与医护人员讨论的准备。医患共同决策辅导框架(framework for decision coach-mediated shared decision making)由Stacey等提出，在诊断问题、提供选项和筛选决策冲突方面起着至关重要的作用。该框架的包括以下4个要素：医务工作者、患者、决策辅导者和决策目标。决策辅导包括以下步骤：①评估决策需求，包括决策冲突、知识、价值观以及决策冲突；②提供与决策需求相适应的决策支持，包括基于循证的患者决策辅助工具以及决策辅导；③监督并促进患者决策；④评估影响决策实施的因素包括患者的动机和自我效能，以及阻碍实施的其他潜在障碍。

决策辅导需要经过决策支持培训的专业医护人员进行，包括医生、护士、社会工作者和心理咨询师等，决策辅导的要求较严格。决策辅导过程中，医务工作者需要做到根据患者需要识别临床选择，筛选决策冲突，确定患者的决策需求，提供决策支持；患者需要知情，并且能够阐明自身价值观和决策偏好；而决策辅导者的目标则是以ODSF为指导，辅导患者参与决策并提高决策质量。决策辅导多用于癌症照护、筛查试验以及家庭咨询过程中。一项系统评价指出，决策辅导能够有效改善患者的知识水平，降低患者医疗成本，但是在改善患者参与程度和患者满意度方面的效果尚不明确。

(六) 医患共同决策3 Circle模型

医患共同决策3 Circle模型(the SDM 3 circle model)由美国Rennke等提出，强调了患者/家庭(patient/family)、提供者/团队(provider/team)、医学相关内容(medical context)和环境(environment)4个核心特征，充分体现了环境对SDM其他特征的重要影响。患者/家庭是指患者参与决策的能力、患者的健康状况（如认知功能）和生活情况（如社会经济地位和家庭成员关系）；提供者/团队是指患者参与决策的能力受到医院团队的影响（如医生、护士、社会工作者和营养师等）；医学相关内容是指需要患者知情同意的决策内容（如侵入性操作和输血等操作）；环境指医院、社区和卫生系统等，环境能通过以上 3 个特征影响决策的实施。该理论在临床应用时，可采取如下步骤：收集信息、分享信息、讨论决策、决策、实施、评估与结局促进。

目前，SDM 逐渐被视为患者参与的一个重要组成部分，与患者的安全、患者满意度以及护理质量密切相关，但是现有的 SDM 模式没有充分考虑医疗和社会环境的影响。该模式强调了个体之外的社会、经济和医疗环境对 SDM 的重要性，有利于推动 SDM 持续性的发展和进步。

第三节 患者决策辅助工具

工欲善其事，必先利其器。医患共同决策对于繁忙的临床医生可能非常具有挑战性，循证医学倡导使用最佳证据作为决策依据，但是紧跟日新月异的医学证据并非易事。依据最佳证据开发的患者决策辅助工具正是基于这样的医学实际需要，以促进医患共同决策。本节将介绍患者决策辅助工具的概念、研究现状和开发流程，以期为研究者提供参考。

一、概述

（一）患者决策辅助工具的概念

患者决策辅助工具（patient decision aids，PDAs）是基于证据的为患者提供各种治疗益处和危害信息的工具，适用于偏好敏感型决策，即当患者面临不止一种治疗选择时，最佳决策取决于患者对结局概率的反应。PDAs 旨在通过提供关于与个人健康状况及其相关选项和结果的信息，来帮助人们在各种选项中作出具体和审慎的选择。此类工具的功能包括提供关于疾病及患者健康状况的信息；个人健康风险因素；不同结局的可能性；澄清和明确价值观的题目；来自他人的建议；以及在决策和与他人沟通的步骤方面的指导。有证据表明，PDAs 可以帮助患者更好地参与决策过程，提高其疾病知识水平，减少决策冲突，优化其就诊体验。PDAs 在国外理论体系、法律、政策相对成熟；而我国仍处于对 PDAs 的理论借鉴和应用摸索阶段。

（二）患者决策辅助工具的研究现状

目前，PDAs 在国外迅速发展和应用，加拿大、美国、荷兰和英国等多个国家已构建了系统的 PDAs 开发流程。英国投资开发了线上患者决策辅助系统，医护人员或患者可以根据自身需求或决策类型在英国国家卫生和临床技术优化研究所（NICE）官网查询所需的工具。美国梅奥诊所开展了明智的选择项目(wiser choices program),旨在设计以患者中心的 PDAs。梅奥诊所共享决策国家资源中心(https://carethatfits.org/shared decision making/)汇集和开发了针对多种疾病的 PDAs。美国华盛顿州的法律支持并监管 SDM 及 PDA 认证,经认证的公开版 PDAs 会在其卫生保健局网站(https://www.hca.wa.gov/)向公众提供包括产前基因检测项目、关节炎治疗方案、癌症筛查、癌症治疗等工具。渥太华决策支持研究小组建立了渥太华患者决策辅工具网站(https://decisionaid.ohri.ca/),供国际学者学习和开发 PDAs,该网站汇集了包含肿瘤、慢性疾病、精神疾病等在内的多种 PDAs。部分机构及其对应的工具类型见表 13-1。

表 13-1 PDAs 开发情况统计

开发者	国家	决策辅助工具名称	数量
健康智慧(Healthwise)	美国	决策点(Decision Points)	172
渥太华患者决策辅助工具研究小组(Ottawa patient decision aids research group)	加拿大	患者决策辅助工具(patient decision aid)	19
梅奥诊所(Mayo clinic)	美国	—	16
拉瓦尔大学(University of Laval)	加拿大	决策盒(decision box)	16
悉尼大学(University of Sydney)	澳大利亚	决策辅助工具(decision aid)	12
美国卫生保健和质量管理局(AHRQ)	美国	使用者总结(consumer summary)	10
英国国家卫生医疗质量标准署(National Institute for Health and Care Excellence, NICE)	英国	决策辅助工具(decision aid)	9
健康决策(Health Decision)	美国	工具(tool)	6
智慧护理,公司(WiserCare, Inc.)	美国	患者决策支持模块(patient decision support model)	6
辛辛那提儿童医学中心(Cincinnati Children Hospital Medical Center)	美国	决策辅助工具(decision aid)	5
EBSCO 健康选择网格(EBSCO Health Option Grid)	美国	选择网格(option grid)	5
NSW 健康(NSW Health)	澳大利亚	决策辅助工具(decision aid)	5
美国临床肿瘤学会(American Society of Clinical Oncology, ASCO)	美国	决策辅助工具(decision aid)	4
北卡罗来纳州大学(University of North Carolina)	美国	工具/决策辅助工具(tool/decision aid)	4
美国国家癌症研究所(National Cancer Institute, NCI)	美国	—	3
科罗拉多大学(University of Colorado)	美国	决策辅助工具(decision aid)	3
利兹大学(University of Leeds)	英国	决策辅助工具(decision aid)	3

近年来，随着国内患者参与临床诊疗意愿逐渐加强，PDAs 构建及临床应用日渐兴起。目前国内 PDAs 开发与应用的研究多以渥太华决策支持框架编制，主要针对克罗恩病、膀胱癌、孕妇产前筛查与诊断、植入型心律转复除颤器、乳腺癌。比如，以 ODSF 及 PARIHS 循证实践理论框架，构建的肝癌治疗决策辅助方案；基于 ODSF 及 SDM 三阶段模型构建的单侧全膝关节置换恐动症患者功能锻炼决策辅助方案；依据国际患者决策辅助标准（IPDAS 4.0）质量评价标准，使用渥太华大学决策辅助团队设计的决策辅助工具模板，基于循证研制的防治冠心病、心绞痛（气虚血淤证）药物治疗方案决策辅助工具。2016 年，我国台湾成立医病 SDM 平台，该平台依据科别及人体系统主题类别开发和汇集 PDAs 清单，医生可以为患者提供其疾病相关的 PDAs 二维码处方，患者扫描二维码可以直接链接平台上的 PDAs。与国外研究相比，我国 PDAs 的研究起步较晚，种类还待完善，真正应用到临床情境中仍任重道远。

二、开发过程

（一）患者决策辅助工具构建的依据理论框架

1. ODSF　ODSF 用于指导基于需求的 PDA 开发和评估已有 20 多年的历史，是最常用的 PDAs 开发框架之一，也是在健康相关决策不确定性背景下，唯一解决决策需求的决策过程框架。决策需求、决策支持和决策结局是该框架的 3 个核心要素，指导决策开发及实施过程包含 3 个双向进行的步骤：①评估影响患者及医务工作者决策的因素以确定其决策支持需求；②根据需求提供合适的决策支持方式；③评估决策结果，通过结果的反馈完善需求和支持。但该框架缺乏对 PDAs 开发过程、开发者应该如何审查和综合相关临床证据及维护 PDAs 内容的建议。

2. IPDAS 4.0　IPDAS 建议患者和临床医生应参与决策辅助开发和评估过程，推荐使用以用户为中心的设计原则。以用户为中心的设计通过高度迭代广泛应用于开发尚未在医疗领域应用的产品、服务和系统，目的是优化用户体验，提升系统、服务或产品的有效性。与独立进行信息需求评估及工具测试的开发过程不同，以用户为中心的设计迭代过程中，终端用户的反馈可以进一步帮助完善工具内容，对工具原型的设计也有重要贡献，这种方式产生的工具更安全、准确、容易使用。有学者通过系列改进研究，构建了以用户为中心的 PDAs 设计框架，包含需要进行 2～4 次循环迭代的 3 个模块：①了解用户的需求和环境，可采用多种方式评估需求，如访谈、调查、观察、文献综述等；②发展和改进患者决策辅助原型；③评估潜在用户与原型或最终 PDAs 的交互体验。该框架还对 PDAs 开发评估的前期工作、评估工作及持续工作进行了概括：①前期工作，组建开发团队，确定 PDAs 的范围和目的，审查和综合证据；②评估工作，评估可行性、可接受性、满意度、可用性、有效性、可实施性及持续应用；③持续工作，确保 PDAs 内容和格式的更新。

（二）患者决策辅助工具的构建流程

尽管目前国内外已有数百种 PDAs，但相对缺少 PDAs 具体开发过程的报道，导致 PDAs 的适用性、可接受性及推广度受限。国际上不同机构和国家开发 PDAs 的流程和报道也有所不同。国际 PDAs 研发机构较成熟的开发流程有以下几种。

1. 渥太华患者决策辅助工具开发模式　渥太华决策工具可以帮助和补充医患临床沟通，帮助患者作出临床决策，包括渥太华个人决策指南（The Ottawa Personal Decision Guide，OPDG）及渥太华 PDAs。OPDG 可以针对任何健康相关或社会决策提供支持；渥太华决策辅助工具主要针对特定决策类型提供支持，如乳腺癌治疗或筛查。OPDG 适用于医护人员预计患者可能难以决策或患者表示难以决策时，包含个人版本（个人独立使用）和双人版本（如患者及其家庭成员使用），可在渥太华患者决策辅助工具网站（https://decisionaid.ohri.ca/）获取。渥太华决策辅助工具研究小组为规范和指导渥太华患者决策辅助工具的开发和研究，开发了在线培训为自助式培训教程也可在渥太华患者决策辅助工具网站获取。

2. 荷兰医疗保健改进研究所患者决策辅助工具开发通用格式　荷兰医疗保健改进研究所（Dutch Institute for Healthcare Improvement）的研究人员根据现有的循证临床指南结合国际患者决策辅助标准研发了 PDAs 开发的通用步骤，该研究所使用通用步骤在 12 个月内制作了 6 种决策辅助工具，缩短了 PDAs 的开发时间，提高了开发效率。该开发过程遵循 4 个关键步骤：建立标准和选择主题；通过系统文献回顾和焦点小组访谈评估患者的信息需求；由医护人员、指南制订者、决策专家组成的多学科工作组与患者进行反复评审，并参考有关该主题的现有 PDAs 起草 PDAs；认证 PDAs，并确立所有权和责任，以维持和更新 PDAs。起草 PDAs 的开发过程包括以下步骤：①使用通用格式起草 PDAs 大纲；②患者焦点小组访谈评估患者的信息需求、决策期望和价值观以及对信息格式和呈现的偏好；③工作小组利用焦点小组访谈的结果、参考相同疾病领域的现有决策辅助、健康教育材料和循证指南起草 PDAs；④工作组通过 2～3 次小组会议对 PDAs 草案进行讨论、完善，直到达成共识；⑤PDAs 通过基于网络应用程序呈现，邀请患者测试和审查；⑥根据患者的意见和建议完善 PDAs；⑦将 PDAs 发布在政府医疗保健门户网站。该工作组一致认为，决策辅助应包括有关临床状况、可用治疗方案、每个方案的潜在益处和危害以及每个结局的概率信息。为了提供更为充分的决策支持，PDAs 应包含所有可用选项的清晰概述、潜在结局，并通过非指导性标准化问题进行价值澄清练习，从而帮助患者权衡不同选项的利弊。

3. 知情医疗决策基金会患者决策辅助工具的开发步骤　知情医疗决策基金会（Informed Medical Decisions Foundation，IMDF）于 1989 年成立，旨在推进基于证据的 SDM。IMDF 在其 PDAs 开发过程中列出了以下要素：①临床重点专科的医疗保健提供者参与，由 1 位临床医生监督，该监督者在 PDAs 开发过程中不存在任何潜在的经济利益冲突；②多个阶段患者的参与，使用焦点小组访谈和文献综述进行需求评估；③在 PDAs 草案正式使用前，由 PDAs 使用者（如医护人员、患者等）对其进行审查和评估。该开发过程还概述了审查和综合证据、披露资金来源、利益冲突以及定期审查和更新 PDAs 的过程。

4. 患者决策辅助工具国际标准开发过程　2013 年，IPDAS 就系统开发 PDAs 的过程、披露利益冲突、规范提供有关选项信息等系列内容进行综述。PDAs 系统开发过程包含两个阶段。第一阶段：形成 PDAs 草案，包括确定 PDAs 的范围、目的及目标受众，并对决策支持进行需求评估；组建专家指导委员会，评估患者对决策需求的看法；根据需求审查和综合证据；明确 PDAs 形式，制订计划，形成草案。第二阶段：对 PDAs 进行评价，包括 Alpha 测试及 Beta 测试。分别对患者和临床医生进行 Alpha 测试(评估 PDAs 的可理解性和可接受性)，指导小组审查 Alpha 测试结果，完善 PDAs，如有必要重新起草和设计 PDAs。分别对患者和临床医生进行 Beta 测试(临床实测评估 PDAs 的可行性及有效性)，指导小组审查及其传播计划。

5. NHS 医患共同决策工具(含 PDAs)的标准框架　NHS 于 2021 年发布了《医患共同决策工具(含 PDAs)的标准框架》，工具的发布目的为规范 PDAs 的构建过程和发布标准，提高 PDAs 的科学性和可用性，其标准在本质上并无显著差别，均强调了多学科、患者参与、循证证据、用户测试、评价标准。

基于此标准，PDAs 的构建可分为为 11 个步骤。第一步：明确决策问题。在构建 PDAs 之初需要先明确需要作出选择的决策问题(如前列腺癌筛查或乳房重建)，以及对应的决策目标。此外，还需要明确该决策问题对应的患者人群、适用情境和使用的临床时机。第二步：组建团队。团队成员须包含临床多学科专家、患者(家属)代表和循证方法学家，还应根据 PDAs 的目的、对象、适用范围纳入流行病学、医院管理、卫生政策制定、卫生经济学、伦理学、法学等相关领域的专家。在纳入患者(及家属)代表时，选择的患者应该尽量是非医学背景(如果适合，可以跨年龄阶段)，已经面临过相应的医疗决策，并且能够清晰地表达自身需求和感受，有意愿参与到团队会议中。第三步：明确需求。制订小组可先进行国内外文献回顾，初步确定该类患者所面临选项之间的差异性(各自的优势和缺点)。同时也可以对患者和医护人员展开调查，选择患者(及家属)对于不同选项的差异中优先关注的问题。第四步：确定标准。开始正式进行 PDAs 的内容书写前，需先根据工具发布目的及构建团队的人力、时间和资金条件未来 PDAs 的构建标准和呈现标准，之后的构建过程需严格按照选定的标准执行。第五步：寻找证据。根据决策目的，通过检索相关指南、系统评价、原始研究(如随机对照试验、队列研究等)查找高质量的证据，筛选整合出与本研究目的相关的证据，并建议对证据质量进行评价。需强调，在构建 PDAs 过程中优先推荐使用现有指南的证据，对于指南中未涉及但患者关注的问题，须重新检索下一等级的证据。第六步：证据呈现。明确证据后，需确定证据呈现的形式，包括但不局限于：问题卡、选择网格、手册、应用程序、网页、视频音频等多媒体呈现形式。第七步：编写内容。根据证据和 PDAs 标准在编写相关内容时须确保内容、形式通俗易懂，可参考患者指南的证据内容转化原则。PDAs 在发布时除了工具本身外还要包括其开发过程说明，详细描述每一步的过程。第八步：配套资源。同一套 PDAs 的内容可以用作不同的用途(患者直接使用,引导医护与患者的对话),因此,还可根据其具体使用对象开发配套的视频、图片册、动画等配套资源,以辅助其应用。第九步:相关者测评。PDAs初稿(初版)构建完成后在正式发布之前的测评对象包括PDAs领域相关的科研人员、医务人员、患者及利益相关者,广泛收集其意见和反馈。其中PDAs领域相关的科研人员在对其工具进行测评时也需其开发过程说明进行评定,必要时应参考IPDAS标准和SUNDAE清单对其进行评分。医务人员和患者对其进行测评时,应主要收集其接受程度、满意程度及对PDAs的建议。对测评内容进行更新后也应再次送外部评审。第十步:发布和传播。PDAs发布时应首选国际知名的PDAs工具平台(如渥太华大学、梅奥诊所、卡迪夫大学、Health Dialog、悉尼大学、Healthwise Decision等机构),在此类平台发布需要国际权威机构对PDAs内容、构建方法、呈现形式认可,有利于工具的同行评议、推广和传播。第十一步:更新说明。若PDAs的内容均来自某部循证实践指南,则PDAs的更新可随指南的更新周期,若证据来源较为多样化,可选择3～5年更新一次。

三、报告标准

为了规范PDAs的内容、开发、实施及评估,从而达到提高PDAs质量和效力的作用,国际患者决策辅助工具标准联合会在2005年经过两轮德尔菲法(Delphi methods)对14个国家的122位利益相关方进行专家咨询,形成了PDAs国际标准(International Patient Decision Aid Standards, IPDAS)。在过去的10多年,IPDAS被持续更新和改进。至今最新版本为IPDAS 4.0。我国学者余绍福等严格遵循跨文化引进评估工具的指南。引进了IPDAS 4.0中文版,IPDAS 4.0共有44个条目,分为"资格标准"6条、"认证标准"10条和"质量标准"28条。

根据内容来分类,所有IPDAS 4.0的44条标准可又归为10个主题,包括:①健康问题及选项信息;②概率信息;③患者价值观相关信息;④决策指导;⑤研发过程;⑥参考证据;⑦利益冲突声明;⑧平易语言;⑨评估;⑩检测类。IPDAS 4.0的主要目标用户是PDAs的研发者或评价者,此工具的具体条目与解读见表13-2。

表13-2　IPDAS的评价条目与解读

评价条目	解　读
A 资格标准(6条)	
A1:该PDAs描述了需要作出目标决策的健康状况或问题	如此PDAs适用于乳腺癌患者
A2:该PDAs明确陈述了需要考虑的目标决策问题	如是否进行乳腺癌切除术后乳房重建
A3:该PDAs描述了可供选择的选项	如选项1为重建,选项2为不进行重建,选项3为暂时不作决策

（续表）

评价条目	解　读
A4：该 PDAs 描述了每种选项的有利方面（益处或优点）	如外观、不增加转移复发的可能性
A5：该 PDAs 描述了每种选项的不利方面（害处、不良反应或缺点）	如并发症、不良反应等
A6：该 PDAs 描述了每种选项可能给患者带来的影响或体验（如身体、心理或社会方面的体验）	如是否影响社交、工作（特殊情况，如游泳和温泉）
B 认证标准（10 条）	
B1：该 PDAs 以同等方式呈现各选项的不利方面和有利方面	因有证据显示信息呈现方式的不同会造成决策偏差，如从复发率和 5 年生存率两个不同的角度来描述同一条件下的某一特定治疗方式将会造成显著的决策选择差异
B2：该 PDAs（或其相关文件）为所选择的证据提供了参考文献	使用的研究证据应有明确来源
B3：该 PDAs（或其相关文件）提供了制作或出版日期	提供体现 PDAs 时效性的信息
B4：该 PDAs（或其相关文件）提供了更新策略的信息	以提示用户如何参考更新版的 PDAs
B5：该 PDAs 提供了事件或结局的概率相关信息，以帮助用户了解风险—收益的可能性，如给出概率范围或使用短语“我们的最佳估计是……”	明确概率信息
B6：该 PDAs（或其相关文件）提供了用于开发此工具的资金来源的相关信息	利益冲突声明
B7：该 PDAs 描述了检测目的	如乳腺癌筛查、前列腺癌筛查
B8：该 PDAs 描述了若检测出健康问题，下一步该做什么	以便为用户提供清晰的预期
B9：该 PDAs 描述了若未检测出健康问题，下一步该做什么	以便为用户提供清晰的预期
B10：该 PDAs 提供的信息包括告知患者筛查能够检测出是否处于某种健康状态或疾病，但不知道这种筛查结果不会比知道这种筛查结果造成任何不良后果（领先时间偏倚）	领先时间是指筛检诊断时间和临床诊断时间之差。领先时间越长越好，因为有利于提前干预，延长生存时间。然而，有些疾病无有效方法治疗，由于提前发现疾病，故有可能将提前发现疾病的时间误认为生存延长的时间。这种将领先时间误认为生存时间延长的偏倚称为“领先时间偏倚”
C 质量标准（28 条）	
C1：该 PDAs 描述了如果不采取任何干预（如合理），患者健康状况或健康问题的自然发展过程	因患者也可以选择不接受任何医疗干预项目，所以也应提供无干预的结局可能性
C2：该 PDAs 能让用户比较各个选项的利弊	以公正可比的形式呈现各个选项的利弊，使患者能不偏不倚地进行比较

（续表）

评价条目	解　读
C3：该 PDAs 提供了与各个选项有关结局的概率信息	此处指结局的可能性
C4：该 PDAs 明确了结局概率适用的特定人群	明确所呈现的概率值适用的特定人群
C5：该 PDAs 明确了结局的事件发生率	如某疾病发生的结局概率为 10%，而这个数据来源于某 800 个人的样本，则此结局的事件发生率为 80/800。提供事件发生率是为了帮助患者判断结局概率的可能性
C6：该 PDAs 能让用户比较同一时间内不同选项的结局概率（在可行的情况下）	如比较使用两种不同化疗药物治疗后的五年生存率
C7：该 PDAs 能让用户按同一标准比较不同选项的结局概率（在可行的情况下）	如将间接比较的数据（如 *RR* 值）转化为容易理解的绝对数据，如 1000 人中有多少人受益
C8：该 PDAs 提供查看相关事件发生概率的多种方式（如文字、数字、图表）	为了使概率值更加直观化、可视化、易理解
C9：该 PDAs（直接或间接地）要求患者考虑哪些方面（包括有利方面和不利方面）对他们来说最重要	引导患者考虑自己的价值观，一般让患者思考每个利弊对自己的重要性程度
C10：该 PDAs 提供了作决策的步骤	为了帮助患者在决策时理清思路
C11：该 PDAs 包括患者与医护人员讨论各选项时使用的问题表格或清单	以便于辅助医护人员与患者之间的沟通
C12：该 PDAs 的开发过程包括与患者一起评估患者的需求	PDAs 是为患者提供信息和决策辅助，因此在开发 PDAs 时应评估患者需要了解哪些内容。PDAs 作为辅助健康专家与患者沟通的工具，应评估健康专家需要为帮助患者决策提供哪些信息，以提高该 PDAs 的实用性
C13：该 PDAs 的开发过程包括与健康专家一起评估健康专家的需求	
C14：该 PDAs 的开发过程包括请患者评价该 PDAs，该患者应为未参与该 PDAs 研制的人员	已经形成的 PDAs 应该得到患者的评价和认可
C15：该 PDAs 的开发过程包括健康专家的评价，该健康专家应为未参与该 PDAs 研制的人员	已经形成的 PDAs 应该得到健康专家的评价和认可
C16：该 PDAs 对面临决策的患者做过现场试验	通过对患者的现场试验，以证明该 PDAs 的作用
C17：该 PDAs 已对医护人员做过现场试验，该医护人员应是为面临该决策的患者提供咨询的人	通过对医护人员的现场试验，以证明该 PDAs 的作用
C18：该 PDAs（或其相关文件）描述了选择或整合研究证据的方法	PDAs 的重要内容是将可靠的证据以清晰无偏倚的方式呈现给患者，以帮助其合理决策，因此 PDAs 选择和综合证据的方法应该是合理的和透明可知的

（续表）

评价条目	解　读
C19：该 PDAs（或其相关文件）描述了所使用研究证据的质量	PDAs 应尽可能为患者提供更加可靠的证据，因此对所使用证据质量的信息也应描述
C20：该 PDAs 包括了作者或研发者的资历或资质的信息	考虑到 PDAs 研发者的资历和资质可能也是影响 PDAs 质量的因素之一
C21：该 PDAs（或其相关文件）报告了其可读性水平（使用一种或多种量表）	可读性水平又称"阅读难度水平"，是阅读材料的难易性指标，通常通过阅读测验完成测量。多数 PDAs 也是使用文字描述的形式，其可读性水平也可经阅读测验得出
C22：有证据支持该 PDAs 改善了知情患者的意愿和其选择间的一致性	将 PDAs 实际应用于患者后，得出患者因使用此 PDAs 而使其医疗相关的决策与其意愿的一致性更高了，此为"知情患者的意愿和其选择问一致性"的证据
C23：有证据支持该 PDAs 帮助患者加深了对各选项特点的了解	将 PDAs 实际应用于患者后，得出患者因使用此 PDAs 而使其对各选项的利弊信息更加了解，此为"该 PDAs 帮助患者加深了对各选项特点的了解"的证据
C24：该 PDAs 告知了检测结果真阳性率	真阳性率又称敏感度，即实际有病而按该检测的标准被诊断为有病的百分比
C25：该 PDAs 告知了检测结果真阴性率	真阴性率又称特异度，即实际无病而按该检测的标准被诊断为无病的百分比
C26：该 PDAs 告知了检测结果假阳性率	假阳性率又称误诊率或Ⅰ类错误，即实际无病而按该检测的标准被诊断为有病的百分比
C27：该 PDAs 告知了检测结果假阴性率	假阴性率又称漏诊率或Ⅱ类错误，即实际有病而按该检测的标准被诊断为无病的百分比
C28：该 PDAs 描述了使用和不使用该检测项目时疾病检出的可能性	即使患者进行该检测项目能够使其在疾病诊断的准确性上获益多少

四、乳腺癌患者乳房重建决策辅助工具开发的实例分析

我国乳腺癌患者人数众多，乳房重建可提高乳腺癌切除术后患者生存质量，SDM 模式及 PDAs 为乳腺癌患者作出最佳决策提供了支持。但在我国并没有被广泛接受的本土 SDM 理论框架及公开发表的乳腺癌患者乳房重建 PDAs。

因此，研究者通过描述我国乳腺癌患者与乳房重建相关的决策特征和决策需求，了解了可能影响患者参与决策的价值观及偏好；基于目前最佳证据和患者决策需求、偏好及价值观，构建了我国乳腺癌患者乳房重建 PDAs；分析了在我国实施乳腺癌患者乳房重建 PDAs 的组织情境的现状及中医文化影响因素；形成了我国情境下乳腺癌患者乳房重建 SDM 框架。研究结果丰富了国内患者决策需求的研究方法学和理论内涵，为乳腺癌乳房重建的 SDM 提供了实用的工具支持和理论参考。本部分重点介绍我国乳腺癌患者乳房重建 PDAs 的构建过程。

（一）明确研究问题、成立患者决策辅助工具研究团队、最佳证据检索及质量评价

1. 确定研究问题　在构建 PDAs 之初需要先明确需要做出选择的决策问题，以及对应的决策目标。此外，还需要明确该决策问题对应的患者人群、适用情境和使用的临床时机。对于乳腺癌乳房重建的患者而言，工具的研究团队已进行了范围综述分析，量性与质性相结合的现状调查。并对乳腺癌乳房重建决策需求的研究结果进行了整合，以明确乳腺癌患者关于乳房重建的决策问题。在此阶段需要将患者“具体”的问题归类，转化为“可通过证据回答的问题”。

2. 成立研究团队　团队成员须包含临床多学科专家、患者（家属）代表和循证方法学家，还应根据 PDAs 的目的、对象、适用范围纳入流行病学、医院管理、卫生政策制定、卫生经济学、伦理学、法学等相关领域的专家，以及有科普内容转化经验的研究者。根据 PDAs 构建的目的及内容，循证方法学专家、循证护理学专家、统计学专家主要为工具的构建提供方法学的指导及质量控制；临床护理专家、临床医学专家、医院管理者、患者及其家属可为工具构建提供各阶段的专业知识指导并解决相应的实际问题，确保工具的可靠性与可实施性；护理教育学专家、患者及其家属主要为本指南的可接受性、可读性及内容的合理性提供建议。

3. 证据检索　根据决策目的，通过检索相关指南、系统评价、原始研究（如随机对照试验、队列研究等）查找高质量的证据，筛选整合出与本研究目的相关的证据，并建议对证据质量进行评价。需强调，在构建 PDAs 过程中优先推荐使用现有指南的证据，对于指南中未涉及但患者关注的问题，须重新检索下一等级的证据。

系统检索临床实践指南网站、其他部分数据库及资源。指南网站包括：英国国家卫生医疗质量标准署（NICE）、新西兰指南组（New Zealand Guidelines Group，NZGG）、美国国立指南库（NGC）、苏格兰校际指南网络（Scottish Intercollegiate Guidelines Network，SIGN）、澳大利亚国家卫生医学研究理事会（National Health and Medical Research Council，NHMRC）、加拿大安大略省注册护士协会（RNAO）、昆士兰临床指南网（Queensland Clinical Guideline，QCG）、国际网络指南（GIN）、中国循证医学中心；其他：中国医脉通指南、WANFANG、CNKI、VIP、PubMed。

中文数据库以检索词“乳腺癌 or 乳腺肿瘤”and“指南”作为题目检索词进行高级检索；中文指南网站分别以每一个检索词结合“指南”作为关键词进行检索。临床实践指南网站在“Breast Cancer”相关链接下以每一个检索词加“guideline”分别进行检索；PubMed 数据库以检索词对应的 Mesh 主题词进行高级检索。

4. 证据筛选　指南筛选分为两个环节，首先按照检索策略进行检索，查看发表时间，阅读题目、摘要，剔除年代久远、不相关、语言不符、重复、无法获取全文及非指南的文献；然后仔细阅读全文，根据纳入与排除标准进行指南筛选。指南纳入标准：①系统全面地包含乳房重建的相关内容；②信息完整，包括名称、简介、内容、参考文献等详细信息；③发表时间为 2016—2021 年；④以中文或英文发表；⑤对于已修订或更新的指南，纳入最新版本。指南排除标准：①非循证指南（本研究指“无证据质量分级或推荐强度”的指

南)；②直接翻译的国外指南、指南解读及重复指南；③准则性文件或手册。

5. 指南质量评价 采用 AGREE Ⅱ工具进行指南评价，指南质量评价小组共 6 人，包括 3 名评价员、2 名乳腺科专家和 1 名循证专家。由 3 名评价人员对指南进行独立评价，评价人员均接受过 AGREE Ⅱ打分标准的培训。采用组内相关系数(ICC)对 3 名评价人员评价结果的一致性进行检验。

(二) 我国乳腺癌患者决策需求相关的乳房重建最佳证据的整合与内容转化

1. 推荐意见的整合 由于可能多部指南同时提到某一推荐内容，其中表述不尽相同。因此，本研究团队制定证据整合原则，经专家论证该原则合理后，由研究者严格按照证据整合原则进行推荐意见的合并。

2. 推荐内容的转化 对推荐内容的细化主要依据 GIN 对于患者指南内容表述和呈现的要求，主要从章节设置合理、内容具有临床意义、可读性好等方面进行考虑和细化。证据细化的过程主要通过追溯原始指南及其参考文献中对于相应推荐意见的描述内容整理细化内容，形成乳腺癌患者乳房重建 PDAs 的具体内容。并借鉴加拿大渥太华大学基于 ODSF 开发的个人决策指导 OPDG 的形式，从患者的背景知识、选项利弊平衡、影响决策的原因、治疗选择的确定性和决策额外信息需求、回顾总结等步骤构建乳腺癌乳房重建 PDAs 的初步版本。

采用专家咨询法，研究者一对一咨询专家对于推荐意见的转化结果的可信度(对信息来源的信任程度)、重要性(工具在特定环境中有效地、高效地、令人满意地实现特定目标的程度)、可读性(信息可理解的程度)、适用性(足以满足需求、要求或标准，指的是关于 PDAs 组件的可理解性、其长度、信息量、关于选项的信息的平衡呈现以及对决策的总体适用性的评级)。专家通过阅读 PDAs 的初步版本综合考虑给予得分及意见，研究者针对修改意见进一步处理，达成共识后，确定第二版乳腺癌乳房重建的 PDAs，PDAs 的格式与内容如图 13-1。

(三) 患者决策辅助工具国际标准评价及工具的外部可接受性评价

1. IPDAS 4.0 评价 由研究小组使用 IPDAS 4.0 逐条评价 PDAs 研发的科学性和可用性，并将具体结果以表格形式呈现。IPDAS 4.0 共包括 44 个评价条目，没有特定的评分标准，因此本研究中将对工具的质量情况进行逐条报告。

2. 外部可接受性评价 外部可接受性研究对象为利益相关者，包括患者和健康专家。研究工具包括①3 个 PDAs(“是否进行乳房重建”“何时进行乳房重建”“使用何种材料进行乳房重建”)；②一般资料：年龄，身份(患者、健康专家)，患病(工作)年限；③利益相关者可接受性评价问卷。

该实例研究虽然报告了对 PDAs 进行 IPDAS 评价和外部可接受性评价的过程和结果，但暂未根据外部可接受性评价的结果进行工具的进一步调整，如减少工具内容长度、降低患者阅读时间等。之所以未进行此步研究，主要是考虑到目前大部分患者缺乏 SDM 相关经历，未接受过系统的 SDM 培训，因此其对工具的使用方法和重点相对陌生，所以会得出“工具内容过多”“阅读时间过长”等结论。但这并不意味着工具不适用于乳腺癌

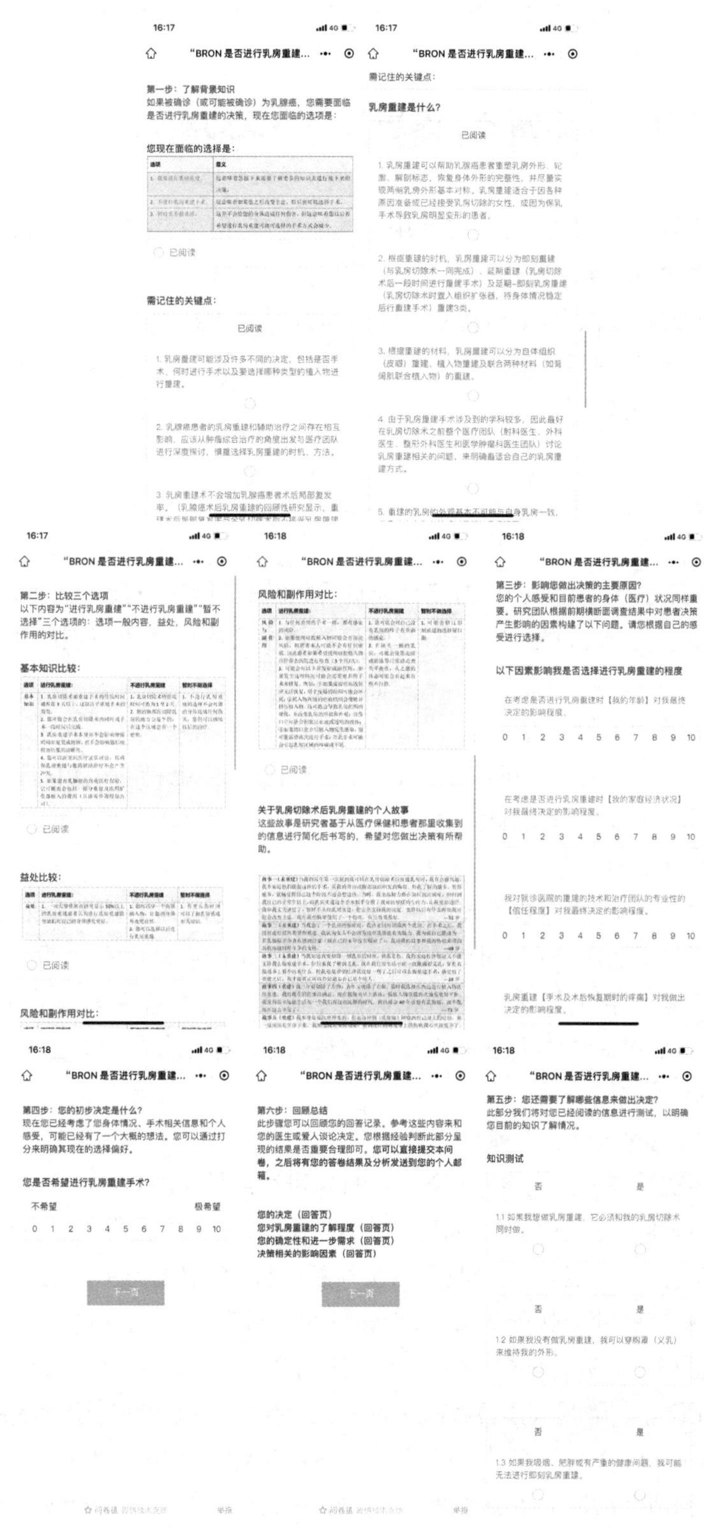

图 13－1　乳腺癌乳房重建患者决策辅助工具示例图

患者乳房重建 SDM 过程，工具的进一步调整仍需根据其在真实世界的实施性研究反馈。

第四节 医患共同决策的实施

尽管许多医务人员认为自己已经使用了共同决策、但患者的参与意愿没有得到充分满足。可见医患共同决策的实施还需要更多科学指导和资源支持，迄今，医患共同决策领域的实施性研究已有积累，本节将基于现有研究对医患共同决策的实施过程和评价指标进行系统介绍，但其并不是唯一有效的方法和步骤，在不同地区和领域实施的适用性与有效性仍待进一步探讨。

一、实施步骤

为了 SDM 实施的便捷性和可持续性，SDM 领域的研究者们致力于研究其“最少”实施策略。基于知识到行动框架(KTA)，在医疗情境中实施患者决策辅助和决策支持有 5 个步骤。

(一) 明确决策问题及决策需求

一般需要从两个视角来明确决策的特点和类型，包括患者的视角(什么是决策？决策在哪些护理过程中发生?)和健康专家的视角(什么是患者难以作出的决策？发生在护理过程中的哪些环节?)

关于明确决策方法，通常包括患者决策需求调查，可以利用基于渥太华决策支持框架的关键问题工作手册(decisional needs assessment in populations)，通过量性或质性的方法进行人群的需求评估，以确定患者和保健专业人员对患者决策需求的看法；回顾有关决策需求的文献，来对科学文献进行系统综述，以确定对患者和卫生专业人员决策需求的系统综述和/或原始研究。

(二) 选择合适的患者决策辅助工具

检索并评价决策辅助工具，以找到高质量并最适用的 PDAs。选择 PDAs 的途径以渥太华患者决策辅助工具研究小组网站(https://decisionaid. ohri. ca/)为例，可进入其 a 到 z 的决策辅助清单。在进行选择时需依次判断：是否有相关的决策辅助工具？该工具使用国际患者决策辅助标准(IPDAS)检查表的决策辅助的质量评价结果如何？该决策辅助工具是否适用于研究目的和情境？若未找到合适的 PDAs，可以尝试使用渥太华个人决策指南(OPDG)。除渥太华患者决策辅助工具研究小组网站外研究者还可以从决策辅助库清单(DALI)、荷兰医疗中心(Med-Decs)、NICE、梅奥诊所等网站选择合适的 PDAs。若无法获取合适的 PDAs，则需根据 PDAs 的构建标准进行 PDAs 的构建。

(三) 明确实施的阻碍因素并探索克服阻碍因素的策略

目前常用的探索实施 PDAs 的障碍因素的研究方法包括：质性访谈和横断面调查

法。使用质性访谈法调查患者和医务人员时，问题可包括但不限于：①在使用决策辅助和/或提供决策支持时可能会遇到哪些障碍？②这些关于障碍的描述是否是固定或集中的（例如，需要计算机/手机、识字率、使用困难、无法访问）？③这些障碍是否只涉及患者或医护人员（例如，缺乏认识、知识/技能有限、态度恶劣、关注事项、与现行做法不符、缺乏信心）？④若实施 SDM 将由谁使用决策辅助工具，以及如何将其纳入护理过程？⑤哪些措施可以使决策辅助或决策支持更便捷？⑥是否有卫生政策或组织文件来支持实施的保证其合理性？等等。

使用横断面调查法时可使用衡量影响决策辅助和决策支持实施的因素的方法和工具，包括：①针对医务人员以确定影响其使用决策辅助工具的促进和阻碍因素的渥太华研究使用模型的测量工具；②针对医务人员以确定他们的态度、感知和目的的基于计划行为理论的测量工具；③针对患者或医务人员的关于 PDAs 的特征、所需的改变的定性访谈或焦点小组提纲等。

（四）应用患者决策辅助工具实施决策支持

可使用专门的实施策略来克服情境中实施 SDM 中的障碍。可以针对患者和医务人员来进行实施策略的选择，包括明确：如何实施决策辅助工具和决策支持？是否需要采取策略来克服可能干扰使用的障碍？医务人员是否认识到需要更好地（如使用 PDAs）支持患者作出决定？选择以证据为基础并且可能克服已知障碍的策略。方法包括：根据（一）～（三）中获得的信息来明确患者的决策需求与当前实践之间的差距；提高患者和家属对决策辅助工具和决策支持工具的认识；根据调查结果，选择有效的干预措施来改变医务人员的行为（如被 Cochrane 系统评价证明有效的干预措施）；为卫生专业人员提供培训，并加强其学习方面的促进和鼓励措施。

其中为医务人员提供培训尤其重要，Cochrane 对促进采用共同决策的干预措施的系统评价发现，当卫生专业人员参与过相关教育时，他们更有可能使用 PDAs，并与患者进行共同决策。目前较为常用的基于理论的教育计划包括：①渥太华决策支持教程（ODST），ODST 是一个基于渥太华决策支持框架的在线教程，旨在帮助卫生专业人员进一步发展他们提供决策支持的知识和技能。ODST 的功能包括自主学习、在每个部分的结尾都有针对性的自我评估测验提供反馈、标准参考的最终测试、完成证书（期末考试成绩达到 75%以上）、下载 PDF 版本的在线阅读手册。②渥太华决策支持工具研究小组的共享决策过程的视频示例。③跨专业医患共同决策（IP - SDM）技能建设工作坊，此工作坊是基于 IP - SDM 概念模型的关键要素开展的。④由 France Légaré 创建的医务人员共同决策方案清单；⑤大学、医院等教育机构的决策课程。

（五）评价实施情况和结局

对 PDAs 的实施效果的评价应包括：是否使用 PDAs？如何使用 PDAs？可通过确定有资格接受决策辅助的患者数量和接受决策辅助的比例；询问患者他们是如何使用决策辅助工具的，以及是否有任何其他问题；监测患者对决策辅助程序的反馈等方式实现。此外，还应根据研究目的纳入其他医患共同决策的效果评价指标。

二、效果评价

（一）医患共同决策效果评价指标的内涵

目前对于医患共同决策并没有形成统一的标准，但大部分研究都认为，明确医患共同决策的有效性的关键是要提供证据证明决策支持（PDAs）改善了两个层面的结果：决策过程的质量和决策质量。

1. 决策过程的质量　对于决策过程的质量，应该测量的核心属性包括决策支持能在多大程度上帮助患者，如帮助患者认识到需要作出一个决定；让患者感觉到被告知了这些选择以及这些选择的风险、益处和结果；使患者清楚了解什么对决策最重要；患者与卫生保健提供者讨论目标、关注点和偏好的能力和程度；患者决策参与程度。

2. 决策质量　决策质量被定义为患者被告知的程度以及最终接受的治疗方案是否反映了他们的目标和治疗偏好。从这个定义可以看出，决策质量的两个核心属性是：患者的知情程度（这个属性是通过评估患者对选择和结果的知识来衡量的，用事实性的项目来客观地评估患者对信息的理解）；患者价值观和所选择的方案之间的一致性（评价这一属性需要引出患者的目标和/或治疗偏好；确定患者所选择或实施的方案；计算该方案在多大程度上最符合患者声明的目标或治疗偏好）。

3. 其他决策结局评价指标　除了决策质量和决策过程的质量外，还有一些其他的指标也可能会作为过程或结果指标被用来评估医患共同决策的有效性，如决策自我效能、决策后悔、患者对决策的满意度和治疗选择。

医疗保健的一个关键目标是改善健康结果，因此也有很多研究者关注到了医患共同决策对健康结果的影响。但目前的结果显示使用临床健康结果（如疼痛、总体生活质量或死亡率）来评估决策支持的有效性存在一些挑战。首先，医患共同决策涉及的医疗决策会包含多种合理的选项，这些选项往往对健康结果有不同的潜在影响（正面或负面）。因此，根据定义，通常没有明显有优越性的治疗或干预。其次，很多决策都是在不确定的情况下作出的，类似于在打赌。对一个赌注的合理评估取决于赔率，而不是结果。例如，患者可能会认为手术的益处大于风险而选择手术，但在手术过程中患者可能会遭受严重的、意想不到的并发症。但就决策而言，不好的结果并不能反映患者选择手术的这个决定是错误的。使用健康结果作为衡量标准的第三个挑战是，评估通常需要设定一个全球“金标准”（例如，寿命越长越好，或者痛苦越少越好）。然而，研究表明，患者在生活质量和生存时间之间进行权衡的意愿各不相同。例如，如果癌症患者对避免短期严重的不良反应的期望超过他们对提高短期生存率的期望，他们可能选择放弃化疗。总之，患者对潜在的健康结果有不同的价值观和感受，无法就此形成一个统一的标准。

（二）与决策质量和决策过程质量相关的工具

1. 决策过程的质量评价工具　一项系统评价研究确定了 17 种不同的测量工具，用于评估决策过程的各个方面。最常见的是决策冲突量表（decision conflict scale，DCS），其次是调整控制偏好量表(adaptations of the control preferences scale, CPS)。其他工具还包括自主偏好指数(autonomy preference index, API),COMRADE,决策满意度量表(decision satisfaction inventory, DSI),感知决策控制(perceived decision control),感知参与护理量表(perceived involvement in care scale, PICS),决策准备量表(preparation for decision making scale, PDMS),问题解决决策量表(problem solving decision making scale, PSDM),对决策过程的满意度(satisfaction with decision making process, SDMP)和对决策的满意度量表(satisfaction with decision, SWD)。也有部分研究使用了质性研究的方法评估知情决策的水平。但目前并没有某一测量工具能够涵盖决策过程的全部属性。决策准备量表涵盖的项目最多,包括 4 个属性的测量(没有评估患者对选择和结果的知情程度的项目)。

2. 决策质量的评价工具　关于决策质量,大多数研究会选择使用自设知识问卷来评价患者的知识水平。部分研究会选择患者报告的一致性或价值选择量表来评估患者的决策一致性。

IPDAS 协作标准强调了衡量决策过程和决策质量的重要性,以便了解决策支持的有效性。在 IPDAS 小组发表的 Cochrane 系统评价中,在决策过程的质量方面,决策支持减少了因对个人价值观缺乏了解和不清楚而产生的决策冲突,并使更多的患者在决策过程中发挥积极作用。关于决策质量层面,决策支持提高了人们对选择的认识(患者更加了解情况),当决策支持包含结果概率时其产生了更加现实的风险和收益预期。

既往的系统评价结果显示,决策支持使用的测量工具所涉及的结构及属性存在相当大的差异。目前还没有一套最低限度的"最佳"标准化、有效的决策过程和决策质量测量工具。这可能表明需要开发新的测量工具,这项工作不仅要参照决策过程和决策质量的核心属性,而且要仔细考虑测量这些属性的心理特性。同时,为了提高我们对决策支持有效性的理解,未来研究中还应该考虑衡量一些实用指标。比如,可以关注现有决策支持的潜在本土化或扩展化,如将 PDAs 的研究扩展到其他类型的结果、环境和人群时需要测量哪些指标:在什么情况下更适合使用简短的 PDAs 或更复杂的 PDAs? 是否有某些患者或人群不应该接受 PDAs? PDAs 的作用机制是什么? 哪些对有效性最重要?

(郝玉芳　李学靖)

参考文献

[1] 王贝贝,杨艳,徐文芳. 患者决策辅助工具开发的研究进展[J]. 护理学杂志,2022,37(9):23-27.

[2] 余绍福,牟玮,靳英辉. 医患共同决策系列之二:医患共同决策研究典范——渥太华患者决策辅助工具研究小组[J]. 医学新知,2021,31(1):59-67.

[3] 余绍福,王云云,邓通,等. 医患共同决策系列之一:医患共同决策的国内外发展现状[J]. 医学新知,2020,30(2):159-167.

[4] 张新庆. 医患"共享决策"核心概念解析[J]. 医学与哲学(A),2017,38(10):12-15,61.

[5] 张渊. 患者偏好与医患共同决策[J]. 协和医学杂志,2019,10(6):679-684.

[6] 郑红颖,胡嘉乐,董柏君. 医护患共享决策相关理论模式的研究进展[J]. 中国护理管理,2018,18(11):1575-1580.

[7] ANKOLEKAR A, DEKKER A, FIJTEN R, et al. The Benefits and Challenges of Using Patient Decision Aids to Support Shared Decision Making in Health Care [J]. JCO Clin Cancer Inform, 2018,2:1-10.

[8] ELWYN G, FROSCH D L, KOBRIN S. Implementing shared decision-making: consider all the consequences [J]. Implement Sci, 2016,11:114.

[9] ELWYN G. Shared decision making: What is the work [J]? Patient Educ Couns, 2021,104(7):1591-1595.

[10] WITTEMAN H O, MAKI K G, VAISSON G, et al. Systematic Development of Patient Decision Aids: An Update from the IPDAS Collaboration [J]. Med Decis Making, 2021,41(7):736-754.

第十四章 循证思维及循证护理教育培训

循证护理的核心思想是以客观的科学研究结果为依据，结合临床情境及专业经验、考虑患者的需求且尊重患者的愿望，作出临床判断与决策，为患者提供优质护理服务。循证护理实践的推广对促进护理学科发展有着重要意义，循证思维的培养促进了循证实践的深入，而循证科学的发展也极大促进了护理学科在研究方法学上的拓展和临床决策的系统性和科学性。在护理教育中渗透循证理念，增强学生的循证意识，培养学生证据检索、筛选与质量评价的能力以及运用评判性思维探讨问题、分析问题和解决问题的循证实践能力，有助于培养具备循证思维的护理人才。

第一节 循证科学与循证实践

在循证医学的推动下，临床医学和护理学的实践模式和决策态势均发生了巨大的变化，科学证据结合专业判断和患者偏好成为科学决策模式的共识。随着循证医学的进一步深化，循证科学和转化科学成为全球卫生保健实践和研究方法学快速发展的领域，对提升护理学科和护理实践也产生了深远的影响。本节主要分析循证科学和转化科学的发展及相互关系，分析其对推动护理学科发展和实践进步的作用和意义，以促进护理学科与循证科学与转化科学的进一步交融。

一、循证科学的发展及其意义

循证科学(evidence-based science)是在循证医学(evidence-based medicine, EBM)的发展中产生的。而循证医学的发展是医学科学自我反思的结果，在实证主义的哲学观下，循证医学强调审慎地(conscientious)、明确地(explicit)、明智地(judicious)运用最新、最佳证据，结合临床经验、专业判断和患者需求和偏好作出临床决策。证据的等级性、多元性和时效性特征促进了循证医学方法学的不断迭代升级。通过反思由临床试验获得的证据的有效性、证据实施和应用的可行性，循证医学应用各种新的统计方法、计算机技术、文献整理、整合和管理软件、心理学和管理学的研究范式和方法，为医学知识的归纳和演绎带来新的思维和方法，有效提升了运用医学知识指导实践全过程的效率、水平和准确度，对推动健康领域临床医学、护理学、公共卫生、药学、中医学等学科发展起到重要的推动作用，也孕育了循证科学的产生。

当今社会各种问题大多具有综合性和复杂性，使得知识产生的专门化和知识需求的综合化之间的矛盾日益突出，急需跨学科的研究方法和思维方式融汇，并突出研究的科学性和透明性。随着循证医学的深化，其范式和理念已超越医学实践和研究的范围，普适于社会学、教育学、心理学、管理学等更多的学科领域，形成了以循证医学研究范式为核心，整合不同知识体系、促进学科间交叉融合、以一体化研究复杂性、集合性、动态性的健康领域和社会领域问题的循证研究范式。我国循证医学中心的李幼平教授等于2019年正式提出了"循证科学"的概念，形成了广义循证观下的循证科学范式，有助于研判循证医学的成熟积累对学科未来发展的作用，并将助力其他学科知识升级为循证科学的使命。

循证科学在护理领域的应用极大促进了护理学科在研究方法学上的拓展和临床决策的系统性和科学性，以科学证据为基础来制定有关个体、家庭和社区健康照护的决策，既发扬了自然科学实验与理性的传统，又体现了现代医学对患者个人价值观和期待的重视，同时促进了全球护理专业人员之间、护理人员与多学科同行之间的交流和合作，对突破护理学科的方法学边界，促进多学科在研究和实践方法学上的交叉融合具有重大意义。

二、转化科学的产生和意义

目前并不是所有的临床实践都能够做到依据科学证据进行决策，经验、习惯、未经评价的方法仍然不同程度地影响了临床决策。为弥合科学证据与临床实践之间的差距，WHO于2005年在全球倡导应用循证医学的理念和方法加速知识转化，WHO将知识转化(knowledge translation, KT)界定为"利益相关者(stakeholders)对知识的整合、交换、和应用，以加速全球或区域性变革，加强卫生保健系统，促进人群健康"。在如何推动知识转化上，实施科学提供了方法学新思路。实施科学(implementation science, IS)应用临床流行病学和循证医学、社会科学、卫生经济学、社会政策学、政策分析学的方法，研究如何促进研究结果的采纳、应用和转化，解决干预方案实施中的问题，探索如何将基于证据的干预在卫生保健真实情景中进行落实和应用，以弥合理论与行动、证据与实践之间的差距。在实施性科学指导下，证据的转化采用实施性研究加以实现。实施性研究(implementation research)是探索如何在日常实践中促进系统采纳研究结果与其他基于证据的实践的方法的科学过程，该过程以提高卫生保健服务质量和有效性为目的，通过构建、评价解决实践中常见的关键问题的可操作性方案，以促进这些方案的实施。

实施科学的目标的是实现有效转化和实践质量的持续改进，因此在实施科学的范畴中，派生出一个特殊的类型，即改进科学(improvement science, IS)，改进科学源于管理学家 Gerald Langley2009 年的专著 *The Improvement Guide*，改进（improvement）作为一门科学建立在对变革（change）的科学认识和正确理解上；所有的改进都需要改变，但并不是所有的改变都能导致改进；对于改进的科学研究应专注于改变的效果，通过改变增加持续改进的概率。2011 年，英国健康基金会正式提出“改进科学”的定义：“改进科学是研究如何系统地检验有效促进质量持续改进方法和相关因素的一门科学，主要研究改进和形成变革的有效方式。”改进科学以渊博知识体系（system of profound knowledge）为知识基础，涉及系统相关知识（以建立系统观和愿景，拓展视野）、心理学相关知识（以理解人际关系及社会因素如何影响系统和绩效）、变异相关知识（识别自然发生的改变，即常见变异，以及系统性能及设计的改变，即特殊变异）、知识产生过程相关知识（准确预测哪些改变可形成改进），以及专业相关知识（以密切结合各专业领域的知识开展改进），因此体现了其本质上以问题为中心、兼具整合性和交叉性的属性。改进科学的主要特征包括：①关注质量和安全问题；②在实践中学习并通过多轮循环持续改进和提升；③聚焦如何设计、实施、评价复杂的、多维度的干预措施，注重变革过程；⑤用健全的研究方法产生可推广可传播的知识；⑥研究者与实践者真正实现合作。改进科学为临床持续质量改进的奠定了坚实的理论准备和科学基础。

随着循证医学驱动下的实施性科学和改进科学的发展，澳大利亚 JBI 循证卫生保健中心的 Alan Pearson 教授于 2012 年综合上述概念，提出了“转化科学（translation science）”的概念，他认为转化科学不仅仅是从动物实验到临床试验的发展，也不仅仅是开展实践应用促进质量改进，而是通过知识的探索、生成、整合、传播和应用，达到下列 3 个层面上知识转化的系统过程：①第一层的转化——对真实世界中未知的探索性研究，弥补知识的需求与知识探索之间的差距，实现从未知到知晓的转化，例如开展基因或分子层面上的基础研究或深入社会情境中开展扎根理论研究，回答“这是什么”。②第二层面的转化——将探索性研究的结果（例如基础研究）转化到临床研究和政策研究中，开展临床试验，验证假设，弥补基础研究和临床研究之间的差距，回答“有效性如何”。③第三层面的转化——将临床研究和政策研究转化到真实的临床实践和政策制订中，开展实施性研究，实现质量改进，弥补研究和实践之间的差距，回答“是否可以实施、推广和促进”。Titler 等学者 2014 年进一步将转化科学定义为“验证实施和干预的效果，以促进证据的实践应用，从而改进患者结局和人群健康的系统研究过程”，通过转化研究可阐释有哪些干预措施？哪些具有可实施性，针对哪些个体和人群有效？在什么场所有效？为什么有效？

三、循证科学与转化科学的关系

循证科学与转化科学既有联系又有区别，虽然概念相关，但不可交换使用。循证科学推动了科学证据的产生、评价和传播。而转化科学的重点是促进证据在真实情景中的实施和应用，并解释什么实施策略有效，对哪些对象、在什么情况下以及为什么有效。转化科学源于循证科学，循证科学催生了转化科学的发展。两者可同时整合在同一项目中。

张霞和付贞艳等开展了“促进机械通气患者早期康复运动的循证实践”，从循证科学和转化科学的角度促进了机械通气患者早期康复运动相关证据的综合、传播和实践转化。该项目针对机械通气患者早期活动率只有19.2%，离床运动率为10%，气管插管患者的离床运动率更是低至2%的现况和问题，开展循证实践研究，首先系统检索了该领域的系统评价和临床实践指南，提取了24条ICU成年机械通气患者早期康复运动的证据，再进一步结合所在医院ICU的具体情境，组织重症医疗、护理、康复的专家对该24条证据的可转化性和可接受性、可能的成本进行评价，综合循证实践小组和利益关联者的意见，形成了12条审查指标。在证据转化阶段，该项目团队应用实施科学的思路和转化科学的方法，开展证据的基线审查，通过现场观察和问卷调查、现场访谈的方式，对12项审查指标的执行率进行分析，以了解该ICU早期运动的制度、意识、措施、工具、人员配备等现况。发现有5条指标的执行率为0，4条为13.3%～79.7%，从而确定了在所在ICU开展促进机械通气患者早期康复运动相关证据临床转化的必要性。

转化科学的关键环节是分析障碍因素，制订行动策略。该项目综合分析10条障碍因素，13条促进因素，最终拟定了14条行动策略，形成了基于科学证据制订ICU成年机械通气患者早期康复运动方案与流程。最后，该项目在实施性科学和转化科学的理念和方法指导下，通过实施性研究设计，应用非同期临床对照试验，开展证据的临床转化，通过实施半年的“机械通气患者早期活动项目”干预，开展证据的临床转化，验证早期康复运动人次率、离床运动人次率、巴氏指数评分、患者出ICU时机械通气时间、ICU住院时间等指标的改进情况，结果表明，经过半年的变革，12条审查指标中，3条指标临床执行率为100%，5条临床执行率0，4条指标临床执行率13.33%～79.68%；机械通气患者早期康复运动人次率从49.8%上升到74.1%，离床运动人次率从5.0%提高到15.2%。同时试验组($n_1=61$)的机械通气时间减少、ICU住院天数显著减少，生活自理能力巴塞尔指数得分提高，与对照组($n_2=45$)相比，差别有统计意义。

可见，该项目通过循证实践，开展变革和改进，并从实施性研究角度评价变革的过程(医护人员对审查指标的执行率和依从性、优化的早期活动流程和标准操作流程)和结局(机械通气患者早期康复率)，将循证科学和转化科学的理念应用在机械通气患者早期康复运动的实践中，促进了患者的康复。

四、循证科学和转化科学对护理实践的意义

当今的护理学科发展面临全球人口结构和疾病谱改变，人类生存环境变化，护理人力资源短缺、医疗资源不足，社会心理行为因素对疾病转归带来极大影响的挑战，这也呼唤护理学科发展和护理研究重点应把握学科外部环境变化和内部环境调整，遵循循证科学的系统观和转化科学的实践观，促进护理学科的进步和护理实践的发展。

（一）应用证据临床转化模式推动知识的转化

证据临床转化模式(evidence clinical translation model, ECT model)是在循证医学和转化科学指导下，我国本土化的证据转化概念框架，源于对全球循证医学和转化科学的理论分析及对我国近10年证据临床转化项目的分析和反思。该模式包括准备、实施、评价和维持4个阶段，具体分为14个步骤。准备阶段包括理论准备、构建PIPOST、检索证据、评价证据质量、形成证据总结；实施阶段包括构建评价指标、障碍分析、构建变革策略、通过领导力激励、建立促进因素；评价阶段包括设计实施性研究、测量结局指标；维持阶段包括可持续性分析以及构建更新计划。该模式强调循证实践的逻辑起点是实践依据来源于真实、可信、有效、可推广的证据。但高质量的证据并不等于可转化的证据，因此经过评估有效的证据在转化时，需要突破在观念、资源、协作方式等方面的障碍；同时，实现证据临床转化的关键是建立多学科协作的团队，通过团队开展证据解读和情景分析，构建证据转化的实施方案。该模式提出推动证据临床转化的策略是开展项目管理，通过目标明确、时间范畴可控的项目管理方式，运用专门的知识、技能、工具和方法，使证据转化能够在有限资源、限定时间范畴内，提高决策效率，实现项目目标。另外，该模式突出证据临床转化与临床质量管理这一活动的密切关联性，强调将证据转化融入持续质量改进的进程中，以实现证据转化落实临床实践。

（二）采用整合的视角规划证据临床转化的过程

证据整合于实践的观点贯穿证据应用的始终。一旦将循证实践割裂于临床实践的日常工作中可使医护人员把证据临床转化项目作为临床实践的竞争性事项，作为日常工作以外的额外工作，而管理者则会把证据临床转化作为一项需要完成的任务。这种情形易导致角色负荷过重的风险，即证据应用者与临床实践者，证据应用促进者和管理者之间的角色冲突，这必将影响证据临床转化的可持续性。应采取整合的视角规划证据临床转化的整个环节，可从个体和系统两个层面做到循证理念、证据、流程、实践和管理上的整合。在个体层面，循证实践能力需要被包含在医护人员个人专业能力的发展中，医护人员在日常实践中应随时提出质疑，关注实践相关的最佳证据，参与甚至发起证据的应用；在系统层面，及时比较现有规范和流程与可获得的最佳证据，一旦发现差距需及时结合临床情景进行调整甚至变革。这样可推动证据临床转化与临床实践、持续质量改进密切结合，真正融入临床实践中，并成为临床实践和内容不断更新的动力。

循证实践必须首先获得行政管理层和决策机构对循证实践的认同和积极支持，在证据基础上制订周密的改进策略，这是改进科学的关键所在。因此，为促进将证据用于临床实践，促进知识转化到临床实践，保证科学决策，医疗卫生领域的管理者必须具备以下循证决策能力：①能提出决策的核心问题；②能通过文献检索找到所需证据；③能评价相关研究的质量；④能区分不同等级的证据及其适用性；⑤能判断研究结果在类似人群中的推广性；⑥能判断研究结果在本地人群中的适用性；⑦能将依据证据的决策付诸实践。

综上所述，护理学科和护理实践飞速发展离不开系统的理论指导和创新思维，围绕知识创造，借鉴循证科学和转化科学，不断深化护理学科的内涵，突破健康照护前沿理论命题，才能让护理学科生态体系不断激发知识外溢，裂变出新的发展单元、前沿领域和交叉方向，为人类健康贡献护理学科的力量。

第二节　循证思维及循证护理的教育培训

一、循证思维

（一）循证思维的内涵

在循证医学的理念下，循证思维是针对临床问题展开的系统思考、分析、判断的过程，其间涉及多种逻辑推理、结合临床问题、科研结论、专业判断和患者需求作出合理决策、理性抉择的过程。循证思维是对疾病诊疗和照护作出最佳决策的一种思维方式，其关键在于如何获取证据、评价证据和应用证据。

临床思维包括两个关键要素：临床实践和科学思维。循证思维则是临床思维的基石，连接了临床实践与科学思维，是更深入的临床思维，它既注重知识的系统性、健康的整体观，同时不断产生问题，从而不断激励创新。而且循证思维的成果在解决问题的同时，又成为新的证据，由此推动医学向前发展，充分体现以问题为中心的思维。有效利用现有的知识解决复杂的、有意义的临床问题，这是建立临床思维的最佳途径，并可激发学生积极主动学习的愿望。

在循证思维的引导下，可培养护理学专业学生通过健康评估、护理操作等临床实践，发现问题，并通过基于 PICO（population；intervention/exposure；control/comparator；outcome）原则启发从不同角度看待和解决问题，引导学生从单向思维向多边思维转变，根据临床问题全面检索和分析文献，对资料进行筛选、评价、分析、综合，帮助学生从临床表现、诊断、治疗、护理、康复等方面全方位探索解决患者问题的途径，努力做到个体化护理。

（二）循证思维导图及实例分析

循证思维是针对临床问题展开的系统思考、分析、判断的过程，其间涉及多种逻辑推理、结合临床问题、科研结论、专业判断和患者需求作出合理决策、理性抉择的过程。根据循证医学的要素和科学思维的规律，笔者构建了循证思维导图（图 14－1）。本文以“住院老年人跌倒预防”为例，对该循证思维导图进行分析和阐释。针对“住院老年人如何预防跌倒”这一临床问题，通过深入辨析，思考该临床问题涉及的对象、干预/暴露、对照、结局、场所、以及期望的结果，构建结构化的研究问题，明确 PICOs，并通过系统的文献检索，采用明确的检索策略开展全面的文献研究，这时可形成该领域的文献范畴研究（文献范畴综述，scoping review）。在基于全面的、针对性的文献研究基础上，循证思维可有 3 条路径。

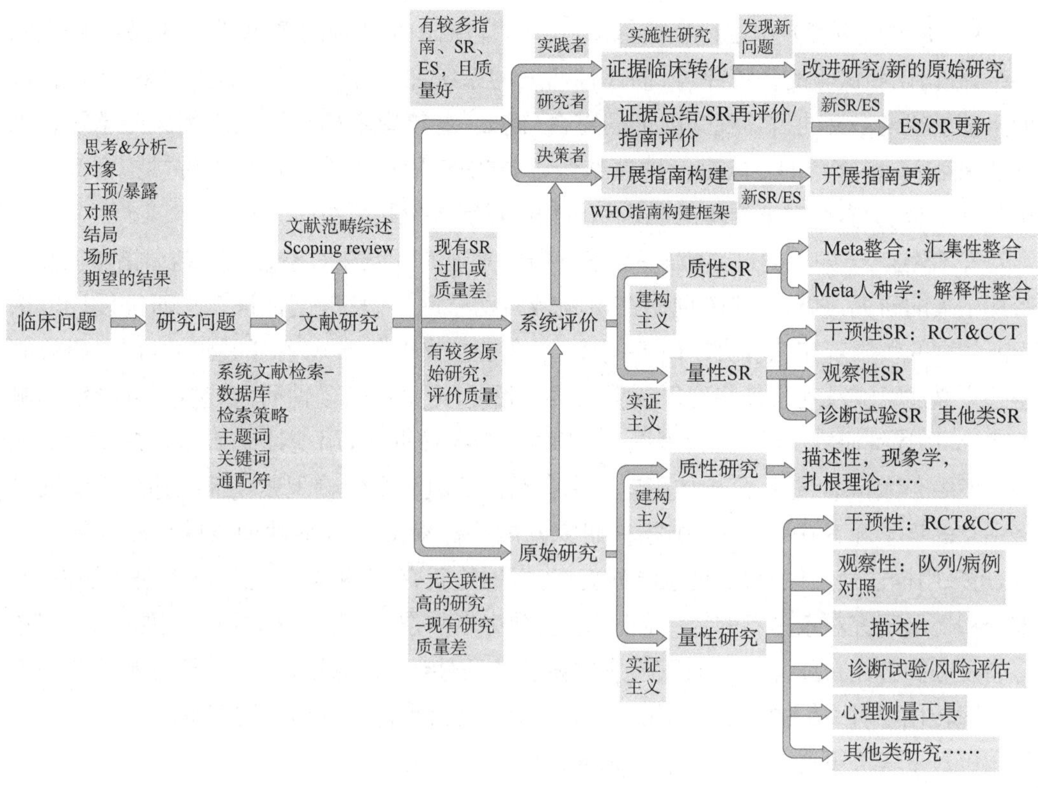

图 14-1　循证思维导图

注：SR，系统评价；RCT，随机对照试验；CCT，clinical controlled trial，临床对照试验。

1. 路径一　如果通过文献研究发现所在领域有较多的临床实践指南、系统评价、证据总结等二次研究证据，且通过审慎的质量评价发现这些资源质量可靠，不同的角色可进入不同的次级路径。①作为临床实践者，则可根据临床需求，基于实施性研究理念，开展证据的临床转化研究，比如开展神经内科老年人跌倒预防的持续质量改进，期间可能验证了证据的可用性和有效性，同时又可能发现新的临床问题（例如，如何研制神经内科住院老年患者特异性跌倒风险评估工具?），成为新的原始研究的起点；②作为研究者，可根据国内外丰富的系统评价开展系统评价的再评价，或者专业机构发布的指南资源开展指南的评价（例如开展住院老年患者跌倒预防相关指南的评价），形成更具整合性、丰富性、针对性的证据，并每 3 年左右定期跟踪该领域的新的原始研究，定期更新系统评价和指南资源；③作为决策者，尤其是学术组织和质量管理机构，则对这些丰富的系统评价、证据总结资源进行汇总，依据 WHO 指南构建框架，构建循证实践指南，并明确强推荐、弱推荐、不推荐（证实或证伪的过程），并每 3～5 年定期跟踪该领域新的系统评价，更新指南。

2. 路径二　如果在文献研究中发现该领域缺乏高质量的指南、系统评价，但有丰富的原始研究，则可进一步开展系统评价，对这些原始研究进行汇总和整合，提高研究结果的外推性。在该阶段，不同的哲学观下对拟整合的循证问题有不同的视角，如果基于实证主义的哲学观开展证据整合(例如，平衡力训练对减少老年患者跌倒风险的效果)，往往采用 Meta 分析等方法进行量性整合，其方法包括干预研究的系统评价、观察性研究的系统评价、诊断试验的系统评价、描述性研究的系统评价、测量工具属性的系统评价等；如果基于建构主义的哲学观开展证据整合(例如，老年患者住院期间跌倒风险感知)，则往往采用 Meta 整合的方式进行质性整合，其方法包括汇集性整合和人种学整合等。无论哪种整合，均需要对证据体的质量和可信度进行评价和分级。

3. 路径三　如果通过文献研究，发现所感兴趣的领域在对象、方法、结局指标上并无密切相关的研究，则有足够的理由在该领域启动原创性研究，创建证据。研究设计取决于所依据的哲学观和拟解决的研究问题，在实证主义的哲学观下开展研究，往往研究问题是去描述、比较、观察某些现象或验证某些假设，可采用干预性研究、观察性研究、预测性研究、描述性研究、诊断试验等设计，将结局结果数据化，用统计分析呈现规律。例如通过多中心大样本调查，分析住院老年患者跌倒的风险及影响因素。而在建构主义或诠释主义的哲学观下开展研究，则往往研究问题是探索患者对某种现象的体验、感受、反应，可采用描述性质性研究、现象学研究、扎根理论研究、人种学研究等质性研究的设计，阐释和揭示研究对象丰富的经历和感受，反映患者需求，体现人文关怀。例如，探索老年患者及照护者在新环境中跌倒风险焦虑体验的质性研究可揭示住院老年患者及照护者在环境转化中对跌倒的担忧或忽视，为进一步的健康教育提供丰富的资料。

(三) 提高护理学专业学生循证思维的策略和方法

1. 建立循序渐进的循证思维培养课程体系　循证思维的培养是一个循序渐进的过程，在护理职业生涯发展过程中从建立循证意识，到发展循证思维，直至形成循证文化，需要从个体层面到机构层面的精心设计。应建立立体化的循证护理教育培训体系：①护理大专教育可设立循证护理导论课程，介绍循证护理的概念和意义；②护理学本科教育可设立循证护理概述课程，介绍循证护理的基本方法，开展文献检索和文献质量评价的专题训练；③护理学硕士研究生教育则应开展系统评价的培训，学会整合不同的文献，评价证据体的质量；④护理学博士教育则更多从探索循证护理方法学，构建临床实践指南，开展指南的临床应用方面深化循证实践的理论内涵和实践范畴；⑤对临床护理人员的循证培训应进行分类管理，循证护理理念应成为所有注册护士的继续教育专题，促使临床护理人员具有循证意识；⑥针对临床专科护士的循证思维培训更多是从证据临床转化的角度开展实践项目；⑦针对护理管理者的循证思维训练则应从基于科学证据的决策和持续质量改进的角度开展循证实践。

2. 开设文献评阅专题活动　循证思维导图中循证思维的 3 条路径源于系统深入的文献阅读和分析，对感兴趣领域文献的聚焦性检索、筛选、评价、提炼，对文献进行分类分析，是循证思维的关键环节。护理教育中设置文献评阅的环节，如读书报告会、文献分享会(journal club)、文献质量评价会等，可培养护理学专业学生学会开展系统、全面、透明的文献检索和筛选，尝试应用文献质量评价工具对文献质量进行客观评价，学会辨明证据金字塔各层次文献的特征和应用价值，是培养循证思维的重要过程。阅读文献时要求学生进行评判性分析，包括：①分析文献的来源；②分析该文献的背景；③分析该文献的质量；④分析该研究的结果；⑤讨论该研究结果的意义；⑥比较该研究结果与其他结果的差异。

尤其是在临床护理教学中，通过在临床科室定期开展针对性的期刊论文阅读会，检索、追踪、评阅、分享、分析所在专科领域的最新的、高质量的文献，包括最新原始研究、系统评价、临床实践指南，可促使护理学专业学生学会阅读、学会结合临床问题思考解决策略，并定期了解证据进展，理解循证实践以证据、临床情景、患者需求、专业判断为核心的本质；另外，还能够在临床科室营造循证实践的氛围，提升学生的专业价值观，强化自身专业定位，并带动科室临床护理人员依据证据开展持续护理质量改进项目，将循证实践的结局落在系统改变（政策制订、流程再造）、患者结局改变、护士态度和行为的改变上。

3. 开展循证思维驱动的病例分析　临床教学中定期开展循证思维驱动的病例分析可提高学生的学习效果，并可促进团队学习，营造循证实践的氛围和循证文化。具体做法包括：①从病例库中挑选典型案例，通过 PPT、视频等方式为学生展现，详细讲解案例相关内容；②针对典型案例挖掘护理问题，及时提出临床问题，并学会通过 PICOs 分析，构建结构化的循证问题；③引导学生针对临床问题，通过临床实践指南、系统评价和高质量原始研究的全面检索，找寻科学依据；④带领学生对文献进行质量评价，客观分析文献结果；⑤鼓励学生基于证据，分析病例的症状、体征、心理社会状况、功能状况，从整体观出发，科学地选择护理方案，制订适宜的护理措施；⑥根据教学效果展开科学评估，对学生的病例分析效果进行反馈，进一步完善教学内容。

4. 开展基于循证思维的护理查房　护理查房时，教师和护生对真实病例在床旁进行针对性地分析，包括病史询问、体格检查、健康教育、病史分析，其中前三部分在床旁进行，患者可参与，充分了解患者的需求和偏好；而病史分析部分则需要患者回避，因该阶段有大量针对病史资料和理论证据的推理和假设。护理查房具有互动密切，针对性强的特点。基于循证思维的护理查房可促使学生根据所查房患者的临床情景和患者的需求、愿望、病情的变化，审慎选择科学证据，做出契合患者情况的科学推理和判断。

基于循证思维的护理查房包括以下环节：①查房前，老师选择典型病例，布置汇报病史的学生，并提前 2～3 d 布置学生查看病史，思考该病例存在的护理问题和解决方法；②主查者事先总结该病例的主要问题，根据 PICOs 查寻临床实践指南、系统评价、证据总结等循证资源；③学生形成小组开展文献质量评价，获得对该病例主要护理问题的循证证据，明确护理问题及护理措施的优先次序；④查房时，主查者在床旁询问病史、进行体格检查、健康教育；⑤床旁分析后，师生在办公室进行病史分析和讨论，分析病例特点和学生护理问题的认识、对优先秩序的把握度，通过应用科学证据，完善该患者的护理方案。

5. 基于临床问题开展证据临床转化　促进护理学专业学生的循证思维，提高其循证护理能力的最直接的方式是提供机会，让学生积极融入证据临床转化项目中。Blackman 和 Giles 对 375 名护理学本科生的调研强调了参与和见证循证护理实践项目对临床结局的改变是切实提高护理学专业学生循证实践能力的重要途径。吴晓梅等也探索了在循证医学教学中增加"证据应用"环节的实践和对促进医学生创新思维和临床能力的效果，高尚谦等通过应用"基于循证指南的脑卒中患者吞咽困难识别和管理"的循证实践项目，营造了良好的循证实践氛围和文化，激发了病房护理人员和护理学专业实习生对循证护理的信心和兴趣。证据临床转化以科学证据为起点，以多学科协作为关键，以项目管理为途径，是循证思维的充分体现。证据临床转化突出强调证据的整合、传播、研究者与实践者的密切互动，以及知识被符合伦理规范地应用。

二、循证护理的教育培训

循证护理教育(evidence-based nursing education)是运用循证护理的理念和方法进行护理专业课程和临床实践的教与学，包括运用有效的教学方法、考虑学生个体学习需求以及教育专家建议、课程设置、教学活动的资源消耗等情况设计教学活动。因此，循证护理教育包括基于证据的教(evidence-based teaching)和基于证据的学(evidence-based learning)。循证护理能力是指护士在完成循证护理实践活动过程中具备的循证护理知识、技能、判断力、态度和价值观。循证护理教育注重学生的学习过程，提倡以问题为基础的学习和自导式学习，促进学生更深刻理解运用所学知识，培养学生的循证护理能力，包括评判性思维、循证思维及证据临床转化的能力。

针对不同类型的护理学专业学生，循证护理教学的目标、内容、方法均有不同。护理学本科学生的循证护理教育以了解循证护理思想和方法，能够对文献进行质量评价，并能够阅读系统评价和 Meta 分析论文为主。而护理学研究生则是开展循证护理实践的主力，培养循证思维和循证实践能力是重要的培养目标。以护理学专业研究生为例，循证护理课程的教学目标建议体现对护理学研究生循证护理能力的整合性要求，不仅要求学生学会开展系统评价，还应要求学生学会评判性地合理利用国内外的文献资源，并能够在护理实践中应用证据进行临床判断。具体教学目标的阐述如下：循证护理课程系统阐述如何在护理实践中开展循证护理，通过本课程的教学，学生应掌握循证护理实践的基本原则和意义，能够对各类文献进行系统检索和审慎评价，把握在特定的领域开展系统评价的原则和方法，熟悉循证实践模式，并学会应用证据设计临床实践的改革。其课程内容和教学设计如表 14-1 所示。

表 14-1　不同类型的护理学专业学生循证护理教学内容和教学设计建议

学时数建议	教学内容	教学策略	不同类型学生选择的模块
2	循证护理概述和意义 循证实践概念模式	课程讲解，讨论	本科、研究生
4	护理领域相关资源的检索	课程讲解，现场演示	本科，研究生

（续表）

学时数建议	教学内容	教学策略	不同类型学生选择的模块
4	小组汇报 1:PICO 界定循证问题和证据的检索	小组练习、汇报	本科,研究生
2	文献质量的评价:原则和实践	课程讲解,范例分析	本科,研究生
4	小组汇报 2:文献质量的评价	2~3 人一组,每组分别选择中英文研究论文各一篇,开展文献质量的评价	本科,研究生
4	系统评价和 Meta 分析:实例分析及 Revman 软件的应用	课程讲解,讨论	研究生
4	小组汇报 3: Meta 分析练习	小组练习,在某一领域检索至少 5 篇具有同质性的 RCT,展示开展 Meta 分析过程	研究生
4	证据的分级系统:GRADE, JBI	课程讲解,讨论	研究生
4	知识转化和证据应用相关模式;临床实践指南的制定	课程讲解,讨论	本科及研究生
4	证据临床应用项目分享:指南构建,临床护理质量审查,案例护理	课程讲解,典型案例分享	本科及研究生
4	小组汇报 4:最新最佳证据报告-小组汇报	选择一个你们熟悉的护理领域,检索最新最佳证据,形成该领域最新最佳证据的检索报告,并汇总分析	研究生
2	质性研究的 Meta 整合	课程讲解,讨论	研究生
2	证据应用论文写作: CONSORT, STROBE, PRISMA, PRISMA-P, AGREE, ADAPT	课程讲解,典型论文分析	本科及研究生
4	小组汇报 5:循证护理系统评价项目计划书汇报	系统评价的小组练习、汇报	研究生

第三节　证据的生态系统

一、概念及意义

随着循证医学迅速发展,以 GRADE 为核心的循证方法学逐步深入,临床实践指南也已越来越受到国内外广泛关注。临床实践指南的制订是一个复杂的系统工程,从制订程序的完备性、临床证据的系统性及多学科参与协调的团队性,都对指南制订者提出较高挑战。虽然我国临床实践指南的发表数量与日俱增,但存在着巨大挑战,指南制订的方法和质量参差不齐导致的推荐意见可信度不够、循证指南制订耗时长而导致的临床医生和专业协会参与指南制订的可操作性受限及证据过时、指南更新不及时而致最佳证据的使用和传播受限、指南推荐意见的使用情况不佳而致临床实践与指南之间存在巨大鸿沟。在此背景下，Per Vandvik、Linnn Brandt 和 Gordon Guyatt 于 2009 年开始策划 MAGIC（making GRADE the irresistible choice）项目，并于 2013 年在挪威成立了 MAGIC 国际组织。作为一个非营利的国际性科研和创新组织，MAGIC 旨在借助网络技术、促进国际化合作，通过提供方法学、技术及工具支持，推动基于 GRADE 系统的临床实践指南的制作、发布、整合、更新及应用。为了推动证据从生成、整合、传播到应用过程的动态循环和持续转化、促进卫生保健系统的良性运作，MAGIC 首次提出证据生态系统（evidence ecosystem）的概念，并在首届全球循证高峰论坛上倡导"基于数据的可信证据生态系统（digital and trustworthy evidence ecosystem）"。自然资源如石油，有开采、提炼、加工、运输、应用等一系列过程，经管道输送过程中时常出现泄漏等浪费问题。同样地，证据也存在从开展原始研究（即生产证据），到检索、筛选、评鉴、汇总证据（即整合证据），到构建临床实践指南及决策支持的构建（即加工并传播证据），到应用及评价证据对于改善卫生服务的效果（即应用证据）这一过程。像石油一样，证据资源在生产、整合、传播及应用的"管道"中也会出现"泄露"。石油从业人员通过系统优化、质量改进，推动石油及其产品从原油到用户的流动，提升全产业链的效率和价值；而循证保健人员也应积极主动推动证据从产生到应用的可持续、动态循环，使之实现无缝链接与转化，减少证据资源的浪费与转化过程中的"泄露"，使医疗卫生系统发挥最佳功能。

二、证据生态系统的循环过程

MAGIC 提出，基于数据可信证据生态系统的核心成分是数据，即信息化结构化数据；其他关键成分包括可信的证据、工具与平台、共识性的方法学、分享的文化氛围、普适的标准、支持与合作。证据循环过程分为 6 个阶段，数据在各个阶段之间流通（图 14－2）。

1. 生成证据　证据生态系统的第一个环节是生成证据，即计划、实施和发表原始研究，形成证据。根据 JBI 多元证据观点，证据可来自量性研究，也可以来自质性研究。根据不同的研究问题和主题，研究者可以选择适宜的研究设计、开展原始研究，从而产生证据。证据的生成是整个循环的起点，也是推动后续工作的基础，研究主题是否有价值、研究设计是否严谨、过程质量是否可靠、研究结果是否有实际意义等，均会影响后续的证据流动。

2. 综合证据　证据产生后，由于单项原始研究常存在研究方法不规范、质量参差不齐、样本量不足等可能影响研究结论可靠性的问题，因此单项研究产生的证据可信度不高。通过"综合证据"这一步骤，开展系统检索、分析遴选、严格评鉴、质性及量性综合，剔除一些质量差甚至错误的原始研究，保留高质量原始研究并整合其结论，形成聚焦某一临床问题的最佳证据，对临床实践有更强的指导意义。为了更高效地推动"证据"流动，

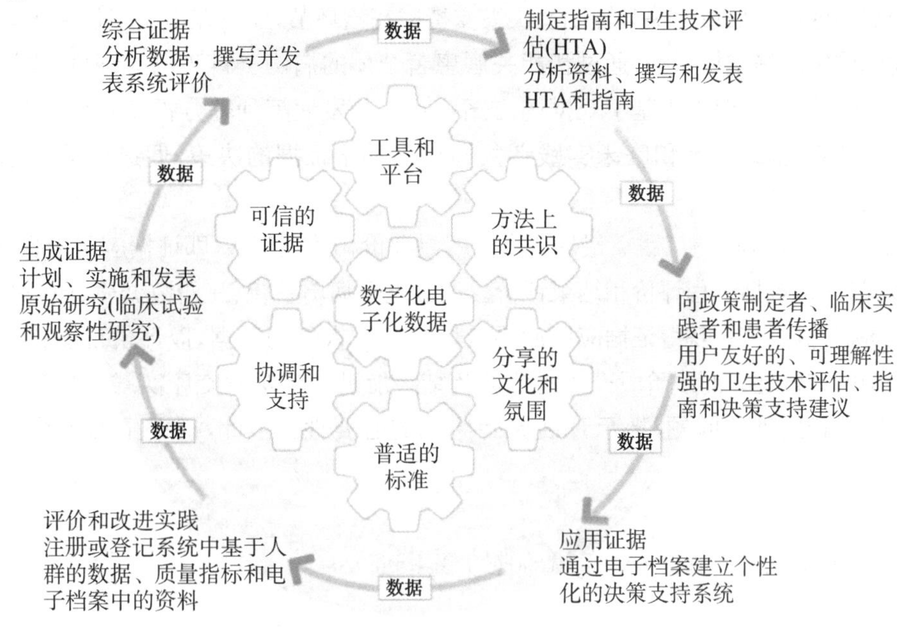

图 14-2　证据生态系统

（资料来源：MAGIC. MAGIC making a difference and MAGICapp now available to develop Living Guidelines [EB/OL]. [2022-07-16]. https://magicevidence.org/.）

现已出现动态系统评价、快速系统评价、动态网状 Meta 分析等新型研究方法。

3. 创建指南及卫生技术评价　由于临床情景中所需的临床决策常需要多个角度分析评判，而常规的系统评价仅仅聚焦一个具体临床问题，且文章篇幅过长、可读性不强、临床适应性差，因此临床实践指南、卫生技术评价（health technology assessment，HTA）、证据总结等多种证据传播形式应运而生。证据生态系统的第三个步骤就是分析数据、撰写和发表可信的卫生技术评价和指南。基于传统临床实践指南的动态指南、快速建议指南、卫生技术评估等证据传播研究方法也随之产生，为患者和临床决策者提供实用、有效、安全并经济的证据结果。

4. 向决策者、临床人员、患者传播证据　系统整合后的证据要通过证据生态系统的“管道”传播到决策者及临床实践者，使之成为其政策制定或临床决策的依据。同时，由于卫生健康保健领域的患者自身偏好和意愿极大影响最终的临床决策，证据传播同样要关注患者。在复杂繁忙的临床情境中，决策者和临床决策者的时间和精力有限。而不同文化、经济、社会等特征的患者专业知识掌握度参差不齐，较难理解证据及其相关概念、结论。因此，无论是针对决策者、临床实践者，还是患者，证据传播更应考虑到易懂性、可读性和可及性，即内容是否容易被理解、表现形式是否容易被接受、传播形式是否对大部分决策者/临床实践者/患者可及。证据生态系统推荐使用用户友好的、可理解的卫生技术评价、指南及决策辅助工具，提升传播效率、优化传播结果。

5. 证据的应用　与常规的循证实践有所差异，基于数据可信证据生态系统的证据应用更多地关注信息化决策辅助及决策支持。在该环节，建议在电子病历系统里构建个体化的临床决策支持系统，通过智能关联患者个体的病例资料及已有证据，支持临床决策者针对诊断、治疗做出基于证据的方案、结局、并发症等利弊分析和建议，明确患者期望和价值观，辅助患者和临床实践者共同作出基于证据的决策，促进证据的临床转化和应用。

6. 评价和改进实践　最后一个阶段是评价和改进实践，即证据应用于临床实践后的效果评价，包括过程评价和结果评价。通过电子病历系统、注册数据库、质量指标监测体系等信息化平台，获得证据应用后系统层面基于人群的数据，以评价证据在特定临床情景中的有效性。而该阶段产生的数据及结果能进一步明确临床实践及研究层面现存的问题或新出现的问题，提示开展原始研究的必要性。至此，证据生态系统展开下一轮循环。

三、快速制订与传播高质量临床实践指南

MAGIC 是由挪威奥斯陆大学 Per Olav Vandvik 教授和加拿大麦克马斯特大学 Gordon Guyatt 教授共同于 2009 年提出并建立的一套快速、科学的临床实践指南制定体系。该体系旨在快速实现临床实践指南、证据总结、政策及决策辅助工具的构建、传播和动态更新，以克服传统指南制订的质量参差不齐、周期长、更新不及时、传播受限、应用情况不佳等问题，最终改善患者照护。

MAGIC 体系主要由 3 个关键系统构成。

1. 指南推荐快速制订体系　指南推荐快速制订体系是 MAGIC 体系的核心，使用一套完善的方法学框架和系统，快速、高质量地生产指南推荐意见。它提倡通过主要利益相关方(服务提供者、方法学专家、患者、医学期刊等)多方面共同合作，快速生成临床证据，形成可靠的指南推荐。该体系要求选择那些可改变临床实践的问题、短时间内快速完成临床证据合成和指南推荐意见(系统评价 45 d，指南推荐意见 60 d)、并在可能改变实践的证据发表后 90 d 内更新推荐意见和决策支持工具。相应的创新方法学包括动态系统评价(living systematic review，LSR)、动态指南(living guidelines)、快速建议指南(rapid advice guidelines)等。

(1) 动态系统评价：传统 SR 的证据更新情况很不理想，只有少数 SR 遵从 Cochrane 协作组建议在 2 年后再次进行更新，损害了证据的实用性和有效性，在一定程度上也阻碍了证据向实践的转化。Elliott 等于 2014 年首次提出“动态系统评价”这一方法，通过定期检索数据库，利用数据库定期推送功能或者定期人工检索，来确定有无可供纳入的新证据，并及时纳入，使 SR 结果保持最新。2016 年，Cochane 动态证据协作网(Cochrane Living Evidence Network)正式成立，同时在 Cochrane 社区中建立了 LSR 网页，以分享

动态证据制作经验、信息和资源。随后，Cochrane 动态证据协作网发表了 4 篇 LSR 方法学系列文章，从概念、计算机自动化辅助检索、统计分析、对动态指南的意义等方面围绕 LSR 进行阐述。LSR 适用于研究进展较快、不断有新证据出现的领域，例如，2020 年以来 LSR 发表数量迅速增加，主要与 Covid－19 大流行期间相关研究层出不穷相关。一个典型实例是 K. Mackey 等针对成年人使用血管紧张素转换酶抑制剂（ACEIs）或血管紧张素受体阻滞剂（ARBs）后，对其 Covid－19 易感性、严重程度及死亡率影响的系统评价。原版系统评价出版于 2020 年 5 月，随后以“Update Alerts”的形式保持每 1～6 个月进行更新间隔，最近一次更新为 2022 年 2 月。历次更新中，相继解决了 Covid－19 易感性、严重程度等核心问题，目前还剩下最后一个核心问题“未曾接受过此类药物的成年人，感染 Covid－19 后开始使用 ACEIs 或 ARBs，有多少风险和受益?”。该团队关注到正在进行的一系列相关研究，并计划在 2022 年夏天进行最后一次 SR 更新。随着 Epistemonikos、PaperBot、GAP screener、GRADE proGDT、RobertReviewer 等工具的出现，LSR 的制作流程正在逐渐改善和简化，以提升其可行性和持续性，使撰写人员能更有效地制作、传播和更新 LSR。

（2）动态指南：相对于传统指南，动态指南的关键在于优化指南制订过程，实时更新，为决策者提供及时和可信的推荐；其中更新的单位从整部指南变为了个别推荐意见，同时强调，推荐意见的更新应建立在现有高质量推荐意见的基础上。通过动态系统评价、动态汇总表、动态指南委员会、动态专家同行评审、动态发表传播、动态预算等方法完成指南的动态更新。已有的实例包括澳大利亚国家 Covid－19 临床证据工作组制订的 Covid－19 患者动态指南，遵照 GRADE 方法，从 2020 年 3 月开始发布第 1 项指南推荐，同时每周审查新的证据，修订原有推荐并提出新的推荐；截至 2020 年 10 月，共发布 90 多项 Covid－19 相关治疗照护建议。2022 年，该团队使用混合研究分析了历次动态指南更新的经验体会，建议未来的动态指南工作中应关注一系列重点问题（定期更新、组织方法学及循证团队、多团队协作、大量临床人员高度参与、明确每周工作流程、人员及财务资源构架、组织监控等），并为挑战做好准备（工作量管理、员工压力、远程工作、信息技术故障、不确定感、更新间隔适宜性等）。

（3）快速建议指南：快速建议指南由 WHO 在 2006 年提出，即为了应对突发公告卫生事件，在 1～3 个月内以循证指南的形式提供全面及时的指导。WHO 建议快速指南制订小组要遵守 WHO 指南制订手册中的所有基本步骤，但可以进行合理修订某些制订步骤，以快速完成指南制订、使之适应于应急情况。快速建议指南制订的基本步骤与标准指南主要存在以下差异：①指南范围更小更具体；②系统评价、综合评价证据时，要考虑节省时间，比如制订快速系统评价；③其他步骤（评审、发表）等也可以适当加速进程。S. C. Kowalski 等团队发表了制订快速建议指南的系列研究，其中总结了 GIN-McMaster 指南制订清单——快速建议指南扩展版的 21 条原则。其中的实例就包括多个国家和国际组织共同发起制订的《国际儿童新冠肺炎快速建议指南》，项目组在 2020 年下旬正式启动，组建跨学科、跨地域、有代表性的工作组，迅速完成了指南注册、计划书撰写与发表、临床问题遴选、快速系统评价制作、GRADE 分级、患者偏好与价值观调研、推荐意见的德尔菲法共识、指南外审和全文撰写等步骤，9 个月内完成了该指南的撰写和发布。

2. 指南意见发布系统　MAGIC 创新地构建了一项信息化的创作和发布平台(MAGIC authoring and publication platform，MAGICAPP)，旨在促进数字化和结构化的证据概要、指南推荐和决策辅助工具的创建、传播和动态更新，以便实时查找和使用。该平台是一个基于网络的协作工具，允许作者使用 GRADE 方法、新技术和理论框架，以高度结构化的方式编写和发布指南及证据摘要。指南推荐意见的制订者、使用者都可以使用 MAGICAPP。对于指南推荐意见的制订者而言，MAGICAPP 提供了快速制订可靠指南的标准方法，并提供在线平台进行指南意见的传播，提高发布效率。临床证据评价者可以使用 MAGICAPP 创建和发布基于已有系统评价的指南和证据概要。临床医生和患者可以使用 MAGICAPP 上的指南推荐意见和证据概要辅助临床决策。MAGIC 的结构化使其能被整合进入电子病历系统，以助于临床医生在临床实践中直接调用这些推荐意见，从而实现证据到临床的无缝连接。电子信息系统或临床决策支持系统开发者可以通过应用程序接口获取 MAGIC-app 内容，并将这些内容与患者信息相关联，促进临床决策。例如，澳大利亚及新西兰脑卒中协会发布了脑卒中管理的系列指南，包括院前照护、早期评估及诊断、急性药物及手术处理、二级预防、康复、并发症管理、出院计划及转介、社区参与及长期照护 8 个主题，在 MAGIC 网站、MAGICAPP 上并同步发表了证据总结、决策支持工具。

同时，MAGIC 也积极与传统媒体开展合作，例如《英国医学杂志》(*BMJ*)，MAGIC 中快速推荐的内容会在 *BMJ* 快速推荐合作项目进行发布。目前，已发表的主题包括糖皮质激素治疗咽喉痛、皮肤脓肿切开引流术后抗生素应用等。

3. 证据生态系统　证据生态系统是 MAGIC 最终目的。主要是通过指南推荐意见的制订，发现证据不足、生产相关证据，并最终反哺和促进指南的制订，形成证据从生产、转化到使用的完整闭环。为了使最佳证据像资源一样根据需要开发、精心设计以达成有效循环，最佳证据需要在原始研究的研究者、证据合成的研究者、证据传播和证据应用的专业实践者之间进行无缝转化，以实现可持续循环，实现良性、高效运作。

在广泛合作的基础上，MAGIC 体系可以结合 GRADE 系统和最新的网络信息技术，采用直观的设计，开放和相互链接的数字化结构证据，最终实现 3 个关键系统的有效整合和链接。例如，一项快速指南推荐建议对有症状的严重主动脉瓣狭窄患者采用微创经导管主动脉瓣植入术替代外科主动脉瓣置换术。J. Dowie 等将该推荐意见整合入交互式的决策辅助工具，通过将证据与个人的偏好整合，构建基于多准则分析的决策支持工具，实现个性化、充分考量患者偏好的决策。高质量临床证据的快速评价和指南推荐意见的快速制订、发布和应用，无疑会对全球临床医疗和卫生决策模式产生强有力的推动。

（胡　雁　何梦雪）

参考文献

[1] 陈耀龙，张先卓，王玲，等. 突发公共卫生事件下快速建议指南的制订[J]. 中国循证医学杂志，2020，20(5)：504－510.

[2] 何梦雪，胡雁. 卫生保健领域中改进科学的概念分析[J]. 中国循证医学杂志，2020，20(3)：345－350.

[3] 胡雁，郝玉芳. 循证护理学[M]. 2版. 北京：人民卫生出版社，2018：15.

[4] 胡雁，周英凤，邢唯杰，等. 推动证据临床转化(一)：促进健康照护领域科学决策[J]. 护士进修杂志，2020，35(7)：606－610.

[5] 胡雁，周英凤，邢唯杰. 护理硕士专业学位研究生循证护理能力培养的实践与反思[J]. 中华护理教育，2015，12(10)：734－737.

[6] 姜安丽，段志光. 护理教育学[M]. 4版. 北京：人民卫生出版社：2017：7－10.

[7] 李琰，喻佳洁，李幼平. 循证科学：构建突破学科界限的会聚共生体系[J]. 中国循证医学杂志，2019，19(5)：505－509.

[8] 舒涛. 循证思维与临床实践教学[J]. 中国社会医学杂志，2008，25(1)：7－8.

[9] 孙鑫，李玲，李舍予，等. 促进高质量临床实践指南快速制订与有效使用：MAGIC体系与中国行动[J]. 中国循证医学杂志，2020，20(1)：2－6.

[10] 田金徽. 证据生态系统中证据合成与转化研究方法进展与挑战[J]. 中国药物评价，2022，39(1)：1－10.

[11] 王岗，王小闯，李若寒，等. 基于PICO循证医学原则的临床实践教学效果探索[J]. 医学教育研究与实践，2020，28(4)：714－717.

[12] 王旖磊，胡雁. 循证护理能力的概念分析[J]. 护士进修杂志，2015，11：971－974.

[13] 吴晓梅，时景璞，付凌雨，等. 对七年制医学生在循证医学教学中增设"证据应用"讨论课的效果评价[J]. 中国继续医学教育，2014，6(5)：3－5.

[14] 喻佳洁，李琰，陈雯雯，等. 从循证医学到循证科学的必然趋势[J]. 中国循证医学杂志，2019，19(1)：119－124.

[15] 张霞，付贞艳，王雨，等. 促进机械通气患者早期康复运动的循证实践[J]. 中华急危重症护理杂志，2020，1(4)：341－346.

[16] 赵晨，田贵华，张晓雨，等. 循证医学向循证科学发展的内涵和思考[J]. 中国循证医学杂志，2019，19(5)：510－515.

[17] 郑卿勇，程露颖，许建国，等. 动态系统评价的研究现状与进展[J]. 中国药物评价，2021，38(6)：471－478.

[18] 周英凤，钟捷，李丽，等. 构建证据生态系统，推动循证护理实践发展[J]. 护士进修杂志，2019，34(3)：193－197.

[19] BLACKMAN I R, GILES T M. Can nursing students practice what is preached? Factors impacting graduating nurses' abilities and achievement to apply evidence-based practices [J]. Worldviews Evid Based Nurs, 2017，14(2)：108－117.

[20] CARTABELLOTTA A, TILSON J K. The ecosystem of evidence cannot thrive without efficiency of knowledge generation, synthesis, and translation [J]. J Clin Epidemiol, 2019，110：90－95.

[21] ELLIOTT J H, TURNER T, CLAVISI O, et al. Living systematic reviews: an emerging opportunity to narrow the evidence-practice gap [J]. PLoS Med, 2014,11(2):e1001603.

[22] GRAHAM I D, LOGAN J, HARRISON M B, et al. Lost in knowledge translation: time for a map? [J]. J Contin Educ Health Prof, 2006,26(1):13 - 24.

[23] KOWALSKI S C, MORGAN R L, FALAVIGNA M, et al. Development of rapid guidelines: 1. Systematic survey of current practices and methods [J]. Health Res Policy Syst, 2018,16(1):61.

[24] LANGLEY G J, MOEN R D, NOLAN K M, et al. The improvement guide: a practice approach to enhancing organizational performance [M]. 2nd ed. Jossey-Bass, 2009:56 - 59.

[25] LI W, ZHOU Q, TANG Y, et al. Protocol for the development of a rapid advice guideline for prevention, management and care of children with SARS - Cov - 2 infection [J]. Ann Palliat Med, 2020,9(4):2251 - 2255.

[26] MACKEY K, KING V J, GURLEY S, et al. Risks and impact of angiotensin-converting enzyme inhibitors or angiotensin-receptor blockers on SARS - CoV - 2 infection in adults: a living systematic review [J]. Ann Intern Med, 2020,173(3):195 - 203.

[27] MADON T, HOFMAN K J, KUPFER L, et al. Public Health, Implementation Science [J]. Science, 2007,318:1728 - 1729.

[28] MAGIC. About us [EB/OL]. (2020 - 03 - 17)[2022 - 07 - 16] https://magicevidence.org/about-us/.

[29] PEARSON A, JORDAN Z, MUNN Z. Translational science and evidence-based healthcare: a clarification and reconceptualization of how knowledge is generated and used in healthcare [J]. Nurs Res Pract, 2012:792519.

[30] RUBENSTEIN L V, PUGH J. Strategies for promoting organizational and practice change by advancing implementation research [J]. J Gen Intern Med, 2006,21(Suppl 2):S58 - S64.

[31] SHAYAN S J, KIWANUKA F, NAKAYE Z. Barriers associated with evidence-based practice among nurses in low- and middle-income countries: a systematic review [J]. Worldviews Evid Based Nurs, 2019,16(1):12 - 20.

[32] SHEPHERD J. How to achieve more effective services: The evidence ecosystem [EB/OL]. (2020 - 04 - 16)[2022 - 07 - 12] https://www.researchgate.net/publication/301200175_How_to_achieve_more_effective_services_the_Evidence_Ecosystem.

[33] SHEPHERD J. How to achieve more effective services: the Evidence Ecosystem [M]. Cardiff: Cardiff University, 2014.

[34] THE HEALTH FOUNDATION (UK). Evidence scan: improvement science. 2011. [EB/OL]. (2021 - 05 - 21)[2020 - 08 - 24] https://www.health.org.uk/publications/improvement-science.

[35] TITLER M G. Overview of evidence-based practice and translation science [J]. Nurs Clin North Am, 2014,49(3):269 - 274.

[36] TURNER T, ELLIOTT J, TENDAL B, et al. The Australian living guidelines for the clinical care of people with COVID - 19: What worked, what didn't and why, a mixed methods process evaluation [J]. PLoS One, 2022,17(1):e261479.

[37] VOGEL J P, DOWSWELL T, LEWIN S, et al. Developing and applying a 'living guidelines'

approach to WHO recommendations on maternal and perinatal health [J]. BMJ Glob Health, 2021,4(4):e1683.

[38] WINTERS C A, ECHEVERRI R. Teaching strategies to support evidence-based practice [J]. Crit Care Nurse, 2012,32(3):49-54.

[39] WORLD HEALTH ORGANIZATION. Bridging the "Know-Do" gap: Meeting on knowledge translation in global health. [EB/OL]. (2006-09-25)[2022-06-24] http://www.who.int/kms/WHO_EIP_KMS_2006_2.pdf.

第五篇

证据应用篇

证据应用是循证实践的最后也是最关键的环节，证据应用是知识转化的体现，是通过循证实践促进科学和高效的临床决策的关键。证据的应用也是循证实践中最具挑战性的环节，涉及情境分析和障碍因素评估，并开展基于科学证据的临床变革，将临床情境、专业判断和患者偏好及需求与科学证据密切结合，并通过领导力推动变革的有序进行。本篇主要介绍证据临床转化的概念和模式、实施科学和实施性研究、改进科学和改进研究，以及如何发挥领导力促进循证实践。

第十五章 证据临床转化

循证卫生保健作为 21 世纪的核心指导思想，旨在强调临床实践应以最新、最佳证据为基础。尽管卫生保健领域在近 50 年来的飞速发展形成了数量庞大的知识和信息，但政策制定者及临床实践者并没有及时地获取不断更新的研究结果，作为其政策制定及临床决策的依据。即使是最好的证据，在实践应用中也存在巨大的鸿沟。研究指出，从研究成果发表到应用于实践中平均需要 17 年的时间。证据与实践之间的差距不仅严重影响医疗照护质量的提升，也影响有价值的卫生资源的合理利用。因此，如何促进知识转化及证据在临床实践中的应用，成为全球卫生保健领域关注的热点。

第一节 概　述

一、知识转化的背景

尽管卫生保健领域的研究发展迅速，但研究结果的转化却是一个缓慢且有风险的过程，研究成果转化的滞后性，导致有效的干预措施在临床实践中未被及时应用，或者某些无效的干预措施被过度使用，这使得临床实践存在较大的变异性，导致效率低下、效果欠佳和卫生资源使用不公平。为了促进研究结果在临床实践中的应用，美国卫生保健和质量管理局（AHRQ）提出了促进研究转化的长远目标，并在 1999 年启动了第一个将研究转化为实践（translating research into practice，TRIP）的项目，其目标是确保采用严谨的证据提高治疗和照护质量，促进研究结果、严谨的工具、科学信息在各种医疗保健场所、对各类人群、在各种医疗费用支付系统下都能够得到广泛的传播和应用。

随着对研究结果向实践转化关注的增加，研究者纷纷采用不同的概念描述这一过程，如 knowledge translation、knowledge transfer、knowledge exchange、research utilization、implementation、dissemination、diffusion 等。为了更清晰地阐述研究结果向实践转化这一过程，2000 年加拿大卫生研究院（Canadian Institute of Health Research）将其定义为知识转化（knowledge translation，KT），并界定了其概念和内涵：

“为了促进健康，提供有效的卫生服务和产品，增强卫生保健体系能力，而对知识进行整合、传播、交换及符合伦理地合理使用的动态循环过程”。这一概念强调知识转化是一个动态、循环的过程，通过对研究结果的整合、传播及在实践中合理应用，提供更有效的保健服务，以改善健康状况及提高卫生系统绩效。此外，这一概念也强调研究者和实践者的合作及互动，在知识转化过程中，研究者积极传播研究结果，政策制定者和卫生保健专业人员应用研究结果，并通过知识转化将证据应用到政策制定和临床实践中。之后为了进一步推动研究成果的转化，WHO 于 2005 年进一步将知识转化定义为：“利益相关者(stakeholders)对知识的整合、交换和应用，以加速全球或区域性变革，加强卫生保健系统，促进人群健康。”知识转化的核心目的是将现有的知识进行整合和应用，以改善卫生服务的效果，提高其效率。因此，知识转化顺应了循证卫生保健发展的趋势，通过寻求可能的最好机制，加强研究人员与卫生保健知识用户之间的关系，促进对知识转化的理解，加速知识应用于卫生保健实践的过程。

二、转化科学的兴起

随着知识转化的发展，澳大利亚 Joanna Briggs 循证卫生保健中心的 Alan Pearson 教授在 2012 年提出了“转化科学(translation science)”的概念，指出转化科学不仅仅是从动物实验到临床试验的发展，也不仅仅是开展实践应用促进质量改进，而是通过知识的探索、生成、整合、传播和应用，弥合以下差距：①知识的需求与知识探索之间的差距。对真实世界中的未知开展探索性研究，实现从未知到知晓的转化，回答“这是什么？”。②知识探索与临床研究之间的差距。将探索性研究的结果转化到临床研究和政策研究中，开展临床试验验证假设，回答“有效性如何？”。③临床研究和临床实践之间的差距。将临床研究和政策研究转化到真实的临床实践和政策制定中，促进质量改进，回答“是否可以实施、推广和促进？”。在转化科学的背景下，推动知识的快速转化，弥合转化领域的三大差距，是卫生保健领域面临的重要挑战。

三、证据临床转化的概念

证据临床转化(clinical translation of evidence, CTE)源于知识转化的概念和背景，旨在确保最新最佳的科学证据能够及时被检索、筛选、评价、总结并应用于临床实践，指导科学有效的临床决策。根据知识转化的内涵，证据临床转化包括 4 个重要方面：①证据整合(evidence synthesis)，对现有的证据进行系统的检索、严谨的评价及科学的整合；②证据传播(evidence dissemination)，根据特定的目标人群，对证据进行因地制宜地裁剪，通过有效的策略积极传播到目标人群中；③研究者与实践者互动(exchange)，研究者和实践者积极互动、参与及合作，研究者提供证据作为实践者决策的依据；④证据被符合伦理地应用(ethically sound application of evidence)，在遵循伦理、法律、社会规范和价值观的原则下，将证据应用到临床实践中，改善卫生保健服务及卫生系统的效果。根据这一内涵，证据临床转化本质上是一个变革的过程，具有互动性、处理性及合作性等特点，变革可来源于系统内部和外部，在该过程中，证据、利益相关者(证据应用的受益者、实践者和管理者等)及环境不可避免地发生着碰撞和互动，最终影响卫生保健行为和临床效果。

四、证据临床转化的现状

随着转化科学的发展，旨在促进证据向临床实践转化的研究迅速增加。成立于 1993 年的 Cochrane 协作网在促进证据整合方面做出了卓越贡献。目前 Cochrane 图书馆已成为公认的临床疗效相关证据的信息源，成为全球很多国家卫生决策的参考依据。该协作网在全球有 20 多个系统评价小组，并拓展到患者安全、症状管理等领域，例如 Cochrane 的伤口管理组(cochrane wound care group)针对伤口护理领域的特定问题开展系统评价和 Meta 分析。为了进一步推动证据向实践的转化，促进基于证据的临床决策，Cochrane 协作网和 Wiley 合作启动 Cochrane 知识转化策略，于 2018 年正式推出“Clinical Answers”这一产品，该产品旨在针对特定的临床问题，基于 Cochrane 系统评价的结论，为决策者和实践者提供可读性强、简洁的、聚焦临床问题的科学证据。

除 Cochrane 协作网之外，成立于 1996 年的澳大利亚 Joanna Briggs 循证卫生保健中心(JBI)则主要活跃在护理、康复、老年、助产、精神卫生等卫生保健领域。JBI 图书馆通过定期发布和更新系统评价、证据总结、推荐实践等促进证据的整合和传播。为了促进证据向临床实践的转化，JBI 循证卫生保健中心在澳洲政府的资助下，于 2005 年启动了基于证据的临床质量审查项目，率先在老年照护领域内开展，并开发了 PACES(practical application of clinical evidence system)系统，即临床证据实践应用系统，作为证据应用于临床实践的在线工具。2006 年将该项目扩展到整个卫生保健领域。该项目通过临床审查(clinical audit)推动临床专业人员，依据现有的最佳证据，结合临床判断及患者的需求及偏好作出临床决策，并通过分析证据引入实践的障碍因素，发展有效的应对策略，促进基于证据的最佳实践的开展，不断改进临床质量。目前，已有超过 35 个国家的卫生保健机构应用 PACES 系统开展基于证据的临床质量审查，在 JBI 的 PACES 系统中，已经收录了 400 多条临床质量审查题目，涵盖了老年、肿瘤、心血管、慢性病、重症、助产、儿科、肾脏疾病、康复等 18 个领域的健康问题，极大地推动了最佳实践的实施。

此外，指南作为基于系统评价的证据、综合权衡利弊后为患者提供决策建议的工具，近年来也成为促进证据向实践转化的桥梁，全球知名的指南机构如国际指南协会(GIN)、美国国立指南库(NGC)、英国国家卫生与临床优化研究所(NICE)、加拿大安大略省注册护士协会(RNAO)、苏格兰校际指南网(SIGN)、新西兰指南组(NZGG)等致力于构建高质量的临床实践指南。为了进一步推动指南的应用，加拿大 Queen's University 护理学院及癌症研究合作中心(Queen's University School of Nursing and Canadian

Partnership Against Cancer)于 2012 年发展的旨在促进指南整合和应用的工具包，即 CAN-IMPLEMENT，为指南的整合和转化提供了可操作性的资源支持。

在国内，复旦大学循证护理中心从 2010 年开始致力于证据临床转化的研究和培训，并于 2016 年启动了国内首个“证据转化与临床应用工作坊”，针对临床护理实践者开展规范、系统的知识转化理论及方法学培训，并通过循证实践项目的开展，引导护理人员根据临床实践中的问题，探索如何将来自研究的证据在具体临床情景中应用和实施，以促进临床护理质量的持续改进。该项目目前已覆盖中国 10 多个省市、超过 400 名护理人员，完成超过 200 个项目，涵盖了症状管理、围手术期护理、导管护理、血管通路等领域，大大推动了我国循证护理实践的发展。

五、证据临床转化面临的挑战

为了推动证据向临床实践的转化，美国医学会在 2010 年发布了“护理的未来：领导变革，提升健康”的专题报告，强调在护理领域开展循证实践是护理未来发展的核心内容。但推动证据临床转化仍然面临诸多挑战。首先，作为证据转化的核心，如何获取真实、可靠、有用的证据，是实践人员开展证据临床转化面临的首要挑战。一项范畴综述对护理领域发表的 152 篇证据临床转化研究的分析表明，73.0%的研究没有提供完整的检索过程，56.6%的研究没有对纳入的证据资源进行方法学质量评价，74.3%的研究没有对证据的临床可用性进行评价。因此，未来证据临床转化研究应关注所依据的证据的科学性和有效性。其次，如何采用严谨的研究设计来评价证据转化的效果是面临的第二大挑战。目前，我国护理领域内绝大部分证据临床转化研究均采用前后对照试验对效果进行评价，由于缺乏同期对照，该研究设计无法排除某些偏倚的影响，导致因果论证强度较弱。因此，未来证据临床转化研究应参考实施性研究的方法学，采用严谨的高质量科研设计，如随机对照试验、阶梯试验设计、前瞻性队列研究设计、非连续时间序列设计、混合性研究设计等，提高证据临床转化研究设计的科学性。第三，将来自研究的证据应用到实践是一个复杂且具有挑战性的过程，不但与证据本身有关，且更大程度上受到证据采纳者及组织环境的影响，且由于卫生服务干预的复杂性，单一的干预措施并不能有效推动研究证据转化和应用，往往需要综合性干预策略。此外，作为证据临床转化研究，如何推动证据在实践中的持续应用是证据应用者面临的重大挑战，也是证据转化研究的关键策略。因此，未来证据转化研究应采取多元化变革策略，并进行持续的监测和评估，以维持证据的持续转化和临床应用。

第二节 证据临床转化相关理论模式

证据临床转化是一个系统、复杂的变革过程，涉及各个环节，如证据的临床适用性、潜在采纳者的态度、卫生保健机构的组织特征、患者的意愿等，均会影响证据的成功应用。因此，为了更好地理解证据临床转化的过程，明确各种要素之间如何相互影响，需要采用理论模式或概念框架作为指导。本节将系统介绍证据临床转化相关的理论模式，为变革者选择合适的模式提供指导。

一、渥太华研究应用模式

基于研究和实践之间的巨大差距，加拿大渥太华大学 J. Logan 和 I. D. Graham 通过文献回顾及对变革过程的反思，以变革理论为依据，于 1998 年提出了渥太华研究应用模式(The Ottawa Model of Research Use，OMRU)，并于 2004 年及 2006 年进行了更新，该模式旨在促进研究成果的应用，为实践及组织变革提供框架和指导(图 15－1)。

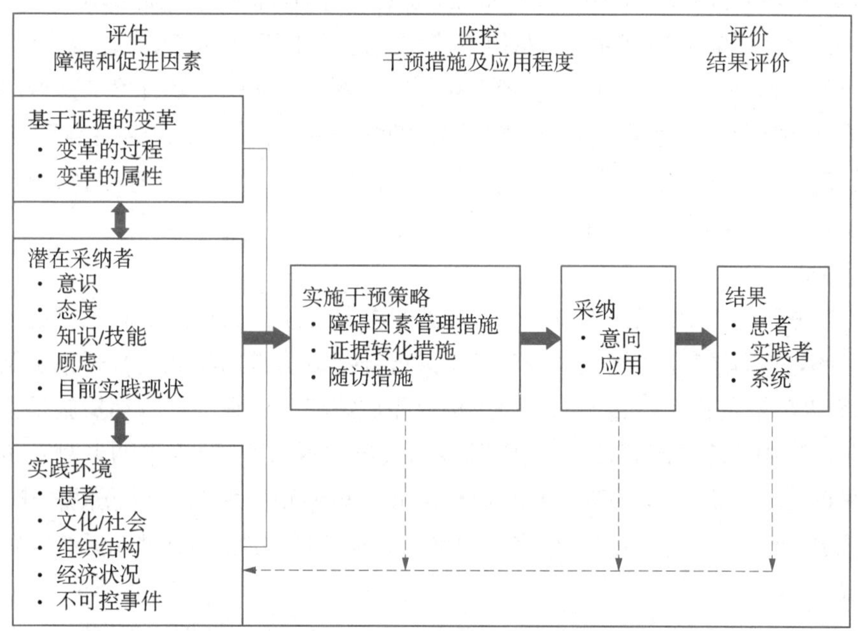

图 15－1　渥太华研究应用模式

(资料来源：GRAHAM I，LOGAN J. Innovations in knowledge transfer and continuity of care [J]. Can J Nurs Res，2004，36(2)：89－103.)

(一) 主要内容

渥太华研究应用模式指出，研究应用过程是一个动态、互动的过程，包括 3 个阶段，即评估、监控和评价；六大核心要素，即基于证据的变革、潜在采纳者、实践环境、促进研究应用的干预策略、变革采纳和结果评价。

1. 评估　将研究应用于实践之前，首先应当评估研究应用的障碍因素和促进因素，从 3 个方面进行评价，即基于证据的变革、潜在采纳者和实践环境。既可采用定量的方法(如对潜在采纳者进行调查)，也可以采用定性的方法(如关键知情人访谈、焦点小组访谈等)，以确定哪些因素会阻碍或促进证据在实践中的应用。

(1) 基于证据的变革：该模式认为研究应用于实践是一个变革的过程，变革应以研究证据为基础，根据特定的情景，结合专业人员的判断，将研究结果以政策、程序、指南或其他易于转化为实践的工具形式，根据特定情景对研究结果不断地裁剪，以促进证据转化。证据能否被转化取决于证据的临床适用性、复杂性、可行性等因素，有利于转化为实践的证据特点为复杂性低、与现行临床标准具有较好的一致性(不需要对现行实践流程进行大范围调整)、患者易于接受及证据应用后结果容易被测量。

(2) 潜在采纳者：开展基于证据的变革前，应对证据的潜在采纳者进行评估，明确采纳者层面的障碍和促进因素。潜在采纳者包括政策制定者、管理者、医护人员、患者甚至公众。应评估潜在采纳者对变革内容及过程的看法，包括其态度、知识、技能、习惯、偏好及目前实践现状等，明确目前实践现状与开展的变革之间的差距。

(3) 实践环境：指证据应用的特定情景，证据应用前，需要对实践环境进行促进和阻碍因素的评估。对实践环境评估可从以下 5 方面进行，即患者因素、文化及社会因素、组织因素、经济因素及不可控事件。患者因素包括患者对疾病的了解程度、态度及知识等；文化及社会因素包括当地的政治、文化、习俗、领导力等；组织因素包括决策系统、规章制度、政策、现行实践流程及专业标准；经济因素包括可利用的资源、医疗设备、酬金系统及法律支持系统等；不可控事件如突发重大公共卫生事件等。

2. 监控

(1) 促进研究应用的干预策略：在障碍和促进因素评估的基础上制定促进证据转化的干预策略，并根据特定的情景对干预策略进行针对性的裁剪和调整。干预策略包括阻碍因素管理策略、促进证据转化的干预策略及随访策略。障碍因素管理措施是指消除或减少变革过程中的障碍因素，比如调整酬金和人员配置情况、改善采纳者对变革的态度等。促进证据转化措施是指确保采纳者有足够的知识和技能来促进证据转化为实践。随访措施是指对变革进行持续评估来帮助采纳者维持证据应用，是推动后续实践过程的有力方式。

(2) 变革采纳：是实践者采纳证据并应用于实践中。根据证据应用于实践的程度，证据应用分为初次证据应用和持续证据应用。初次证据应用过程是指从实践开始到完成阶段性实践目标，若要最终达到预期目的，持续证据应用是必不可少的。在变革过程中，研究者应持续评估采纳者的实践意愿，明确是否需要修改或增加新的干预措施，确保潜在采纳者对变革的认识符合其期望值，以提高实践者采纳证据的意愿直至真正采纳。

3. 评价　第三阶段是评价证据应用后的效果和影响，可通过定量的方法，如现场调查、质量审查、临床数据分析、经济学分析，或定性的方法，如对采纳者、患者进行访谈，评价证据应用对患者、实践人员及系统的影响。结果评价可了解基于证据变革的效果及存在的问题，作为后续变革的依据。

(二) 实例分析

渥太华研究应用模式为促进研究结果应用于实践提供了综合性的框架，适用于不同层面的实践变革，该模式目前已被广泛应用指导研究证据向实践的转化。2004 年，K. Graham 和 J. Logan 等以渥太华研究应用模式为指导，开展了针对住院患者的压疮管理项目。在评估阶段，研究者对两份压疮指南进行了评价，选择指南中简单易懂、适用于当地机构且不造成实践者工作负担大量增加的推荐意见作为转化的证据，然后对病区实践者、管理者、护理专家、教育专家、物理治疗师等进行了全面评估，并对当地的实践环境进行了评估，包括患者的疾病状况、所需材料及装备的费用、病房的压疮评估系统等。变革阶段，在以上评估的基础上，研究团队制订了包括宣传教育、对病房环境改造、制定政策等的变革策略，并根据采纳者不同的观念和态度对变革内容进行相应调整，具体干预措施包括制作有关压疮预防及管理的视频，与患者及其家属进行互动式讨论，病房统一购置减压垫、更换床垫，物理治疗师为卧床和久坐的患者寻找更加合适的协助卧姿和坐姿的工具，临床实践团队对减压工具进行评估并制订更加系统的压疮预防和管理实践流程等。评价阶段，通过对实践者对新方案的采纳率、减压床垫的使用率、对 2 期及以上压疮患者提供咨询等方面，对项目的效果进行了评价。

尽管渥太华研究应用模式为证据转化提供了清晰、有逻辑的框架，但该模式整体上呈线性结构，未能体现证据应用过程中动态、反复循环的过程。因此，研究者在采纳该模式时，应理解证据转化是一个动态变革的过程，需要对变革、干预措施及证据应用进行持续的监控，对变革结果进行持续的评价。此外，该模式也未考虑到变革的持续性，对如何维持持续的变革缺乏描述。因此，研究者在采纳该模式时应注意克服这些局限性。

二、知识转化过程框架

知识转化(knowledge-to-action，KTA)过程框架源于 2004 年加拿大卫生研究院资助的一个理论研究项目。I. Graham 和 J. Logan 等对 1983—2006 年发展的 31 个计划变革理论进行了系统分析，以此为依据，于 2006 年提出了 KTA 过程框架(图 15－2)，系统阐述知识向实践转化的全过程。

(一) 主要内容

KTA 过程框架认为知识转化是一个复杂、动态循环过程，包括知识产生和行动两个环节，这两个环节相互影响，依此或同步发生。

1. 知识产生环节　该环节包括知识查阅、知识整合和知识产出 3 个步骤。知识产生的过程可看作倒置的漏斗，顶部为各种类型的知识，特点是信息量大，未经梳理且质量参差不齐，因此，需要采用科学、严谨的方法对知识进行系统的整合，形成有用的知识产品。由此可见，知识产生环节是一个“因地制宜”不断裁剪(tailoring)的过程，从知识查阅到知识产品的形成，通过对知识科学的梳理和整合，从漏斗的顶端向下层层筛选、裁剪，知识不断地得到提炼，最后形成最有效、最符合利益相关人群需要的知识产出。

2. 行动环节　该环节是在计划行动理论指导下，旨在促进知识向实践转化的变革过程，包括 7 个步骤，这 7 个步骤可以按顺序进行，也可以同时进行。

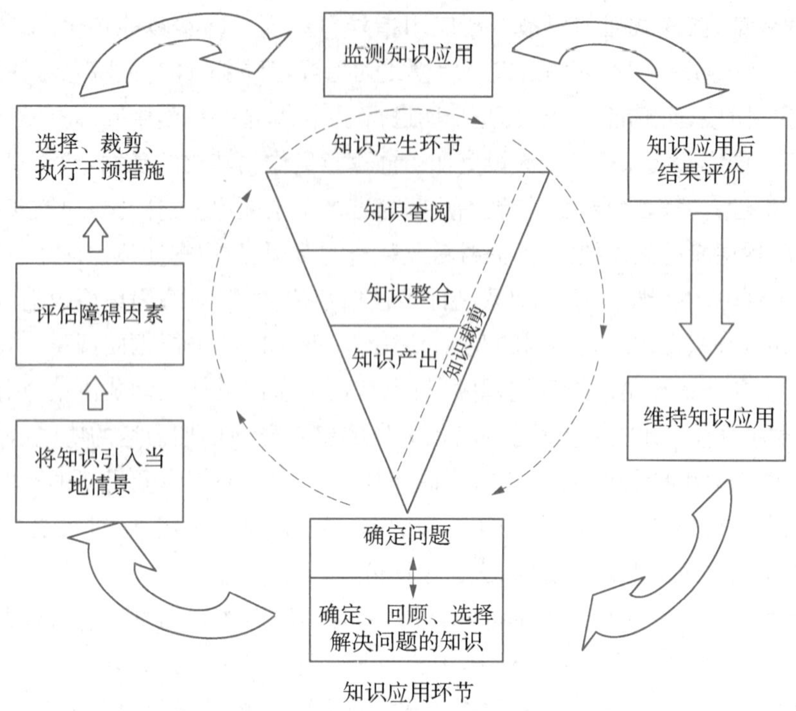

图 15-2　KTA 知识转化过程框架

（资料来源：GRAHAM I D，LOGAN J，HARRISON M B，et al. Lost in knowledge translation：time for a map [J]. J Contin Educ Health Prof，2006，26(1)：13-24.）

（1）确定问题及解决问题所需知识：知识转化的第一步由确定问题开始。通过情景分析确定临床亟须解决的问题并评估开展实践变革的需求，然后回顾检索相关文献、评价文献质量并汇总研究结果，明确当前研究结果与临床实践之间是否存在较大差距。若差距较大且临床变革需求强烈，则开展相应的实践变革以填补差距。

（2）将知识引入当地情景：根据具体的实践环境对获取的知识进行剪裁和调整，以提高知识对特定情景的临床适用性。

（3）评估障碍因素：知识能否被采纳受多种因素的影响，因此，应评估知识本身（知识的有效性和临床适用性）、潜在采纳者（个人的态度、知识、技能、习惯和偏好等）和实践环境（文化因素、组织因素、经济因素等）3 方面的障碍因素及促进因素。

（4）选择、裁剪、执行干预策略：根据不同层次的障碍因素制订相应的干预策略，如针对潜在采纳者的障碍因素，进行反馈式沟通、教育式干预以改变个体的态度、提高知识和技能；针对组织和环境层面的障碍因素，获得管理层的支持、适当增加实践者的权限并提高实践者的决策参与度。

（5）监测知识应用：干预实施过程中应进行过程监测，包括知识应用的范围、临床适用性、干预措施的有效性、是否出现新的障碍因素等，根据反馈对干预策略进行适时调整和裁剪。

（6）结果评价：通过定性或定量的方法评价知识应用对系统、实践者及患者的效果。

(7) 维持知识应用:维持知识的持续应用是一个很大的挑战,影响知识持续应用的障碍因素可能与初始阶段不同,应定期评估提高采纳者对知识的依从性。同时,对于尚未解决的问题或新出现的问题,进入下一个循环过程。

(二) 实例分析

KTA 过程框架包含了从知识产生到应用的完整循环,强调对知识进行不断的裁剪以适用于特定的情境,借助该循环,将知识产生者和知识应用者以一种合作和互动的方式形成一个整体,为知识向实践转化提供了清晰的概念框架。2015 年,McLeod 等以 KTA 过程框架为指导,开展了针对结直肠手术患者的术后快速康复项目。在知识产生环节,研究团队在 MEDLINE、EMBASE 和 Cochrane 图书馆 3 个数据库中进行了文献检索,纳入了所有相关的原始研究、系统评价和指南,对纳入的 4 篇随机对照试验进行了 Meta 分析,并对以上证据进行汇总后形成了针对结直肠手术患者的 ERAS 指南,构建了结直肠手术术后快速康复路径。在行动环节,研究团队对多伦多大学附属的 7 所医院进行了回顾性审查,确定了现存问题。并组织各学科临床专家(包括外科医生、麻醉师、外科护士、疼痛管理专科护士及护理管理者)及患者针对所汇总的证据开展了专题讨论会,共同讨论和决定哪些证据适合转化到实践中,最终形成了包括外科干预、麻醉干预和患者健康教育及护理 3 个部分的实践方案,其中所有的推荐意见都经过专家的共同论证,以确保证据的临床适用性。然后,通过半结构式访谈和现场调查明确实施该实践方案的障碍和促进因素,并发展了由多学科团队组成的多元化实施策略,包括明确不同人员的分工与职责、促进沟通与最佳实践共享、争取医院管理部分的支持、制作电子版和纸质版材料、审查与反馈机制等,并每隔 3 个月对实施过程和结果进行审查。

KTA 过程框架也存在一定的局限性。首先,该框架对知识转化过程每一环节的细化描述在一定程度上限制了其灵活使用,容易导致使用者机械地按照其步骤简单地进行知识转化。其次,该框架强调知识产生和行动两个环节的相互融合,但在实践中,实现两者之间的互动非常具有挑战性。因此,在采用该框架指导知识转化时,根据具体情形灵活弹性地推动实践变革,促进研究者和实践者建立有效的合作模式,研究者不仅提供知识,也参与到变革策略的制订中,实践者不仅执行和反馈变革过程,也参与到知识产生环节,促进知识产生和知识应用的融合。

三、PARIHS 框架

PARIHS 框架(promoting action on research implementation in health service framework,即卫生服务领域研究应用的行动促进框架)由英国皇家护理学院研究所的 A. Kitson 等于 1998 年提出,该框架的核心观点认为循证实践行动的成功与否取决于证据、情景和促进三大核心元素(图 15-3)。2016 年基于该框架实践应用的反馈,研究团队将 PARIHS 改为 i-PARIHS,由原来的三维立体框架改为螺旋线性结构,对核心概念内涵进行了重新界定,阐述了各元素之间的相互关系,帮助变革促进者理解变革实施的动态性(图 15-4)。

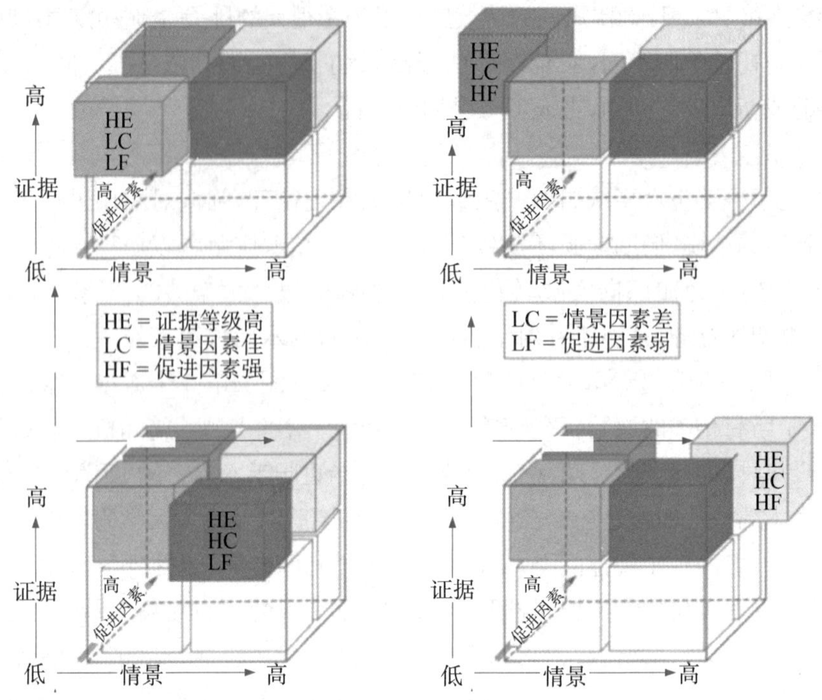

图 15－3　PARIHS 三维立体框架图

（资料来源：KITSON A，HARVEY G，MCCORMACK B. Enablingthe implementation of evidence based practice：a conceptual framework［J］. Qual Health Care，1998，7（3）：149－158.）

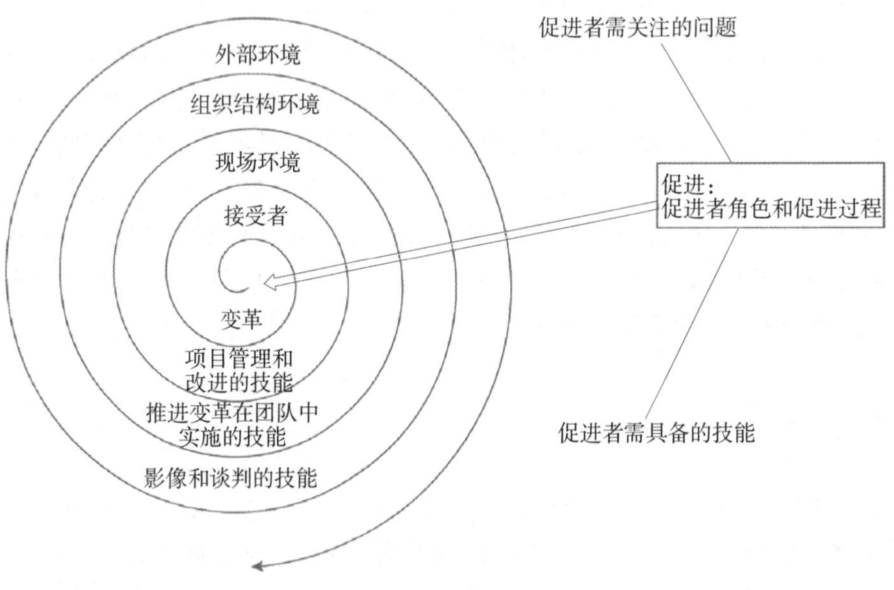

图 15－4　i-PARIHS 螺旋框架图

（资料来源：KITSON A L，HARVEY G. Methods to succeed in effective knowledge translation in clinical practice［J］. J Nurs Scholarsh，2016，48(3)：294－302.）

（一）主要内容

1. PARIHS 框架 PARIHS 框架认为，成功的循证实践取决于证据、情景和促进三大核心元素，提出了 SI＝f(E, C, F)等式，SI(successful implementation)即为研究结果的成功应用，E(evidence)指证据，C(context)指证据应用的情景，F(facilitation)是促进，f(function of)指证据、情景以及促进三者之间关系的功能状态。

(1) 证据：PARIHS 框架认为证据是多元的，包括研究证据、临床专业人员的经验、患者及照护者的经验及当地的数据和信息。因此，PARIHS 强调临床决策应依据科研证据，并结合专业人员的实践经验、患者需求和偏好，同时考量当地的医疗和文化背景、相关的数据和信息资料。

(2) 情景：指证据应用的组织环境，涵盖多项亚元素，包括组织文化、领导力及评估机制。PARIHS 认为，学习型组织、分权决策、良好的上下级关系是善于接受实践变革的组织文化，变革型领导、角色职责明确、有效的团队合作、良好的组织结构、善于激励员工等是有利于实践变革的领导力类型，而有利于实践变革的评估机制应能够通过多种途径、收集全面信息，对系统、团队及个体等多个层面进行有效的绩效评价，并建立良好的反馈机制。

(3) 促进：即促进循证实践开展的途径和方式，包括促进者自身特点、促进者的角色定位及促进的方式。促进者自身拥有恰当的知识和技能，在证据转化为实践的过程中推动个体、团队及组织实施实践变革，并参与到实践变革中。促进者在过程驱使(process-oriented approach)而非任务驱使(task-oriented approach)下，在证据引入实践过程中，不断调整自身的角色及促进方式，满足实践变革不同阶段的需求。

证据、情景及促进这 3 个元素构成 PARIHS 的三维立体框架(矩阵)，清晰、充分地解释和呈现各个要素之间的关系，E、C、F 分别为矩阵的长、宽、高，以中心点分割而成的 8 个象域，分别代表三元素从高级到低级的不同组合，适用于各种循证实践的情境，便于临床医务人员在应用过程中比照并作出决策和预测结果。

2. i-PARIHS 框架 在 i-PARIHS 框架中，其核心概念等式修订为：SI＝Fac^n(I＋R＋C)，其中，SI 仍然为证据的成功应用，Fac^n(facilitation)为促进，I(innovation)为变革，R(recipient)为接受者，C(context)为情景，n 次方根为“促进”这一核心元素的作用触及变革、接受者和情景的各个层面。更新后的框架强调证据是嵌入变革中的多维元素，而促进为活性元素，评估、调整并整合入其他 3 个概念结构中，促进证据成功应用于实践。

(1) 促进：在 i-PARIHS 框架中，“促进”被定义为使个人、小组或团队有效合作以实现共同目标的过程。促进作为证据应用的活性元素，可激活概念框架中任何其他元素，各种促进因素和促进者都是推动证据应用的驱动力。i-PARIHS 确定了 3 种促进者角色，包括新手型促进者(beginner/novice facilitator)、经验型促进者(experienced facilitator)和专家型促进者(expert facilitator)。

(2) 变革：在 i-PARIHS 框架中，变革指循证实践的核心或内容，强调证据的特征将影响其在不同环境中的传播和应用，因此，需要对证据进行适当裁剪，以适应特定情境。证据的来源、临床适用性、变革的创新性、可能遇到的障碍因素、变革结果的可测量性等，都会影响到变革的实施。

(3) 接受者：在 i-PARIHS 框架中，接受者是新增加的独立的核心元素，指直接参与实践变革并受影响的利益关联人。接受者对变革的认知、态度、信念、时间、资源等，会对变革的实施产生影响。

(4) 情景：在 i-PARIHS 框架中，将情景分为内环境(包括现场环境和组织机构环境)和外环境，在 i-PARIHS 螺旋线形结构中由内向外依次为现场环境、组织机构环境、外部环境。内环境的领导力、文化氛围、操作流程等及外环境中的卫生政策、法律法规等，也会影响变革的实施。

i-PARIHS 框架更系统、全面地阐述了证据转化的复杂过程及影响因素，“变革”作为需要改变和创新的内容以及“接受者”作为参与整个证据应用过程的人群，位于螺旋形结构的最中间，内部环境和外部环境作为影响变革实施的“情景”则位于螺旋形结构的外层，而“促进”作为活性元素，则位于螺旋形结构之外，影响概念框架中的其他元素。

(二) 实例分析

2017 年，复旦大学顾莺等开展的“婴儿先天性心脏病肠内营养临床护理实践指南的构建及应用研究”中，以 iPARIHS 为概念框架，采用顺序-解释性混合研究设计，描述婴儿先天性心脏病的营养现况及肠内营养实施现状，了解心脏专科医护人员的关注点及需求，确定婴儿先天性心脏病肠内营养证据综合的框架及内容，在证据检索及评价的基础上，对现有证据进行整合，形成《婴儿先天性心脏病肠内营养临床护理实践指南》，遵循“证据应用前情景分析-获取资源促进变革-证据应用过程及结果评价”的流程，比较指南试点应用前后医护人员的实践行为、目标人群的健康状况及组织系统的改变。

由于 PARIHS 框架中 3 个元素的关系并不清楚，且缺乏具体的方法学指导，该框架中对核心概念概况性的描述，限制了实践者对该框架的具体应用，导致该框架在实践应用中的可操作性较差。而更新后的 i-PARIHS 框架，其有效性和对实践的指导意义尚需要更多的研究实证。

四、Stetler 研究应用模式

Stetler 研究应用模式(stetler model of research utilization)是由美国护理学者 Stetler 和 Marram 于 1976 年首次发表，在 1994 年对该模式中的相关概念进行了清晰的界定，之后随着循证实践概念的提出和循证医学方法学的发展，在 2001 年对该模式进行了更新(图 15-5)。该模式以计划行动理论为指导，以促进研究应用并推动循证实践为目标，提出了基于证据进行临床决策、促进研究成果应用于实践的一系列步骤。

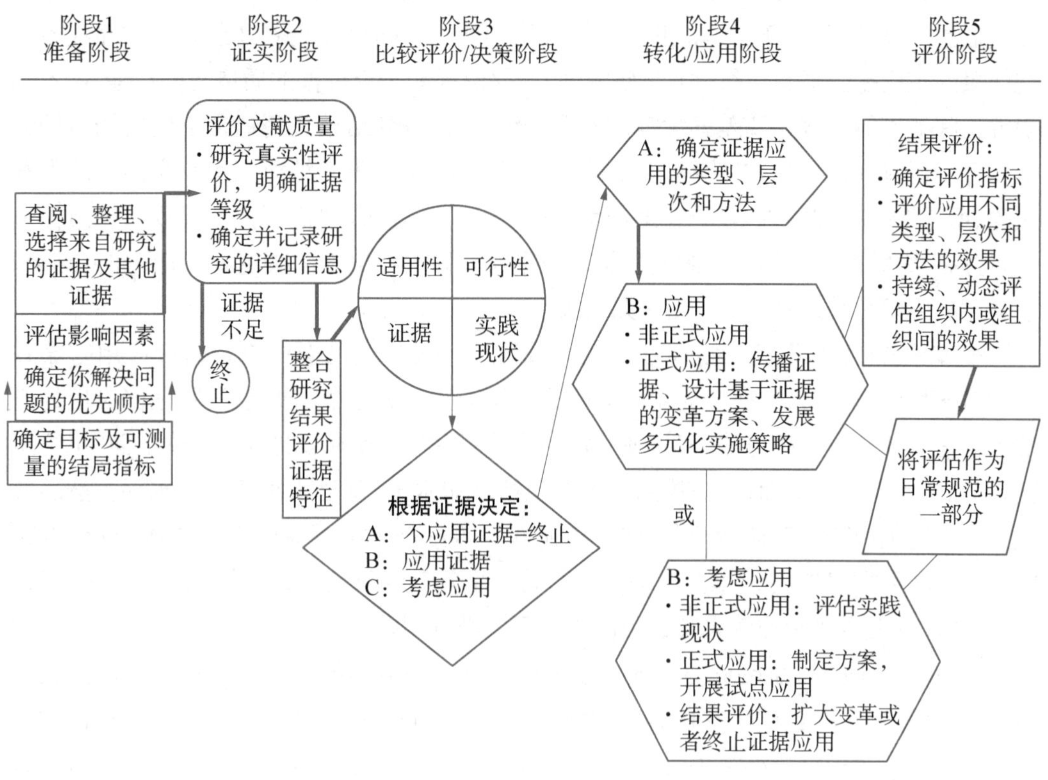

图 15－5　Stetler 研究应用模式

（资料来源：STETLER C B. Updating the Stetler Model of research utilization to facilitate evidence-based practice [J]. Nurs Outlook, 2001,49(6):272－279.）

（一）主要内容

Stetler 研究应用模式以实践者为导向，不但重视个体层面的循证实践，也重视团队和机构层面的实践变革，促进实践者在循证实践过程中运用评判性思维解决问题。该模式共包括 5 个阶段。

1. 准备阶段(preparation)　本阶段主要是确定目标和明确研究证据的来源。研究应用者首先通过情景分析确定拟解决问题的先后次序，并聚焦优先需要解决的问题。然后构建研究应用团队，分析可能影响研究应用的各种因素，包括内部个体因素（如知识、信念等）和外部环境因素（如政策、资源等）。最后根据所确定的问题检索、梳理、选择来自研究的证据及其他证据（包括可信、真实的数据和信息），为制定政策、标准、程序提供参考。

2. 证实阶段(validation)　本阶段主要是对检索获得的研究质量进行评价，通过团队决策确定研究是否能够应用到实践中。研究应用者应对所检索的文献进行严格的质量评价，删除不可信的低质量证据，对纳入的证据，通过证据概要表呈现证据水平和质量，并评价证据的统计学意义、临床意义及应用价值。如果证据缺乏或不足，则停止研究应用过程。如果证据充分，则对证据进行汇总和整合，进入下一阶段。

3. 比较评价及决策阶段(comparative evaluation/decision-making)　本阶段主要是通过比较及评估，作出是否开展证据应用的决策。研究应用者通过 4 个方面评价研究结果的应用是否具有可行性：①研究证据，评价现有研究证据的质量及推荐强度，不同研究之间结论的一致性及差异性等；②适用性，评价研究结果是否适合于所在场景的人群和环境，包括政策、文化、伦理、习俗等；③可行性，评价研究结果应用到实践中的潜在风险、所需的技术和资源、参与者准备程度等；④实践现状，评价研究应用场所的具体情景，包括组织结构、领导力、组织文化等。根据比较评价结果作出决定：①应用研究结果；②考虑应用研究结果；③不应用研究结果。

4. 转化/应用阶段(translation/application)　本阶段主要是制订研究应用方案并推动转化和变革。首先，研究应用者应明确证据应用的方法、层次及类型，证据应用的方法包括正式或非正式的方法、直接或间接的方法；证据应用的层次包括个体层面、小组层面、部门层面及系统层面；证据应用的类型包括认知水平、符号水平及工具水平。然后发展研究应用指南和行动计划，制订综合实施策略，促进变革的顺利开展，并动态评估变革的持续开展和质量的持续提升。对第三阶段“考虑应用研究结果”的证据，可先开展试点，评估证据在实践中的效果及是否需要对证据进行调整。

5. 评价阶段(evaluation)　本阶段主要是对研究应用的结果进行评价。研究应用者应明确评价方式(包括正式和非正式评价)，和评价的层面(包括对个体层面和机构层面)，对证据应用的过程和结果进行持续、动态的形成性评价和总结性评价，包括对实践的影响、对政策制定的影响以及对患者的影响，并评价证据应用的成本-效果。

(二) 实例分析

Stetler 研究应用模式阐述了如何从机构和个体层面促进研究证据向实践的转化，为推动循证实践提供了概念框架。如 2010 年美国天主教大学的 V. E. Long 等以该模式为指导框架，开展了旨在提高产后抑郁筛查和管理的循证实践项目。在准备阶段，研究者对产科机构产后抑郁筛查现状进行了分析，对与产后抑郁相关的文献进行了系统回顾。在证实阶段，通过对来自美国妇产科协会(ACOG)、美国精神协会(APA)以加拿大安大略注册护士协会等发布的多部指南的评价，确定了产后抑郁的筛查与管理有充分的证据支持。在比较评价和决策阶段，研究者对证据的临床适用性和可行性进行了评估，并从潜在风险、所需资源及准备度 3 个方面对实践变革进行了评估。在转化和应用阶段，研究团队以产后抑郁临床实践指南为依据，制订了个体和机构层面的变革策略，包括对实践者开展培训、提供产后抑郁筛查工具、将抑郁筛查植入 HIS 系统(hospital information system)、构建电子随访系统、设置预期未随访警报提示、对孕妇开展教育等。在评价阶段，以产后抑郁的筛查率、高危人群的识别率、高危产妇的随访率等作为项目评价指标。

但该模式也存在一定的缺陷，该模式过度强调以实践者为导向，强调从不同层次及不同类型上推动证据应用，特别是团队、部门及机构层面的证据转化，对实践者的领导力提出了很高的要求，且忽视了与研究者的合作。此外，该模式对循证实践过程过于繁琐的描述也降低其可操作性。因此，在使用该模式时，应加强与研究者的合作，将利益关联人(特别是管理者及决策者)纳入到团队中,以推动成功的研究转化。

五、Iowa 循证实践模式

Iowa 研究应用模式(Iowa model of research-based practice)由 Iowa 大学 M. G. Titler 等学者于 1994 年提出,旨在促进研究结果或结论应用到实践中。随着 20 世纪 90 年代循证医学的迅速发展,根据使用者的反馈,在 2001 年对模式进行了更新与完善,更名为 Iowa 循证实践模式(Iowa model of evidence-based practice),将循证实践的理念融入到研究应用中(图 15 - 6)。

(一) 主要内容

Iowa 循证实践模式认为循证实践是一个循环的变革过程,重视机构层面的实践变革,以决策点(decision point)作为划分依据,该模式共包括 3 个关键性的决策点。

1. 问题的优先度(priority of topic) 该模式认为开展循证实践变革的触发因素来自两大方面,即基于临床问题的触发变革及基于知识更新的触发变革。通过分析风险管理、质量改进、内部或外部基准、财务等数据,确定现有的临床问题,以触发实践变革。此外,通过查阅来自文献的新信息、国家或机构层面标准或指南的更新、照护理念的更新、来自标准委员会的问题等,触发实践者反思临床护理的有效性、安全性和效率,以触发将最新、最佳证据引入实践进行变革。

基于以上两类触发因素,该模式提出了第一个重要的决策点,即该问题是否是机构优先考虑解决的问题?以下因素有助于作出决策:是否与组织战略性目标一致、问题的严重性、问题的受关注度、是否多学科支持、管理者是否支持、成本的高低、变革潜在的障碍等。在以上因素分析的基础上,如果不适宜进行变革,则重新考虑其他的变革触发因素。如果适合进行变革,则进入下一个阶段。

2. 证据的充分性(sufficiency of evidence) 如果该问题适合进行变革,变革者首先应构建团队,尽可能纳入与选题相关的所有利益关联人,如疼痛管理应纳入医生、护士、药剂师、心理治疗师等,确保循证实践变革方案的发展、实施及评价。之后团队开始检索和收集来自研究的证据,包括指南、系统评价、Meta 分析、临床研究等,及其他相关文献的证据,包括会议摘要、硕士和博士论文、调查报告等。然后对检索到的文献进行严谨的质量评价,充分考虑纳入研究结论的真实性和可靠性、研究的临床相关性以及研究的情景与变革情景的相似性。最后对纳入的研究进行综合,包括系统评价、Meta 分析或证据总结。

完成文献整合后,该模式提出了第二个关键性的决策点,即是否有充分的证据支持实践变革?决策的依据包括不同研究之间结论的一致性、研究的类型及质量、研究结论的临床相关性、研究与所应用情景的相似性、研究应用的可行性,以及风险与收益的权衡。如果不支持变革,则可以:①开展原始研究,产生证据,并将研究结果整合到上述检索结果中;②使用其他类型的证据,包括案例报告、专家意见、科学原理或理论推导等。

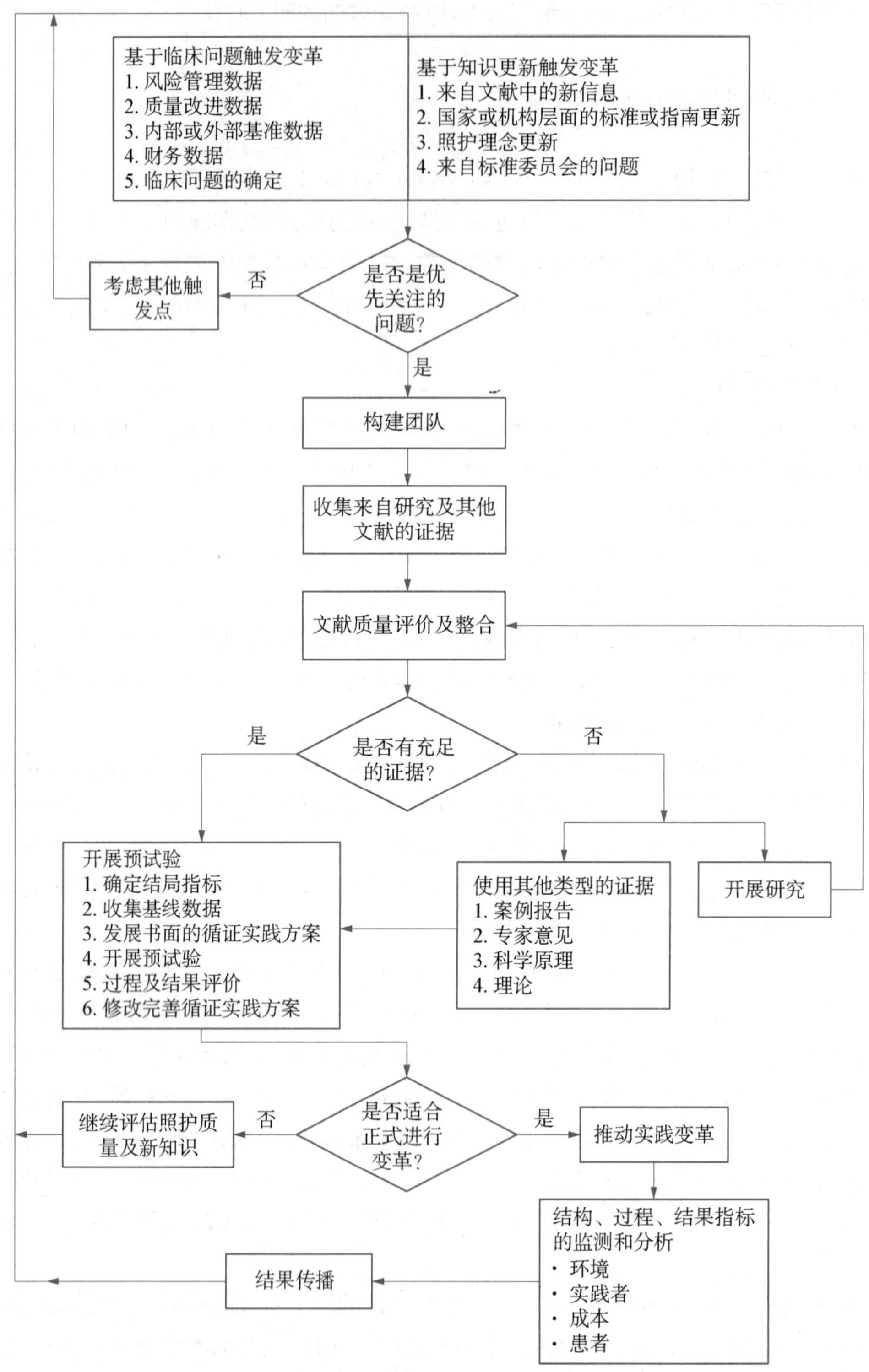

图 15－6　Iowa 循证实践模式

（资料来源：TITLER M G，KLEIBER C，STELMAN V J，et al. The Iowa model of evidence-based practice to promote quality care [J]. Crit Care Nurs Clin North Am，2001，13(4)：497－509.）

如果支持变革，则开展预试验，以确定结局指标、收集基线数据、发展书面的循证实践方案、实施预试验、进行过程及结果评价，以完善循证实践方案。

3. 变革的适宜性(appropriateness of change)　完成预试验后，该模式提出了第三个重要的决策点，即是否适合进行正式全面的实践变革？若预试验的结果没有达到预期效果，则终止实践变革，继续评估临床照护质量及研究是否有新知识产生。若预试验取得了预期效果，证实实践变革具有可行性，则在更大的人群或机构层面推动实践变革。来自机构的支持、对员工进行培训、增强护理人员对实践变革的决策权及信念等，均可以有效促进实践变革的实施。

最后，变革者应从结构、过程及结果 3 个层面对实践变革的效果进行评价，具体包括实践变革对组织环境(如流程重建、文化氛围等)、实践者(如知识增加、技能改善等)、患者(如并发症降低、生活质量提高等)及成本(如住院时间缩短、费用降低等)的影响。之后，将实践变革的结果传播出去，对引发实践变革的触发因素产生反馈，触发下一轮新的变革。

(二) 实例分析

Iowa 循证实践模式的概念清晰，概念之间逻辑关系明确，为推动循证实践促进临床质量提升提供了清晰的思路。如 1999 年 L. A. Montgomery 等以该模式为指导展开了旨在降低儿科患者静脉输液外渗的循证实践项目。研究团队一方面通过风险管理数据、不良事件上报等确定了儿科患者静脉输液外渗在管理上存在差距；另一方面，通过文献分析发现近年来有新的文献发表，确定了预防儿科患者静脉输液外渗作为实践变革的主题。之后通过系统文献检索及评价，发现现有研究证据不足以支持实践变革，因此借助多学科专家咨询达成共识，确定了预防儿科患者静脉输液外渗的实践建议，包括采用标准化方法界定输液外渗、对员工进行教育培训、提供药物及非药物管理的标准化信息、发展标准化照护方案等，然后通过为期一年半的实施、反馈、修订，不断提高员工对儿科患者静脉输液外渗的实践建议的执行率。

Iowa 循证实践模式借助 3 个决策点，指导实践者在变革的重要节点做出合理的决策，确保了实践变革的科学性。但该模式在实践应用中具有较大的挑战性，尤其是在机构层面推动大规模的、正式的实践变革时，对实践者的变革权限、如何促进利益关联人的合作、确保变革的可持续性等问题，在实践中存在较大的困难。

六、基于证据的持续质量改进模式图

基于证据的持续质量改进模式图(the framework of evidence-based continuous quality improvement)是由复旦大学 JBI 循证护理合作中心周英凤、胡雁等于 2017 年提出的。该模式图以持续质量管理 PDCA 循环原则作为指导，遵循循证理念和业务流程管理思路，将循证与持续质量改进相融合，旨在为推动证据临床应用，促进质量持续改进提供思路和方法(图 15－7)。

(一) 主要内容

该模式图将持续质量改进的全过程分为 4 个阶段(即证据获取、现状审查、证据引入及效果评价)、12 个步骤,以流程的方式阐述了针对临床实践中的问题,科学地检索及评价现有的证据,并制订基于证据的质量审查指标,通过现状审查,明确实践与证据之间的差距,通过对具体情境的障碍因素分析,构建针对性的策略,推动证据向实践的转化,缩短实践与证据的差距,最后通过对证据应用后的效果评价,明确证据应用对系统、实践者及患者的影响,并对存在的问题转入下一个循环,以不断解决临床问题,推动临床护理质量持续改进。

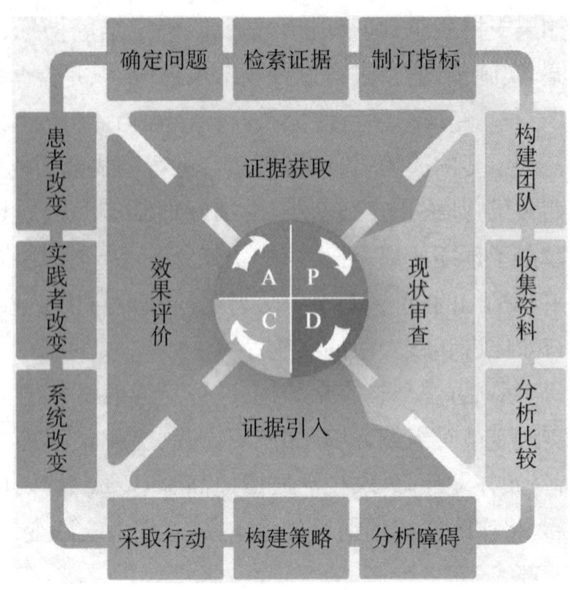

图 15-7　基于证据的持续质量改进模式图

(资料来源:周英凤,胡雁,顾莺,等.基于证据的持续质量改进模式图构建[J].中国循证医学杂志,2017,17(50):603-606.)

1. 证据获取　在第一阶段,研究者或实践者通过临床情景分析,根据临床现状及需求确定具体的临床问题,采用 PIPOST 程式将临床问题结构化,依据证据的"6S"模型从证据顶端开始检索,对检索到的文献根据其类型,采用不同的评价工具进行严谨的质量评鉴,确保证据真实、严谨、可靠。然后评价证据的可行性、适宜性、临床意义及有效性[即证据的 FAME 属性(feasibility, appropriateness, meaningfulness and effectiveness)],并依据证据制订质量审查指标,作为持续质量改进的标准。

2. 现状审查　第二阶段是对临床实践现状进行基线审查。首先构建质量改进的团队,确定质量改进的场所、审查对象、样本量、每条审查指标的资料收集方法和工具,由经过培训的人员采用统一的调查表收集资料,明确目前临床实践现状及存在的问题,与制订的审查指标相比较,明确临床实践与最佳实践的差距。

3. 证据引入　第三阶段是证据引入。证据应用前,通过情景分析确定推动最佳实践实施过程中可能遇到的障碍因素,包括来自系统层面和个人层面的障碍因素。根据障碍因素的分析发展并整合可利用资源,构建基于证据的质量改进策略和实施方案。然后采取行动促进证据向实践的转化。

4. 效果评价　最后一个阶段是效果评价。持续质量改进关注证据引入对系统、实践者和患者 3 个层面的影响,因此,需要评价证据应用对管理及对系统资源的影响、对实践者的影响及对患者的影响。

通过以上 4 个阶段,针对临床实践中的问题,推动证据临床转化,针对发现的问题,进入下一个循环。如此循环往复,不断推动证据应用与最佳实践的实施,促进临床护理质量持续改进。

(二) 实例分析

该模式图在国内首次将循证理念融入到护理人员最熟悉的持续质量改进中，搭建了证据和实践之间的桥梁，为实践者将证据融入临床实践、促进临床护理质量持续改进提供了框架和流程。如2020年邓永芳以该模式图为指导开展了旨在促进母婴分离产妇母乳采集的循证实践项目，在证据获取阶段，研究者基于研究问题进行了系统检索，纳入了1篇指南和1篇证据总结，汇总了12条相关证据，在对证据进行临床适用性评价的基础上，制订了15条审查指标。在现状审查阶段，研究者组建了核心小组，确定了资料收集方法和工具，开展了基线审查。在证据引入阶段，研究者对基线审查结果进行了差距和障碍因素分析，并构建了变革策略，包括完善资源、规范护理流程、对产妇和护理人员进行教育培训等。在效果评价阶段，研究者从护理人员和产妇两方面进行了效果评价。

但该模式图过于流程化的描述可能会限制护理人员在证据应用中的灵活性和创造性，因此，研究者和实践者在采纳该模式时，应避免机械性照搬，避免证据应用形式大过内容。此外，应将严谨的研究思路和方法融入到每一阶段中，如基线审查阶段样本量的计算、资料收集方法和工具的选择、障碍因素分析的依据和方法等，以提高基于证据的持续质量改进的科学性和规范性。

指导证据临床转化的理论模式有多种，如何选择合理有效的理论模式指导证据转化成为研究者和实践者面临的挑战。既往研究者从理论模式的内在构成及外部应用提出了6个评价标准，即理论模式的稳健性、逻辑性、普适性、验证性、有用性及适宜性，可以作为使用者选择合适理论模式的依据。此外，虽然理论模式为促进证据临床转化提供了框架和指导，但研究者在应用该理论模式时，避免机械性、简单照搬理论模式的每个环节或步骤，应根据具体的情景，灵活、弹性地以理论指导实践。

第三节　证据临床转化的过程

为了推动研究成果向实践的转化，WHO倡导应用循证医学的理论和方法加速知识转化，并将知识转化界定为“利益关键人群对知识进行整合、交换和利用，促进基于证据的干预措施在实践中被采纳，以提高卫生保健系统绩效和改善人群健康”。但是知识的转化是一个复杂、系统的组织变革过程，证据的可及性、证据的临床适用性、证据采纳者(实践者、患者)的态度、证据转化场所的内部环境及外部环境等，均影响证据的成功转化。知识的转化也是一个系统、科学、严谨的过程，循证护理理论模型在推动证据的临床转化过程中，可为整体设计、实施过程及现象理解提供理论层面的分析和指导；概念框架可在具体实施的环节，如障碍因素分析和结局评价方面提供可用性结构框架。而证据转化的过程也可进一步促进理论模式及概念框架的进一步发展和完善。

2020年，复旦大学循证护理中心在总结历年开展证据应用经验的基础上，结合知识转化相关理论，提出了“证据临床转化模式（evidence implementation model）”。该模式的核心概念为“基于证据、团队协作、项目管理、持续改进”，突出证据转化的起点是科学证据，强调证据临床转化的关键是建立多学科协作的团队，提出实现证据转化的方式是开展项目管理，注重证据转化的渠道是开展持续质量改进。该模式的步骤包括准备、实施、评价和维持4个阶段，14个步骤（图15－8）。本节将以该模式图为框架，阐述证据临床转化的方法及过程。

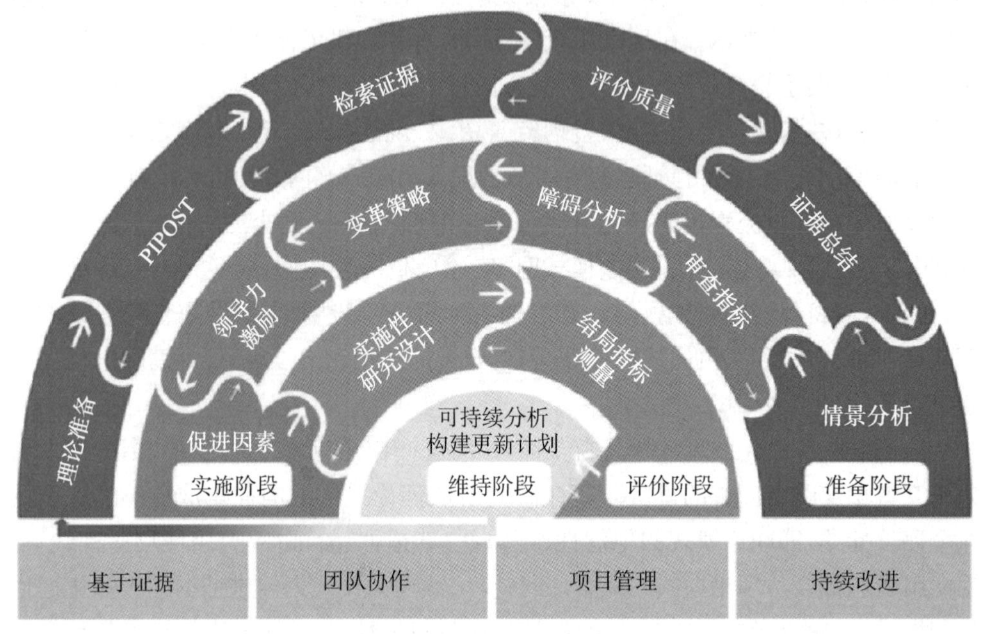

图15－8　证据临床转化模式图

一、准备阶段

（一）明确证据临床转化问题

1. 证据临床转化选题的原则　证据临床转化的选题宜遵循实用性、创新性原则并确定证据的可用性。实用性原则是指选题应来源于实施场所中的临床需求，解决临床实践中的关键问题。虽然在选题的过程中需要思考是否国内外已发表基于相同人群、相同干预措施的证据，如果存在人群和干预措施相似的研究，研究者所在的应用情景是否有其特殊性。有可用的证据是开展证据转化研究中的最基本条件。为了能够更好地改善临床结局，提高患者的生活质量，研究者应关注临床证据的可用性，即证据是否具有文化适宜性，是否具备向临床转化的人力、物力、财力条件，或可调动促进证据转化的人力、物力、财力条件。故应选择高质量且贴合具体临床情景的证据。

2. 证据临床转化选题的思考路径　明确循证实践问题是开展证据临床转化项目的第一步，选题的思考路径可按以下步骤：第一，可对证据转化场所的临床具体情境进行评估分析，寻找亟待解决的专科护理问题、临床规范或流程欠缺导致实践变异性较大、与患者利益密切相关、临床结局有可能被改善等的问题并在团队成员间达成共识。可通过回顾既往数据找出问题，或以机构如医院的战略规划中的优先事项作为选题依据。第二，在常用证据资源数据库（如英国国家卫生与临床优化研究所、加拿大安大略注册护士协会、JBI 循证卫生保健中心图书馆、Cochrane 图书馆等）进行初步检索，以确定是否有可用的证据支持选题。文献类型宜为指南、证据总结及系统评价。第三，当确定有证据支持的选题时，应考虑在理想情况下干预措施是否有效，若所有实施措施在既往的研究中，在严格控制和理想随机化的条件下开展时，仍不能改善对应的临床结局时，应考虑放弃进行证据临床转化，应重新进行选题。第四，应考虑实施措施是否在"真实世界研究"中依然有效，即干预措施是否有效果。若所有实施措施在真实世界研究中显示对所有结局指标均无作用，重新进行选题；若已有相关研究验证了实施策略在真实世界的有效性，则可以开展证据临床转化研究。

3. 构建结构化的证据临床转化问题　结构化的证据临床转化问题与证据检索策略、设定证据纳入排除标准等均有关联，可避免证据检索过程发生偏差和遗漏。复旦大学循证护理中心提出的 PIPOST 模型较好地阐述了证据临床转化中的关键要素，第一个 P（population）为证据临床转化的目标人群；I（intervention）为干预措施；第二个 P（professional）为证据临床转化的实施者；O（outcome）为结局；S（setting）为证据临床转化场所；T（type of evidence）为证据资源的种类。PIPOST 已在国内证据临床转化项目中被广泛使用。

（二）证据资源检索

对临床护理实践者而言，首先需要检索到最新、最佳证据，才能评价证据是否能够引入并整合到临床工作中。因此，有效地证据检索是循证实践中的重要环节，也是证据临床转化的基础。文献质量评价是证据资源检索后的重要步骤和关键阶段。

1. 证据资源种类　基于 Haynes 等提出的"6S"证据资源金字塔，证据资源自上而下可分为计算机决策支持系统、专题证据汇总、系统评价摘要、系统评价、原始研究摘要、原始研究 6 层。证据转化倾向于采用高质量的、整合性的经过循证评价的证据资源，包括：计算机决策支持系统、专题证据汇总、系统评价摘要、证据综合/系统评价。由于单个原始研究可能存在内部真实性及外部推广性的偏倚风险，因此，来源于原始研究的证据必须通过严格质量评价和适宜性考量才能使用，不建议将未经评价的原始研究直接作为证据临床转化的证据。

2. 证据检索流程　根据 PIPOST 构建的结构化证据临床转化问题，确定指南或系统评价的核心检索词。证据纳入和排除标准是用来筛选检索结果的重要标准，应考虑结构化研究问题的内容、证据类型、证据发布时间、语种等。根据上文中提到的证据资源类型相对应的数据库或特定资源网站，依据金字塔从上层到下层逐步实施检索。对专题证据汇总（包括循证综合知识库及指南网）及更顶层的循证资源数据库进行检索时，因其信息高度汇集和结构化，只需输入核心检索词，甚至按照结构化菜单浏览即可获得相应的结果。随着检索下移，则需不断细化检索策略。细致、有框架的检索策略有助于查准、查全，还能保证检索过程的透明、可重复。具体的证据检索流程可参见本书第三章“循证资源及检索方法”。

（三）证据资源文献质量评价

文献资源的研究均存在一定的偏倚风险，需要选择对应的方法学质量评价工具对不同类型的证据文献资源进行严格评价。评价者应接受过循证医学方法学培训且具备相应的专业背景，单独、逐条进行评价，当评价者间出现意见分歧时，应由协商得出结论。不同的文献类型选用相应文献质量评价工具。评价过程应是透明、公开、可重复的。文献质量评价具体方法可参见本书第四章“文献质量评价”。

（四）形成证据总结

经过严格的证据资源文献质量评价，明确最终纳入的文献清单后，应逐篇阅读文献逐条提取证据内容及来源，并设定主题对证据进行汇总。提取证据的原则是忠于原文献、标注出处，尤其注意避免断章取义，仅截取同证据片段，而忽略证据内容相关的前提或背景，避免“拷贝走样”。从纳入的文献中提取出的所有证据，可根据临床作业流程或临床工作中的不同环节来设置证据主题，根据主题对证据进行梳理、去重和分类。证据提取的同时，对证据进行分级。对来源于指南的证据，可直接提取指南中已标注的证据等级，对来源于系统评价、专家共识、原始研究的证据，可统一使用简洁、有说服力的工具如 JBI2014 版证据预分级系统对其分级。最后，可以表格的形式将汇总的证据进行呈现，包括证据所属主题、证据内容、证据来源以及证据等级。关于证据总结的具体内容可参见本书第十二章“证据总结”。

（五）证据转化的临床情景分析

1. 临床情境分析的意义　循证实践的核心元素是证据、临床情境、专业判断和患者需求及偏好。情境因素是证据能否成功转化应考虑的关键因素，因此证据在临床转化前开展情境分析至关重要。首先，通过审查临床实践现状、获取机构或部门的相关基线数据、召开利益相关者会议或关键个人访谈等，从系统、实践者和患者 3 个层面，分析并获知实践现状与证据之间的差距。其次，通过情境分析，可评估获取的证据是否适用于现场环境中的目标人群、证据实施的所需要的资源及耗费的成本、患者是否接受等，以确定证据是否能够被引入现场情境之中。此外，通过情境分析，可了解证据转化场所对引入证据的准备度，包括领导力、组织结构、组织文化及资源配置等，了解当地环境在物理上、社会上、文化上、结构上、系统上及专业上的准备度如何，证据的临床转化可能面临的障碍及促进因素。

2. 循证实践准备度评估　在证据临床转化前开展对证据转化场所的循证实践准备度的评估，有利于全面了解证据的临床转化可能面临的障碍及促进因素。也有称该过程为对组织变革准备度的评估，帮助理解实施干预策略以及如何实施，并在证据临床转化时选择针对性的干预措施，促进证据被采纳和使用。准备度的评估除了预测循证实践成功的可能性外，组织变革准备度的评估还有助于优化资源的配置。可选用的工具包括组织环境评估量表(Context Assessment Index,CAI)、组织变革准备度评价工具(Organizational Readiness to Change Assessment,ORCA)、循证实践准备度评估工具(Clinic Readiness Evidence-Based Nursing,CREBNA)。

二、实施阶段

(一)审查指标构建及基线审查

审查指标作为衡量质量改进和照护质量的标准,是评价护理人员实践活动是否符合最佳证据的判断依据。

1. 基于证据构建审查指标的原则　因审查指标旨在评价实践活动在多大程度上依据现有的最佳证据而执行,因此,审查指标应基于现有的最佳证据而制订,制订审查指标的证据来源应清晰,质量应可靠。审查指标应具有良好的信度和效度,不同的利益关联人对该指标的理解是一致的,包括不同的实践者执行的方式是一致的,不同的管理者审查的结果是一致的;且审查指标应与证据的内涵一致。指标的内容应当是可测量、可被观察、可被评价的,以便于审查过程的可实施性。

2. 审查指标构建的方法　审查指标构建时应纳入证据临床转化过程中的所有利益关联人,包括研究者、实践者、管理者、决策者、患者甚至是公众,以确保所构建的审查指标能够被利益关联人接受并支持,降低在证据转化阶段的抵触心理。根据证据的强度、实施的可行性、适宜性及对结果的影响程度,将指标界定为"须"或"应"。指标的陈述方式应简洁明了,可测量、可操作、可理解。制订审查指标时,尽量避免一条审查标准中有多重、多点审查内容。列出每个审查指标的资料收集方法及工具。

3. 实施基线审查　在证据临床转化的现场环境中选择一定的样本量开展基线审查,可采用现场观察、查阅医疗记录/医院制度、个人或小组访谈、查阅监控录像、"神秘人"等,明确当前的实践现状,确定实践现状与审查指标之间的差距,明确存在问题,为下一步障碍因素分析和变革策略的构建提供基线资料。

(二)障碍因素及促进因素分析

在证据临床转化的过程中,因医疗卫生保健机构条件的差异,资源分配各不相同,总会遇到来自人力、物力、财力、文化、政策、制度等方面的因素影响证据的转化。开展障碍因素的分析是克服障碍因素的重要前提,也是制订针对性的策略,并成功开展证据临床转化项目的关键步骤之一。除了障碍因素,使个人、小组或团队有效合作以实现证据转化目标的促进因素也应被发现和识别。用于障碍及促进因素分析的方法可分为两类,一是以知识转化模式为指导;二是结合质量管理方法中的品质管理工具,如鱼骨图分析法、SWOT 分析法等。

1. 知识转化模式用于障碍因素分析　"卫生服务领域研究应用的行动促进框架的修订版(integrated promoting action on research implementation in health service framework,i－PARIHS)是经 PARIHS 框架修订而来,其核心概念结构为"促进

(facilitation，Fac)”、“变革(innovation，I)”、“接受者(recipients，R)”和“组织环境(context，C)”;“促进”作为活性元素，评估、调整并整合入其他3个结构层面中，促进证据成功转化到临床实践，公式 $SI=Fac^{n}(I+R+C)$ 中的数学符号“n”次方根，意为“促进”这一核心元素的作用涉及变革、接受者和组织环境的各个层面。i-PARIHS框架指出在证据临床转化过程中，从变革、接受者、组织环境3个维度分析促进和障碍因素。

(1) 变革:“变革”是“证据”的延展，从宏观的角度审视“知识”的产生、传播以及在不同组织环境中的应用，是证据临床转化的内容和重点。变革维度的促进和障碍因素从变革涉及的人群、证据的性质、可及性、新颖程度、证据的优势以及能否开展小范围的试点等方面进行思考和分析。

(2) 接受者:指将直接参与实践变革过程并受其影响的人员、提供支持者和患者。接受者维度分为个人层面和团队层面，分别从变革的意愿和变革的能力进行障碍和促进因素的分析，即接受者将如何应对变革所带来的改变，是否想要实现变革以及能否实现变革。评估的内容包括:个人和团队的价值观和信仰、对拟转化的证据带来的变革达成共识的程度、意见领袖的观点、变革所需要的知识技能、有无必要的时间资源、有无足够的权力和权威、是否得到足够的支持等。

(3) 组织环境:证据临床转化必须强调组织环境，在某种情境下获得明显效果的研究结论不一定适用于其他临床情境，这与资源分布、医院条件、患者经济水平、文化习俗和信仰等有密切的联系。i-PARIHS模式将影响变革的组织环境分为内部环境和外部环境两部分。内部环境指变革直接实施的环境，包括现场环境和机构环境，现场环境指临床工作的环境，如医院病房、初级保健场所等，机构环境指病房所在的单位，如医院和保健院等。外部环境是指变革所在地的整个卫生系统大环境，如国家层面的医疗保健法律法规、监管框架和卫生政策等。评估的内容包括:正式和非正式的领导力、文化、变革经验、植入变革的机制、评估和反馈过程、机构的优先事项、领导层和高级管理者的支持、卫生政策驱动因素、激励和授权等。

(4) 促进者:促进者可以是来自组织机构内部的人员，也可以是组织机构外部人员；可以是管理者、临床实践者，也可以是质量管理、安全管理、临床护理专家等，亦可以是来自组织机构内部的领导者或临床实践者，或者是组织机构外部人员，如其他学术机构的研究者、卫生管理部门的质量管控者、行政部门的政策制定者等。根据促进者自身的能力和特质以及在循证实践领域的经历，促进者可从新手型促进者逐步成长为经验型促进者以及专家型促进者。在证据转化到临床实践过程中，内部-外部的促进者，新手-经验-专家型的促进者通常需要同时存在，他们在证据临床转化过程中扮演不同的角色。促进者的角色也可能是多重角色的叠加。促进者在证据临床转化过程中的可采用的促进策略包括识别证据临床转化的主题、组建多学科团队、证据临床转化前的充分评估、质量改进工具或模式的应用、建立良好的反馈机制。

2. 品质管理工具用于障碍因素分析　证据临床转化的本质是持续质量，因此，品质管理工具可以在障碍因素分析中应用。最常用的品质管理工具如鱼骨图，又名特性因素图，是由日本管理大师石川馨先生所发展出来的，故又名石川图。鱼骨图是一种发现问题"根本原因"的方法，它也可以称之为"因果图"。在鱼骨图分析法中通常运用4M1E(表15-1)或5M1E因素进行全方位的障碍因素分析。4M1E包括人(man)、机(machinery)、料(material)、法(method & rule)、环(environment)五大因素，分析这些因素对开展证据临床转化项目的影响。人指本次证据临床转化项目的实践者或潜在实践者；机通常是指相关软件或硬件设备的支持程度；料是指相关物资、耗材是否充沛等。法是指法律法规、政策；环即内部和外部环境因素。5M1E是在4M1E的基础上增加了测量(measurement)，即测量时采用的方法是否正确、标准。分析的过程可以用鱼骨的图片帮助梳理(图15-9)。

表15-1　4M1E用于障碍因素分析

因　素	具体分析内容
人(man)	证据临床转化涉及的实践者，人力资源配置，管理者、患者、家属、医护及其他相关科室成员的知识、态度、行为、技能等
机(machinery)	相关软件或硬件设备的支持程度，例如信息管理系统、血管超声引导系统、外周静脉显像仪、抗血栓压力泵等
料(material)	相关物资、耗材是否充沛，如无菌耗材、静脉留置针、宣传资料、中心静脉维护包、氯己定消毒液等
法(method & rule)	医疗机构、科室或病房的制度、流程、常规、培训方案等是否完善，并符合证据临床转化项目的要求
环(environment)	内部和外部环境因素，包括病房、科室的组织文化，管理层的支持程度，以往开展证据临床转化项目的经验以及政策导向等

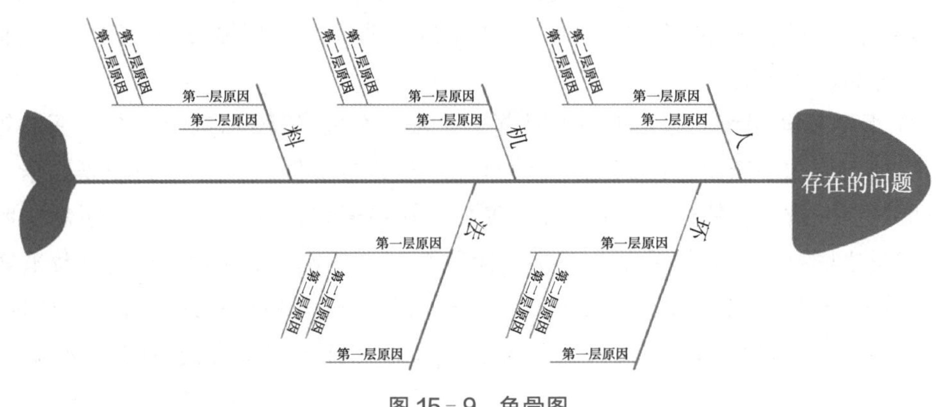

图15-9　鱼骨图

(三) 构建变革策略

构建有效策略是促进证据成功转化的保障，在明确障碍因素的基础上，寻求可利用的资源，制订有效、可行的变革策略，确定行动计划；可从系统层面、实践者层面及患者层面进行思考。

1. 系统层面

(1) 完善/制订制度及规范：多数情况下，变革的内容是从无到有的过程。从制订基于证据的规范或制度着手，包括应用各类评估工具(如症状评估、风险评估等)、制作最佳实践手册、新增或修订操作流程、护理常规、管理制度等，做到实践者在实施过程中有法可依。

(2) 流程完善/再造：根据证据内容，梳理现有流程的不合理、不规范环节，从内部组织结构、运作方式和行为准则等方面，将流程进行重新思考和重新设计。可采用 ECRS 分析法完善或修订护理工作流程，即通过取消(eliminate)、合并(combine)、调整顺序(rearrange)及简化(simplify)等手段优化流程，其目的是希望更简化的操作程序、更好效能的操作方法。

(3) 场地设施及硬件改善：证据临床转化过程中，可能需要进行必要的硬件改造，包括设备添置、设施改造、环境布置及提供必要的医疗用品等。

2. 实践者层面

(1) 提高实践者变革的意愿：充分地解读证据内容，强调证据临床转化可能的改善；征询并尊重实践者想法或意见，及时解答实践者在证据转化前、转化过程中的困惑或担忧，在帮助实践者认识到证据与目前护理实践现状之间的差距时，和他们重点强调证据的临床转化旨在提高患者的临床结果，而不是证明医护实践行为不佳；均有利于提高实践者变革的意愿，提高其接受度及参与度。

(2) 提高实践者的知识和技能：需要了解实践者实施变革需要哪方面的能力，他们是否有必要的知识、技能实施变革，以了解实践者现有的知识和技能能否实施变革，可为开展变革需要的培训课程提供信息。采用多元化的培训方法如理论讲授、操作示范、情境模拟、小组讨论等，提高实践者的循证护理实践知识、证据转化过程中的专科护理技能等。培训形式的多样性、内容的针对性、支持性的培训环境，可以激发护士的学习兴趣和积极性，提高培训效果。

(3) 组建多学科团队：证据临床转化是一个涉及个人、组织和系统多个层面的复杂过程，需要不同的临床角色或职能角色相互协作，克服证据临床转化的障碍因素。多学科团队的核心在于“协作”。成员构成取决证据临床转化的内容及团队所需的职能角色，成员之间是平等合作关系。多学科团队在证据的筛选、实施策略制订及落实中均发挥重要作用。需要确认进入小组的多学科人员是有兴趣和有热情参与该过程的，最好是找到“志愿者”而不是“义务兵”，被迫加入的成员往往缺乏变革的意愿，缺乏主观能动性。

3. 患者层面　根据患者喜好，结合文化背景，为患者及家属提供各类形式的知识宣教和技能培训，鼓励患者及家属参与，与其共享决策；因地制宜、因人而异地为患者和家属制订个性化指导方案，促进患者对证据的接受度，并积极地参与变革过程。

三、评价阶段

（一）证据临床转化的研究设计

证据临床转化的评价是比较现状与审查指标之间的差距和证据转化后的效果。常见的研究设计类型包括自身前后对照、历史对照、非随机同期对照、中断时间序列、阶梯试验等。现就最常用的部分研究设计进行阐述。

1. 自身前后对照研究设计　是目前证据临床转化项目最常用的研究设计。研究者对单一组研究对象采用准确、无偏倚的方法收集资料，测量结局指标。根据基线审查的结果，明确该领域证据应用的现状、存在的问题、障碍因素等，确定临床实践与最佳实践的差距，结合现有资源制订相应对策，然后开展实践变革。干预一段时间后，对同一组研究对象再次进行结局指标的测量，以此评价循证干预措施的实施效果。之后，针对改善效果不明显或不尽如人意的指标再次进行障碍因素分析，查找差距，更新实践变革措施后开展第二轮证据转化，并再次进行结局指标的测量，达到质量持续改进的目的。

2. 非随机同期对照研究设计　由于循证实践的特殊性，许多证据转化研究并不能够采用随机对照试验，此时可采用非随机的方法将研究对象分组。常采用的是在两个病区，将其中一个病区作为对照组，在另一个病区进行证据转化。这种设置对照的方法简便易行，但由于非随机分配，可能因选择偏倚导致两组基线情况不一样。

3. 阶梯试验设计　阶梯试验设计多用于整群随机试验，评价“利大于弊”干预措施的效果。这种设计通常不设置专门的对照组，而是根据研究目的对若干参与者（个体或群组）进行随机编号，按照随机顺序给予对应参与者干预，已纳入的参与者持续接受干预，未纳入的参与者保持等待状态，直至其接受干预，如此反复至所有参与者均接受干预，达到“有益”措施的全面覆盖。阶梯试验设计适合于某项干预措施已被证实有效，将研究对象分配至对照组不符合伦理学要求以及由于逻辑要求、实际操作或经济资源的限制，只能分阶段实施的干预，是实施性研究中较为严谨的研究设计。

（二）效果评价

将证据引入临床、实施变革后需要进行效果评价，评价基于证据在传播、实施、整合到临床的过程中所采取实施策略的效果，评价该过程对临床医护人员及临床背景环境所产生的影响；评价基于证据的干预对于改善目标人群临床结局的效果。选择有效且可信的评价方案能对证据临床转化的过程及结果进行科学的评价，从而真实地反映证据转化在提高卫生保健服务质量上的作用，也可通过评价发现现存的或潜在的问题，循环进入下一阶段的证据转化或开展高质量的“创证”，促进服务质量的持续提升。

1. 以效果评价理论模式为指导的实施结局评价

（1）基于 RE - AIM 框架的评价：RE - AIM 是一种用于规划和评估的模型，最初旨在帮助评估干预措施和公共卫生计划，后续应用范围逐渐扩展至临床、社区及企业环境，以解决各种变革中的传播或推广问题。“RE - AIM”中的“R”代表“reach”即“可及性”，定义为目标人群参与到干预活动中的比例；“E”代表“efficacy”即“功效性”，定义为实施策略在个人层面的有效性；“A”代表“adoption”即“采纳性”，定义为组织环境、实践工作中采取所实施干预措施的比例和计划；“I”代表“implementation”即“实施情况”，定义为干预措施在实施环境中实现的程度；“M”代表“maintenance”即“持续性”，定义为个人和组织层面上在一定时期内保持实施状态的程度；“RE - AIM”模式的中心思想为：干预的最终评估效果基于其 5 个方面的综合影响。

在一项婴儿先心病肠内营养与喂养的实施研究中，以 RE - AIM 框架为指导，分别从 5 个方面对实施策略的执行情况进行评价，“可及性”与传播策略相关，包括方案解读会议和培训课程的参与率(即实际参加人数与计划参加总人数的比例)；功效性”与能力建设策略相关，包括医护人员有关基于证据的婴儿先心病肠内营养的知识及行为改变情况；“采纳性”与整合策略相关，包括证据采纳比率(即实际采纳实施的证据条目数占计划实施证据总条目数的比例)，人员、设备及系统改变情况(如专科护士、营养师加入，营养相关设备如营养泵、能量计算工具，相关护理常规及培训资料完整性，质量控制系统改变，信息化记录系统改变，教育培训系统改变)；“实施情况”与实施过程策略相关，包括培训课程完成率(即实际培训课时次数占应有课时总数的比例)，多学科团队合作情况(如月度营养支持小组会议实际开展次数占计划开展总次数的比例)等；“持续性”与整合策略及实施过程策略相关，包括对个人和组织环境两方面的综合评估，结合“可及性”“功效性”“采纳性”“实施情况”以及实施结果变量——可持续性，综合评估医护人员继续按照该方案进行实践的程度。

(2) 基于实施结局指标模型的评价：实施结局指标模型是一个比较全面的实施结局指标评价指标模型，是对实施结果进行量化评价，测评实施策略的有效性和实施研究的效果。实施结果变量作为评价给定实施项目实际工作情况的指标，共包含 8 个方面，分别为：可接受性、采纳性、适用性、可行性、保真度、实施成本、覆盖面、可持续性。“可接受性”指利益相关者对干预措施的认同；“采纳性”指尝试采用新干预措施的意图、初步决定或行动；“适用性”指干预在特定环境或特定目标受众中的适合度或相关性；“可行性”指在某一特定环境或组织中可以进行干预的程度；“保真度”指按照原始计划或政策实施干预的程度；“实施成本”指实施策略的执行成本，实施的总成本还包括干预本身的成本；“覆盖面”指能够从干预中获益的人群范围；“可持续性”指在特定情况下维持或将干预制度化的程度。

在上文中的婴儿先心病肠内营养与喂养的实施研究中，依据实施结局指标模型制订评价见表 15 - 2。

表 15-2　实施结果变量测评

测评维度	测评内容
可接受性	1. 干预有益于患者的健康状况和临床结局
	2. 干预采用的证据与常规做法比较具有相对优势
	3. 干预采用的证据的可信度高
	4. 干预易于实施
采纳性	5. 实践者能够理解所采用的每条证据
	6. 实践者愿意应用基于证据的干预措施
	7. 实践者有积极尝试相关干预措施的意愿
适用性	8. 所采取的干预措施与实践者的信念及价值观相符合
	9. 干预措施和患者临床结局具有相关性
	10. 所采取的干预措施和实施背景的兼容性较好
	11. 能够对干预措施进行适当裁剪以更好适应实施背景
	12. 干预措施适用于本实施背景
	13. 干预措施在本实施背景中具有较强的实用性
可行性	14. 干预措施适合在本实施背景日常的临床实际操作中使用
	15. 干预措施具有较强的实践性
保真性	16. 实施期间实践者能够按照原本制定好的流程执行干预
	17. 实施期间实践者能够坚持执行干预措施
	18. 实施期间实践者能够完整执行干预的每一步骤
	19. 实施期间干预措施的执行质量能够保证
实施成本	20. 实施的干预措施成本在可接受范围
	21. 实施过程中实施策略(如宣传册制定、讲座、设备购置等)的成本在可接受范围
	22. 实施的收益大于成本投入
覆盖面	23. 干预措施面向所有利益相关者(如医生、护士、营养师、家属等)进行传播
	24. 干预措施可及范围达到整个实施背景环节
	25. 在实施期间,每位纳入的患者都接受了相应的干预措施
可持续性	26. 针对干预措施,有相应的核查制度
	27. 干预措施在本实施背景中已形成制度化内容
	28. 干预措施已被程序化执行
	29. 干预措施已整合到本实施背景实践中
	30. 干预措施在实施研究结束后仍可持续执行下去

2. 以质量管理相关的理论模型为指导的效果评价　同障碍因素分析环节,证据临床转化的效果评价也可以采用质量管理相关的理论模型为指导。1969 年,美国著名学者 Donabedian 提出了“结构-过程-结果”三维结构模式,该模式解释了结构和过程对服务对象结果的影响。结构,即环境属性,包括服务项目组成所需的组织框架、物理和人力资源配备等。过程描述的是如何将结构属性运用到实践中,即患者接受的直接或间接医疗护理及其他活动。结果,即过程所带来的结局表现,目的是评价该项目的实施是否成功。通过对健康照护服务项目的结构、过程和结果 3 个部分进行监控,以持续改善卫生保健服务质量。IOWA 循证实践模式也认为应该从结构、过程和结果层面对循证实践的效果

进行评价。

(1) 结构评价：评价指标可选用对证据转化所在机构的组织框架、人力资源配置、物理环境的改善、流程及制度的更新或优化、医院信息系统的功能等方面进行系统、全面的描述。

(2) 过程评价：可选择证据临床转化过程的各个环节或各个要素相关的评价指标，如实践者(医生、护士等)循证实践行为的依从性、实践者基于证据进行护理计划制订的意愿、知识的提高等。

(3) 结果评价：患者结局指标包括生存指标、生理指标、医护报告相关指标、照护者报告指标以及患者报告的结局指标等。

(三) 变革维持

证据转化是以实践活动或系统发生变革为标志，个体层面、机构层面、外部环境层面的各种因素均可影响变革的过程及其长效维持，使其成为循证护理实践中最具有挑战性的环节。诸多临床实践者及循证实践的研究者不断探索如何促进变革维持的策略，如应用循证实践概念模型识别障碍因素和评估循证实践的组织机构准备度，以实施科学作为推进和维持以证据为基础的临床实践的关键战略，采取循环审查的策略促进实践者个体行为的保持，或从系统层面思考如何维持变革等。

1. 变革维持的意义　变革维持是指持续使用项目组成部分和活动，以持续实现理想的项目。其成果可持续使用，内容包含了确认、延续、维护和制度化。在证据临床转化过程中，从患者层面，变革维持保证了患者所获得的护理决策是谨慎、明确和明智地使用当前最佳证据来决定的，且所获得的护理行为始终与最新、最严谨的证据相结合并最终享受到最佳临床结局；从实践者层面，变革维持可以推动循证实践的持续开展，实践者基于证据的行为得以保持；在组织层面，对医疗卫生促进领域的投资者希望投资带来的是长期、有益的结果并在相关领域进行不断的传播，而并非完成一个“项目”，当资金结束后项目也随之终结。现有已被报道的证据临床转化案例中，大多仅呈现短期内的变革过程及成效，变革的后续维持鲜有报道，且大多证据转化案例提到变革维持是极大的挑战。

2. 促进变革维持的策略

(1) 倡导以人为本的变革理念：证据在临床的转化即计划实施的变革，可能需要调整或改变系统(医疗机构或病区)的组织架构，原有的工作流程、奉行多年的制度或常规可能需要重大修改甚至完全颠覆，临床医护人员固有的思维方式、心理模式和人际关系等可能面临挑战，需要投入更多的时间、知识和精力，而所有的改变都需要“人”去实施并验证可行性。i-PARIHS 模式中新增“变革接受者”作为该框架的核心元素，即认为在循证实践中，“人”是关键核心因素，以人为本的实施策略是证据转化成功与否的重要关注点。变革接受者的角色包括员工、支持服务人员、患者以及直接参与证据应用过程并受影响的人，他们对证据转化的意愿、与变革相关的知识和技能的掌握是变革过程及持续维持中的关键。组织机构以领导者为根本，需要找到一个好的负责证据临床转化项目的领导者；领导者要以临床医护人员为根本，一切以他们的感受为出发点，这样才能激发其“内生动力”。

(2) 领导力的提升:要维持变革的持续性,领导者的领导力和信念至关重要。如果未参加过证据转化的护理管理者,甚至可能成为该过程的主要障碍;但基于国内传统护理文化观念,护理管理者以专业领域中的专家角色去启动创新和探索,也是负责医疗护理质量的行政领导,以领导力去推动创新和变革。医疗护理常规被认为是规避风险的、慢节奏的、合规的,而变革是医疗领域的“反文化”,是一种对风险感兴趣、基于假设、节奏快、注重改进的变革文化。此外,护理有一种传统的“床边文化”,护士很少使用基于证据的概念来指导他们的决定,而是依赖于他们的经验和传统知识,主要因素之一是临床护士缺乏好的领导者、引领者,这也造成了变革这项“不断地重新想象可能发生的事情”在临床不能长时间维持。

(3) 以证据接受者为中心的变革策略:证据转化通常会涉及原有护理工作流程的改变,新增环节或改变原有的护理方法,需要护士投入更多的时间、知识和精力去完成护理活动。“愿意做”和“能够做”来自 Weiner 的关于变革的组织准备度理论,分别指临床医护人员面对变革的“意愿”和“能力”。护士缺乏足够的时间、缺乏证据相关的知识和技能是诸多学者提到的在推进证据临床转化的障碍因素。因此,从员工角度出发,使他们具备变革的意愿以及能力(知识和技能)是变革启动并维持的主要策略。调动护理人员积极性的最适当行动战略是举办教育培训,有助于提高并保持行为上的依从,并由护士长做激励人心的演讲以激发护理人员的积极性。

(4) 采用 PDCA 循环促使行为保持:同质量管理秉承的 PDCA(计划 plan,执行 do,检查 check,处理 act)原则一样,证据的临床转化同样不是一个阶段性的项目。基于证据的质量改进模式图即以 PDCA 循环作为指导性方法,将循证实践的理念融入其中,强调通过证据应用后的效果评价,对存在的问题转入下一个循环的动态循证实践过程。PDCA 循环要求把各项工作按照作出计划、计划实施、检查实施效果,然后将成功的纳入标准,不成功的留待下一循环去解决。变革的过程及效果能否维持取决于变革接受者基于证据的行为能否维持。循环的、定期的行为审查,使变革接受者从初期的“任务导向性”的行为依从,逐渐转变为习以为常的、积久成性的思维和行为方式,变革相关的知识和技能也逐步内化,融入其个人的整体业务素质。而在此过程中,外部的力量也在帮助变革接受者维持其行为,如领导力的推进、工作流程的优化、物质和非物质环境的改善等。应持续评估实践行为,对变革采纳持续监控,可帮助及时调整干预措施来推动后续实践。

(5) 建立形成性评价与反馈机制:形成性评价(formative evaluation)是指在活动运行的过程中,为使活动效果更好而修正其本身轨道所进行的评价;主要目的是为了明确活动运行中存在的问题和改进的方向,及时修改或调整活动计划,以期获得更加理想的效果。建立形成性评价与反馈机制,将其作为证据转化策略的一部分,通过重复进行的质量审查、定期例会汇总和分析数据,对证据转化的过程持续观察、记录、分析和反馈,确保对项目进行实时修正。相对于传统的终结性评价(summative evaluation),形成性评价在注重过程评价的同时,也帮助参与证据转化的其他人员有效调控自己的行为,使其“从被动接受评价转变成为评价的主体和积极参与者”。

（6）证据在政策或制度层面的植入：循证实践从一个面向任务的活动发展到了一个整体的、有利的行动，强调评估、后续行动和可持续性是实施成功的关键因素。但现实是实施项目缺少后续行动，或没有适当的结果来评估执行情况，导致从业人员担心证据的获取可能无法持续。建议一旦依据循证实践过程进行实践变革，必须对变革结果进行评估，建立基于证据的护理规范及相应护理质量控制指标有利于证据持续维持和传播。质量指标体系的临床应用，将从医院的制度层面引导临床护理实践行为改善的方向和重点，促使个体层面在较长一段时间内始终会为了达到质量标准而维持其行为。

（7）开发嵌入证据的临床护理决策支持系统：临床决策支持系统（clinical decision support systems，CDSS）是指利用人工智能技术和计算机的信息存储、提取及精准的逻辑推理运算功能模拟医护的诊疗护理思维，帮助医护作出快速诊断和治疗决策。循证CDSS（evidence-adaptive CDSS）构建的五大关键要素，其中一条是“收集临床证据并整理为计算机可解释的格式”。基于知识的临床决策支持系统，它可以将临床指南等文献中的医学知识有效转化为规则、框架、流程等计算机可以处理的形式，为临床工作者提供决策依据。循证 CDSS 将临床指南作为知识来源，将证据嵌入临床医疗及护理信息系统，促使证据有效地在临床实践中进行转化。

临床护理信息系统是护理人员进行医嘱处理、制订护理计划、记录护理行为的工作平台，利用智能提醒、流程管控，让证据渗透入护士的日常工作流程中；CDSS 是以整合证据资源为前提，建立最佳护理实践知识库并将其植入临床护理信息系统，通过程序式的工作步骤，促使医护人员遵循并逐渐让变革成为常规工作流程。

（8）激励和奖赏：管理学理论认为，如果没有组织成员坚持不懈的努力，就不会实现任何组织目标。证据临床转化是一个逐步推进、不断完善、往复循环的过程，需要较长周期，员工期待看到有价值的成功和漫长的耗费精力的过程形成了一对矛盾。项目团队产生的承诺和热情与成功的证据临床转化有关，当面对日常责任和压力时，这种兴奋感往往会减弱，这是许多医疗专业人员不能始终如一地提供循证护理的原因。变革环境有无激励和支持、创造愿景来帮助创建有利于变革的环境被认为是变革能否成功并维持的重要促进因素。

美国行为学家 Skinner 的行为强化理论提出，学习的功能是用于改变人的外显行为；行为的改变是个体对环境中的刺激起反应的结果；激励的过程就是修正行为的学习过程，正强化是对某种行为给予肯定和奖励，使这个行为得到巩固、保持和加强。关键业绩指标（key performance indicator，KPI）考核法是企业绩效考核的方法之一，现在被应用于护理工作的评价。管理者可以依据 KPI 设立变革相关行为指标，监测护理质量、胜任能力、患者满意度等来考核基于证据的实施行为并公平的奖励，有助于变革的持续开展。

证据的临床转化是一个动态循环的过程，所有的环节都是双向可循环的。证据临床转化模式强调证据的临床转化的基础是高质量的证据，关键是建立多学科的团队并以项目管理的方式，促使证据转化能在一定时期内，克服障碍因素，有效实施变革。尽管推动证据临床转化的方法学已日趋成熟，但真正实现证据在临床实践中植入生根，还需要探索更多有效的方法和策略，以促进健康照护质量的可持续提升。

（周英凤　顾　莺）

参考文献

[1] 邓永芳，贺芳，符白玲，等. 促进母婴分离产妇母乳采集的循证实践[J]. 中华护理杂志，2020，55(1)：22－27.

[2] 顾莺. 婴儿先天性心脏病肠内营养临床护理实践指南的构建和应用研究[D]. 上海：复旦大学，2018.

[3] 胡雁，周英凤. 证据临床转化的理论与实践[M]. 上海：复旦大学出版社，2021.

[4] 周英凤，胡雁，顾莺，等. 基于证据的持续质量改进模式图构建[J]. 中国循证医学杂志，2017，17(50)：603－606.

[5] 周英凤，黄娜，胡雁，等. 我国护理领域证据临床转化研究的范围综述[J]. 中国护理管理，2020，20(4)：513－518.

[6] GRAHAM I, LOGAN J. Innovations in knowledge transfer and continuity of care [J]. Can J Nurs Res, 2004, 36(2): 89－103.

[7] GRAHAM I D, LOGAN J, HARRISON M B, et al. Lost in knowledge translation: time for a map [J]. J Contin Educ Health Prof, 2006, 26(1): 13－24.

[8] GRAHAM K, LOGAN J. Using the Ottawa Model of Research Use to implement a skin care program [J]. J Nurs Care Qual, 2004, 19(1): 18－24, 25－26.

[9] KITSON A, HARVEY G, MCCORMACK B. Enablingthe implementation of evidence based practice: a conceptual framework [J]. Qual Health Care, 1998, 7(3): 149－158.

[10] LONG V, MCMULLEN P, HENDRICKS M, et al. Adaptation of a best practice model for recognition and treatment of postpartum depression in a private obstetrics practice [D]. Washington: The Catholic University of America, 2010.

[11] MCLEOD R, AARTS M A, CHUNG F, et al. Development of an Enhanced Recovery After Surgery Guideline and Implementation Strategy Based on the Knowledge-to-action Cycle [J]. Ann Surg, 2015, 262: 1016－1025.

[12] MONTGOMERY L A, HANRAHAN K, KOTTMAN K, et al. Guideline for Ⅳ Infiltrations in Pediatric Patients [J]. Pediatric Nursing, 1999, 25(2): 167－177.

[13] PEARSON A, JORDAN Z, MUNN Z. Translational science and evidence-based healthcare: a clarification and reconceptualization of how knowledge is generated and used in healthcare [J]. Nurs Res Pract, 2012: 792519.

[14] STETLER C B. Updating the Stetler Model of research utilization to facilitate evidence-based practice [J]. Nurs Outlook, 2001, 49(6): 272－279.

[15] TITLER M G, KLEIBER C, STELMAN V J, et al. The Iowa model of evidence-based practice to promote quality care [J]. Crit Care Nurs Clin North Am, 2001, 13(4): 497－509.

第十六章 实施科学与循证护理实践

在循证医学的推动下，卫生保健领域的决策理念及实践模式发生了巨大的变化，科学证据结合专业判断和患者偏好成为科学决策模式的共识。2001 年，美国医学研究所提出：通过推动研究成果应用于实践，构建 21 世纪新型卫生保健系统。随着研究的飞速发展，大量的干预措施被证明能有效改善人群健康，但研究指出，来自个体、团队、机构甚至是政策层面的障碍因素，导致有效的干预措施在不同情境下很难被成功实施。因此，探索如何将经过证实的干预措施在真实世界的不同情境下实施，仍然是全球卫生保健领域面临的关键挑战。在此背景下，实施科学应运而生。本章旨在阐述实施科学产生的背景，实施性研究的理论框架、研究设计及研究过程。

第一节 概　述

一、实施科学产生的背景

既往健康领域的研究者认为，从基础研究到人群受益，中间仅需要"临床研究"一个步骤，但随着研究与实践的发展，研究者发现该转化过程需要经历"基础研究-临床研究-实施科学"3 个步骤，才能达到促进人群健康的目的。因此，在 2006 年美国国立卫生研究院提出了"转化医学"的概念，清晰界定了卫生保健领域转化的两个阶段，第一阶段是"将病理机制的新认识和新发现应用于人体试验中"，第二阶段是"将临床研究的结果运用到临床实践和决策中"。之后，Westfall 在此基础上又提出了转化的第三阶段，即"将指南及系统评价中整合的知识转化到日常临床实践常规中"。

然而，尽管大量高质量临床研究证实了干预措施的有效性，但如何在现有的卫生系统中及各种情境中实施这些干预措施，仍然存在很大的挑战。研究表明，全世界 80%的医学研究资金没有回馈到人群的健康上。因此，在研究成果利用率低、研究资源匮乏的情况下，如何推动和促进"已知明确效果"的干预措施在人群中实施，成为亟待解决的问题。在此背景下，实施科学(implementation science)正是为解决该问题而产生。实施科学不仅仅关注干预措施的效果，更加关注特定情境下推动干预实施的有效策略，促进干预实施的可持续性，以及推动研究结果的传播。

二、实施科学及实施性研究的概念

2006 年 *Implementation Science* 杂志创刊，旨在为研究者提供实施性研究成果的传播和交流平台。在该期刊中，正式提出了实施科学的定义为“一种系统的研究方法，能够促进研究结果和其他循证实践的证据应用到临床日常实践中，提高卫生服务质量和有效性”。而美国国立卫生院则更侧重于全球卫生规划和政策制定以促进全球健康，强调实施科学是科学与实践和政策的整合。由此可见，实施科学是研究如何促进研究结果的采纳、应用和转化的科学，它综合应用临床流行病学和循证医学、社会科学、卫生经济学、社会政策学、政策分析学的方法，解决干预实施中的问题，探索如何将基于证据的干预在卫生保健真实情境中进行落实和应用，以弥合理论与行动、证据与实践之间的差距。

实施性研究（implementation research）是实施科学指导下的一类研究范式，Rubenstein 等将实施性研究定义为“推动基于证据的科学有效的干预措施转化为临床实践的研究方法”。美国疾病预防与控制中心将实施性研究定义为“研究如何运用特定策略将基于证据的促进公共健康的干预措施成功地整合到特定的实践环境中的系统性研究方法”。2013 年 WHO 发表的《健康领域实施性研究的实践指南》中，对实施性研究描述为：不仅试图理解在实施过程中哪些干预措施有效或哪些无效，更期望理解实施成功或失败的原因以及取得实施成功的方法，而相同的干预内容需根据不同的实践环境制订不同的实施策略，最终甚至会产生不同的实施效果，这是实施性研究的特殊性所在。因此，实施性研究并非建立干预措施的疗效评价，而是寻找影响干预措施“实施”的因素，以决定在特定的医疗或卫生保健情境中，是否采纳那些已经被证实有效的干预措施，然后构建促进干预措施被采纳的实施策略，并评价实施策略的效果。

实施性研究有三大特点，一是关注目标对象的行为改变，这是促进研究结果转化实践、政策和公共卫生改善的内在要求。因此，鼓励专业人员遵循临床实践指南、提高患者依从性、增加公众对有效干预的接受度（如戒烟）等，均是“行为改变干预”的有效策略。二是促进目标对象的直接参与，这是促进有效干预转化为实践、并维持持续实施的关键。因此，实施性研究在确定问题、干预实施、结果评价及结果传播过程中，均应重视目标对象的需求。三是遵循现实世界的规律，这是实施性研究不同于疗效评价研究的独特之处。因此，实施性研究所采取的研究设计应考虑现实世界中可能出现的各种可变因素，并进行适时调整。

三、实施性研究的发展现状

美国国立健康研究院于 2002 年开始专项支持实施性研究，于 2009 年开始将实施性研究列为优先资助领域。WHO 也于 2010 年启动了实施性研究专项资助项目，已在印度、尼日尔等国家开展了多项研究。美国、英国、加拿大等都建立了实施科学的研究网络或合作平台，广泛吸纳了多学科和多层次的研究人员参与。美国的华盛顿大学公共卫生学院开设实施科学博士学位教育，以推动实施科学领域的人才培养。

目前，实施性研究的研究领域主要包括健康服务、艾滋病预防、学校健康、精神健康、护理、癌症控制、暴力预防，以及残疾与康复等。实施性研究将证据分为 3 种类型：第一类证据为疾病的发病过程和流行情况，包括疾病的发病率、死亡率、疾病的可预防性和发展过程，即实践的严重性和紧迫性。第二类证据为改善疾病结局的干预措施，包括干预措施的有效性及经济成本等，即实践的内容和效果。第三类证据为促进研究成果向临床转化的干预措施，即实践的方法和途径。其中第三类证据较少，需要更多的研究者开展实施性研究，为实践者制订转化策略提供更多的支持。

在护理领域，循证理念的深入和应用极大促进了护理学科在研究方法学上的拓展和临床决策的系统性和科学性，以科学证据为基础来制定有关个体、家庭和社区健康照护的决策，既发扬了自然科学实验与理性的传统，又体现了现代医学对患者个人价值观和期待的重视。而实施科学和实施性研究的发展，为推动循证护理实践提供了方法学框架和思路，借鉴该研究范式，促进基于证据的临床实践，提高护理决策的科学性和有效性。

第二节 实施科学理论模式

实施(implementation)是试图推动某个系统使用某种干预方案的系列程序及措施，是一个组织或系统从决定采用一种干预方案到在日常工作实践中使用该方案的关键环节。实施性研究的开展需要理论模式的系统化指导，实施科学领域的理论模式或框架超过 100 种。2015 年，Nilsen 根据使用目的，将其分为三大类，第一类是描述研究成果转化到实践过程的理论框架，第二类是解释影响实施结局的因素的理论框架，第三类是评估实施结局的理论框架。

一、实施过程相关理论模式

该类模型聚焦研究成果如何被一步步应用到实践中，以步骤或流程的形式直观呈现证据实施的全过程。如 1976 年美国护理学者 Stetler 和 Marram 提出的 Stetler 研究应用模式、2001 年爱荷华大学 Titler 等提出的 Iowa 循证实践模式、2006 年加拿大渥太华大学 Graham 等提出的 KTA 知识转化过程框架、2007 年美国约翰·霍普金斯大学提出的循证实践模式等，均详细描述了将证据应用到实践中的步骤或流程。具体可参考本书第十五章“证据临床转化”。

二、实施因素相关理论模式

实施因素相关的理论模式是聚焦解释影响实施的各种促进或障碍因素，从不同维度、不同层次分析实施的影响因素，以帮助制定有针对性的实施策略，提高干预方案与实施情境的契合度。如 1998 年英国皇家护理学院研究所的 Alison Kitson 等提出的 PARIHS 框架，认为成功的实施取决于证据、情境和促进三大核心元素。2013 年荷兰拉德堡德大学 Wensing 等提出的慢性疾病定制式实施清单（tailored implementation for chronic disease checklist，TICD）清单，指出实施设计中有七大决定因素，实施策略应根据七大决定因素，针对特定实施情境“量身定制”。本节重点介绍被广泛应用于临床医学、护理学、公共卫生及精神卫生领域、指导实施性研究开展的 CFIR 框架。

CFIR 框架即实施性研究整合框架（consolidate framework for implementation research），是 2009 年密西根大学公共卫生学院的 Damschroder 等通过对 13 个学科的 500 多篇实施性研究进行文献回顾，对 19 个常用的理论框架进行内容分析与整合，形成了 CFIR 框架（图 16-1）。CFIR 是一个综合理论框架，包含了 5 个维度 39 个构成要素，这些要素之间相互作用，并最终影响干预实施及实施效果。

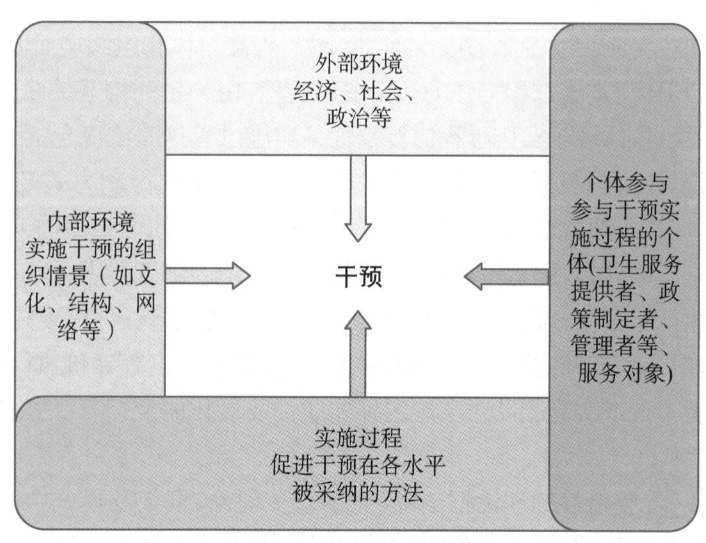

图 16-1 实施性研究整合框架

（资料来源：DAMSCHRODER L J，ARON D C，KEITH R E，et al. Fostering implementation of health services research findings into practice：a consolidated framework for advancing implementation science [J]. Implement Sci，2009，4(1)：50.）

1. 干预特征（intervention characteristics） 指针对特定情境制定的干预方案。一般情况下，一项干预（即证据）即使被证明是有效的，但如果未经调整，也很难适用于特定的情境，并且往往会遭到相关人员的抵制。干预可被概念化为核心部分（干预本身不可缺少的核心内容）和可调整部分（与干预实施相关的可调整内容），在推动干预实施过程中，干预与环境之间需要相互塑造，彼此适应。干预特征这一维度包括 8 个要素：干预的来源、证据强度与质量、相对优势、可调适性、可试用性、复杂性、设计，以及干预要素的组合、成本。

2. 内部环境(inner setting) 指影响干预实施的组织内部的文化、组织结构及网络等情境因素。内部环境中各因素相互关联，影响干预的实施。内部环境这一维度包括 5 个要素：组织的结构特征、协作与沟通、文化、实施氛围及实施准备度。其中，实施氛围涵盖了变革的迫切性、兼容性、相对优先性、组织激励与奖励、目标与反馈及学习氛围，实施准备度涵盖了领导力、可用资源、知识与信息的可及性。

3. 外部环境(outer setting) 指影响干预实施的社会、经济、政治等因素。在 CFIR 框架中，外部环境与内部环境之间的界限并不绝对清晰，一个具体的因素属于外部环境还是内部环境，由实施的具体情境所决定。此外，外部环境的变化会通过内部环境的调节影响干预实施，因此，两者之间是不稳定且动态变化的。外部环境这一维度包括 4 个要素：患者需求及资源、外部协作、同行压力、外部政策与激励。

4. 个体特征(characteristics of individual) 指干预实施的参与者，如卫生保健提供者、管理者、政策制定者及患者等。个体特征这一维度包括 4 个要素：个体对干预的知识与信念、自我效能、个体所处的变革阶段、对组织的认同感及其他特点，如价值观、能力、学习风格等。

5. 实施过程(process of implementation) 指在个体和组织层面促进干预方案被采纳的方法。CFIR 将实施过程描述为一个变革过程，由一系列相互关联的子过程组成，反复循环、曲折推进，体现了实施过程的复杂性。实施过程这一维度包括 4 个基本活动：计划、参与、执行、评价与反思。计划是对实施新干预方案的行动方式及方法的预先计划。参与是通过宣传、教育培训、榜样示范等策略吸引恰当的力量参与实施过程，CFIR 界定了 4 种实施的领导者，即意见领袖、正式任命的组织内部领导者、拥护者及组织外部变革推动者。执行是根据预定计划去完成实施，但计划的执行往往需要随着实施过程不断调整，可通过对计划实施的程度、实施的强度、个体的参与度等评价执行的质量。评估与反思是实施者个人或实施团队对实施过程的质性及量化的反馈，评估与反思应当贯穿于实施的全过程。

CFIR 作为一个整合性的理论框架，涵盖了众多理论、框架及模式中的要素和结构，具有广泛的适用性，既可以指导干预实施过程影响因素的探究，也可以将同类研究结果进行比较，以识别不同情境下影响因素的差异。但 CFIR 框架也存在一定的局限性，该框架涵盖的维度和要素众多，增加了使用的难度，此外，由于国内外文化的差异，该框架在我国医疗或卫生保健系统情境下的适用性及各要素的定义仍需不断被检验。

三、实施结局评估相关理论模式

与经典的疗效评价研究仅关注卫生结局指标不同，实施性研究更加关注实施过程的评价，如何维持实施的可持续性以及推动研究结果的传播，即对实施结局的评价。卫生领域有多个实施结局评估模型和工具，此处介绍最常用的 RE－AIM 框架及实施结局概念框架。

（一）RE－AIM 框架

1996 年，Abrams 等在一项戒烟管理的项目中，界定了一项干预产生的影响取决于该干预项目覆盖的人群[可及性（reach）]及效力（efficacy），提出了 I＝(R×E)。之后，Glasgow 等在 1999 年又拓展了 3 个维度，包括采纳性（adoption）、实施（implementation）和可持续性（maintenance），更加完整地评价一项干预对公共卫生的影响，形成了 RE－AIM 框架。该框架为评价卫生服务的干预效果提供了指导性框架，涵盖了过程和结果层面的评价指标。

1. 可及性　也称为覆盖率，指接受或被某项政策或干预项目所影响的人群的特征及占目标人群的比例。该维度属于个体层面的评价指标，主要通过项目参与记录、抽样调查或人口普查信息，测量项目参与率。可及性这一维度也关注参与对象的特征，通过收集参与者的人口学信息、疾病信息及心理信息，与非参与者进行比较，评价参与者的代表性（即哪些人更容易接受或被某项政策或干预项目影响）。

2. 效力　指干预所产生的效果，也是个体层面的评价指标。多数基于人群的干预项目旨在改善人群健康，但也会带来负面影响，因此，对干预所产生的正面和负面影响进行全面评价以权衡该干预项目的利弊至关重要。评价指标包括参与者的行为改变（如戒烟、饮食模式、体育锻炼等）、生活质量、满意度、干预所产生的终点生物学结局（如病死率等），干预实施（干预的实施、咨询及随访等）、支持此干预的使用者或公共服务的购买者（采纳干预项目、改变政策等）。

3. 采纳性　指采纳干预的组织、机构等的比例和代表性。该维度关注干预项目或政策的实施者，是组织层面的评价指标。一般通过直接观察、结构化的访谈或现场调查进行测量。对于未参与干预的机构，应该了解其不采纳该干预的障碍因素。

4. 实施　指干预按照预期进行应用的程度。一项干预或政策的效果取决于其效力与实施的相互作用，即（effectiveness＝efficacy×implementation）。该指标可针对个体和组织两个层面进行测量。该维度关注干预项目或政策的实施情况，是个体层面和项目层面的评价指标。个体层面，测量参与对象对干预的依从性，在组织层面，测量干预实施者实施干预的程度。

5. 可持续性　指干预成为个体或组织常规活动并落实为制度的持续程度。该维度关注更长一段时间后，干预的持续效果，是个体和组织层面的评价指标，个体层面，测量个体行为维持的情况。组织层面，测量干预措施继续成为组织、机构中惯例甚至制度的情况，比如是否纳入流程、是否形成标准等。

RE－AIM 框架从可及性、效力、采纳性、实施和可持续性 5 个维度评价干预或政策的实施结局，每个维度以 0～100％进行测评。该框架不但注重个体层面，更重视组织层面，重视干预实施的情境及干预执行情况。该框架兼顾了内部有效性和外部有效性的均衡，并且更强调代表性，注重评价干预或政策对卫生保健的影响和推广应用。但该框架也存在一定的局限性，比如该框架默认为 5 个维度的权重是相同的，而由于卫生保健领域的复杂性决定了实际情况并非如此。因此，研究者在使用该框架时可根据具体情况选择多指标进行综合评价。此外，对于可持续性的评价可能需要较长的随访时间，这为评价带来了很大的挑战。

（二）实施结局概念框架

实施结局概念模型（conceptual framework of implementation outcomes）由美国华盛顿大学的 Proctor 等于 2009 年在精神卫生服务领域的实施性研究发展而来，是目前最全面的实施结局评价指标模型（图 16－2）。该模型界定了卫生服务领域三类既有本质区别又相互关联的结局：实施结局（包括 8 类指标：接受度、采纳率、适当性、可行性、保真度、实施成本、渗透度及可持续性）、服务结局（包括 6 类指标：效率、安全性、效果、公平性、以患者为中心、及时性）及患者结局（包括 3 类指标：满意度、功能状况及症状学），为同时评价治疗措施和实施策略提供了指标，也为个体层面治疗效果的评价和人群层面实施效果的评价提供了指导。本文重点阐述实施结局的 8 类指标。

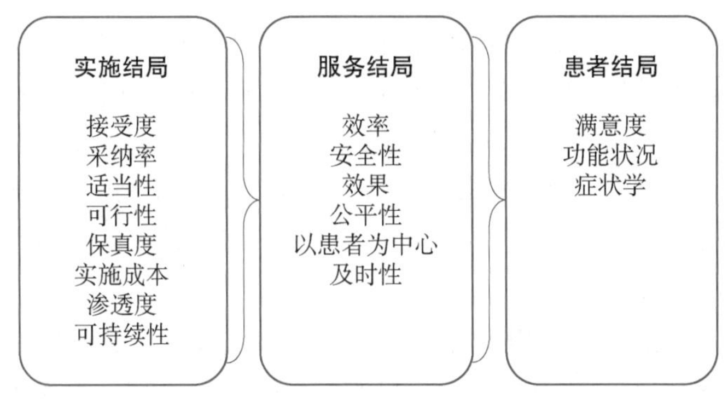

图 16－2　实施结局概念模型

（资料来源：PROCTOR E，SILMERE H，RAGHAVAN R，et al. Outcomes for implementation research：conceptual distinctions，measurement challenges，and research agenda [J]. Adm Policy Ment Health，2011，38(2)：65－76.）

1. 接受度（acceptability）　指利益相关者认为干预可接受、令人舒适或满意的程度，在实施性研究中，干预可以是某项治疗、服务、实践或变革，属于个体层面的评价指标。该指标的评价应该基于利益相关者对干预各方面（干预内容、复杂性或舒适性）知识的掌握或者直接经验，可通过问卷调查或访谈等形式进行评价。与服务满意度（等候时间、服务安排、候诊环境等）指标不同，接受度也可用舒适度、可信度、相对优势等术语表示。

2. 采纳率（adoption）　尝试或采纳某项干预的意愿、初步决策或采取行动的程度，干预可以是某项新的干预或基于证据的实践，属于个体和组织层面的评价指标。该指标可通过问卷调查、访谈、观察等形式进行测量。采纳率也可用采用（uptake）、利用

(utilization)、尝试意愿(intention to try)、初步实施(initial implementation)等术语表示。

3. 适当性(appropriateness)　某项干预(变革或基于证据的实践)与特定实践情境、特定目标受众、或特定主题的契合度或相关性，属于个体和组织层面的评价指标。适当性与接受度两者的概念有重叠，但并不相同，比如，某种干预可能被认为是适当的，但由于设备、技术、费用等原因，不能被患者或医疗机构所接受。该指标可通过问卷调查或访谈等形式进行测量。适当性也可用相关性、契合度、兼容性、可试性、可用性、适用性等术语表示。

4. 可行性(feasibility)　一项新干预或变革在特定机构或组织中成功使用或执行的程度，属于个体及组织层面的评价指标。可行性与适当性是两个不同的概念，例如，一项干预对特定情境是适当的(符合该组织的宗旨和服务内涵)，但由于缺乏资源、技术而不具有可行性。该指标可通过问卷调查、访谈等形式进行测量，也可用适合性(fit)、利用、适合度、适用性等术语表示。

5. 保真度(fidelity)　一项干预按照原始方案、计划或政策实施的程度，包括遵照原始方案的依从性、干预的剂量及总量、干预的质量 3 个方面，属于个体层面的评价指标。相比其他结局指标，保真度在实施性研究中应用更为广泛，用于探索如何最大化地将在理想状态下临床试验中观察到的效力转换成现实世界中的效果。该指标有 5 个维度，分别是依从性、干预实施质量、干预项目组成元素差异、干预的暴露度、参与者的响应或参与，可通过现场观察、自我报告、录音或录像、实施记录单等形式进行测量。该指标也可用依从性、治疗完整度、按计划履行的质量、强度或剂量等术语表示。

6. 实施成本(implementation cost)　指一项干预实施投入对成本的影响，主要用于对干预提供者或者干预机构进行评价。实施成本受到干预本身、干预实施策略的复杂性、覆盖范围及实施场景等多因素的影响。实施成本可用边际成本、成本-成果、成本-效益等术语表示。

7. 渗透度(penetration)　一项干预整合到服务场所及子系统中的程度，可用接受干预的人群占有资格接受干预的总人群的比例，或提供干预的提供者人数占期望提供干预或接受过培训的提供者总人数的比例来测算，主要用于组织或机构层面的评价。该指标可通过审查、核查单等方式进行测量，也可用制度化水平、播散范围、服务可获得性等术语表示。

8. 可持续性(sustainability)　指一项干预实施后在特定环境中得以维持或体制化的程度，主要用于对管理者或组织层面进行评价。可持续性和渗透度在概念上有一定的相关性，因为更高的渗透度可能有助于干预的可持续性，但可持续性更强调干预被实施的长期活力，并慢慢根植于组织中。该指标可通过问卷、访谈等形式进行测量。常用维持、延续、持久性、体制化、常规化、整合、融入等术语表示。

实施结局概念模型是目前最全面的实施结局指标模型，该模型被 WHO 的《健康领域的实施研究实用指南》所采纳，从 8 个方面界定了实施结局评价指标的含义与范畴，为实施性研究中实施结局的评价提供了指导。但值得注意的是，不是所有的实施结局指标在同一个研究中都同等重要，例如，对于一项新的干预、变革或政策，主要关注的可能是接受度、采纳率、适当性和可行性。而对于已经实施了一段时间的干预、变革或政策，保真度、渗透度及可持续性就显得更为重要。因此，研究者在使用时，可根据具体的实施问题选择合适的评价指标。

第三节 实施性研究的研究设计

与经典的以疗效评价为目的的效力研究（efficacy study）不同，实施性研究的目的不仅要了解哪些干预是有效或者无效的，还要了解影响实施成败的原因以及检验改进实施的方法。基于研究问题的复杂性，实施性研究借鉴了各种量性、质性和混合性研究方法，通过合适的研究方法和设计实现不同的研究目的。量性研究侧重于通过结构化的研究设计对实施数据进行量化处理、检验和分析，关注干预的外部有效性。质性研究侧重于描述和理解实施过程中人群行为和态度，不依赖于对数据的运算处理。混合性研究则在同一研究中同时采用或按顺序采用量性和质性不同组合方法收集和分析数据。本节重点阐述实施性研究中常用的研究设计和方法。

一、随机对照设计

随机对照设计是实验性研究常用的研究设计，其基本原则是随机化、设立对照及盲法。随机包括随机抽样和随机分组，从目标人群中选择研究对象时，要符合随机抽样的原则，确保样本所得结果代表总体的状况。对研究对象进行分组时也应遵守随机化原则，使每一个研究对象有同等的机会被分到观察组和对照组，以减少选择偏倚。设立对照是为了控制非干预因素的影响，设立对照时要求所比较的各组间除干预因素不同外，其他非干预因素尽可能相同。盲法是研究对象、研究者和评估者对研究对象的分组和接受的干预不知情，使研究结果更加真实、可靠。

（一）实用性随机对照试验

经典的随机对照试验即解释性试验是在理想条件下、精确定义干预措施、严格筛选受试者进行研究，用于评价干预的生物学效应（efficacy）。随机对照试验以其严谨的设计著称，具有较好的内部真实性，但其严格的纳入和排除标准，导致研究结果很难推广到临床实践的患者群体。因此，法国统计学家 Schwartz 和 Lellouch 提出了实用性研究（pragmatic clinical trials，PCTs），该研究可纳入多样化受试者、可进行多种措施比较、观察多种结局，用于评价干预措施在现实条件下的效果（effectiveness）。

实用性研究充分考虑临床的实际情况，在研究对象上，纳入标准更加宽松，可纳入多样化的研究对象，允许研究对象存在异质性，即可能接受该干预的人群。在干预措施上，可设计多个干预组进行多种措施优劣的比较。在对照上，对照组常为标准或常规治疗方案，而不是安慰剂。在结局指标上，可测量多个结局，并往往选择反映研究对象整体健康、与实际生活密切相关的指标，常用卫生经济学评价指标。此外，在研究过程中通常不设盲，如果应用盲法，则常为评价者盲。

2022 年，Spinhoven 等开展了一项关于基于正念认知疗法的群组干预对难治性焦虑症患者效果的实用性随机对照试验，研究旨在评价正念认知疗法(MBCT)是否能降低那些对一般认知行为疗法(CBT)效果不佳的患者的焦虑严重程度，考虑到真实临床情境(患者可能除了干预措施外，还会主动寻求其他帮助)、伦理要求(对照组也应该接受必要的措施)及控制可能的混杂因素(尽可能减少偏倚)等，研究者采取了实用性随机对照试验，将招募的研究对象随机分为干预组和对照组，干预组接受正念认知疗法，对照组接受预防复发认知行为疗法(CBT - RP)，采用结果测评者盲法，分别在干预前、干预中和干预后通过在线自我报告的形式填写问卷对患者进行评价，之后进入 6 个月的随访，在随访阶段，患者可以根据自己出现的问题寻求帮助。

（二）整群随机对照试验

整群随机对照试验(cluster randomized controlled trials)是以具有某些共同特征的个体构成的整群(如家庭、社区等)而非单个个体作为研究对象，采用随机的方法将整个群分配到不同处理组，以整群为研究对象进行干预、随访，比较不同处理组的效应。这种研究设计在分组上遵循随机化原则，以群为单位，群内的研究对象依从性较好，抽样、随机化分组和组织协调都比较方便，因此研究结果较为可信，研究费用较低，适合于不仅作用于个人而且对群内的其他人也会造成影响的干预，以及基于整群的形式更加容易开展的干预。但该种研究设计在对照组和干预组之间容易出现“沾染”问题，应尽可能选择具有明确地理分界的整群作为观察单位，或者扩大整群的范围，也可以通过设立外对照的方法评价“沾染”。

2022 年，Venkateswaran 等开展了比较信息化健康注册系统与传统纸质注册系统对初级卫生保健诊所信息管理影响的整群随机对照试验，研究旨在比较数字化信息干预技术是否能改善中低收入国家的数据质量及卫生服务，考虑到信息技术在覆盖面上很难实施个体化随机，研究团队采用了整群随机对照试验，纳入了 22 家初级卫生保健诊所，通过分层随机化分组，将 12 所诊所作为干预组，实施电子化注册系统，10 所诊所作为对照组，实施传统的纸质文件管理，对所有来诊所进行产前检查的孕妇进行随访和观察，比较两组在健康信息管理上花费的时间。

（三）阶梯设计的群随机试验

阶梯设计的群随机试验(stepped wedge cluster randomized trial, SWCRT)是一种特殊的整群随机对照试验，常用于评价“利大于弊”的干预措施(如疫苗接种、疾病预防、健康教育等)的效果。其基本原理是根据研究目的对若干个群组进行随机编号，按照时间先后顺序将干预过程划分为不同阶段，研究开始后按照事先确定的随机编号顺序给予对应群组干预，已纳入的群组将在研究过程中持续接受干预，未纳入的群组则保持空白等待状态，直至轮到其接受干预，如此反复直至所有群组均接受干预。SWCRT 对各群组在不同的时间点实施干预，最终所有群组都将接受干预。因此，该研究设计不需要设置专门的对照组，既做到了平行随机对照，又避免了伦理问题。该种研究设计通常适用于以下两种情况：一是已知某项干预是有效的，将患者分配到对照组不符合伦理学要求；二是由于逻辑要求、实际操作或经济资源的限制，干预只能分阶段开展。因此，当卫生保健人员希望在一定范围内全面推行某项干预措施，并通过随机对照试验进行效果评价时，阶梯设计非常适用。但该种研究设计也存在一定的弊端，比如研究周期较长，很难对研究对象和干预实施者设盲，并存在一些统计学问题，如阶梯设计效应（Ⅱ类错误的概率比平行设计高）、干预步数（每个阶段纳入干预的群组越多，统计效能越低）及治疗效应延迟（干预效果需要较长时间才能显现，降低了统计效能）等。

2013 年，Leontjevas 等开展了结构化多团队合作方法应用于老年护理院抑郁管理的多中心、阶梯设计的整群随机对照试验，由于护理院老年患者抑郁发生率高且未被重视，研究旨在将基于多学科团队照护的 AiD（act in case of depression）项目应用于护理院加强对抑郁的筛查和管理，并评价该项目的效果，考虑到设立平行对照可能存在伦理问题，因此，研究团队采用了阶梯设计的群随机对照试验，从 2009—2011 年，纳入了 33 家护理院，通过计算机生成的随机数字，将所有护理院分为 5 个组（每个组有 6～7 家护理院），每隔 4 个月纳入一个组，对护理院的所有老年患者实施 AiD 干预，研究对象和干预实施均设盲，以抑郁发生率、抑郁评估和治疗的依从性作为评价指标进行效果评价。

二、类试验设计

因研究条件限制不能采用随机化分组或设立平行对照的设计称为类试验设计（quasi-experimental designs）。研究人员在评估现实环境中的干预实施时，经常在研究设计上面临很大挑战，既要保持内部有效性又要兼顾外部有效性，因此，类试验设计成为实施性研究常用的设计类型。非随机同期对照试验、前后对照试验、中断时间序列等均属于类试验设计。

（一）非随机同期对照试验

非随机同期对照设计（non-randomized concurrent control design）是实施性研究常采用的一种研究设计，该种设计设立同期对照，但观察组和对照组未严格按随机化原则进行分组，由研究者根据病情及有关因素确定研究对象的分组或按不同研究地点加以分组。该研究设计简便易行，可行性与依从性较好，容易被研究者和研究对象接受。但由于非随机分配，可能存在选择偏倚，且在研究过程中也难以盲法评价研究结果，存在测量偏倚的风险，影响研究结果的真实性，论证强度也相应减弱。

1993 年，Wimo 等开展了痴呆患者日间照护（day care）对改善痴呆症状影响的非随机对照试验，研究旨在评价日间照护对痴呆患者症状及功能的影响，由于接受与不接受日间照护的研究对象无法实施随机化，所以研究团队采用了前瞻性非随机同期对照试验设计，将接受日间照护的痴呆患者作为观察组，未接受日间照护的痴呆患者作为对照组，随访观察1年，评价两组痴呆患者在认知、行为、日常活动能力等方面的差异。

（二）中断时间序列

中断时间序列（interrupted time series，ITS）是一种用于探索干预措施的效应是否显著大于潜在时间趋势的类试验设计，在缺少有效对照的情况下，通过收集干预前后多个时间点的数据，对结局指标开展持续、自然的观察，准确地建立模型，评价干预措施的效果，包括干预前后的水平变化和趋势变化，得到稳健的评价结果。该种研究设计能够充分利用纵向数据信息，考虑干预前后指标的发展趋势，并且一般不受恒定混杂因素的影响，因此，它是一种严谨的、评估干预效果最强的类实验研究设计，对干预效果评价的统计效率可与随机对照试验媲美。当干预可清楚分为前后阶段、结局指标能在干预后迅速反应或有明确之后反应的短期结局指标、干预前后观察时点较多时，比较适合采用该种研究设计。但这种研究设计也存在一定的局限性，当观察点较少时，无法反映结局变量的长期趋势；且由于缺乏对照组，无法控制与干预同时发生的偶然事件的影响。

2016年，Smeulers等开展了采用“NURSEPASS”提高护士交接班安全性及有效性的中间时间序列研究，研究旨在探讨基于证据的护士交接班和床旁安全检查是否能提高交接班质量，基于研究对象难以实施随机化分组，干预前后有清晰的阶段划分，所以研究团队采用了中断时间序列的研究设计，在新的交接班实施前进行了3次观察，然后实施新的交接班模式，在实施期间进行了2次观察，实施后又进行了3次观察，最后采用自回归整合移动平均模型（autoregressive integrated moving average model），分析新的交接班对交接班质量的影响。

三、干预优化设计

（一）序贯多重方案随机试验

序贯多次分配随机试验（sequential multiple assignment randomized trial，SMART）是一种专门为建立随时间变化的适应性干预措施（adaptive intervention）而开发的多阶段随机试验设计，是实施性研究中常用的一种方案优化设计。在每一个阶段，所有参与者都被随机分配到一个干预方案中，通过多次随机分配参与者，研究者可以将多种干预措施嵌入到研究中，并评价在其不同阶段的效果，以制订最佳的决策规则和方案。因此，这种设计旨在对干预方案进行优化，基于研究对象的反应而对干预措施进行排序，既比较不同干预顺序所产生的不同效果，又比较不同干预内容和持续时间所产生的不同效果。SMART的关键步骤如下。

1. 形成研究问题　该设计主要解决3类研究问题，“某个干预措施是否更有效?”“最佳的干预顺序是什么?”以及“这个干预顺序对谁有效?”。

2. 决定干预顺序　该阶段可通过对研究对象多次随机化分配，评估不同干预顺序和干预内容的组合所产生的影响，以优化基于证据的干预措施的顺序。在该阶段要确定需要评价的干预措施，这些措施的频率、强度最好是可以调整的。然后决定不同干预方案：

继续原来的干预措施、增强/减少干预措施、换成其他干预措施。

3. 明确研究对象对干预的反应　通过分析评价指标在统计学上的差异、研究对象临床表现的改变等明确所实施的干预措施是否对研究对象起作用。

4. 识别可调整变量　可调整变量（tailoring variables）用于作出治疗决定，对研究对象进行有针对性的“量身定制”的干预。SMART 设计可以帮助研究者决定不同亚组人群受益于不同的干预方案，以此决定更有效的干预路径。

2022 年，Lambert 等开展了基于网络的压力管理干预项目对心血管疾病患者的序贯多次分配随机预试验，研究旨在对心血管疾病患者开发和优化基于网络的压力管理干预，评价干预的可行性和可接受性。因此，研究团队采用了 SMART 研究设计，纳入了确诊为心血管疾病的患者，在第一阶段的 6 周内，将研究对象按照分层（按照招募对象来源和不同压力水平进行分层）区组（2～4 个研究对象为一区组）随机分为干预组和对照组，干预组接受基于网络的压力管理干预，对照组接受基于网络的压力管理干预＋电话指导，进行为期 6 周的干预。之后，两组研究对象中对干预有反应（压力水平明显改善）的患者继续原来的干预方案，两组研究对象中对干预无反应（压力水平没有明显改善）的患者再次分别进行随机化分组，对照组继续原来的干预方案，干预组调整为基于网络的压力管理干预＋动机访谈，再次进行为期 6 周的随访，以压力、生活质量、焦虑、抑郁、自我效能、应对、身体活动作为评价指标。

（二）多阶段优化策略

经典的干预性研究大多采用经典的随机对照试验检验干预的有效性，但对于复杂干预，RCT 只能检验干预的有效性，却无法检验每一个干预要素的作用。多阶段优化策略（multiphase optimization strategy，MOST）不仅通过 RCT 评价干预的有效性，而且通过 RCT 决定哪些干预要素应该被纳入到干预方案中，成为指导构建、优化和评估多因素干预的常用研究设计。MOST 可识别干预措施的有效要素，以及识别获得最优结果时每个要素的水平（剂量）。MOST 由筛选阶段、优化阶段和验证阶段组成。

1. 筛选阶段（screening phase）　此阶段的目的在于根据某一干预要素的作用决定其是否被纳入综合干预方案，干预要素包括程序要素（干预的内容）和传递要素（干预实施因素）。要考虑哪些程序要素（program components）有效且可以促成正性结果，需被纳入干预中；哪些程序要素无效或起反作用，需被排除；哪些传递要素（delivery components）有效、对干预结果有影响、对维持干预精度起作用。该阶段可采用析因设计的 RCT 解释各个要素的作用，筛选有效的程序要素和传递要素，形成新的干预方案。

2. 优化阶段（refining phase）　将筛选阶段纳入的干预要素进行一定的调整，使每一个要素优化到最佳，形成最终优化干预方案，也即确定最适宜干预剂量和干预内容组合。这是一个再筛选的过程，可多次循环进行。要考虑在筛选阶段确定的干预要素，哪些属于最优水平，最优水平是否受个体或群体的特征所影响。该阶段可采用析因设计的 RCT 进行解释，采用序贯多次分配随机试验进行检验，最终形成由有效程序要素和传递要素组成的优化干预方案。

3. 证实阶段(confirming phase) 此阶段是对优化干预方案的作用和效果的验证,需解决2个问题,干预是否有效和干预方案是否适合在大样本人群中推广。在该阶段,可通过随机对照试验评价优化干预方案的有效性。

2018年,Piper等开展了在初级卫生保健中开发最优戒烟疗法的随机对照试验,研究旨在针对处于戒断及维持期的戒烟者构建最优戒烟方案,因此研究团队采用了MOST设计。研究者首先从11种戒烟干预措施中筛选出5种可能有效措施(26周或8周的尼古丁替代治疗、电话随访、药物依从性追踪、自动用药提醒及伴或不伴反馈咨询的电子药物检测),然后探讨这5种措施的可能组合效应,形成综合优化戒烟方案。最后,研究者通过一项随机对照试验验证了综合优化戒烟方案的具体效果。吸烟者被随机分配到常规治疗组(10分钟面对面咨询、8周尼古丁贴片、电话随访)与优化治疗组(3周准备期润喉含片、26周尼古丁贴片+润喉含片、3次面对面咨询+8次电话随访、7~11次自动用药提醒)。以自我报告和客观测量(呼出一氧化碳浓度)的7 d吸烟节制率作为评价指标。

四、观察性设计

观察性设计属于非实验性研究,是在自然状态下对研究对象的特征进行观察、记录,并对结果进行描述和比较。该研究设计的特征是研究者不人为设置处理因素,可以将观察对象按某种特征分组,但不需要随机化分组,即受试对象接受何种处理因素或同一处理因素的不同水平不是由随机化而定的。实施性研究中,根据研究问题的不同,可以采用描述性研究,如横断面调查,也可以采用分析性研究,如队列研究。

队列研究是观察性研究中的分析性研究,是将一群研究对象(队列)按是否暴露于某个因素分为暴露组和非暴露组(对照组),随访观察一段时间,比较两组之间所研究事件与暴露因素之间的关系。该研究的重要特征是暴露不是随机分配,研究方向是前瞻性的,即由因到果,因果论证强度较高。但该研究耗时耗力,研究事件发生率比较低时并不适合。

2004年,Berenholtz等开展了降低ICU导管相关血流感染的队列研究,研究旨在评价多元化系统干预是否能降低ICU内导管相关血流感染的发生率。考虑到该干预的目的在于促进质量改进,研究团队采用队列研究设计,纳入了2个ICU,在一个ICU内由质量改进团队实施了5项集束化措施(员工培训、设置专用车、每日拔管评估、集束化措施查检表、授权终止置管),另一个ICU作为对照组,按照现行常规,然后进行了为期5年的随访观察,比较两组导管相关血流感染的发生率。

五、混合性研究设计

混合性研究是在一个独立的研究中同时使用了量性和质性两种以上的方法、手段或概念进行数据收集或分析的一种研究。该种研究设计强调逻辑假设对数据收集和分析的引导，注重量性和质性数据的结合，数据收集可以同时或序贯进行。该种研究将量性和质性两种研究类型有机结合，弥补了单纯量性和质性研究的不足，但设计上更复杂，需要更多时间和精力。根据 Creswell 的观点，混合性研究主要有 4 种设计类型：三角混合研究设计（triangulation mixed method design）、嵌入式混合研究设计（embedded mixed method design）、解释性混合研究设计（explanatory mixed method design）、探索性混合研究设计（exploratory mixed method design）。混合性研究是实施性研究常采用的研究设计，本节重点介绍效果-实施混合研究。

效果-实施混合研究（effectiveness-implementation hybrid design，EIHD）是将有效性研究和实施研究结合在一起的研究，可同时评价干预的效果和实施策略，其特点是从临床试验开始，首先评价在特定条件下干预是否有效，然后再继续评价在现实世界中引入干预的最佳方式。

基于研究目的中干预效果评价和实施策略评价的优先性，效果-实施混合研究可划分为 3 种类型。

Ⅰ型效果-实施混合研究：该类型研究主要评价干预对相关结局指标的影响，同时观察和收集干预实施的信息。通常在测量研究对象接受干预后的疾病或健康相关结局指标后，同时通过定性、过程导向或混合方法评价实施策略的可行性、接受度等实施结局指标。

Ⅱ型效果-实施混合研究：该类型研究涉及对干预和实施策略的双重测试，对干预效果和实施策略的评价处于同等地位。

Ⅲ型效果-实施混合研究：该类型研究主要评价实施策略，通常使用采纳率、保真度等指标评价实施策略。同时观察和收集干预对健康相关结局的影响。

效果-实施混合研究特点是缩短了研究的时间，使研究人员能够同时评估在现实情境下引入某项干预的效果以及实施这项干预的实施策略，并有助于识别重要的干预-实施交互作用，为最佳实施提供决策依据。

2022 年，Arrossi 等开展了移动医疗干预对提高 HPV 阳性妇女进行自我筛查的依从性的Ⅰ型效果-实施混合试验，研究旨在探讨 HPV 自我采集和多要素移动医疗干预的有效性及是否能提高 HPV 阳性妇女进行宫颈癌筛查的依从性。因此，研究团队采用了Ⅰ型效果-实施混合研究设计，首先通过整群随机对照试验评价多要素移动医疗干预的有效性，然后通过混合性研究评价该干预方案的实施结局。在整群随机对照试验中，通过分层随机选取 260 例卫生保健人员（每个卫生保健人员至少服务 26 个妇女），将卫生保健人员按照 3∶2 的比例随机分为干预组和对照组，干预组实施多要素移动医疗干预措施（对 HPV 阳性妇女发送 4 次信息、HPV 阳性妇女在 60 d 没有进行宫颈癌筛查时给卫生保健人员发送一次信息），对照组给予常规照护（指导妇女在 HPV 检查后 30 d 内就诊），以 HPV 阳性妇女在 60 d 内和 120 d 内进行宫颈癌筛查率作为效果评价指标。在混合性研究中，研究团队根据 RE－AIM 框架，采用现场调查及访谈的方法，了解卫生保健人员及 HPV 阳性妇女对干预方案的接受度、在干预中的体验、如何提高干预的可持续性、影响依从性的促进和障碍因素等，以评价实施结局。

第四节　实施性研究的研究过程

根据 WHO、全球基金(the Global Fund)等机构发布的健康与疾病控制领域实施性研究的框架，实施性研究分为 3 个阶段 16 个步骤。

(一) 计划阶段

在计划阶段(planning phase)，主要包括 7 个步骤。

1. 组织研究团队　在实施性研究开展之初，首先要成立具有多学科背景的研究团队，包括研究者和实践者，研究者如公共卫生管理、健康行为变革、流行病学、临床、实验室人员等，确保具备开展研究所需的技能。实践者应尽可能纳入那些反映实践真实需求、并真正推动证据实施的人员，这决定了项目的成功与否。此外，还需要成立咨询委员会，通过定期召开会议推动项目顺利实施，咨询委员会一般由 5～6 人组成，包括研究者、项目管理者及实施参与者。

2. 确定实施问题　由项目管理者、研究者及实施参与者共同讨论确定合适的实施问题，该问题应与健康项目实施过程中面临的挑战有关，如提高某项卫生服务的供给质量、促进该服务的采纳等。实施问题一般有 3 个层面：确定实施问题、影响该问题的原因、验证可能的解决策略。进行系统的文献回顾，特别是对当地资料的分析，有助于实施问题的确定。

3. 撰写项目计划书　详细阐述实施性研究的背景、拟解决的问题及开展步骤，根据实施问题、时间、可用资源，确定所采取的研究设计。

4. 获得伦理审批　实施性研究会涉及人群，因此，研究计划书应提交伦理委员会审核，讨论潜在的风险与受益，如何保护弱势人群，知情同意书的表述应简单易懂，确保参与人群充分理解。

5. 确定基金来源　一项实施性研究往往涉及到很多开支，包括研究成本(如研究人员的酬金)、实施成本(如健康教育材料)及机构成本(如运行费用)，所以有充分的经费支持至关重要。

6. 建立经费管理程序　确保预算和经费合理使用。

7. 项目能力建设和技术支持　确保参与人员具备开展实施性研究的知识和技能，如干预方案的实施、数据的管理与分析等。

(二) 实施阶段

实施阶段(implementation phase)共包括 4 个步骤。

1. 监测项目实施和质量控制　在项目实施过程中，严格按照实施方案控制研究质量，从抽样、研究工具、现场调查、资料收集等环节，提高实施的保真度，并定期召开会议讨论研究过程中出现的问题。

2. 研究程序的预检查　通过预调查确保研究工具的信度和效度，减少调查者之间的偏倚。

3. 数据管理和质量控制　在数据收集过程中，对调查员进行培训，使用简单的调查工具，数据录入和分析应由专门人员负责，提高数据质量。

4. 与利益关联人讨论研究结果　在数据录入和分析结束后，咨询委员会和利益关联人应就研究结果进行充分讨论，分析重要的研究发现，讨论如何进一步改善项目。

（三）追踪阶段

追踪阶段(follow-through phase)共包括5个步骤。

1. 发展传播计划　传播研究结果的计划应考虑特定受众，如政策制定者、项目管理者、服务提供者、项目受益者、基金资助者等的特点，利用和分享研究结果。

2. 传播研究结果　积极主动地将研究结果以各种形式传播到内部和外部受众中。

3. 为政策和/或指南提供书面变革建议　该建议可以确保有效的研究结果被持续采纳或维持。

4. 持续变革监测　对项目在更大人群中实施的效果进行监测。

5. 考虑未来改善项目的研究方法　实施性研究是一个不断质量改进的过程，因此，对新出现的问题需要开启新一轮的研究。

（周英凤）

参考文献

[1] ARROSSI S, PAOLINO M, ANTELO V S, et al. ATICA Study team. Effectiveness of an mHealth intervention to increase adherence to triage of HPV DNA positive women who have performed self-collection (the ATICA study): a hybrid type I cluster randomised effectiveness-implementation trial [J]. Lancet Reg Health Am, 2022,9:100199.

[2] BERENHOLTZ S M, PRONOVOST P J, LIPSETT P A, et al. Eliminating catheter-related bloodstream infections in the intensive care unit [J]. Criti Care Med, 2004,32(10):2014 - 2020.

[3] DAMSCHRODER L J, ARON D C, KEITH R E, et al. Fostering implementation of health services research findings into practice: a consolidated framework for advancing implementation science [J]. Implement Sci, 2009, (4):50.

[4] DAVID H P, NHAN T T, ADAM T. Implementation research in Health: a practical guide [J]. World Health Organization, 2013:1 - 69.

[5] GLASGOW R E, VOGT T M, BOLES S M. Evaluating the public health impact of health promotion interventions: the RE - AIM framework [J]. Am J Public Health, 1999,89(9):1322 - 1327.

[6] LAMBERT S D, GROVER S, LAIZNER A M, et al. Adaptive web-based stress management programs among adults with a cardiovascular disease: a pilot Sequential Multiple Assignment Randomized Trial (SMART) [J]. Patient Educ Couns, 2022,105(6):1587 - 1597.

[7] LEONTJEVAS R, GERRITSEN D L, SMALBRUGGE M, et al. A structural multidisciplinary approach to depression management in nursing-home residents: a multicentre, stepped-wedge cluster-randomised trial [J]. Lancet, 2013,381(9885):2233-2264.

[8] PIPER M E, COOK J W, SCHLAM T R, et al. A randomized controlled trial of an optimized smoking treatment delivered in primary care [J]. Ann Behav Med, 2018,52(10):854-864.

[9] PROCTOR E, SILMERE H, RAGHAVAN R, et al. Outcomes for implementation research: conceptual distinctions, measurement challenges, and research agenda [J]. Adm Policy Ment Health, 2011,38(2):65-76.

[10] RUBENSTEIN L V, PUGH J. Strategies for promoting organizational and practice change by advancing implementation research [J]. J Gen Intern Med, 2006:S58-64.

[11] SMEULERS M, DOLMAN C D, ATEMA D, et al. Safe and effective nursing shift handover with NURSEPASS: An interrupted time series [J]. Appl Nurs Res, 2016,32:199-205.

[12] SPINHOVEN P, HOOGERWERF E, VAN GIEZEN A, et al. Mindfulness-based cognitive group therapy for treatment-refractory anxiety disorder: a pragmatic randomized controlled trial [J]. J Anxiety Disord, 2022,90:102599.

[13] UNICEF/UNDP/World Bank/WHO Special Programme for Research and Training in Tropical Diseases, Global Fund to Fight AIDS Tuberculosis and Malaria, Agency for International Development, World Health Organization, UNAIDS. Framework for operations and implementation research in health and disease control programs [M/OL]. Geneva, Switzerland: World Health Organization, 2008. [2022-07-16]. http:// www. theglobalfund. org/en/me/documents/operationalresearch/.

[14] VENKATESWARAN M, NAZZAL Z, GHANEM B, et al. EReg time-time spent on health information management in Primary Health Care Clinics using a digital health registry versus paper-based documentation: cluster-randomized controlled trial [J]. JMIR Form Res, 2022,6(5): e34021.

[15] WIMO A, MATTSSON B, ADOLFSSON R, et al. Dementia day care and its effects on symptoms and institutionalization — a controlled Swedish study [J]. Scand J Prim Health Care, 1993,11(2):117-123.

第十七章　改进科学与循证护理实践

随着循证医学和知识转化相关理论和实践的发展，临床实践中医疗及护理决策的科学基础正逐步完善，也包括相关的生物医学领域和社会心理领域；但临床实践中改进组织和服务质量的科学基础——改进科学（improvement science/the science of improvement），在卫生保健领域中尚属新兴学科。为了实现质量改进的目标，改进科学需要通过一套扎实可靠的理论原则和科学有效的方法技术，使基于科学研究的理论知识，转化为解决实际问题的最有效策略，以实现组织质量及结局的持续提升。

第一节　改进科学的概述

改进科学的核心思想是质量改进，其源于日本工业领域的质量运动，后发展为全面质量管理理论，并成为企业管理的经典理论。目前这一理念已从工业扩展到医疗保健、教育教学等多个社会服务领域，为质量改进提供了新的理论视角和实践策略，在运用科学研究知识和质量改进实践之间架起桥梁，发挥了越来越重要的作用。

一、定义及特征

（一）概念定义

改进科学这一说法始于 1996 年 Langley 等的著作 *The Improvement Guide*，但书中对其并无明确定义。随着改进科学获得越来越多关注，不同学者对其提出了不同的定义。卫生保健领域中，大部分改进科学的定义关注“实施变革的最佳方法及其影响因素”，如美国医疗保健改进研究所（IHI）将改进科学定义为“强调创新、快速循环测量和传播，以便了解哪些变化在哪些情况下会产生改进”的一门应用科学；而英国健康基金会提出，改进科学是“研究改进和形成变革的最有效方式，系统地检验最有效促进质量改进的方法和因素”的一项科学。罗樱樱等 2014 年介绍了改进科学的概念和发展，指出改进科学是“研究可能促进或阻碍工作质量提高的影响因素，并提出相应解决策略”的一门学科。何梦雪等 2020 年对改进科学进行了概念分析，深入分析改进科学的内涵和意义，阐述了改进科学的概念模式，强调“渊博的知识体系（system of profound knowledge）”是改进科学的知识基础。Batalden 等提出改进科学是“所有人（包括卫生保健人员、患者及其家属、研究人员、付款方、政策制定者、教育工作者）共同地、不断地努力以作出改变，从而带来更好的患者结局、系统绩效和专业发展”。另外，由于改进科学还涉及多学科交叉领域，一些学者推荐更普适的定义，如 Lemire 等提出，改进科学是“研究数据驱动的变革过程，以系统地设计、测量、实施和拓展系统改进；而这一过程应由该领域专家的经验和知识提供足够信息”。

针对“improvement science”这一新词汇，罗樱樱等在文中根据其与质量改善的密切联系，译为“改善科学”。但事实上，与质量改善相比，质量改进或持续改进更常用以表达“在某个组织范围内采取一次或多次行动，以提高过程和结局的效率和效益”这一含义。例如，在我国卫健委发布的最新一版《医疗质量管理办法》中，反复出现“持续改进医疗质量”“医疗质量持续改进”等词汇，而非“质量改善”。因此更多的学者将“improvement science”译为“改进科学”。

（二）特征

20 世纪 50 年代，“日本制造”亟待提高品质，美国统计学者及商业顾问戴明（Wiiliam E. Deming）受邀帮助日本制造业改进质量，并在随后的 20 年中提出了著名的质量管理思想，后发展为全面质量管理理论。IHI 将质量管理思想和理论引入社会服务领域，提出质量改进研究的框架，并指出，改进科学的核心思想是质量改进，即通过坚持某些管理原则，组织可以同时提高质量、并降低成本。工业质量即安全、生产和服务的有机综合体，但将工业质量生搬硬套于卫生保健领域显然不妥。结合卫生保健领域的特点，Marshall 等于 2013 年正式提出卫生保健领域的“改进科学（improvement as a science）”这一概念，并提出卫生保健领域中改进科学的 4 个特征。

（1）改进科学旨在产生实践性学习成果，以实时改善患者照护：该领域的研究主要关注照护质量或安全相关问题，致力于将实践中所学的内容用于实践。其本身的“实践性”可以破除临床决策者常将传统的卫生保健领域研究视为“无用”的误解。

（2）改进科学旨在产生可推广的、可传播的知识，并极度务实地使用健全的、完善的研究方法：所有的改进科学项目均在改进当地机构的某指标的基础上，同时产生具有外部有效性的知识，并通过同行评议、广泛传播的期刊或会议发表。

（3）改进科学需要研究者和一线实践人员的真正合作：研究者的科学严谨性、方法论专长、评判性思维及质疑精神，结合一线实践人员的专业知识及对工作情境的深入理解，在相互尊重、支持及良性质疑的基础上，才能共同促进落实改进。

（4）改进科学致力于形成清晰明确的、有关变革过程的理论：改进科学中大多数研究集中在如何设计、实施和评价复杂的、多角度的干预措施。虽然改进科学相关的证据层出不穷，描述了有效措施、成果及其程度，但现实中的改进项目常忽略了此类证据基础，因此多数质量改进干预措施仿佛“黑盒子”，无法在新情境中复制。因此改进科学应研究变革相关的理论，基于已有的知识或假说，设计改进措施。

曾有部分学者将改进科学与质量改进或实施科学混淆甚至混用，但目前越来越多的研究已呈现出相似概念之间的本质差异。首先，实施科学（implementation science）是研究如何在临床实践中促进研究结果被采纳、应用、转化的科学。根据美国国家医学院的划分，转化研究包括实验室结果到人体验证、临床研究结果到决策制定及指南和系统综述中提取的知识转化到日常临床实践。由于改进研究是转化研究中的重要组成部分，实施科学为改进科学提供了方法学框架，改进科学是实施科学的一个重要组成部分，也是实施科学的进一步发展。根据美国国立卫生研究院对"高质量癌症照护系统"的概念框架，实施科学关注如何及时、适当地获取并应用证据；改进科学关注测量工作表现并改进，最终形成高质量照护系统。事实上，由于两者均坚定不移地致力于满足卫生保健实践和政策决策者的证据需求，Brunner 等建议将证据传播、实施科学和改进科学整合成一项"传播、实施、改进科学"（science of dissemination，implementation，and improvement，DII），以促进跨学科合作，共享概念框架，促进创新及传播。

实施科学与改进科学的定义、重点、准则、方法论和具体目标均存在差异，两者的比较见表 17-1。实施科学来源于行为科学，以帮助卫生保健人员在临床实践中应用最新最佳证据；而改进科学则来源于工业（尤其是汽车产业），以解决生产力不理想的问题。在医学领域，两者均以循证医学为基础，以提高卫生服务的质量和有效性为目标。改进科学以更高的愿景和目标，强调持续质量提升，实施科学可成为改进科学在现实情境推进、提升的方法学基础。

表 17-1　改进科学与实施科学的比较

条　目	改进科学	实施科学
定义	通过循环变革、重复测量，从系统层面优化质量及安全	将循证实践措施系统地应用于临床和政策
聚焦的问题	系统中出现的干扰、失败、压力、困惑、不适宜等问题，阻碍了患者、医护人员或整个系统的效率或效益，无法达到最佳功能	证据推荐措施用于临床实践的速度过于缓慢
关注点	聚焦测量工作表现并改进，通过多轮循环递提高-递进提升，最终形成高质量照护系统	聚焦证据实施、采纳过程，可以单次循环，强调如何及时、适当地获取并应用证据
准则	提升可靠性 管理需求和效能 地点特异性	聚焦影响因素以改变行为 在不同的地点实施变革的机制相似
常用方法	（常称为"干预措施"） 重新设计业务流程 基于经验的协同设计	（常称为"实施策略"） 评价/迭代 协助/促进/指导

（续表）

条　目	改进科学	实施科学
	精益 六西格玛 基于统计学的过程控制 约束理论 全面质量管理 学习型机构 质量和安全文化	审计及反馈 适应及剪裁 教育及培训 支持临床医生 患者参与 财务结果 改变基础架构
常用指标	效率、安全、及时性、以患者为中心	可接受度、顺应性、情境适宜性

其次，质量改进(quality improvement)意为“系统地、持续地采用各种方法，改进过程为顾客增值的效果和提高过程的增值效率”。质量改进关注实施当地的效率和效果，即“产生变化”；而改进科学则是源于质量改进项目，在获得项目理论框架和知识体系的基础上，不仅分析哪种改进方法有效，而要验证其中的最佳方法，进行测量和推广，即“产生新知识、新思想”。部分质量改进项目依赖于非标准化的方法和未核查的数据，对项目有效性的推论过程较轻率，因此质量改进项目本身不一定产生新知识。但如果规范地实施项目、谨慎地做出推论，则可获得启发性的、具有科学价值的、可推广的改进科学相关知识。另外，Marshall 等指出，一些质量改进项目由管理者或临床实践者为主导、基于管理艺术而非科学，同时很少考虑潜在的效率、成本和风险问题。而这些问题均可以在改进科学的指导下得到弥补。

二、知识体系及理论模型

(一) 知识体系

为了降低日本汽车公司生产过程中的变异，美国统计学者及商业顾问威廉姆·戴明(Wiiliam E. Deming)原创性地设计了“渊博知识理论”以理解系统质量，并使用“基于统计学的过程控制”提高了生产力，这一系列举措可被视为改进科学的重要步骤。因此，管理学家兰利(Langley)等将戴明的“渊博知识体系(system of profound knowledge)”作为改进科学的知识基础，包括 4 种类型的知识：系统相关、心理学相关、变异相关、改进过程相关。

系统相关知识：将系统理解为物体、人群或过程为同一目标共同作用的、相互依存的整体。大部分产品和服务都源于复杂系统的交互结果，因此了解系统特性及不同部分的相关关系至关重要。如果组织中的各个部门各自为政，则整个系统难以达到最优绩效；管理者需要协调整个系统、使各部门优化合作，如同交响乐的不同乐器一样奏出美妙和声。

心理学相关知识：了解人的因素，有助于管理者理解人际关系及个体与系统之间的相互作用，以预测人们对特定变化的反应及对系统和绩效的影响。许多心理学理论都与改进科学密切相关：不同的人存在差异、动机驱动行为、基本归因错误、内在动机和外在动机、吸引人们参与变革等。

变异相关知识：生活和工作中的任何事件都存在变异。管理者必须分析这些变异的来源、并做出决策。例如，本周某部门药物安全质量评分的提升是因为上周的改进方案起效，还是仅仅因为好运气？即该变异是源于系统性能及设计的改变（即特殊变异），还是源于自然发生的改变（即常见变异）？如果一个系统仅存在常见变异，则该系统的结果呈现稳定，或者称为统计控制状态，即在统计确定的范围内可以预测变化。如果一个系统同时存在常见变异和特殊变异，则该系统的结果呈现不稳定的状态，即一个时期到另一个时期之间的变化幅度不可预测；如果识别了特殊原因、采取适当措施，可以将系统结果恢复到原有水平。长时间持续记录并绘制系统结果，有助于观察变化模式、确定特定原因。

改进过程相关的知识：一个人对特定系统如何运行的知识越多、对某改变后结果预测的准确性就越好，实施改变引起改进的可能性就越大。管理者应明确理论或假设以阐明预测的基础，将预测和结果进行比较，必要时根据测试结果改进假设。这样重复地改变和观察结果、熟练地积累知识，也是系统改进的基础。

值得注意的是，这 4 类知识对于改进科学的关键作用在于其相互关系。仅仅考虑对系统的评价，而不顾变异对系统的影响，将不会产生有用的改进知识；同样，认知心理学因素，也对人们理解和应用改进过程相关的知识至关重要。除此之外，除了渊博知识体系，各个专业领域的改进科学需要结合各专业领域的专业知识。例如，Lewis 等探讨了改进科学对教育学的启示，提出教育学领域改进科学的知识体系中应包括教育学基础知识（如教学方法等）。而 Bergman 等认为卫生保健领域改进科学的知识体系也应包括专业知识，如专科知识、技能、价值观和伦理等，结合“渊博知识体系”共同改进卫生保健相关结局。

（二）概念模式

改进科学最核心最基础的理论模型是改进模式（the model for improvement），它由过程改进协会（Associates in Process Improvement，API）于 1996 年提出。改进模式由 3 个基础问题及 PDSA（plan，do，study，action）环组成，其中基础问题驱动了所有改进及 PDSA 环（图 17-1）。

改进模型突出了改进过程中的 3 个关键问题，帮助人们简单有效地理解及实施变革，并获得可测量的结果：①目标。需要明确表述，包括原因、重要性、目标人群、时间节点及可测量的结局。②测量。除了结局和过程指标，还要关注平衡指标，即是否导致不必要的负性结局。③改变。可从证据、对当前情境或其他情境的观察、评判性思维而得。无论是证据，还是来源于其他情境的改变，均需要在当前情境下进行顺应改变，以契合现有文化、资源或机构目标。

PDSA 环又称戴明环，由美国质量管理专家威廉姆·戴明（E. D. Wiiliam）引入企业

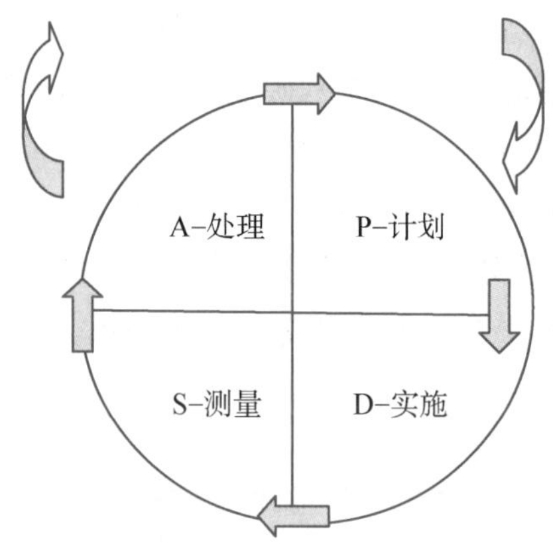
我们想要达成的目标是什么?
我们如何知道此次变革是改进(而非倒退)?
我们可以实施何种变革,以实现改进?
A-处理
P-计划
S-测量
D-实施

图 17-1 改进模式图

(译自 LANGLEY G J. Chapter one: changes that result in improvement. The Improvement Guide: a practical approach to enhancing organizational performance [M]. 2 ed. San Francisco, CA: Jossey-Bass, 2009.)

质量管理,目前已广泛应用于卫生保健领域的质量改进。改进科学的在戴明 PDSA 循环基础上进一步强调质量改进的科学性和测量的重要意义,提出 PDSA 环。改进模型的核心概念是"对每次小变革进行测量",即反复尝试干预措施以最终改变系统。改进科学研究在评估一个变革是否引发改进时遵循谨慎原则,即应用 PDSA 环质量管理程序在规模上从小到大进行测试,其将正反馈结果作为标准在组织中实施,对负反馈结果作出相应调整,以进入下一个循环,经过多个 PDSA 环的迭代最终实现改进目标。作为一个循环往复的"实践-学习"过程,PDSA 环将"实践中学习"和"再设计"紧密结合,当一个循环完成而发现新的问题,就要进行下一个 PDSA 环,各循环之间相互制约,相互补充。每个 PDSA 环结束时,组织都要不断地积累改进的有效信息,以降低推广一项改革所带来的误差和风险。PDSA 环这一概念众所周知,但实际上常被误解误用。泰勒等纳入 73 项以 PDSA 环为框架的质量改进项目进行系统评价,结果显示,大部分声称使用 PDSA 环的研究并不符合 PDSA 的特征,如 80.8%的研究未实施反复循环,85.1%的研究未报告每月或每季度的定量数据,因此强调对质量改进过程的全程管理和数据的监控是改进科学的重要内容。

围绕改进模型的 3 个核心问题,IHI 建议改进科学研究可通过 7 个步骤来实现质量的持续改进:①组建团队。审查目标,考虑与目标相关的系统及相关成员,并根据项目需求确定团队规模和组成。临床情境下，团队应包括临床负责人、技术专家、日常领导、及项目资助者等；应至少代表系统内3个领域的知识：系统领导、技术专长、日常领导。②设定目标。目标应有时间限制、可测量、还应确定特定目标人群。IOM提出的6个卫生保健改进目标包括安全、有效、以患者为中心、及时、高效、公平。③制定量化措施。使用量化指标，包括结构、过程、结果，以确定特定的变化是否真正带来改进。④选择变革。变革的提议可能来自系统内部，也可能来自其他成功改进者的经验。常见的变革包括消除浪费、改进流程、优化库存、改变工作环境、管理时间等。⑤测量变革。PDSA环是实际工作环境中测量变革的基础方法，模式基础是“大变革的小测试”。注意不要混淆原始研究及改进科学研究的测量，其差异见表17-2。⑥实施变革。在小范围测量变革、从每次测量中学习并通过几个PDSA环分析结果后，可以在更广泛的范围内实施变革。该变革需要考虑到更多因素，包括文书、政策、培训、招聘、组织基础建设等没有参与测量阶段的部分。⑦传播变革。为试点人群或部门成功实施一个或一系列变革后，可以将其传播至其他部门或其他组织中。

表17-2 原始研究和改进科学研究中“测量”的差异

条　目	原始研究的测量	改进科学研究的测量
目的	发现新知识	将新知识应用于日常实践
测量	一项大样本的“盲法”测量	真实情境下连续的、可观察的测量
偏倚	尽可能多地控制偏倚	稳定测量之间的偏倚
数据	以防万一，常收集尽可能多的数据	收集“刚好够”的数据，以从中学习、指导下一个循环
时长	可能需要很长时间获得结果	“大变小测”，以加快改进速度

三、实例分析

一项应用改进科学改善效率效益的临床实例，就是约翰·霍普金斯大学重症监护专家J. P. Peter教授带领的团队通过循证集束化干预措施，结合改进科学理念，由单中心扩展至全美的持续质量改进项目。这一系列重症监护病房的导管相关性血流感染(catheter related blood stream infection，CRBSI)改进科学研究，由三期不同规模的质量改进项目组成。正是由于这一系列关注CRBSI、基于证据、并从改进中提炼证据进一步改善医疗质量的研究，Pronovost教授被《时代》杂志评为2008年全球最有影响的百名人物之一，目前是约翰·霍普金斯医院患者安全和质量部门高级副总裁、全美大学医院联盟的首席转型官、联合国世界卫生组织安全顾问等，继续致力于患者安全和系统改进。

该持续质量改进项目的一期项目是在约翰·霍普金斯医院开展的前瞻性干预性研究。项目组首先设立了一系列集束化干预措施，即洗手、使用氯己定消毒、最大无菌屏障、避免股动脉穿刺、尽早拔管。随后，项目组通过 5 项实施策略将集束化措施应用到临床实践，包括教育培训员工、设计置管专用车、建立每日查房时询问是否拔除导管的常规、设立查检表以确认是否执行集束化措施、授权护士一旦发现违反集束化措施便中止置管程序。实施 3 年后，干预组 ICU 的 CRBSI 由 1998 年第一季度的 11.3 例/千导管日降低到 2002 年第四季度的 0 例/千导管日（$P<0.01$）；而对照组 ICU 的 CRBSI 则是 5.7 例/千导管日变为 2002 年第四季度的 1.6 例/千导管日（$P=0.56$）。

基于一期项目的效果及反思，二期项目名为“Keystone ICU”，由密歇根卫生和医院学会启动，纳入了密歇根州 108 家医院的 ICU。项目组将一期的 5 项实施策略和定期数据收集和反馈整合成 4 个维度的新实施策略，即参与、教育、执行和评价。结果显示汇报数据的 103 个 ICU 中，平均 CRBSI 由基线时 2.7 例/千导管日降低到干预后 3 个月的 0 例/千导管日（$P\leqslant 0.02$）；回归分析显示 CRBSI 持续下降，发生率比（incidence-rate ratio）从干预后 0～3 个月时的 0.68 下降到随访 16～18 个月的 0.38，34～36 个月时进一步下降至 0.34。项目组明确了数据监控的重要性，建议设计项目时考虑数据质量（而非数量）及收集数据需要的资源；收集数据时统一培训、标准化收集、并建立完备的数据库；数据管理时应合理处理缺失值；分析时应使用规范的统计方法和敏感度分析。

在此基础上，三期项目名为“On the CUSP（comprehensive unit-based safety program）：Stop BSI”，由约翰·霍普金斯大学质量及安全研究组、美国医院协会、密歇根卫生和医院学会等共同主持，扩展至全美 44 个州的 1 071 家医院的 ICU。基于前两期成果，项目组权衡了科学严谨和可行性之后，重组了实施策略，包括证据转化、改善文化和团队协作以及建立数据监测系统。除此之外，项目组还通过 3 个层面促进实施策略的传播：教育、管理及外界影响（包括公开报道项目、保险赔付规则修订、JCI 评审标准关注等）。结果显示，平均 CRBSI 由基线时 1.96 例/千导管日下降到干预后 16～18 个月的 1.15 例/千导管日，调整后的发生率比持续降低到干预后 16～18 个月的 0.57（95%*CI* 0.50～0.65）。成本-效应分析显示项目预防了每千患者中 42 例 CLABSI 和 6 例死亡，为每个 ICU 平均节省费用 249 000 美元。

该项目持续十余年，通过三轮设计周密的研究，促进了控制 ICU 导管相关性血流感染的系统化管理，是改进科学的典范。

基于多轮循环变革、持续优化的理念，国内也有一些学者尝试开展基于改进科学的质量改进项目，例如，复旦大学循证护理合作中心胡雁教授团队完成的“癌症患者心理痛苦评估和管理”。一期项目中，团队基于 CAN-IMPLEMENT 指南整合和应用方法，将国内外癌症患者心理痛苦评估和管理的多项指南进行整合，获得了 14 条癌症患者心理痛苦评估和管理的推荐意见，经构建流程、协调分工、设计工具、重组路径、更新制度等改进策略，纳入单中心的胃癌患者进行前后对照类试验性研究，结果显示胃癌化疗患者心理痛苦阳性率及心理痛苦水平显著降低。为了进一步优化改进策略有效性、多学科团队参与持续性，团队开展了基于“癌症患者心理痛苦管理指南”构建胃肠恶性肿瘤患者多学科合作心理社会干预方案的二期项目，经重组资源、引入高级护理实践岗位、推动多学科参与等多项改进策略，扩展到单中心所有胃肠恶性肿瘤患者进行双盲随机对照试验性研究，结果显示经改进策略、人群范畴、研究设计三优化的二期改进方案，显著降低了胃肠恶性肿瘤化疗患者的焦虑水平，优化了患者健康结局，为未来持续质量改进奠定了基础。

第二节 改进科学与循证实践的关系及启示

一、改进科学与循证实践的关系

1. 改进科学是循证实践理念在质量改进领域的探索和实施　从传统的经验实践转变为基于证据的科学化决策和专业化实践，是卫生保健领域革命性的转型。循证实践作为一种理念、决策方式及实践方法，对国内外医疗卫生保健领域的发展和进步有着重要意义。循证实践意味着要将临床情境、专业判断、患者意愿与科研结论相结合，其核心特征是“以循证证据指导实践”，即在实践过程中关注并使用已有的“最新最佳研究证据”。而改进科学，就是要提炼并应用质量改进策略相关的证据。改进科学本身有着明显的循证实践特征，具体表现在：①改进科学的研究就是将实践中产生的证据应用到实践中的过程。卫生保健领域的临床质量改进项目，专业方面需要专业的循证证据，而改进策略方面同样需要循证依据。M. Marshall 指出，目前的质量改进项目不一定是基于证据的，而更多的是管理者或临床员工的“技巧”或“艺术”，其潜在的风险收益和成本效益很难被系统考虑。用扎实的证据基础，促进改进项目的科学性和规范性，是开展改进科学研究必备的条件。②改进科学与循证实践存在相通的知识体系。改进科学强调知识基础的重要性，包括专业知识、系统相关知识、心理学相关知识、变异相关知识、及改进过程相关知识。而“渊博知识体系”这一理念，恰巧呼应了循证实践对临床情境（系统相关知识）、专业判断（专业知识）、患者意愿（心理学相关知识）和科研结论（变异相关知识、改进过程相关知识）的重视。因此，改进科学事实上是循证实践理念在质量改进领域的探索和实施。

2. 改进科学是优化循证实践过程、提升实践效果和影响力的重要途径　循证实践的目的在于弥合科学证据与临床实践之间的差距。建议在证据转化期间构建变革策略时，应用变革理论、充分考虑人/财/物/时间/空间/信息等多方面资源，从组织/实践者/患者/照护者层面上规划多元化变革策略和行动方案。而真正落实到临床质量改进阶段，循证实践很难像原始研究“控制状态下”、达到最优结果，可能的原因包括利益相关者不支持、依从性不佳、硬软件不匹配、数据不完善、受众不广泛等。而改进科学的目标就是在实践情景下设计、实施、管理持续质量改进，系统检验最有效促进质量改进的方法和因素。将改进科学融入循证实践过程，将有力地优化循证实践过程、提升实践效果。M. J. Hockenberry 等将改进科学融入儿童肿瘤领域的循证实践，形成了“质量转变核心模型”，提炼了变革目标、基础框架支持、文化觉察、基线评估、教育培训、实施策略构建、指南实施、指南评价等核心内容，并将其应用到“基于证据的肿瘤患儿镇静操作质量改进”项目上，显著提升了镇静成功率、家长满意度。而Pronovst教授针对中心静脉导管相关性感染的一系列研究更是两者的结合，将基于循证的集束化措施，与务实的研究方法、研究者和一线实践人员的真正合作、实践性学习成果相结合，产生可推广的、可传播的知识，以更大范围地改善患者照护。

二、改进科学对循证护理实践的启示

作为卫生保健团队中重要成员，护理人员位于临床实践质量改进的核心位置，已引领并参与了各项质量改进项目，不仅提升护理工作的安全和质量、减少患者或医护人员的风险，更从系统层面增强运行效率和效益。早在2010年，美国国家医学研究院的报告《护理的未来：引领变革、推动健康》就指出，护理实践者、研究者和科学家可以在改进相关的实践、决策和理论发展中发挥更重要的作用。循证护理实践理念更是给护理人员主导的证据质量改进项目插上科学的翅膀，达成有效性、规范性和实用性的统一。而改进科学相关的概念和理论，对循证护理实践有诸多启示。

1. 将改进科学引入循证护理领域　目前已有诸多护理人员引领的基于证据质量改进项目，但实施科学的基础上、引入改进科学的理念并诉诸报端的少之又少，现有的改进科学项目以医疗为主。重视专业领域证据及质量改进证据，将质量改进的科学基础引入循证护理实践需要克服一系列障碍，比如，护理在多团队合作中的作用未得到肯定、缺乏改进科学相关的教育和培训等。Flynn等建议，在护理教育中加入患者安全和改进科学相关内容，在卫生保健领域的改进科学研究中设立高级护理实践岗位（如护理临床科学家），以充分发挥护理人员对改进科学的作用。Parry等指出，应向循证医学学习，建立类似Cochrane协作组的团队，在全球范围内分享改进科学相关的知识，包括发达和发展中国家或地区，以推动改进科学发展。

2. 采用情境-机制-结果的研究设计及评价　改进科学研究与传统研究存在较大差异，包括：①复杂多维、情境依赖的干预措施；②变革方法往往比结果本身更重要；③方法多基于迭代变革及重复测量，而非预先假设和预设终止点。循证护理实践项目也存在相似特征。D. T. Wagstaff等呼吁应采取创新性研究设计，而非以随机对照试验为金标准的传统研究设计。S. R. Moonesinghe以“神经阻滞“为例分析，认为镇痛效果不仅仅取决于该阻滞方式的证据，而是依赖于情境，包括微观（超声机的可及性、操作者和辅助人员的技能以及患者的特征）、中观（医院规章制度或文化）及宏观（国家或地区政策或文化）等层次因素。改进科学不仅仅探索某些措施在理想或受控制的条件下工作，而是关注其是否在现实中起作用，因此，建议情境-机制-结果（context-mechanism-outcome，CMO）结构的评价方法，而非OXO（传统研究方式，即observe-change-observe）。许多工业评价技术，包括统计过程控制、时间序列分析、模拟、析因试验等，以及质性研究方法，包括人种学、人类学，能更有力地剖析机制及情境相关信息。

3. 提升循证护理实践项目的报告质量　循证护理实践以推动证据临床转化、提升照护质量为目的，因此质量改进是循证护理实践项目的常用形式。由于研究设计、实施方案、临床情境等方面的异质性，即使是基于证据的质量改进项目，其论文报告的形式、质量也存在较大的差异。不全面、不详尽、不科学的报道，使质量改进项目的实施过程像一个"黑盒子"，难以确定项目的真实性和规范性，更难剖析挖掘其中的改进科学证据。如何使质量改进项目的报道规范化、透明化，兼顾研究的应用性和科学性？美国卫生保健促进研究所和达特茅斯医学院卫生保健促进研究所组织了国际性合作组，并于 2008 年正式发布了第一版《质量改进研究的报告规范》(Standards for Quality Improvement Reporting Excellence，SQUIRE)，并于 2015 年更新了第 2 版。2018 年，复旦大学护理学院邢唯杰等完成了对该报告规范的汉化。报道循证实践项目时，采用包含 6 个部分、18 个条目的 SQUIRE 清单不但能为作者提供报告模板，协助研究者或实践者计划和实施项目，更能指导读者从报道中分析项目的内部及外部效度。

（何梦雪）

参考文献

[1] 何梦雪，胡雁. 卫生保健领域中改进科学的概念分析[J]. 中国循证医学杂志，2020，20(3)：345 - 350.

[2] 罗樱樱，纪立农. 改善科学(Improvement Science)——科学与行动的结合体[J]. 中国糖尿病杂志，2014，22(9)：769 - 773.

[3] 周同，胡雁，彭健，等. 多学科协作的心理社会干预对胃肠道恶性肿瘤化疗患者心理痛苦、焦虑及抑郁情绪的影响[J]. 复旦学报(医学版)，2020，47(6)：875 - 881，898.

[4] FU L，YANG Y，HU Y，et al. Distress management in cancer patients：guideline adaption based on CAN-IMPLEMENT [J]. Int J Nurs Sci，2021，9(1)：56 - 62.

[5] FU L，ZHANG X，HU Y，et al. Distress management in cancer patients：guideline implementation based on CAN-IMPLEMENT [J]. Int J Nurs Sci，2022，9(2)：187 - 195.

[6] GRANGER B B. Science of improvement versus science of implementation：integrating both into clinical inquiry [J]. AACN Adv Crit Care，2018，29(2)：208 - 212.

[7] Institute for Healthcare Improvement. How to Improve：Model for Improvement [EB/OL]. [2022 - 07 - 16]. https://www.ihi.org/resources/how-to-improve.

[8] JUNGHANS T. "Don't Mind the Gap!" Reflections on improvement science as a paradigm [J]. Health Care Anal，2018，26(2)：124 - 139.

[9] KLINE JN，PAYNE AS. Improvement science is a partner in basic and clinical research [J]. J Investig Med，2020，68(3)：724 - 727.

[10] KOCZWARA B，STOVER A M，DAVIES L，et al. Harnessing the Synergy Between Improvement Science and Implementation Science in Cancer：a Call to Action [J]. J Oncol Pract，2018，14(6)：335 - 340.

[11] LEMIRE S, CHRISTIE C A, INKELAS M. The Methods and Tools of Improvement Science [J]. New Dir Eval, 2017,153:23 - 33.

[12] MARSHALL M, MOUNTFORD J. Developing a science of improvement [J]. J R Soc Med, 2013,106:45 - 50.

[13] MARSHALL M, PRONOVOST P, DIXON-WOODS M. Promotion of improvement as a science [J]. The Lancet, 2013,381(9864):419 - 421.

[14] PRONOVOST P J, GOESCHEL C A, COLANTUONI E, et al. Sustaining reductions in catheter related bloodstream infections in Michigan intensive care units: observational study [J]. BMJ, 2010,340: c309.

[15] ZAHID M, KHAN A A, YOUSAF Z, et al. Science of quality improvement — from vision to reality: Experience from a leading academic healthcare center in Qatar [J]. Qatar Med J, 2022, 2022(1):18.

第十八章 领导力与循证护理实践

在信息时代和循证医学时代，科学证据的产生、传播速度加快，对临床决策产生深远的影响。循证实践的本质上是通过引入最新最佳科学证据激发临床打破常规，发生变革的过程，该过程可成为医疗卫生系统因外界的技术革新而启动"自我革命"的动机，促使系统内成员自发地反思原有的诊疗常规和照护规范，而领导者的领导力则是这场变革能否发生、如何转归的关键要素。本章主要分析管理者如何在领导理论指导下通过卓越领导力推动证据临床转化的顺利实施和维持。

第一节 领导力的概念及在循证实践中的作用

一、领导力的定义、内涵及在组织变革中的作用

领导力(leadership)是领导者影响他人行为的能力，是领导者在职责范围内充分利用各种组织资源，以最小的成本投入获得最大的团队效率和效益的力量。进一步从更开放的角度分析，领导力是领导者为群体成员启发共同的理想并有能力将理想变成现实并使之持续下去的能力和行为过程。领导力往往被看成一种合力，形成于两种力量的互动，包括领导者的吸引力和影响力以及被领导者的选择力和反作用力。

卓越的管理者往往通过综合运用权力性和非权力性因素影响并改变下属的行为，其中权力性影响力来自上级授权的职位性权威，又称为职位性领导力(headship)，而非权力性影响力则是领导者发挥自身的素养、知识、态度、能力，通过领导者与群体成员的积极互动产生群体成员的自发认同和对群体过程的贡献，又称为凝聚性领导力(cohesive leadership)，这类凝聚性领导力以内在感染的形式发挥作用，改变群体成员的行为。领导的过程常常是这两种领导力的结合。

中国科学院"领导力研究"课题组从领导力的特征角度进行分析，提出了领导力的五力模型：①前瞻力，即组织目标和战略制定能力；②感召力，即吸引被领导者的能力；③影响力，即影响被领导者和情境的能力；④决断力，即在组织目标实现过程中正确而果

断决策的能力；⑤控制力，即控制目标实现过程的能力。

美国著名管理学家施恩(E. H. Schein)则从互动视角分析领导力，认为领导力是紧跟外在环境的变化，通过与被领导者积极互动，推动变革以增强组织适应性的能力。领导者面对的是环境和下属两大变量，领导力在领导者与被领导者之间的互动中产生共同实现符合他们双方追求的目标；同时领导者在与环境的互动中既要经受社会环境变化的考验，又不能使自己的行为脱离社会环境的规定性，因此，领导过程是在与下属与环境的互动中，作出恰当决策以促使组织目标完成的特殊行动。领导力的互动学说还认为，超越了环境所能容纳的限度，任何决策都是无效的。施恩的领导力互动学说关注和强调管理中的情境因素和下属因素，为开展领导力培训以有效进行变革管理，促进证据临床转化提供了重要指导。

领导力具有发展趋向和变革趋向，它通过对资源的有效组合和领导体制的规范作用，使物质资源在组织中得以提升，领导力所产生的引导、协调、激励、鼓舞作用在变革管理中起到关键性作用，是高效运作的组织重要的核心竞争力，领导力在很大程度上决定了变革目标是否能够实现以及实现的程度。因此，领导力被管理科学看成是继科学技术之后的第二生产力。

二、循证实践的关键是促进积极的临床变革

循证护理实践的关键环节是将证据引入临床并开展临床变革，在该过程中，管理者的角色至关重要，管理者带领团队成员在全面的情境分析基础上，对特定情境下证据转化的可行性、适宜性、临床意义进行评估，突破在观念、资源配置、协作方式等方面的既有模式羁绊，通过项目管理的方式明确可测量的目标、可控制的时间范畴，以及可利用的知识、技能、工具和方法，全面考量如何从人、财、物、时间、信息、空间、技术上确保证据转化项目可顺利落地，并通过实施性研究综合评价证据转化对护理系统带来的改变。这一过程的设计、启动、推动和维持至关重要的驱动力来自管理者的领导力。领导力的激励作用是成功实现证据临床转化的关键。根据卢因(Lewin)的变革理论，任何一场变革均包括解冻期、变革期、重新冻结期3个环节。有计划的变革是通过主动明确变革对象，通过预设目标、参与式管理、任命变革指挥者、明确变革的结局、将变革形成的流程常态化等过程得以达成。变革型领导需要采取措施抵抗阻力、增强驱动力，以此来破除组织惯性、推动组织变革。

第二节　变革型领导理论对循证实践的指导意义

一、变革型领导理论的产生和发展

传统的领导行为往往包括结构维度和关怀维度，现代领导学说补充了领导行为的第

三维度——发展维度，并认为有效的管理者应该表现出发展导向的行为，主要体现在战略思考、愿景领导和价值领导、追求变革等，由此出现了变革型领导理论(transformational leadership theory)。变革型领导最早是1973年由Downton在《反叛领导》(*Rebel Leadership*)一书中提出的。Downton认为，传统的领导者对下属的影响力建立在交易(transaction)或承诺(commitment)等不同层次上，他提出领导者影响力的新视角，即影响下属心理层面的领导行为，其研究可以视为变革型领导研究的源头。受Downton的启发，管理学家詹姆斯·麦格雷戈·伯恩斯(James MacGregor Burns)在其1978年的著作《领袖力》(*Leadership*)中以政治领导者为研究对象对变革型领导提出了较为明确的概念界定。Burns认为，变革型领导是为追求更高的组织目标，领导者及其下属转换原有的价值观念、人际关系、组织文化与行为模式，凭借更高的动机和士气团结在一起，超越个人利益的过程。Burns强调了变革型领导的4项要素，即授权(empowerment)、参与决策(participated decision making)、凝聚共识(consensual)与塑造文化(strong culture)。

基于Burns的观点，1985年Longshore和Bass进一步在其著作《领导力与超越期望的绩效》(*Leadership and Performance Beyond Expectation*)一书中初步形成了变革型领导理论。Longshore和Bass认为，变革型领导是通过让下属意识到所承担任务的重要意义，激发其高层次需要，建立互相信任的氛围，促使下属以组织的利益为重，并达到超过原来期望的结果。同年，Bennis和Nanus也对变革型领导的内涵进行了阐释，他们将具有带领人们行动并注重培养和发展下属能力、使之成为推动组织改革的动力的领导称为变革型领导，并认为变革型领导善于利用权力与情境等有利因素，激发下属求新求变的意愿与能力，使得组织面对快速变化的环境能够调整自己的运作方式。

Bass等在1993年进一步提出了变革型领导模型的4个要素：魅力影响(charisma or idealized influence)、动机激励(inspiration)、智力激发(intellectual stimulation)与个别关怀(individualized consideration)，并因此构建了多因素领导问卷(Multifactor Leadership Questionnaire)。Avolio在Bass的变革型领导四要素基础上提出变革型领导行为应包含4个方面：理想化影响力(idealized influence)、鼓舞性激励(inspirational motivation)、智力激发(intellectual stimulation)、个性化关怀(individualized consideration)。具备上述变革型领导行为的领导者通常具有强烈的价值观和理想，他们能成功地激励员工超越个人利益，为了团队的伟大目标而相互合作、共同奋斗。

Leithwood和Jantzi于1996年基于Longshore和Bass的变革型领导理论构建了变革型领导模型，该模型由构建愿景(vision or inspiration)、榜样行为(models behavior)、培养对集体目标的承诺(commitment to group goals)、个性化关怀(individual support)、智力激发(intellectual stimulation)、寄予厚望(high performance expectations)6个维度构成。1996年，Leithwood和Jantzi据此编制了六因素变革型领导评定量表。

Posner and Kouzes在其2013年的著作《卓越领导的五种习惯行为》(*The Five Practices of Exemplary Leadership*)中基于变革型领导理论，构建了包括以身作则、共启愿景、挑战现状、使众人行、激励人心五要素的变革型领导模型，该模型也得到了广泛的应用，并构建了变革型领导行为评定量表。

总之，自20世纪90年代以来，在Burns和Bass提出的变革型领导理论的基础之上，管理学家对变革型领导的概念框架进行了充分的挖掘，为后续广泛的实证研究奠定了基础。虽然管理学家对变革型领导的定义和维度各有侧重，但是在很多方面都体现了共同点，如领导者对下属的激发、提高员工的解决能力、加强组织文化与组织情感等。

二、变革型领导理论的核心内容及其作用

基于Burns和Bass等管理学家对变革型领导力的阐述，其核心内容主要包括以下4个方面。

1. 理想化影响力　理想化影响力(idealized influence)指能使他人产生信任、崇拜和跟随的一些行为。它包括领导者成为下属行为的典范，得到下属的认同、尊重和信任。这些领导者一般具有公认较高的伦理道德标准和很强的个人魅力，深受下属的爱戴和信任。大家认同和支持他所倡导的愿景规划，并对其成就一番事业寄予厚望。

2. 鼓舞性激励　鼓舞性激励(inspirational motivation)指领导者向下属表达对他们的高期望值，激励他们加入团队，并成为团队中共享梦想的一分子。在实践中，领导者往往运用团队精神和情感诉求来凝聚下属的努力以实现团队目标。从而使所获得的工作绩效远高于员工为自我利益奋斗时所产生的绩效。

3. 智力激发　智力激发(intellectual stimulation)指鼓励下属创新，挑战自我，包括向下属灌输新观念，启发下属发表新见解和鼓励下属用新手段、新方法解决工作中遇到的问题。通过智力激发领导者可以使下属在意识、信念以及价值观的形成上产生激发作用并使之发生变化。

4. 个性化关怀　个性化关怀(individualized consideration)指关心每一位下属，重视个人需要、能力和愿望，耐心细致的倾听，以及根据每一位下属的不同情况和需要区别性地培养和指导。这时变革型领导者就像教练和顾问，帮助员工在应对挑战的过程中成长。

变革型领导力的作用首先体现在激励员工的潜能上。变革型领导能够显著地增加员工对组织的满意度，增强其组织承诺，促进组织成员产生积极行为，增进员工的创造力，促进创新行为。同时，变革型领导对员工的组织学习行为(organizational learning)、创新行为(innovative behavior)、角色外行为(extra-role behaviors)等均有显著的正向影响作用。其次，变革型领导通过组织承诺、组织学习和创新等要素影响组织绩效。变革型领导通过团队学习影响员工工作态度。

三、变革型领导与交易型领导的比较

作为领导理论中的两个重要概念，变革型领导与交易型领导有着显著的区别。1978

年，Burns 在《领袖力》一书中表明，领导是一个连续体，一端是变革型领导，另一端则是交易型领导。传统的领导方式是交易型领导，该方式通过奖励与下属工作进行交换，这是一种短期的交换结果，强调下属与领导者之间的关系是一种互惠的，基于经济的、政治的及心理的价值互换。而变革型领导与交易型领导在目的性、方法手段、组织行为特点以及领导者与成员之间的互动关系等方面都存在差异。Burns 认为传统的交易型领导可以称为一种契约式领导，即在一定的体制和制度框架内，领导者和被领导者总是进行着不断地交换，在交换的过程中，领导者的资源奖励（包括有形资源奖励和无形资源奖励）和被领导者对领导者的服从作为交换的条件，双方在一种“默契契约”的约束下完成获得满足的过程。交易型领导鼓励下属阐述他们的自我利益，但是交换的过程以下属对领导者的顺从为前提，并没有在下属内心产生一股积极的热情，其工作的内在动力也是有限的，因此，交易型领导不能使组织获得更大程度的进步。

交易型领导与变革型领导有 3 方面的不同：①交易型领导强调工作标准和工作导向目标，强调任务完成的效率和速度，以工作和任务为中心；而变革型领导则主张进行个性化管理，侧重于个性化关注。②交易型领导注重标准、规范，强调过程监控、纠正员工不符合要求和标准的行为；而变革型领导则注重授权、激发愿景、培养组织文化，强调通过展示组织美好的发展前景激励员工的内在动机，通过个人魅力对群体成员产生积极的影响。③交易型领导注重能力、忠诚、信任的培养，喜欢稳定可持续的发展、在固定的环境中工作；而变革型领导则能够向下属灌输尊重和荣誉的价值观，喜欢挑战和风险，鼓励员工以理性的方式对情境进行重新思考，用创新的方法进行工作。两者的区别见表 18-1。

表 18-1　交易型领导与变革型领导的比较

变革型领导	交易型领导
领导魅力：提供愿景和使命感，启发荣誉感，赢得尊重和信任	权变奖励：努力与奖励相互交换原则，良好绩效是奖励的前提
鼓舞性激励：通过授权，建设组织文化，传达更高期望，使用各种方式增强努力	监督和检查：通过监督、发现不符合规范与标准的行为，并改正
智力激发：鼓励智力、理性活动和周到细致的解决问题活动。注重变革和接受挑战	可预测性：注重稳定的可持续发展、固定的环境
个性化关怀：关怀每一个人，针对每个人的不同情况给予培训、指导、建议	任务导向：注重能力和忠诚。任务为中心，强调任务完成的效率和速度

四、对循证实践的指导意义

变革型领导理论对激发组织和员工潜能，开展临床变革具有积极的指导价值。该理论主张领导者应该为员工提出一个清晰而明确的愿景，并倡导员工为实现愿景而实施变革。创造愿景的一个重要部分就是构建描述愿景及其内涵价值的任务平台，这个愿景不应该是领导者强加于团队身上的，而是源于团队的需要，是由团队中所有相关成员充分参与和讨论的，并且考虑到了团队中所有相关成员的利益以及对团队环境的适应。因此，管理者需要与员工共同创造美好的愿景，这样才能引领团队走向成功。

另外，变革型领导理论将领导视为领导者与员工互动的过程，强调领导者对下属的模范作用。因此，管理者首先必须注意自身的行为，勇于承担责任和风险，做好模范带头作用，在不确定的环境中有效地指引下属团结一心、共渡难关。同时，管理者又必须时刻以下属的需求为中心，充分了解下属的个性化需求，向下属提供富有挑战性的工作和智力激励。通过这些过程，管理者和下属的需求会统一到团队的目标里，团队上下群策群力，为实现共同的目标而奋斗。

因此，培养具备变革型领导力的护理管理人才，可帮助护理管理者有效应对循证护理实践中组织变革给群体成员带来的不确定感、抵抗情绪、决策低效，通过共启愿景、强化挑战过程的勇气和准备度、开展参与性管理、组织证据解读和差距分析、构建变革策略、善于激励和授权、树立榜样等变革型领导行为，可增强变革的把握度。变革型领导力往往可通过对基层管理者的在职培训、进修研究生管理课程、专题案例分析、树立角色榜样、从师优秀管理人员等途径进行。

第三节　其他可指导循证实践的领导理论

一、权变领导理论

1. 主要内容　美国管理学家弗莱德·费德勒(Fred Fiedler)提出权变领导理论(contingency leadership theory)，该理论认为领导是动态的过程，影响领导效能的因素包括工作的结构化程度、领导-成员的关系质量、领导者的职位权力、下属的角色清晰度、群体规范、信息的适用度、下属与领导决策的接受程度、下属的工作士气等。费德勒将影响领导有效性的工作情境因素归纳为 3 个方面：①上下级关系。指下属对领导者的信任、尊重、喜爱和愿意追随的程度。如果双方高度信任、相互支持，则相互关系好，反之则属关系差，这是最重要的因素。②任务结构，指工作任务明确程度和下属对所承担职责的明确程度。当任务是常规、具体、明确、容易理解、有章可循时，属任务结构明确，反之，当任务复杂、无先例、没有标准程序时，则属于任务结构明确性低或不明确，这是次重要的因素。③领导者的职权。指与领导者的职务相关联的正式权力，以及领导者在整个组织中从上到下所取得的支持程度。如果领导者对下属的工作任务分配、职位升降和奖罚等有决定权，则属职位权力强，反之属于职位权力弱，这是第三重要的因素。费德勒将上述 3 种情境因素组合成 8 种环境因素，3 个条件均具备的是最有利的工作环境，3 个条件都不具备的是最不利的工作环境。不同的工作环境类型适合的领导方式不同，两者有良好的匹配，才能取得有效的管理效果。当工作环境条件处于最有利和最不利的两个极端时，都适合采取任务导向型领导方式，而中间状态的工作环境，则适宜采用关系导向型领导方式。

优秀领导者的人格特征和卓越领导行为并非就百分之百引出成功的管理，领导的有效性往往依赖情境因素，情境条件是可以被分离出来单独研究和探究的，无论领导者的人格特质或行为风格如何，只有领导者使自己的个人特点与情境因素相"匹配"，并能够最佳地应用包括知识、能力、技能以及与被管理者积极互动在内的认知资源，才能成为优秀的领导者。

2. 对循证实践的指导意义　在该理论指导下，因势利导和避免机械僵化地进行变革，成为领导力的重要元素。管理者带领团队开展循证护理实践时，面临复杂多变的情境因素，需要领导者具备强烈的动态评估情境因素的意识和能力，避免模式化的管理和照搬照套的做法，而将情境因素、下属因素、群体规范因素作为变革管理的关键要素。

二、情境领导理论

1. 主要内容　情景领导理论(situational leadership theory)又称领导生命周期理论(life cycle theory of leadership)，是由美国管理学家保罗·赫塞(Paul Hersey)和肯尼斯·布兰查德(Kenneth Blanchard)发展完善的，该理论的主要观点是：成功的领导要选择合适的领导方式，而领导方式的选择要依据对下属成熟度的评估。

成熟度(maturity)是个体对自己的直接行为负责人的能力和意愿，包括工作成熟度和心理成熟度。工作成熟度是员工从事工作所具备的知识和技能水平。工作成熟度越高，在组织中完成任务的能力越强，越不需要他人指导。而心理成熟度是员工从事工作的动机和意愿。心理成熟度越高，工作的自觉性则越强，越不需要外力激励。

该理论根据员工的工作成熟度和心理成熟度水平，将下属成熟度划分为 4 个等级：①M1(不成熟)：工作能力低，动机水平低。这样的下属往往缺乏接受和承接任务的能力和意愿，既不能胜任有缺乏自信。②M2(初步成熟)：工作能力低，动机水平高。下属初知业务，愿意承担工作和任务，但缺乏足够的能力，有积极性但缺乏完成任务所需要的技术和经验。③M3(比较成熟)：工作能力高，动机水平低，这样的员工具备了完成任务所需要的技术和经验，但没有足够的动机和意愿。④M4(成熟)：工作能力强，动机水平高，该类下属不仅具备了独立工作的能力，而且愿意并有充分的信心来主动完成任务并承担责任。

情景领导理论将领导行为分为工作结构和关系结构 2 方面，形成 4 种领导风格：①命令型(高工作-低关系)。强调直接指挥，与下属采取单向沟通的方式，明确规定工作目标和工作规程，告诉他们做什么、如何做、何时做、何地做等，适合于不成熟(M1 型)的下属。②说服型(高工作-高关系)。领导者除了向下属布置任务外,还与下属共同商讨工作如何进行,以双向沟通的方式对员工的意愿和热情加以支持,并向员工说明决定,通过解释和说服获得下属的认可和支持,适合于初步成熟(M2 型)的下属。③参与型(低工作-高关系)。上级与下级共同决策,领导者给下属提供支持,加强交流,鼓励下属参与决策,对下属的工作尽量不做具体指导,促使其搞好内部的协调和沟通,适合于比较成熟(M3 型)的下属。④授权型(低工作-低关系)。领导者充分授权下属,鼓励下属自己作决定并承担责任,适合于成熟(M4 型)的下属。

2. 对循证实践的指导意义　该理论对循证实践中充分评估变革情境中员工对变革的准备度有积极的指导意义,应根据团队中不同员工的人力资源背景,调整领导方式和激励行为,以做到因势利导,人尽其用,用人所长,并创造机会帮助员工进行工作能力建设和工作动机建设,促进其成熟,将用人和培养人密切结合,提高员工的潜能。

三、综合激励理论

1. 主要内容　管理学家维克多·弗隆姆(Victor Vroom)的期望理论认为激励(motivation, M)程度取决于个体对这种行为可能带来结果的期望(expectation, E)程度,以及这种结果对行为者的吸引力,即行为与成效的关系(instrument, I)和对该项行为的价值(value, V)判断,弗隆姆提出了激励的公式 $M=E*I*V$,即激励取决于人们的期望值、关联性和效价评估。

管理学家罗伯特·豪斯(Robert House)在此基础上进一步提出综合性激励理论(synthesizing motivation theory),该理论成为现代管理理论中关于激励最具发展空间的理论,豪斯认为内在的激励因素包括对任务本身所提供的报酬效价;对任务能否完成的期望值以及对完成任务的效价。外在的激励因素包括完成任务所带来的外在报酬的效价,豪斯用下列公式表示综合性激励:$F=Vit+Eia*Via+Eia*\sum(Eej*Vej)$。

其中 F(facilitation)代表群体成员从事某项任务的激励力量。i-内在,e-外在,t-任务本身,a-已经完成的(内含的因素有:任务的难度、明确性、员工的能力、组织的支持等),j 表示喜悦和快乐。

Vit 代表活动本身的效价,是该项活动的内在激励,即这项工作对员工本人的价值大小。只有员工认为完成这项任务有乐趣、有意义,则完成这项任务的期望值就是 1,完成该项任务的主观概念就是百分之百。

Eia 代表为完成任务的内在期望概率,即主观上对完成任务可能性的估计,如果认为自己完成该项任务的能力不足、客观上存在的困难无法克服,则该期望值为零,将严重影响激励水平。

Via 表示完成任务的内在评价或效价;Eej 代表任务完成能否导致获得某项外酬(如加薪、提级、表扬)的期望值;Vej 代表对该项外酬的效价。

Eia * Via 构成了弗隆姆期望理论的基本模式,综合反映了员工完成任务后引起的激励强度。$\sum$(Eej * Vej)则综合反映了各种可能的外在奖励所引起的激励效果之和。

激励理论对在组织群体中启动和维持变革行为的动机提出以下观点：①个人与环境的组合决定一个人的行为，仅有个人或仅有环境都不可能决定一个人的行为；②人们决定他们自己在组织中的行为；③不同的人有不同的需要和目标；④人们根据他们对一个假设的行为将导致的期望被满足的程度，在变化的情况下作出他们的决定，人们倾向于做他们认为期望能够得到满足的事情，而避免做导致他们不希望的后果的事情。

2. 对循证实践的指导意义　在综合性激励理论指导下，激发员工对将证据应用到临床实践，激励开展变革的热情不仅仅是简单的加油打气，更多的是对员工内在激励和外在激励的综合考量，应重视循证实践过程中完成循证实践活动的内在期望值与效价，同时要兼顾因任务完成而获取外在奖酬所引起的激励。通过培训、支持、明确目标让期望值最大化，通过制度建设和绩效考核优化让效价最大化，通过澄清员工的心理契约、阐明完成任务与绩效的关联性让内在激励和外在激励最大化。

第四节　领导力与循证护理实践

一、领导力在推动循证护理实践中的重要作用

循证护理实践是运用循证医学的原则和方法，审慎地（conscientious）、明确地（explicit）、明智地（judicious）将科研结论与其临床经验以及病人愿望相结合，作出临床决策的过程。在循证护理实践中，领导力的核心作用是激励、协调循证护理实践的开展，而确保获得的证据能够被应用的重要措施之一是评估临床实践中的相关障碍和促进因素。文献分析发现，我国护理领域将证据应用于实践中的主要障碍可以归结为个人因素（包括态度、观念和知识等）和组织因素（包括工作量、资源、领导力和组织文化等），绝大多数的障碍来自临床系统层面，与管理者密切相关。在这种情形下，管理层的领导力就对推动证据临床转化起到不可缺失的策划者和推动者作用。管理者可在循证实践中展现其促进的作用，鼓励参与，提供资源，与各利益相关者协作共同促进循证实践。但是，如果临床管理者在循证实践中无法充分展现其领导力，未能给予一线医护人员足够的支持，则可被认为是循证实践的主要障碍。

因此，领导者需要综合应用职位性领导力和凝聚性领导力，组建多学科合作团队、构建合作的组织氛围、组织证据解读、启动项目引导进行流程优化和工具完善，同时适时协调人力配置和岗位职责调整，强化培训、制作健康教育材料、外请督导、制定激励措施等方式激发和维持变革。根据施恩的领导力互动学说，领导力通过关注和强调证据临床转化中的情境因素和下属因素发挥作用，通过开展变革前的情境分析、证据与实践的差距分析以及证据转化的 FAME 分析，对循证实践所在临床情境的主流文化、人际关系和领

导方式、管理方法、传统的实践方式进行评估，对证据临床转化和应用的可行性、适宜性、患者接受度进行综合分析，同时通过相应的促进因素，改变护理人员的态度、习惯、技能、思维方式和工作方法，从而推进循证护理实践。

二、发挥领导力以促进证据临床转化的策略

1. 发挥领导力对循证实践相关变革的引导、策划和协调作用　在循证护理实践中，领导力往往起到对变革的引导和策划作用。本研究团队成磊、胡雁等采用扎根理论方法，对2015年以来参与我国24项循证护理实践项目的56名项目负责人和病房护理管理者进行个人深入访谈。研究发现，我国一线护理管理者在循证护理实践中主要发挥了激发共同愿景、策划实施项目、组织并协调资源、促进利益相关方之间的合作，并招募团队成员的领导力作用。该研究构建了以“生根”为核心的我国循证护理实践中证据转化概念模式，并在变革型领导力理论指导下提出，在循证护理实践中的领导行为主要表现为对变革的引导、策划和协调作用。具体表现为：敏感地意识到临床患者的需求，汇总临床问题，引导团队成员共同的愿景，带领团队成员策划循证护理项目，组织和协调人财物等资源，协调各利益相关者（如行政管理、医疗、护理、理疗、物流、信息系统等方面的专业人员）之间的合作。另外，该研究也揭示出更深层次的领导力激励和协调行为，包括反思个人价值观和承担风险、促进维持和常态化等。该研究结果提示，循证护理实践过程中，管理者的领导力表现在通过全方面展现领导行为使循证实践获得近期和远期效果，在系统有形的流程和无形的理念中“生根”。

卢芳燕等开展“肝胆胰外科短期留置和早期拔除导尿管的循证实践”，在护士长的策划下构建以科主任、医疗组长、护士长为核心的多学科团队，建立了以科学管理导尿管为目标的持续质量改进方案，组织科室住院总医师和责任组长开展证据解读，制订肝胆胰外科短期留置导尿管和早期拔除导尿管标准化作业流程，并引导科室成员重新评估原有的“肝胆胰外科术后患者导拔管前要夹管”做法是否具有循证依据，并协调医院信息部门设置医疗成组医嘱，并将拔管时间预设在手术次日，提醒医护人员评估拔管必要性。可见，护士长的策划、引导和协调作用是上述循证护理实践项目成功的关键领导力。

2. 循证护理实践中领导者因势利导的权变管理可强化过程管理的把握度　在循证护理实践过程中，护理领导力可通过不同途径发挥作用，高效的管理者可推动“自上而下”和“自下而上”护理变革并均可获得成功。本团队的对循证护理实践过程的研究提示，在具备清晰的层级化结构临床管理体系中，“服从权威”在循证实践中是一个明显的情境因素，管理者的行政权力虽然可推动证据快速进入临床系统，但在证据转化过程中，系统的权威可能反而阻碍护士应用证据的自觉性。护理人员会将循证实践与日常护理工作的关系割裂，甚至在两者之间引发优先性竞争。因此，领导者应在权变领导理论指导下，充分考量情境因素的作用，因势利导，动态评估不同下属的准备度、情境的适宜程

度，采用整合的视角参与式管理的模式推动证据的临床转化，从系统层面和个体层面做到证据、流程、管理的融合，成为护理实践不断更新的动力。葛向煜等在开展“预防气管插管非计划性拔管循证实践项目”中，检索到的证据包括“每班采用 CAM - ICU 量表进行 ICU 患者谵妄评估(B级推荐)”，但在证据转化时，一线护理人员虽然认同“采用 CAM - ICU 量表进行 ICCU 患者谵妄评估”，但认为晚上开展评估会影响周围患者的睡眠，适宜性欠缺，而研究者认为仅仅白班的评估不能充分了解患者的谵妄风险，经过 ICU 护理管理者组织项目团队的多次可行性、适宜性分析后，该证据的执行方式调整为“每天白班和夜班熄灯前开展一次谵妄评估，另外患者出现精神状态急性改变时按需评估”。该案例也折射出护理管理者在推动循证实践落地临床中的重要作用。

在以“自上而下”启动的证据转化中，管理者可在循证实践中发挥重要作用，在此情境下，一线护士的顺从通常会加快证据的转化，但可能掩盖其他的真实态度行为，故应重点激励下属的主动性和创新性。而由一线护士感受到临床问题与证据之间的差距后主动发起的“自下而上”证据转化项目，若缺乏管理者的支持，则可能因为系统中其他成员对权威的服从及保持和谐的态度而使变革受阻，在“预防气管插管非计划性拔管循证实践项目”中，管理者的这种协调作用营造了支持性的组织和包容失败的团队氛围。因此具备权变管理能力是管理者评估证据转化适宜性、可行性，采取针对性应对策略的必要条件，领导者可通过建立各类专题的管理小组，如质量管理小组、安全管理小组、院感控制小组、制度和流程小组等，将领导和管理权力下放，采用项目管理、主动授权的方式，推动证据根据情境需求进行裁剪，匹配情境要求。

3. 循证护理实践中发挥领导力对变革的激励和督促作用　在循证护理实践过程中，面对来自人力、设备、材料、制度、环境的各类障碍因素，群体成员往往表现出畏难情绪和退缩行为，管理者的核心领导力就是激励，根据综合激励理论，该激励作用是通过组织差距分析以激发群体成员对存在问题的认识变革的必要性和动机；通过开展培训以提高所需的知识、态度、技能，提高其期望水平；通过参与式管理、流程优化、制度建设、绩效考核优化等措施，使得变革的效价及自身关联性最大化。顾莺等在开展儿科外周静脉留置针维护的循证实践项目中，将7项小儿静脉留置针管理的证据应用到心胸外科儿科病房，在此过程中，激励是管理者最主要的领导行为，激励病房护士分析病房存在“95%的患儿接受外周静脉留置但相关并发症高”的现况，建立项目团队，营造“善于接纳和改变的病房氛围”，鼓励团队成员完善管理制度、优化外周静脉留置管理流程、开展障碍因素分析和处理，并将证据制度化，纳入病房质量审查体系，将变革行为与员工的绩效挂钩。同时为了使变革得以维持，循证实践的目标从完成单次任务上升为，将项目及项目背后的循证理念、评判性思维以及共同决策等能力的培养一并纳入儿科新护士专业能力持续发展计划中。这样，通过将组织策略和个人发展联系在一起，即使系统中的护理管理者离开应用场所，循证实践的内容和方法仍然能够延续和维持。

第五节　加强循证实践团队管理者的领导力培训

一、加强一线管理者领导力培训，营造对循证变革的支持性氛围

领导力作为第二生产力是变革的力量，是高效运作的组织重要的核心竞争力。组织变革是在稳定可控的状态下有序改革与渐进的形态更替。应培养一线管理者卓越的领导力，包括敏锐的辨别力、组织变革的能力，以及激励群体成员的能力。当制度化的程序日益成为组织发展的障碍时，群体成员就会产生对变革的呼唤，管理者应能敏锐地识别这种障碍和其带来的变革需求。对旧制度和规范带来的弊端日渐凸显时，就会促使领导者和群体成员组织获得新知识和技能的动机，这是管理者把握变革时机、开展循证实践，促进证据转化的重要机会，期间领导者发挥激励、引导、策划、协调的领导力作用至关重要，而因势利导、因地制宜是成功领导的要素。衡量变革是否成功的标志是员工的积极行为以及决断力的提升。因此加强对一线管理者领导力培训，营造变革的组织文化是推动循证实践的重要途径。

我国一线护理管理者在循证护理实践项目中的领导行为主要表现在以下方面：意识到临床环境的需要，激发共同愿景，策划实施项目，组织和协调资源，促进利益相关者（如行政、医药、护理、理疗、物流、信息系统等方面的人士）之间的合作。但本团队的研究也发现，我国一线护理管理者倾向于将循证护理应用项目视为其行政管理职责之一。在一些深层次的领导力要求，如反思和澄清个人价值观和承担风险、促进维持和常态化等方面，管理者所表现出来的相关行为却并不多。这与组织文化、领导者对循证护理实践的认识和临床情境密切相关。领导者必须不断使个人与系统之间的目标保持一致，通过全方面展现领导行为使循证护理实践中证据应用取得近期和远期效果，才能在系统有形的流程和无形的理念中“生根”。

舍曼（Sherman）等提出领导力胜任培训模型，护理管理者领导力教育培训的内容包括评判性思维、创造性思维、有效决策、人力资源管理、冲突处理、关注患者-下属-自身发展、自我超越、护理服务营销等，重点提升护理管理者的创新、开拓、变革意识，制定愿景和战略规划、激励和人才培养的策略，培训方式包括专题讲座、理论授课、小组讨论、角色扮演等互动式、案例式形式。护理管理者积极主动的策略如建立共同的组织目标、创建护士教育培训的机会、职业发展途径、畅通的组织沟通、参与式管理、开放的管理风格、合作的工作环境和团队精神等，都可促进有效变革。

二、加强一线管理者循证护理过程管理培训，促进变革的启动和维持

护理管理者应在循证护理实践中更全面地展现其推动证据应用的领导力，带领一线

护士学习循证实践的理念和方法，循证实践能力的培训课以循证案例分析为起点，引导管理者切实理解循证实践以解决临床问题为中心，而非单纯依赖临床权威的行政力量推动证据应用。

本研究团队对循证护理实践的扎根理论研究发现，在我国护理领域开展的循证护理实践项目出现两个新的变革型领导行为——“准备自己”和“继续下去”。“准备自己”是循证实践中一线管理者自身装备循证知识和方法，准备解决应用问题。需要培训管理者在证据转化过程中接受如何移除系统体制上的障碍、把个人价值观与系统目标相结合等循证实践等相关领导行为。对管理者领导力的培训可提升医护人员对临床实践指南推荐建议的使用度。如果这些一线管理者没有做好充分准备，他们对循证实践的信心和其他医护人员心中的信誉度可能会受挫，证据临床转化的深度和广度可受到较大的影响。第二类领导行为“继续下去”侧重于证据内容和方法的维持，而相关的领导力行为贯穿于整个循证护理实践的过程中。一线管理者将证据纳入临床规范和流程，并鼓励医护人员继续使用循证方法解决未来的问题。在保持循证实践项目的持续性上，应至少关注两个层面上的要求。在第一个层面，为了避免“创新蒸发”的风险，证据必须被制度化为系统内在的流程，使系统的结构和过程与最新证据要求相一致。在第二个层面，为了使临床实践不断得到最新科学证据的优化，循证护理实践的目标需要从完成单次任务上升为把循证理念和思维，与评判性思维和共同决策等能力的培养一起一并纳入医护人员专业能力持续发展计划中。这样，即使系统中的管理者离开应用场所，循证实践的内容和方法仍然能够延续和维持。这样可将组织策略和个人发展联系在一起可促进循证实践的可持续发展。

因此，应通过过程管理推动适宜的证据进入系统流程，并将关注点放在培养和发展管理者和一线专业医护人员循证实践的专业能力上，以保证证据转化具有可持续性，并能够在继续发现问题、通过循证实践解决问题过程中开启新的良性循环。

三、选拔合适的循证护理实践项目负责人

对循证护理实践项目管理者的选拔对项目成功起到重要作用。变革动机、循证能力、专业影响力以及领导力是项目管理者的主要能力要求。循证护理实践有 3 种类型的正式的领导者（或称为项目负责人）——护理管理者、一线护士骨干、学术机构研究者，这 3 种领导人分别采用不同的证据应用途径。当管理者不是项目负责人时，鉴于其行政职务，他们仍然可以协调资源、获得各方面支持来推动证据应用。同时，一些项目中还涌现了临床“变革骨干”，他们带头在临床实践中应用证据，协助负责人培训其他护士，辅助管理者进行质量审查。这种正式和非正式领导模式相互交织在一起，使证据能够在临床实践中“生根”。在新的驱动力（如证据与实践的差距）出现后，一些非正式的领导者可被授权成为正式负责人，带领开展新的循证实践项目。外来的项目负责人虽然可以打破内部组织原有的羁绊，为组织变革带来崭新的起点，但在障碍因素克服和变革的维持上仍然

存在较大困难。即使是最佳的科学证据，在临床转化过程中也需要认真考虑系统文化的影响，尊重临床人员的意见，通过证据解读和现况分析，逐渐使利益相关者熟悉并对证据产生信心。此外，外部项目负责人需要有意识的逐渐培养临床内部团队，协助临床护士建立起自己的工作思路和方法。在外部负责人逐渐撤离证据应用项目之后，相关实践内容依然能够得到维持。

综上所述，在循证护理实践过程中，管理者的领导力是确保证据转化与情境需求匹配，并能够在系统流程、临床实践和医护人员专业能力提升中"生根"的重要保证。对管理者领导力和循证护理能力的培训是保证循证实践获得成功的前提。

（胡　雁　徐　蕾）

参考文献

[1] 成磊，冯升，胡雁，等. 我国循证护理实践中证据应用概念模式的构建[J]. 护理学杂志，2019，34(3)：72－77.

[2] 顾莺，胡雁，张玉侠，等. 儿科外周静脉留置针维护的最佳证据应用[J]. 护理学杂志，2014，29(15)：52－55.

[3] 胡雁，周英凤，邢唯杰，等. 推动证据临床转化(一)，促进健康照护领域科学决策[J]. 护士进修杂志，2020，35(7)：606－610.

[4] 胡雁，周英凤，朱政，等. 通过循证护理实践，促进护理知识的转化[J]. 护士进修杂志，2015，30(11)：961－963.

[5] 刘建军. 领导学原理[M]. 4版. 上海：复旦大学出版社，2013：96－98.

[6] 乔恩. 豪威尔，丹科. 斯特利. 有效领导力[M]. 付炎，译. 北京：机械工业出版社，2003：8－11.

[7] 中国科学院"科技领导力研究"课题组，苗建明，霍国庆. 领导力五力模型研究[M]. 领导科学，2006(9)：20－23.

[8] AARONS G A, EHRHART M G, FARAHNAK L R, et al. Leadership and organizational change for implementation (LOCI): a randomized mixed method pilot study of a leadership and organization development intervention for evidence-based practice implementation [J]. Implement Sci, 2015,10:11.

[9] CHENG L, FENG S, HU Y, et al. Leadership practices of nurse managers for implementing evidence-based nursing in China [J]. J Nurs Manag, 2018,26(6):671－678.

[10] HARGROE E C. Two conceptions of institutional leadership. Edited by Jones B. D: Leadership and Politics [M]. Lawrence, Kansas: University Press of Kansa, 1989:57－83,289－294.

[11] KOUZES J M, POSNER B Z. The leadership challenge: how to make extraodinary things happen in organizations [M]. 6th ed. Hoboken, NJ: John Wiley & Sons, 2017.

[12] SHERMAN R O, BISHOP M, EGGENBERGER T, et al. Development of a leadership competency model [J]. J Nurs Adm, 2007,37(2):85－94.

[13] TAYLOR R, WEBSTER-HENDERSON B. The Essentials of Nursing Leadership [J]. Los Angeles: SAGE, 2016:210－240.

附录 各类论文的报告规范

一、原始研究的报告规范

（1）随机对照研究的报告规范（consolidated standards of reporting trials，CONSORT）见附表1。

附表1 CONSORT 清单

内容与主题	条目	描述
标题与摘要		
	1a	文题能识别是随机临床试验
	1b	结构式摘要，包括试验设计、方法、结果、结论几个部分
引言		
背景和目的	2a	科学背景和对试验理由的解释
	2b	具体目的或假设
方法		
试验设计	3a	描述试验设计（诸如平行设计、析因设计），包括受试者分配入各组的比例
样本大小	3b	试验开始后对试验方法所作的重要改变（如合格受试者的挑选标准），并说明原因
受试者	4a	受试者合格标准
	4b	资料收集的场所和地点
干预措施	5	详细描述各组干预措施的细节以使他人能够重复，包括它们实际上是在何时、如何实施的
结局指标	6a	完整而确切地说明预先设定的主要和次要结局指标，包括它们是在何时、如何测评的
	6b	试验开始后对结局指标是否有任何更改，并说明原因
样本量	7a	如何确定样本量
	7b	必要时，解释中期分析和试验中止原则
随机方法		
序列的产生	8a	产生随机分配序列的方法
	8b	随机方法的类型，任何限定的细节（如怎样分区组和各区组样本多少）

（续表）

内容与主题	条目	描　述
分配隐藏机制	9	用于执行随机分配序列的机制（如按序编码的封藏法），描述干预措施分配之前为隐藏序列号所采取的步骤
实施	10	谁产生随机分配序列，谁招募受试者，谁给受试者分配干预措施
盲法	11a	如果实施了盲法，分配干预措施之后对谁设盲（如受试者、医护提供者、结局评估者），以及盲法是如何实施的
	11b	如有必要，描述干预措施的相似之处
统计学方法	12a	用于比较各组主要和次要结局指标的统计学方法
	12b	附加分析的方法，诸如亚组分析和校正分析
结果		
受试者流程（极力推荐使用流程图）	13a	随机分配到各组的受试者例数，接受已分配治疗的例数，以及纳入主要结局分析的例数
	13b	随机分组后，各组脱落和被剔除的例数，并说明原因
招募受试者	14a	招募期和随访时间的长短，并说明具体日期
	14b	为什么试验中断或停止
基线资料	15	用一张表格列出每一组受试者的基线数据，包括人口学资料和临床特征
纳入分析的例数	16	各组纳入每一种分析的受试者数目（分母），以及是否按最初的分组分析
结局和估计值	17a	各组每一项主要和次要结局指标的结果，效应估计值及其精确性（如95%可信区间）
	17b	对于二分类结局，建议同时提供相对效应值和绝对效应值
辅助分析	18	所做的其他分析的结果，包括亚组分析和校正分析，指出哪些是预先设定的分析，哪些是新尝试的分析
危害	19	各组出现的所有严重危害或意外效应
讨论		
局限性	20	试验的局限性，报告潜在偏倚和不精确的原因，以及出现多种分析结果的原因（如果有这种情况的话）
可推广性	21	试验结果被推广的可能性（外部可靠性、实用性）
解释	22	与结果相对应的解释，权衡试验结果的利弊，并且考虑其他相关证据
其他信息		
试验注册	23	临床试验注册号和注册机构名称
试验方案	24	如果有的话，在哪里可以获取完整的试验方案
资助	25	资助和其他支持（如提供药品）的来源，提供资助者所起的作用

资料来源：周庆辉，卞兆祥. CONSORT 2010 声明：报告平行对照随机临床试验指南的更新[J]. 中西医结合学报，2010，8(7)：604-611.

（2）非随机对照研究的报告规范（transparent reporting of evaluations with nonrandomized designs，TREND）见附表 2。

附表 2　TREND 清单

内容与主题	条目	描　述
标题与摘要	1	①研究对象如何分配到各个干预组；②摘要结构化；③研究对象或抽样的相关信息
介绍		
背景	2	①科学背景与理论的解释；②行为干预设计中应用的理论
研究对象	3	①入选标准；②征集受试者的方法；③征集环境；④数据收集的环境和地点
干预	4	各组干预的细节以及何时、如何实施
目标	5	设定的目标和假说
结局	6	明确定义主要和次要结局指标，描述收集数据的方法和提高测量水平的方法以及与证实测量工具有效性相关的信息，如对心理和生物学特性的测量
样本大小	7	样本量如何确定，如有可能，应解释中期分析和终止试验的条件
分配方法	8	①分配单位；②分配方法；③为减少因非随机化而可能出现的偏倚所采取的措施
盲法	9	研究对象、干预实施人员、结局评估人员是否并不知晓分组情况？如果是，盲法是否成功，如何评价
分析单位	10	①描述用于评价干预措施效果的最小分析单位；②如果分析单位和分配单位不同，需要使用分析方法来进行换算
统计学方法	11	①比较各组主要结局使用的统计学方法，包括相关数据的综合法；②其他分析方法，如亚组分析和调整分析；③如果用到缺失数据，还应考虑到缺失数据的处理方法；④统计软件或程序
		附加分析的方法，诸如亚组分析和校正分析
结果		
研究对象的流动	12	各个阶段研究对象的流动情况，如登记、分配、实施干预、随访、分析（重点建议使用流程图）
征集研究对象	13	征集和随访的时间范围
基线数据	14	①各组基线人口学特征和临床特征；②与特定疾病预防研究有关的每个研究状况的基线特征；③总体和研究人群中失访组与在访组基线情况的比较；④基线研究人群和关注的目标人群的比较
基线一致性	15	各研究组基线一致性的数据和用于控制基线差异大统计方法
分析的数字	16	①纳入每个分析组的研究对象数目（分母），尤其是结局不同时会发生变化的分母，如可能使用绝对数字来表述结果；②是否进行了意向性分析（ITT），如果没有，应说明分析中如何处理不依从的研究对象数据
结局和估计	17	①对每个主要和次要结局，报告各组综合结果，估计效应大小，使用可信区间描述精确度；②列入无效和负性结果；③如有其他干预的因果通路，还需附加列入
辅助分析	18	总结分析结果，包括亚组分析和调整分析，阐明哪些分析是预先设定的，哪些是探索性的
不良反应事件	19	各个干预组所有重要的不良反应事件或不良反应

（续表）

内容与主题	条目	描　述
讨论		
解释	20	①结合研究假设、潜在偏倚的来源或测量的不精确性以及累加分析有关的风险，对结果进行解释；②关于结果的讨论，应考虑干预措施起作用的
可推广性	21	试验结果的可推广性（外部有效性）
证据总体	22	结合现有的证据，对结果进行全面的解释

资料来源：罗晓敏，詹思延. 如何撰写高质量的流行病学研究论文　第六讲　非随机对照试验研究报告规范——TREND 介绍[J]. 中华流行病学杂志，2007，28(4)：408－410.

（3）观察性研究的报告规范（strengthening the reporting of observational studies in epidemiology，STROBE）见附表 3。

附表 3　STROBE 清单

内容与主题	条目	描　述
标题与摘要	1	①在题目或摘要中用常用术语表明研究所采用的设计；②在摘要中对所做工作和获得的结果作一个简明的总结
引言		
背景和原理	2	解释研究的科学背景和原理
目的	3	阐明具体研究目的，包括任何预先设定的假设
方法		
研究设计	4	尽早陈述研究设计的关键内容
研究设置	5	描述研究机构、研究地点及相关资料，包括招募的时间范围、暴露、随访和数据收集等
参与者	6	①队列设计——描述纳入标准，参与者的来源和选择方法，随访方法；病例对照研究——描述纳入标准，病例和对照的来源及确认病例和选择对照的方法，病例和对照选择的原理；横断面设计——描述纳入标准，参与者的来源和选择方法；②队列设计——对于配对设计，应说明配对标准及暴露和非暴露的人数；病例对照设计——对于配对设计，应说明配对标准和每个病例配对的对照数
变量	7	明确定义结局、暴露、预测因子、可能都混杂因素及效应修饰因素，如果相关，给出诊断标准
数据来源/测量	8	对每个有意义的变量，给出数据来源和详细的测量方法。如果有一个以上的组，描述各组之间测量方法的可比性
偏倚	9	描述解决潜在偏倚的方法
样本大小	10	描述样本量的确定方法
定量变量	11	解释定量变量是如何分析的。如何相关，描述分组的方法和原因
统计方法	12	①描述所用的所有统计方法，包括减少混杂因素的方法；②描述所有分析亚组和交互作用的方法；③解释如何解决数据缺失；④队列设计——如果相关，描述解决失访问题的方法；病例对照研究——如果相关，描述如何对病例和对照进行配对，横断面设计——如果相关，描述考虑到抽样策略的分析方法；⑤描述所用的灵敏性分析方法

（续表）

内容与主题	条目	描 述
结果		
参与者	13	①报告研究各阶段参与者的人数，如可能合格的人数、参与合格性检查的人数、证实合格的人数、纳入研究的人数、完成随访的人数及完成分析的人数；②解释在各阶段参与者退出研究的原因；③考虑使用流程图
描述性数据	14	①描述参与者的特征（如人口统计学、临床和社会特征）以及暴露和潜在混杂因素的相关信息；②描述就每一个待测变量而言缺失数据的参与者人数；③队列设计——总结随访时间（如平均随访时间和全部随访时间）
结局数据	15	①队列设计——报告随时间变化的结局事件数或综合指标；②病例对照设计——报告各种暴露类别的人数或暴露综合指标；③横断面设计——报告结局事件数或综合指标
主要结果	16	①报告未校正的估计值，如果相关，给出混杂因素校正后的估计值及其精确度（如95%可信区间）。阐明按照哪些混杂因素进行了校正以及选择这些因素进行校正的原因；②如对连续变量进行分组，要报告每组观察值的范围；③对有意义的危险因素，最好把相对危险转化成针对有意义的时间范围的绝对危险度
其他分析	17	报告进行过的其他分析，如亚组分析、交互作用分析和灵敏性分析
讨论		
关键结果	18	根据研究目标概括关键结果
局限性	19	讨论研究的局限性，包括潜在偏倚或不准确的来源。讨论任何潜在偏倚的方向和大小
解释	20	结合研究目标、研究局限性、多重分析、相似研究的结果和其他相关证据，谨慎给出一个总体的结果解释
可推广性	21	讨论研究结果的普适性（外推有效性）
其他信息		
资金来源	22	提供研究资金的来源和资助机构在研究中的作用，如果相关，提供资助机构在本文基于的初始研究中的作用

资料来源：赵乐.加强流行病学中观察性研究报告质量（STROBE）声明：观察性研究报告规范[J].世界临床医学，2008，2(1)：78-82.

（4）诊断准确性研究的报告规范（standards for reporting of diagnostic accuracy studies，STARD）见附表4。

附表4　STARD清单

内容与主题	条目	描 述
Title or abstract	1	dentification as a study of diagnostic accuracy using at least one measure of accuracy（such as sensitivity，specificity，predictive values，or AUC）

（续表）

内容与主题	条目	描　述
Abstract	2	Structured summary of study design, methods, results, and conclusions (for specific guidance, see STARD for Abstracts)
Introduction	3	Scientific and clinical background, including the intended use and clinical role of the index test
	4	Study objectives and hypotheses
Methods		
Study design	5	Whether data collection was planned before the index test and reference standard were performed (prospective study) or after (retrospective study)
Participants	6	Eligibility criteria
	7	On what basis potentially eligible participants were identified (such as symptoms, results from previous tests, inclusion in registry)
	8	Where and when potentially eligible participants were identified (setting, location, and dates)
	9	Whether participants formed a consecutive, random, or convenience series
Test methods	10a	Index test, in sufficient detail to allow replication
	10b	Reference standard, in sufficient detail to allow replication
	11	Rationale for choosing the reference standard (if alternatives exist)
	12a	Definition of and rationale for test positivity cut-offs or result categories of the index test, distinguishing pre-specified from exploratory
	12b	Definition of and rationale for test positivity cut-offs or result categories of the reference standard, distinguishing pre-specified from exploratory
	13a	Whether clinical information and reference standard results were available to the performers or readers of the index test
	13b	Whether clinical information and index test results were available to the assessors of the reference standard
Analysis	14	Methods for estimating or comparing measures of diagnostic accuracy
	15	How indeterminate index test or reference standard results were handled
	16	How missing data on the index test and reference standard were handled
	17	Any analyses of variability in diagnostic accuracy, distinguishing pre-specified from exploratory
	18	Intended sample size and how it was determined
Results		
Participants	19	Flow of participants, using a diagram
	20	Baseline demographic and clinical characteristics of participants
	21a	Distribution of severity of disease in those with the target condition
	21b	Distribution of alternative diagnoses in those without the target condition
	22	Time interval and any clinical interventions between index test and reference standard
	23	Cross tabulation of the index test results (or their distribution) by the results of the reference standard

（续表）

内容与主题	条目	描　述
	24	Estimates of diagnostic accuracy and their precision (such as 95% confidence intervals)
	25	Any adverse events from performing the index test or the reference standard
Discussion	26	Study limitations, including sources of potential bias, statistical uncertainty, and generalisability
	27	Implications for practice, including the intended use and clinical role of the index test
Other information	28	Registration number and name of registry
	29	Where the full study protocol can be accessed
	30	Sources of funding and other support; role of funders

资料来源：PATRICK M B, JOHANNES B R, DAVID E B, et al. STARD 2015: an updated list of essential items for reporting diagnostic accuracy studies accuracy studies [J]. BMJ, 2015,351: h5527.

（5）病例报告研究的报告规范（case report guidelines checklist，CARE）见附表 5。

附表 5　CARE 清单

内容与主题	条目	描　述
文题	1	词语“病例报告”应与本报告中最受关注的内容同时列于文题中
关键词	2	4～7 个关键词——包括关键词“病例报告”
摘要	3a	背景：本病例报告为已有的医学文献增添了什么新的内容？
	3b	病例小结：主诉、诊断、干预、结局
	3c	结论：从本病例中主要“获取”了什么经验
引言	4	当前的医疗标准以及本病例的贡献——列出参考文献（1～2 段文字）
时间表	5	将本病例报告中的信息按时间轴列成表或图
患者信息	6a	对病例的人口统计学信息以及其他患者和当事人的信息予以隐私保护
	6b	主诉——促使患者本次就诊的主要症状
	6c	相关既往史，包括既往的干预措施和结局
体格检查	7	相关的体检发现
诊断评估	8a	评估内容，包括调查、实验室检查、影像学检查等
	8b	诊断推理，包括考虑到的其他诊断以及存在的困难
	8c	考虑提供与评估、诊断和干预相关的图或表
	8d	提供预后特征（如适用）
干预	9a	干预类型，如推荐的生活方式、治疗、药物疗法、手术等
	9b	干预管理，如剂量、强度、持续时间
	9c	记录干预的变化，以及相应的解释说明
	9d	其他同时实施的干预

（续表）

内容与主题	条目	描　述
随访和结局	10a	临床医师的评估(如合适的话,增加患者或当事人对结局的评价)
	10b	重要的随访诊断评估结果
	10c	对干预依从性和耐受性进行评估,包括不良反应
讨论	11a	对作者在处理本病例时的优势和局限性进行讨论
	11b	详细指出如何将本病例报告告知临床实践或临床实践指南(clinical practice guideline, CPG)
	11c	基于本病例报告,如何提出一个可检验的假设
	11d	结论及其理论依据
患者观点	12	患者或当事人对此次医疗过程的评价(如适用)
知情同意书	13	绝大多数期刊要求提供病例报告中的患者的知情同意书
其他信息	14	致谢部分;竞争性利益;如有需要,提供伦理审查委员会的证明

资料来源:黄文华.国际临床病例报告撰写要求的最新进展—2016年CARE清单及国际著名医学期刊病例报告投稿要求[J].肿瘤,2016,36:1402-1406.

(6) 质性研究的报告规范(consolidated criteria for reporting qualitative research, COREQ)见附表6。

附表6　COREQ清单

编号	条目	提示性问题/描述
第一部分　研究团队和过程反映		
研究者个人特征		
1	访谈者/组织者	哪位(些)文章作者实施的访谈或焦点组访谈
2	学位/学历	研究者的学位是什么
3	职业	在研究进行时,研究者的职业是什么
4	性别	研究者是男性还是女性
5	经验和培训	研究者的经验和培训情况如何
研究者与参与者的关系		
6	关系建立	与参与者的关系是在开始研究前就建立了吗
7	参与者对访谈者的了解	参与者了解访谈者的哪些信息?如个人目标及研究依据和理由
8	访谈者特征	文中报告了访谈者/组织者的哪些特征?如偏倚、研究结果猜测、进行研究的原因和兴趣
第二部分　研究设计		
理论框架		
9	方法学观念和理论	文章报告了哪些在研究中被应用的方法学观念、理论和方法?如扎根理论、话语分析、人种学和内容分析

（续表）

编号	条目	提示性问题/描述
选择参与者		
10	抽样	如何选择参与者？如目的性抽样、便利性抽样、连续性抽样、滚雪球抽样
11	与参与者沟通的方法	如何与参与者沟通？如面对面、电话、信件或电子邮件
12	样本量	研究中有多少参与者
13	拒绝参加研究或中途脱落	多少人拒绝参加研究或中途脱落？原因何在
场所		
14	资料收集场所	在哪里收集的资料？如家里、诊所或工作场所
15	在场的非参与者	除了参与者与访谈者外，是否还有其他人在场
16	样本描述	样本的主要特征都是什么？如人口学信息和日期
收集资料		
17	访谈提纲	访谈中所用到的问题、提示和提纲等是否由文章作者提供？是否经过预访谈检验
18	重复访谈	是否进行过重复访谈？如果进行过，有多少次
19	音/像录制	研究是否通过录音或录像收集资料
20	场记	在个体访谈/焦点组访谈过程中和/或结束后是否作了场记
21	时长	个体访谈或焦点组访谈的时长是多少
22	信息饱和	是否讨论了信息饱和问题
23	转录文字返还	访谈转录成文字后是否返还给参与者征询意见和/或纠正错误
第三部分	分析和结果	
分析资料		
24	资料编码的数量	共用了多少个代码对资料进行编码
25	描述编码树	作者是否描述了编码树
26	主题来源	主题是预设的，还是源自获得的资料
27	软件	如果用了软件来管理资料，软件的名称和必要信息是什么
28	参与者检查	参与者是否提供了对研究结果的反馈
报告		
29	报告引文	是否用了参与者引文来说明主题或结果？每条引文是否都有身份标记？如参与者编号
30	资料和结果的一致性	根据报告的资料能否得出研究的结果
31	重要主题的清晰报告	研究结果中是否清晰报告了重要主题
32	次要主题的清晰报告	是否有对特殊案例的描述和对次要主题的讨论

资料来源：费宇彤，刘建平，于河，等. 报告定性研究个体访谈和焦点组访谈统一标准的介绍[J]. 中西医结合学报，2008，6(2)：115－118.

二、证据整合研究的报告规范

(1) 量性研究系统评价的报告规范(preferrend reporting items for systematic review and Meta-analysis, PRISMA)见附表7。

附表7　PRISMA 2020 清单

项目	编号	内　容
标题	1	明确报告该研究为系统评价
背景		
目的	2	清晰描述该系统评价研究的主要目的或问题
方法		
合适的标准	3	报告纳入与排除标准
信息来源	4	报告文献的信息来源(如数据库、注册平台)及每个资源最后检索到的日期
偏倚风险	5	描述用于评价纳入研究偏倚风险的方法
结果合成	6	明确结果合成及呈现的方法
结果		
纳入研究	7	呈现纳入研究和研究对象的数量,每个研究的相关特征
结果合成	8	报告主要结果,最好呈现每个结果中的研究数量和受试者数量。如果进行了 Meta 分析,报告合并效应量及置信/可信区间。如果进行了不同组的比较,需描述效应方向(支持哪个组)
讨论		
证据局限性	9	简单总结纳入证据的局限性(如研究的偏倚风险、不一致性和不精确性)
解释	10	简要解释结果及结果的重要意义
其他		
资金	11	明确该系统评价的主要资金来源
注册	12	提供注册题目及注册号

资料来源:高亚,刘明,杨珂璐,等.系统评价报告规范:PRISMA 2020 与 PRISMA 2009 的对比分析与实例解读[J].中国循证医学杂志,2021,21(5):606-616.

(2) 质性研究系统评价的报告规范(enhancing transparency in reporting the synthesis of qualitative research, ENTREQ)见附表8。

附表 8　ENTREQ 清单

内容与主题	条目	指导和描述
目的	1	陈述研究问题及合成写法
合成方法学	2	确定支撑合成的方法或理论框架，并根据选择的方法阐述原理（如 Meta 民族志、主题分析综合法、关键解释合成、扎根理论合成、现实主义者综合法、累积 Meta 分析、Meta 研究、框架合成）
检索方法	3	指出检索是否预先计划（包括制订全面的检索策略去寻找所有可用的研究）或可重复（寻找所有可用的概念直到达到理论性饱和）
纳入标准	4	详细说明纳入排除标准（如依据人口、语言、年份限制、出版物的类型、研究类型）
资料来源	5	当进行检索时，描述所使用的信息来源（如电子数据库 MEDLINE、EMBASE、CINAHL、psycINFO、Econlit）；灰色文献数据库（数字论文，政策报告）；相关组织网站；专家意见；通用网站搜索（google 学术搜索）；手工检索；参考文献等。并提供使用这些资料来源的理由
电子检索策略	6	描述文献检索的过程（如提供带有与人口、临床或健康主题、经验或社会能力等方面相关术语的电子检索策略，定性研究滤器和检索限制）
研究筛选方法	7	描述研究筛选的过程（如依据标题、摘要或全文进行筛选，及筛选研究的独立评价者数量）
研究特征	8	说明纳入研究的特征（如出版年份、国家、参与者数量、资料收集过程、研究方法学、资料分析方式及研究问题）
研究筛选结果	9	确定筛选出来的研究数量并提供排除研究的原因（如进行全面的检索，提供纳入研究的数量和排除研究的理由，并用图/流程图表示；重复检索并分别描述纳入和排除标准是基于研究问题的修改，和/或对理论发展作出贡献）
评价的基本原理	10	描述用于评价纳入研究特征或选定结果的基本原理和方法（如行为的有效性和稳定性评价，报告的透明度评价，结果的内容及效用评价）
评价条目	11	陈述用于评价研究和选择结果的工具，如现有的工具（CASP、QARI、COREQ、Mays、Pope）或评价者开发的工具，并描述和评估研究小组、研究设计、资料分析及解释、报告规范等方面的情况
评价过程	12	指出评价是否由多个评价者独立进行及是否需要达成共识
评价结果	13	说明质量评价的结果，如果有可能的话，指出哪些文章是基于评价衡量/排除的，并给出理由
资料提取	14	说明对主要研究的哪些部分进行了分析及资料如何从主要研究中提取（例如，所有文本标题下的“结果/结论”都以电子信息的方式被录入计算机软件）
软件	15	如有，说明所使用的计算机软件

（续表）

内容与主题	条目	指导和描述
评价者数量	16	确定参与资料编码和分析的人员
编码	17	描述资料编码的过程（如逐行编码每个检索概念）
研究对比	18	描述研究内部和研究之间如何设置对比（如后续研究是被编码到预先存在的设想中的，新设想是在必要时创建的）

资料来源：钟珍梅，刘少堃，赵舒煊，等．提高定性研究合成报告透明度（ENTREQ）的指南解读[J]．循证医学，2015，15(5)：309－313.

（3）临床实践指南的报告规范（reporting items for practice guidelines in health care，RIGHT）见附表 9。

附表 9　RIGHT 清单

领域/主题	编号	条　目
基本信息		
标题/副标题	1a	能够通过题目判断为指南，即题目中应该明确报告类似“指南”或“推荐意见”的术语
	1b	报告指南的发表年份
	1c	报告指南的分类，即筛查、诊断、诊断、治疗、管理、预防或其他等
执行总结	2	对指南推荐意见进行汇总呈现
术语和缩略语	3	为避免混淆，应对指南中出现的新术语或重要术语进行定义；如果涉及缩略语，应该将其列出并给出对应的全称
背景		
简要描述指南制定的背景	4a	用描述基本的流性病学问题，比如患病率、不同人群和不同地区患病率的差异等
	4b	应描述由卫生问题导致的疾病负担，比如发病率、病死率、生活质量和成本等，尤其是不同人群和地区之间疾病负担的差异
指南的总目标和具体目的	5	应描述指南的总目标和具体要达到的目的，比如改善健康结局和相关指标（疾病的患病率和病死率），提高生活质量和节约费用等
目标人群	6a	应描述指南拟实施的主要目标人群
	6b	应描述指南拟实施时需特别考虑的亚组人群
指南的使用者和应用环境	7a	应描述指南的主要使用者（如初级保健提供者、临床专家、公共卫生专家、卫生管理者或政策制定者）以及指南其他潜在的使用人员
	7b	应描述指南针对的具体环境，比如初级卫生保健、中低收入国家或住院部门（机构）

（续表）

领域/主题	编号	条　　目
指南制订小组	8a	应描述参与指南制订的所有贡献者及其作用（如指导小组、指南专家组、外审人员、系统评价小组和方法学家）
	8b	应描述每个小组的基本信息，报告其头衔、职务、工作单位等信息
	8c	应描述指南的使用者如何参与指南制订过程
	8d	应描述指南的实施人群如何参与指南制订过程
	8e	提供至少一位指南的通讯作者以供其他人联系和反馈
证据		
卫生保健问题	9	应描述指南推荐意见所基于的关键问题，建议以 PICO（人群、干预、对照和结局指标）格式呈现
系统评价	10a	应描述该指南中的系统评价是指南制订工作组重新制作的，还是委托其他机构重新制作的，还是使用现有已经发表的系统评价
	10b	如果指南制订者使用已经发表的现有系统评价，请描述如何检索和纳入这些系统评价（提供检索策略、证据的筛选标准 W 及对系统评价方法学质量的判断等）
证据质量的分级	11	应描述对证据质量评价和分级的方法
推荐意见		
推荐意见	12a	应精确描述拟推荐的干预措施，以及实施干预措施的具体环境，从而让使用者具有可操作性
	12b	对于同一人群，应明确描述不同的治疗方案及其各自的利弊。对不同的亚组人群，应描述是否给与不同的推荐意见
	12c	应描述推荐意见的强度以及支持该推荐的证据质量
推荐意见的解释说明	13a	应描述在形成推荐意见时，是否考虑了目标人群的偏好和价值观。如果考虑，应描述确定和收集这些偏好和价值观的方法；如果未考虑，应给出原因
	13b	应描述在形成推荐意见时，是否考虑了成本和资源利用。如果考虑，应描述具体的方法（如成本效果分析）并总结结果；如果未考虑，应给出原因
	13c	应描述在形成推荐意见时，是否考虑了公平性、可行性和可接受性等其他因素
推荐意见达成共识的方法	14	应描述指南制订工作组的决策过程和方法，特别是形成推荐意见的方法（例如，如何确定和达成共识，是否进行投票等）
评审和质量保证		
外部评审	15	应描述指南制订后是否对其进行独立评审，如是，应描述具体的评审过程以及对评审意见的考虑和处理过程
质量保证	16	应描述指南是否经过了质量控制程序，如是，则描述其过程
资助与利益冲突声明及管理		
资金来源以及作用	17a	应描述指南制订各个阶段的资金来源情况
	17b	应描述资助者在指南制订不同阶段中的作用，以及在推荐意见的传播和实施过程中的作用

（续表）

领域/主题	编号	条　　目
利益冲突的声明和管理	18a	应描述指南制订相关的利益冲突类型（如经济利益冲突和非经济利益冲突）
	18b	应描述对利益冲突的评价和管理方法以及指南使用者如何获取这些声明
其他方面		
可及性	19	应描述在哪里可获取到指南、相应附件及其他相关文件
对未来研究或指南制订的建议	20	应描述当前实践与研究证据之间的差异，和/或提供对未来研究的建议
指南的局限性	21	应描述指南制订过程中的所有局限性（比如，制订小组不是多学科团队，或未考虑患者的价值观和偏好）及其对推荐意见有效性可能产生的影响

资料来源：CHEN Y L，YANG K H，MARUŠIC A，et al. A reporting tool for practice guidelines in health care：the RIGHT statement [J]. Ann Intern Med，2017，166(2)：128－132.

三、证据实施研究的报告规范

（1）质量改进研究的报告规范（standards for quality improvement reporting excellence，SQUIRE）见附表10。

附表10　SQUIRE清单

条目		描述	补充与解释
标题和摘要			
标题	1	以质量、安全性、有效性、患者为中心、及时性、成本、效率和医疗保健的公平性等字样体现改进医疗保健质量	指出干预的目的和场景
摘要	2	a. 提供充足的信息便于检索和索引；b. 使用结构式摘要（背景、目的、方法、干预、结果、结论）汇总文章关键信息，或按照发表期刊的要求进行归纳	背景中简要描述研究问题的重要性，目的中指出质量改进的具体目标，方法中涵盖质量改进的场所、参与者、干预措施、质量评价指标和评价方法，结果中呈现质量改进的效果及相关数据，结论应提出本次质量改进取得效果的原因
引言		为什么要开展此项研究	
问题描述	3	描述研究情境中存在的问题以及问题的性质和意义	突出临床现状与已知证据或最佳实践标准之间的差距
现有证据	4	总结临床问题已有知识，包括既往相关研究	

（续表）

条目		描述	补充与解释
理论依据	5	解释研究问题的正式/非正式框架、模型、概念和/或理论，采用干预措施的任何原因或假设，干预措施能够发挥作用的依据	阐述提高质量改进研究科学性和成功可能性的依据
具体目标	6	阐述质量改进项目的具体目标	体现研究情境、情境中的问题、与现有证据的差距、开展干预的依据和结果评价方法
方法		研究具体做了什么	
研究情境	7	描述质量改进干预初始的关键情境因素	如质量改进场所、患者类型和人数、工作人员概况、提供医疗服务的类型、所属系统、所拥有的资源、组织文化和环境特征
干预措施	8	a. 提供充分详实的干预细节，以供他人重复；b. 详细介绍干预团队的组成和特征	阐述每项干预措施的方法、频率、数量、材料或仪器及具体执行者。阐述团队成员的教育培训程度和临床经验、团队领导力来源、是否有多学科合作
方案设计	9	a. 评估干预效果的方法；b. 验证干预措施与干预结局关系的方法	明确效果评估的科研设计及资料收集方法
结局指标	10	a. 评价干预过程和干预结局的具体测量指标及其选择依据、操作性定义和信度、效度；b. 对影响干预成败、效率、成本的情境因素持续评估的方法；c. 保证评估完整性和数据准确性的方法	结局指标应考虑系统、工作人员及服务对象的改变
分析方法	11	a. 描述数据的定量、定性分析方法；b. 了解数据内部变异性的方法，包括时间效应变量	定性分析可用根本原因分析法、结构化访谈、现场观察；定量分析可用前后对照、时间序列分析、组间参数或非参数检验、回归分析等
伦理考虑	12	实施和评价干预措施的伦理问题及其解决方案，包括但不限于正式的伦理审查和潜在的利益冲突	报告通过伦理审查的机构
结果		研究发现了什么	
结果	13	a. 描述干预的初始方案及其随时间推移的演变，包括研究过程中对干预措施的修改，可用时间轴、流程图或表格呈现；b. 报告过程评价和结局评价的详细数据；c. 描述情境因素与干预效果之间的作用；d. 干预措施、结局、相关情境因素之间的关联；e. 非预期中的结果，如意料之外的收益、问题、失败或成本支出；f. 对缺失数据的描述	

(续表)

条目		描述	补充与解释
讨论		研究结果意味着什么	
总结	14	a. 总结研究的主要发现及其与理论依据和研究目标的关系；b. 总结项目的独特优势	
解释	15	a. 进一步解释干预措施与结果之间的关联；b. 本次研究发现与其他文献的对比；c. 阐述研究对实践者和系统的影响；d. 解释实际结果与预期结果之间的差异及原因，尤其是情境因素的影响；e. 成本与效益的权衡(包括机会成本)	
局限性	16	a. 研究推广性方面存在的局限性；b. 研究内部有效性方面的局限性，如设计、方法、测量或分析中存在的混杂或偏倚；c. 减少和控制局限性的措施	在外部推广性方面，应分析人力、领导力、组织文化等情境特征。在内部有效性方面，应探讨效果评价的科研设计是否足够严谨
结论	17	a. 总结研究的作用；b. 总结研究的可持续性；c. 预测推广到其他情境中的可能性；d. 分析对临床实践及后续研究的意义；e. 给出后续改进建议	
其他信息			
资助	18	资助阐述当前研究的资助来源，若有，讲明资助者在研究设计、实施、结果解释和文章发表中的作用	

资料来源：邢唯杰，朱政，成磊，等. 质量改进研究报告规范—SQUIRE 清单介绍及解读[J]. 中国循证儿科杂志，2018，13(2)：141－144.

(2) 实施性研究的报告规范(standards for reporting implementation studies，StaRI)见附表 11。

附表 11 StaRI 清单

报告条目		实施方法：促进干预实施的策略	干预方法：被实施的干预措施
标题	1	提现本研究是一项实施性研究，并描述所使用的方法学	同左

（续表）

报告条目		实施方法：促进干预实施的策略	干预方法：被实施的干预措施
摘要	2	提现本研究是一项实施性研究，描述拟评估的实施方法，拟实施的干预措施，定义关键的实施结局评价指标和健康结局评价指标	同左
引言	3	拟实施的干预旨在解决卫生保健中存在的哪些问题、挑战或不足	同左
	4	拟采取的实施方法的科学背景和理论基础（包括任何理论、框架、模型，实施方法能够发挥作用的依据，任何预实验）	拟实施的干预措施的科学背景和理论依据（包括有效性的证据及能够发挥作用的依据）
目的	5	研究目的，并分别阐述实施目标和干预目标	同左
方法	6	研究设计及其主要特征（可交叉参照其他合适的方法学报告标准），及研究计划发生的任何变化及原因	同左
	7	实施干预的情境（应考虑可能影响干预实施的社会、经济、政策、卫生保健、组织机构中的障碍和促进因素）	同左
	8	实施场所的特征（如位置、人员、资源等）及入选标准	干预针对的人群及入选标准
	9	对实施方法的描述	对干预措施的描述
	10	描述为了附加研究任务和/或嵌套研究的亚组招募方法	同左
评价	11	确定实施方法的预期主要结局和其他结局，以及相应的评估方法；记录任何预先确定的目标	根据需要确定干预措施的预期主要结局和其他结局，以及相应的评估方法；记录任何预先确定的目标
	12	报告实施方法的过程评价指标和结局，以解释其能发挥预期效果的机制	同左
	13	实施方法的资源使用、成本、经济结局及分析方法	干预措施的资源使用、成本、经济结局及分析方法
	14	样本量的合理性（根据情况报告样本量计算方法、预算限制、实际考虑、数据饱和度等）	同左
	15	分析方法及选择原因	同左
	16	任何预先设定的亚组分析方法（如多中心研究的不同中心之间，不同的临床特征或人口学特征群体之间），或者嵌套研究的亚组之间	同左

（续表）

报告条目		实施方法：促进干预实施的策略	干预方法：被实施的干预措施
结果	17	实施对象的数量及特征	干预对象的数量及特征
	18	实施方法的主要结局和其他结局	干预措施的主要结局和其他结局（如适用）
结果	19	实施方法相关的过程数据，以反映其能够达到预期效果的原因	同左
	20	实施方法的资源使用、成本、经济结局分析	干预措施的资源使用、成本、经济结局分析
	21	亚组结果及其代表性，包括被招募到嵌套研究中的亚组结果（如有）	同左
	22	实施方法与研究计划的一致性，及为了适应情境和偏好做出点调整	核心干预措施与计划的一致性（如有测量）
	23	可能影响结局的情境变化（如有）	同左
	24	各组中的任何重要伤害或意外影响	同左
讨论	25	结果汇总、优势、局限性、与其他研究的对比、结论和对实践的影响	同左
	26	讨论实施方法（特别是可推广性）对政策、实践和后续研究的影响	讨论干预措施（特别是可持续性）对政策、实践和后续研究的影响
通用	27	包括各项批准声明，如伦理审批、数据保密、主管部门批准信息、试验或研究注册信息（是否可提供研究计划书）、研究资助信息、利益冲突等	同左

资料来源：邢唯杰，朱政，胡雁，等. 实施性研究的报告规范(StaRI)解读[J]. 中国循证医学杂志，2019，19(1)：97－101.

（杨中方）

图书在版编目(CIP)数据

循证护理实践:从入门到进阶/胡雁,周英凤主编. —上海:复旦大学出版社,2024.2
(医科窥径系列)
ISBN 978-7-309-16886-0

Ⅰ.①循… Ⅱ.①胡… ②周… Ⅲ.①护理学 Ⅳ.①R47

中国国家版本馆 CIP 数据核字(2023)第 111841 号

循证护理实践——从入门到进阶
胡 雁 周英凤 主编
责任编辑/王 瀛

复旦大学出版社有限公司出版发行
上海市国权路 579 号 邮编:200433
网址:fupnet@fudanpress.com http://www.fudanpress.com
门市零售:86-21-65102580 团体订购:86-21-65104505
出版部电话:86-21-65642845
上海丽佳制版印刷有限公司

开本 787 毫米×1092 毫米 1/16 印张 35 字数 746 千字
2024 年 2 月第 1 版第 1 次印刷

ISBN 978-7-309-16886-0/R·2045
定价:168.00 元